TUBERKULOSE-JAHRBUCH 1961

DEUTSCHES ZENTRALKOMITEE
ZUR BEKÄMPFUNG DER TUBERKULOSE

TUBERKULOSE-JAHRBUCH
1961

HERAUSGEGEBEN VON

DR. FRITZ KREUSER

OBERMEDIZINALRAT I. R.
GENERALSEKRETÄR DES DEUTSCHEN ZENTRALKOMITEES
ZUR BEKÄMPFUNG DER TUBERKULOSE

MIT 45 ABBILDUNGEN

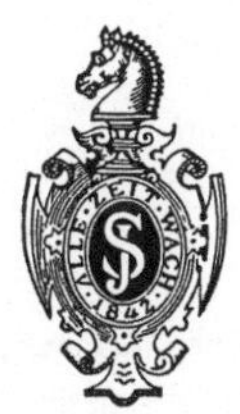

SPRINGER-VERLAG
BERLIN · GÖTTINGEN · HEIDELBERG
1963

ISBN-13: 978-3-642-94881-7   e-ISBN-13: 978-3-642-94880-0
DOI: 10.1007/978-3-642-94880-0

Offsetdruckerei Julius Beltz, Weinheim a. d. B.

Vorwort

Im Vorwort zu dem für die Jahre 1950/51 erstmalig in dieser neuen Form herausgegebenen Tuberkulose-Jahrbuch schrieb der damalige Präsident, Professor REDEKER: „Möge das Deutsche Tuberkulose-Jahrbuch — mit all seinen zeitbedingten Lücken — doch eine Plattform für weitere Arbeit über das Tuberkulosegeschehen in Deutschland werden und manchem Kollegen als statistisches Nachschlagebuch zur ersten Orientierung dienen. Meine Generation hat seinerzeit das Fehlen eines umfassenden statistischen Nachschlagewerkes oft schmerzlich empfunden".

Nach dem Ableben von FRANZ REDEKER ist dieser Wunsch für uns ein Vermächtnis, das auch das vorliegende Jahrbuch zu erfüllen sucht. Das Tuberkulosegeschehen ist inzwischen gegenüber dem leicht überschaubaren Trend im Rückgang der Tuberkulose als „Sterbekrankheit" — um ein Wort von REDEKER zu gebrauchen — zu einer vielschichtigen Problematik geworden, die von den organisatorischen und gesetzlichen Grundlagen der Früherfassung über die Bestrebungen der Frühestdiagnose zu den erfolgreichen, aber immer differenzierter werdenden Fragen der Therapie bis zu den Aufgaben der menschlichen und gesellschaftlichen Sanierung führt. Diese Fülle nicht zu einer „Geheimwissenschaft" der Fachliteratur und der Kongresse werden zu lassen, sondern sie einem großen Kreis von gesundheitspolitisch Interessierten und Verantwortlichen immer wieder verständlich zu machen, ist die Aufgabe, die sich das Deutsche Zentralkomitee durch die Herausgabe des Jahrbuches gesetzt hat.

Für diese Bemühung — insbesondere dem Generalsekretär als Herausgeber und all seinen Mitarbeitern in den Arbeitsausschüssen wie in der Geschäftsstelle — zu danken, ist mir ein aufrichtiges Anliegen.

Berlin, Dezember 1962   Prof. Dr. Erich Schröder

Einleitung

Bei einem *Überblick* über die Lage im Jahre 1961 ist es am Platz, das Rad der Zeit
um 50 Jahre zurückzudrehen, um über umstrittenen Einzelheiten der heutigen Zeit
nicht zu vergessen, was in den letzten 50 Jahren auf dem Gebiete der Tuberkulosebekämpfung erreicht worden ist:

1911 stand man am *Beginn eines systematischen Kampfes gegen die Tuberkulose,* die man damals nicht nur wegen ihrer klinischen Erscheinungsbilder sondern auch wegen ihrer
sozialen Auswirkungen als die gefürchtetste einheimische Infektionskrankheit anse-
hen mußte. Gegen die Syphilis war soeben als Beginn der sich großartig entwickeln-
den Chemotherapie das Salvarsan (EHRLICH) erfunden worden, bei der Tuberkulose
hatte man mit Rücksicht auf ihre Erscheinungsformen und ihren Charakter als chronische Infektionskrankheit ähnliche Wünsche, aber alle Versuche schienen zum Scheitern verurteilt zu sein.

Die Statistiker und Epidemiologen ermittelten sehr große Zahlen von Erkrankungs-
und Sterbefällen an Tuberkulose, die damals vorwiegend in das frühe erwerbsfähige
Lebensalter gefallen sind. Die Sozialmediziner und Volkswirtschaftler errechneten die
hohen Verluste, die unser Volk durch die Tuberkulose erlitten hat, die Kliniker und
pathologischen Anatomen standen tagtäglich vor den Bildern schwerster Erkrankungen, die teils als Streuungstuberkulosen in der Form der Miliartuberkulose oder der
Meningitis tuberculosa tödlich geendet, teils als schwerste fortgeschrittene Organer-
krankung umfangreiche Zerstörungen in den Lungen, am Kehlkopf, im Darm verursacht, oder als langsam ablaufende Erkrankungen an verschiedenen inneren Organen oder am Skelettsystem zu Siechtum und Verkrüppelung geführt haben. Der Ruf
nach einem Heilmittel, aber ebenso auch der Ruf nach einer zielbewußten Bekämpfung
im Sinne der Seuchenabwehr, die bei anderen Infektionskrankheiten erfolgreich
gewesen ist, war daher nur zu verständlich. Man stand zwar am Anfang der Kollapsbehandlung der Lungentuberkulose, aber dafür schien der Nachweis der Einseitigkeit
der Lungentuberkulose notwendig; schon damals überlegte man sich, ob man der
Krankheit nicht operativ beikommen könne, aber dazu fehlten die technischen Voraussetzungen in mancher Hinsicht, und Operationen bei extrapulmonalen Erkrankungen endeten meist mit schwerwiegenden Defektheilungen. Die Tuberkulose-Be-
kämpfung befand sich in krassem Widerspruch sowohl zu einem äußeren wirtschaftlichen Aufblühen als auch zu den Fortschritten auf dem Gebiet der Hygiene und
Krankheitsbekämpfung. Der erste Weltkrieg unterbrach beginnende Bestrebungen
um eine systematische Bekämpfung der Krankheit: Der Kampf um die nationale
Existenz, gegen materielle Notstände auf dem Gebiet der Ernährung, der Wohnung
und um die Aufrechterhaltung der Grundbedingungen der menschlichen Hygiene
stand so im Vordergrund, daß Einzelbestrebungen auf dem Gebiete der Tuberkulosebekämpfung in den Hintergrund traten. Das Ergebnis war leider äußerst betrüb-
lich: Wir wissen nicht genau, wie viele Männer in den Heeren oder später in der
Kriegsgefangenschaft an Tuberkulose zugrunde gegangen sind, die Zahlen der

Erkrankungs- und Todesfälle bei der einheimischen Bevölkerung, und zwar bevorzugt bei der jugendlichen Bevölkerung, waren steil angestiegen, so daß die verantwortlichen Stellen unter allen Umständen versuchen mußten, die Gründe für die Zunahme tuberkulöser Erkrankungen zu erhellen, Mittel und Wege zu finden, frische Erkrankungen so früh als möglich zu erfassen und für die festgestellten Tuberkuloseerkrankungen nach den Grundsätzen der damaligen klinischen Erfahrungen Sorge zu tragen, bzw. nicht mehr heilbare Erkrankungsfälle so zu betreuen, daß sie möglichst als Ansteckungsquellen für die gesunde Bevölkerung ausschieden. Damals (1921) wurde die Feststellung einer tuberkulösen Kaverne (GRÄFF) und die Ansteckung eines Säuglings mit Tuberkulose (STÖLTZNER) noch als Todesurteil angesehen, die therapeutische Beeinflußbarkeit auch früh erkannter Erkrankungen an Lungentuberkulose war, wenn die Durchführung einer Pneumothoraxbehandlung nicht angezeigt war, mit rein konservativen Methoden unzulänglich. Die Versuche mit einer verfeinerten Tuberkulinbehandlung waren zum Scheitern verurteilt. Schüchterne Versuche einer Chemotherapie mit Schwermetallpräparaten (Kupfer, Gold) hielten der Kritik nicht stand. Die Auswirkungen der klinischen Tätigkeit rückten in den Hintergrund, während die der *Fürsorge* mit den Gedanken an *Früherfassung, Umgebungsuntersuchungen, häusliche Überwachung, Dauerabsonderung* besonders infektiöser Kranker in den Vordergrund traten. An die Namen von BLÜMEL, BRAEUNING, ICKERT und KAYSER–PETERSEN knüpft die Initiative für eine Bewegung an, die sich erst über 10 Jahre später in der gesetzlichen Anerkennung der „Tuberkulosefürsorge" (1934) einen Boden schaffen konnte, auf dem die neuzeitliche Tuberkulosebekämpfung aufgebaut ist. Das Ringen um wissenschaftliche Fundierung der praktischen Arbeit (REDEKER) führte zur Zusammenführung aller Kräfte, die sich wissenschaftlich, therapeutisch und vorbeugend mit dem Tuberkuloseproblem befaßt haben. Das Ergebnis war die Gründung der Deutschen Tuberkulosegesellschaft (von ROMBERG, ZIEGLER), die seither in fruchtbaren Kongressen Grundlagen für die Bekämpfung der Tuberkulose geschaffen hat. Diese haben sich sowohl in gesetzlichen Bestimmungen als auch in praktischen Leistungen größten Ausmaßes, deren Hauptlast historisch in den Händen der sozialen Rentenversicherungen gelegen hat, ausgewirkt. Gegen Ende dieses Jahrzehnts war auf Grund der gesammelten Erfahrungen die Erkenntnis durchgedrungen, daß wohl das Einzelgeschehen bei der Tuberkuloseseuche denselben Gesetzmäßigkeiten wie bei anderen ansteckenden Krankheiten entspricht, daß aber der epidemiologische Ablauf nach Grundsätzen verläuft, die vom „Kommen und Gehen" der Seuchen bestimmt sind (HOFBAUER). Anders war es kaum zu erklären, daß schon zu einer Zeit, in der man sich noch über die Ätiologie der Krankheit (vor 1882), vollends aber über ihre sachgemäße Bekämpfung im Unklaren befand, sowohl die Erkrankungs- als auch die Sterbehäufigkeit nicht nur in den Ländern zurückgegangen ist, die vom 1. Weltkrieg unberührt geblieben sind, sondern auch bei den schwerst mitgenommenen Völkern, zu denen man das deutsche rechnen muß. Trotz eines wenig beeinflußbaren Anteiles des Seuchenablaufs stand aber fest, daß man an den bisherigen Erkenntnissen einer systematischen Seuchenbekämpfung festhalten mußte, weil man nur dadurch das natürliche Abebben der Epidemiewelle sicher günstig beeinflussen konnte.

In einer weiteren Periode der politischen und wirtschaftlichen Depression, in der, grob ausgedrückt, die Frauen zur Arbeit gingen, während die Männer die Kinder hüteten, mußte eine von außen beeinflußte erneute ungünstige Auswirkung auf die Tuberkuloseepidemie befürchtet werden. Der beginnende Ausbau der Fürsorgeorganisation und Fortschritte auf dem Gebiete der Therapie wirkten dem entgegen. Damals (1931/32) hatten immerhin die meisten Groß- und Mittelstädte schon gut arbeitende Fürsorgestellen, und auch auf dem Lande waren die Bestrebungen des Ausbaues der Fürsorge im Gange, wobei der Grundsatz in den Vordergrund gestellt wurde, daß die Tuberkulosefürsorge nicht nur eine Art wirtschaftlicher Unterstützungsorganisation sein dürfe, sondern daß der *Fürsorgearzt* auch durch *fachliche Eignung* und entsprechende, ihm zur Verfügung gestellte Einrichtungen in die Lage versetzt werden müßte, differentialdiagnostisch exakt zu arbeiten. Damit erst konnte er eine Hilfe für die niedergelassenen Ärzte bei der Früherkennung der Lungentuberkulose sein. Erfreulicherweise stellten sich die *Rentenversicherungsträger,* deren Hauptleistungsgebiet durch Errichtung und Besitz der Mehrzahl der Tuberkuloseheilstätten auf therapeutischem Gebiet gelegen hat, mit ihren Mitteln auch für die vorbeugende Hilfe im Sinne der „Förderung der gesundheitlichen Verhältnisse bei der versicherten Bevölkerung" zur Verfügung. Aber die zunehmenden wirtschaftlichen Schwierigkeiten und das politische Chaos jener Zeit gestatteten keine großzügigen Unternehmungen, um die Überwindung der Tuberkulose als Volksseuche zu erzielen. Man mußte im Gegenteil mit einem neuen Ansteigen der Erkrankungs- und Sterbefälle rechnen. Umso verdienstvoller war es, daß die Kliniker mit neuen *Erfolgen* auf dem Gebiete der *Kollapstherapie* aufwarten konnten. Nicht nur der von BRAUER in Deutschland propagierte intrapleurale Pneumothorax, ein- und doppelseitig, sondern auch die von SAUERBRUCH erarbeitete Methode der Thorakoplastik fanden vermehrt Eingang in die Therapie der Heilstätten. Dazu kamen die Bemühungen um die Ausführung des extrapleuralen Pneumothorax (W. SCHMIDT u. a.) mit verschiedenen ergänzenden Behandlungsmethoden, so daß in manchen Heilstätten der chirurgische Behandlungsanteil in den Vordergrund rückte, während die rein konservative Behandlung immer noch keine entscheidenden Erfolge aufzuweisen hatte.

In der *Diagnostik,* und damit auf dem vorbeugenden Sektor, war das *Röntgenverfahren* immer mehr in den Vordergrund getreten; seine überragende Bedeutung, zunächst in der Form der Durchleuchtung bei scheinbar gesunden Bevölkerungsgruppen gewann für die Erkennung krankhafter Befunde im Bereich der Lungen immer mehr Boden. Dem entsprach die, wenn auch langsam erfolgende, Ergänzung der Einrichtung der Fürsorgestellen mit leistungsfähigen Röntgenapparaten, die ihrerseits durch die Industrie seit 1920 unausgesetzte Neuerungen und Verbesserungen erfahren haben. Es kam allmählich der Grundsatz auf, daß der Arzt den Tuberkulosekranken nicht mehr als Patienten in seiner Sprechstunde zu erwarten hat, sondern daß man ihn unter der scheinbar gesunden Bevölkerung suchen muß. Man wußte, daß die Frühfeststellung der Lungentuberkulose die Behandlungsaussichten erheblich bessert, die Ansteckungsgefahr wesentlich verringert.

In dieselbe Zeitperiode fällt die Erforschung *konstitutions- bzw. dispositionsgebundener Faktoren* für die Entstehung der „Krankheit Tuberkulose" (DIEHL, GEISSLER, von VERSCHUER), die sowohl im Tierversuch als auch bei der Betrachtung vom genealogischen Standpunkt aus für Theorie und Praxis wichtige Erkenntnisse gebracht hat.

Gleichzeitig wurde der Verbindung der vielfach chronisch Kranken mit dem Außenleben vermehrte Aufmerksamkeit geschenkt; der Gedanke der Nachfürsorge begann verstärkt Fuß zu fassen. Er war früher nicht in dem Maße notwendig, weil das Schicksal der Mehrzahl der Tuberkulosekranken langes Siechtum und ein vorzeitiger Tod gewesen war. Die Gesetzgebung berücksichtigte in erhöhtem Maße das *Schicksal be-*

ruflich besonders gefährdeter Menschen. Die reine Prophylaxe in Form einer sicher wirkenden *Schutzimpfung* gegen die Krankheit begann auch in Deutschland, wo man bis dahin, teilweise aus theoretischen Überlegungen, einen ablehnenden Standpunkt eingenommen hatte, an Raum zu gewinnen.

Die weltpolitischen Ereignisse zwischen 1932 und 1942 überschatteten im folgenden Jahrzehnt wieder die neutrale Sphäre der Tuberkulosebekämpfung. Es darf nicht verkannt werden, daß die damalige Regierung in Deutschland die Ziele der Bekämpfung der Krankheit auch zu ihrem Programmpunkt gemacht und folgerichtig in Gesetzgebung und Praxis Unterlagen geschaffen hat, auf denen heute gewinnbringend weiter gearbeitet werden kann. In eine verwirrende Fülle von gesetzlichen und polizeilichen Bestimmungen brachte das *Gesetz über die Vereinheitlichung des Gesundheitswesens* (1934) Ordnung und schuf zuverlässige Unterlagen für die Arbeit vor allem der Tuberkulosefürsorge, deren wirtschaftliche Seite 1942 durch die *Verordnung über die Tuberkulosehilfe* geregelt wurde. Diese Verordnung hat an ein seit den 20er Jahren schon in Württemberg bestehendes Vorbild angeknüpft. Dort war durch die Arbeit eines Landesverbandes die finanzielle Grundlage dafür geschaffen worden, daß für jeden Tuberkulosekranken, gleichgültig an welcher Form von Tuberkulose er erkrankt und gleichgültig, ob die Prognose günstig oder ungünstig war, so gesorgt war, daß der Kranke nicht aus Mangel an Mitteln die zweckentsprechende Behandlung unterließ oder als Schwerkranker sich selbst überlassen blieb. Damit war sowohl der Therapiezweck, soweit er nicht in die Zuständigkeit der Sozialversicherungsträger fiel, als auch der Seuchenbekämpfungszweck in Form der *Absonderung chronisch-ansteckender Kranker* in weitestem Umfang gesichert. In der Verordnung über die Tuberkulosehilfe wurden diese Leistungen zur Verpflichtung der Landesfürsorgeverbände.

Es war vorauszusehen, daß man mit dem 2. Weltkrieg erneut in eine Aktivierungsphase der Epidemie eintreten würde. Bei dem vollkommenen Zusammenbruch von 1944/45 hätte man sogar einen schwereren Seuchenausbruch erwarten müssen. Es ist nie genau untersucht worden, ob die seit 1934 fest unterbauten Abwehrmaßnahmen oder aber der naturgegebene Abfall der Epidemiewelle die Ursache waren, daß der Ausbruch der Erkrankung (vermehrte Ansteckung und Erkrankung im Kindesalter, vermehrtes Auftreten frisch entzündlicher Erkrankungsformen bei Erwachsenen, erhöhte Sterblichkeit) bei weitem nicht mehr die Formen angenommen hat wie nach dem 1. Weltkrieg: Wahrscheinlich haben beide Momente zusammengewirkt, zumal dieses Mal, mehr als 1918/19, zahlreiche geschulte Kräfte zur Verfügung standen, die das Abwehrwerk aufrecht erhalten konnten. Jedenfalls war um 1950 trotz der Fluktuationen der Bevölkerung, trotz schwerster Nöte auf dem Gebiet der Hygiene, der Ernährung und Wohnraumbeschaffung wieder ein Stand der Morbidität und Mortalität erreicht, der ohne Zäsur an die Vorkriegskurven anschließen konnte, ein Ereignis, das aus der Perspektive des Epidemiologen erstaunlich war. Dazu begann mit den 40er Jahren ein ganz neuer Faktor die Bekämpfung der Krankheit zu unterstützen, nämlich die Möglichkeit, mittels *Schirmbildaufnahmen* einen Volksröntgenkataster durchzuführen. Die Entdeckung der serienmäßig angewandten Fotographie des Schirmbildes (ABREU), in Deutschland von HOLFELDER und JANKER ausgebaut, versprach zu einer Methode zu werden, die wirtschaftlich verhältnismäßig günstig und technisch leicht durchführbar war. Sie war imstande, die Früherkennung der Erkrankung in ganz anderem Maße voranzutreiben wie bisher. Da die Einheit des Gesundheitswesens mit dem Zusammenbruch in Deutschland erheblich gestört worden war, hat sich die Methode allerdings nie so eingebürgert und durchgesetzt, daß ihr der vorauszusehende volle Erfolg beschieden sein konnte.

Dasselbe Jahrzehnt brachte ferner ganz große Fortschritte auf dem Gebiet der *Lungenchirurgie*: Durch Verbesserung der Betäubungsmethoden war es endlich möglich geworden, die Operationen an der Lunge vorzunehmen, die Jahrzehnte vorher von weitschauenden Klinikern in der Theorie schon vorgeplant waren. Man konnte es wagen, tuberkulös erkrankte Teile der Lungen oder die ganze Lunge zu entfernen und damit wenigstens Teilheilungen zu erzielen. Den meisten Tuberkuloseärzten war es allerdings von vornherein klar, daß es sich dabei um ergänzende Behandlungsmethoden handelt, und daß die eigentliche Therapie der Tuberkulose nach wie vor eine Sache der inneren Medizin bleiben mußte. Immerhin hat der Wagemut der Ärzte dazu geführt, auch bei extrapulmonalen Erkrankungsformen operativ vorzugehen, so mit großem Erfolg bei der Lymphknotentuberkulose (BRÜGGER), aber auch bei der Skelettuberkulose (KASTERT) und der Urogenitaltuberkulose, deren Behandlung von jeher zu einem großen Teil auf chirurgischem Gebiet gelegen hat.

Das letzte Jahrzehnt, seit 1951/52, in dem sich wieder eine verstärkte friedensmäßige Arbeit und der *Anschluß an die ausländische Tätigkeit auf dem Gebiete der Tuberkulosebekämpfung* ermöglichen ließ, brachte schließlich den größten Gewinn im Kampf gegen die Krankheit, nämlich die seit Jahrzehnten ersehnte, durch zielstrebige Forscherarbeit — in Deutschland vor allem durch DOMAGK — gewonnene *Chemotherapie*. Man hat jetzt Arzneimittel, mit denen es gelingt, die Entwicklung der Krankheitserreger im Körper des Menschen so zu stören, daß die von Natur gegebenen Abwehrkräfte die Oberhand behalten, wodurch eine Ausheilung der Tuberkulose ermöglicht wird. Nicht nur bis dahin absolut tödlich verlaufende Krankheitsformen, wie die Meningitis tuberculosa und die Miliartuberkulose, sondern auch schwere Erkrankungen der Lungen und an anderen inneren Organen können heute, bei einsichtigem Verhalten der Kranken, und gegebenenfalls mit Unterstützung durch chirurgische Verfahren, so behandelt werden, daß in vielen Fällen mit Wiederherstellung oder mit so weitgehender Besserung der Kranken gerechnet werden kann, daß diese sich nach Abschluß der Behandlung in ihre frühere Arbeit eingliedern lassen oder aber, wo erforderlich, einen neuen Beruf erlernen können.

Für die Fürsorge ergeben sich daraus neue Aufgaben: Neben der Verstärkung der Früherkennung der Kranken bekommt die *Nachfürsorge* ein überragendes Gewicht, ferner die mitunter Jahrzehnte dauernde Notwendigkeit der gesundheitlichen *Überwachung* der Patienten. Hier schließt sich der Ring, der neben der Seuchenbekämpfung die Fragen der Disposition bzw. Konstitution des Einzelindividuums zu berücksichtigen hat: Während ein nicht unerheblicher Teil der Kranken tatsächlich gesundet, wird ein gewisser Anteil wegen seiner Konstitution die Neigung zum Rückfall behalten und damit ärztlich betreuungsbedürftig bleiben.

Epidemiologisch hat sich ferner gezeigt, daß die Erkrankungen im jugendlichen Alter auffallend viel seltener geworden sind, während die Menschen im mittleren und höheren Lebensalter teilweise in derselben Häufigkeit wie ehedem an Tuberkulose erkranken. Daß dabei das männliche Geschlecht bevorzugt ist, erklärt sich aus der durchschnittlich größeren Belastung der Männer im Beruf und sonstigem außerhäuslichen Dasein.

Außerdem ist es während der letzten 10 Jahre gelungen, die *Rindertuberkulose* im Bundesgebiet dank der tatkräftigen Arbeit der Tierärzte so zurückzudrängen, daß die

Tuberkulose der Haustiere, der man im allgemeinen 10 % der menschlichen Erkrankungen durch Übertragung vom Tier auf den Menschen zugeschrieben hat, in absehbarer Zeit völlig in Wegfall kommen wird.

Wenn man diesen Gang der Ereignisse als selbst Erlebender und Handelnder mitgemacht hat, so kann man nach 50 Jahren oft mühsamer und vergeblich erscheinender Arbeit sagen: Es ist Großes erreicht worden. Bei gutem Willen der Regierungen, der Ärzteschaft und nicht zuletzt der Kranken selbst stellen die gefundenen Lösungen in Form der Früherkennung, Frühbehandlung mit Chemotherapie und ergänzender chirurgischer Behandlung, der Dauerüberwachung und der Nachfürsorge einschließlich der Wiedereingliederung der Kranken in Arbeit und Beruf eine Abwehrstellung dar, die es unter friedensmäßigen Bedingungen erlaubt, die frühere Resignation völlig aufzugeben und tatkräftig mit den gebotenen Mitteln daran weiter zu arbeiten, daß die Tuberkulose in nicht zu ferner Zeit kein Volksseuchenproblem mehr darstellt. Allerdings, das beweisen auch die Zahlen dieses Jahrbuchs, wäre es falsch, den begonnenen tatkräftigen Kampf in irgend einer Hinsicht abzubrechen.

Auch in diesem Jahr soll allen Helfern in der Geschäftsstelle für die Mitarbeit am Jahrbuch bestens gedankt werden, insbesondere Herrn Dr. KEUTZER für die Bearbeitung der Statistik und Frau Dr. KAYSER für die Durchsicht der Manuskripte. Für den Gesamtinhalt des Buches ist der Generalsekretär verantwortlich.

Während der Abfassung dieses Jahrbuches ist in Bad Godesberg-Mehlem Herr Prof. Dr. Franz REDEKER gestorben.

Für den ganzen Entwicklungsgang der wissenschaftlichen und praktischen Tuberkulosebekämpfung ist sein Name von bleibender Bedeutung, der sowohl im Gedächtnis der Lebenden, die ihn gekannt haben, als auch in dem einer künftigen Generation haften wird. Schon seine ersten Veröffentlichungen über die Tuberkulose, die sich mit der Epidemiologie der Krankheit im Zusammenhang mit den Ereignissen des ersten Weltkrieges befaßt haben, zeigten ein Format, das über gewöhnliche, rein zahlenmäßige Feststellungen hinausging. Es folgten die klinischen Ableitungen aus den Erkenntnissen, die das Röntgenverfahren für die Diagnose der endothorakalen Tuberkulose gebracht haben. Die Erhebungen, die REDEKER dabei sowohl hinsichtlich der Deutung von Röntgenbefunden als auch deren Bezug zu dem Seuchengeschehen, vor allem im Kindesalter, gemacht und geistvoll erläutert hat, wurden bald Allgemeingut der in der Tuberkulosefürsorge tätigen Ärzte. Ebenso erging es seinen Erkenntnissen auf dem Gebiet des Beginns der Erwachsenentuberkulose und der Bindung des Krankheitsgeschehens an die Allergien des Organismus, wobei bei REDEKER wohl auch ganz persönliche Erfahrungen eine Rolle gespielt haben mögen. Trotz seiner großen Fachkenntnisse und Erfahrungen ist REDEKER Medizinalbeamter geblieben, voraussichtlich weil der eingeengte Blick auf nur *ein* Fachgebiet seinem Wesen nicht entsprochen hat. Seiner vielseitigen Begabung war es zu danken, daß er im Laufe seines Lebens die höchsten ärztlichen Stellen in der staatlichen Gesundheitsverwaltung erreicht hat, ohne darin eine letzte Befriedigung zu sehen. REDEKER war ein Streiter, für den Forschungsergebnisse ebenso wie praktische Errungenschaften immer nur etwas Relatives gewesen sind, über das hinaus es nach noch Vollkommenerem zu streben galt. Es ist bekannt, daß er aus diesem Grunde in Kunst und Musik einen Ausgleich finden konnte.

Für unsere Organisation bleibt sein Name in der Form des „Franz-Redeker-Preises" für gute wissenschaftliche Arbeiten auf dem Gebiete der sozialen Medizin erhalten. Wer die Freude gehabt hat, ihn persönlich kennenzulernen, wird stets dankbar dafür sein, sein Streben miterlebt zu haben.

I. Überblick über das Geschäftsjahr vom 1. 1. – 31. 12 1961

Geschäftsbericht des Deutschen Zentralkomitees
zur Bekämpfung der Tuberkulose

Anläßlich der Mitgliederversammlung des DZK am 25. März in Düsseldorf fand eine Neuwahl des Präsidiums statt. Dieses setzt sich für die Wahlperiode 1961/65 folgendermaßen zusammen:

Präsident: Senatsdir. a. D. Prof. Dr. SCHRÖDER,

Vizepräsident: 1. Dir. Dr. h. c. SCHULTZE – RHONHOF,

Schatzmeister: Dir. Dr. JENSEN,

Generalsekretär: OMR a. D. Dr. KREUSER,

Vertreter des Verbandes Deutscher Rentenversicherungsträger: Dir. LIEBING,

Vertreter der Landesvereine zur Bekämpfung der Tuberkulose: Prof. Dr. SCHMITZ,

Vertreter des Bundesmin. d. Innern: Min. Dir. Dr. STRALAU,

Vertreter von 4 Bundesländern.

Min. Dir. a. D. Dr. BUURMAN, der seit 1950 als Schatzmeister dem Präsidium des DZK angehörte und sich durch seine Tätigkeit große Verdienste um das DZK erworben hat, verzichtete aus Gesundheitsgründen auf eine Wiederwahl. Dr. GRIESBACH, der seit 1955 als Generalsekretär des DZK tätig gewesen ist, legte sein Amt wegen Arbeitsüberlastung nieder.

Der Präsident sprach den beiden Herren den Dank des Präsidiums für die geleistete Arbeit aus.

Prof. Dr. Dr. KLEINSCHMIDT und Chefarzt a. D. Dr. BOCHALLI wurden von der Mitgliederversammlung zu Ehrenmitgliedern des DZK ernannt.

Im Berichtsjahr wurden 12 Arbeitsausschuß-Sitzungen abgehalten, gegenüber 6 im Vorjahr. Die Steigerung ist auf die Notwendigkeit zurückzuführen, seit längerer Zeit anstehende Fragen durch die zuständigen Ausschüsse abschließend bearbeiten zu lassen. Die hierbei erarbeiteten Merkblätter, Empfehlungen und Vorschläge sind inzwischen vom Präsidium genehmigt und veröffentlicht worden.

Die bisherigen Unterausschüsse für Laboratoriumsmethoden (Vorsitzender: Prof. Dr. Dr. FREERKSEN) und für Hauttuberkulose (Vorsitzender: Prof. Dr. KALKOFF) wurden in Hauptausschüsse umgewandelt. Der Unterausschuß für Genitaltuberkulose der Frau wurde mit dem Arbeitsausschuß für Tuberkulose und Schwangerschaft unter Leitung von Prof. Dr. KIRCHHOFF vereinigt.

Das Tuberkulose-Jahrbuch 1960 ist nach einer von der Geschäftsstelle mit dem Arbeitsausschuß für Statistik gemeinsam erarbeiteten Disposition abgefaßt worden.

Für den Franz-Redeker-Preis wurden 14 Arbeiten eingereicht, von welchen die Arbeiten von NEUMANN, Stuttgart, BARTMANN, Berlin und GÖTTSCHING, Freiburg mit Preisen ausgezeichnet worden sind.

Ein Entwurf für eine neue Satzung des DZK wurde von der Satzungsänderungs-Kommission ausgearbeitet und im Präsidium beraten. Er soll anläßlich der Deutschen Tuberkulosetagung im Oktober 1962 der Mitgliederversammlung vorgelegt werden.

Hinsichtlich der Weihnachtssiegelmarken-Aktion haben sich insofern Schwierig-keiten ergeben, als die Sendungen von der Post nicht mehr als Drucksache angenom-men werden. Durch die erheblich größeren Portoausgaben reduziert sich der Netto-erlös aus der Sammlung. Obwohl der Herr Bundespostminister eine Änderung des postalischen Verfahrens nicht zusagen konnte, wurde in mehreren Besprechungen beschlossen, die Aktion fortzusetzen, u. a. auch, weil die Bundesrepublik sich damit einer internationalen Gepflogenheit angeschlossen hat.

Es soll auch in diesem Jahr darauf hingewiesen werden, daß im Forschungsinstitut BORSTEL Maßnahmen zur Rehabilitation jugendlicher weiblicher Tuberkulosekran-ker durchgeführt werden, die eine Ausbildung zur medizinisch-technischen Assisten-tin, zur Chemie- und Biologielaborantin ermöglichen. Die an die Schülerinnen ge-stellten Anforderungen entsprechen den staatlichen Vorschriften. Die Ausbildung wird mit einer staatlichen Prüfung abgeschlossen. Das Forschungsinstitut in BORSTEL bietet dabei die Gelegenheit, daß die Mädchen während der Ausbildung ihrem Ge-sundheitszustand entsprechend überwacht und behandelt werden.

In der Zeit vom 10. 9. bis 14. 9. 1961 fand die Internationale Tuberkulose-Kon-ferenz in Toronto statt, die von deutschen Ärzten besonders gut besucht wurde. An ihr nahmen im Auftrage des Präsidiums Prof. Dr. SCHRÖDER, OMR a. D. Dr. KREUSER und Prof. Dr. SCHMITZ teil.

Am 7. 12. 1961 besuchte Herr Dr. TROMP, der Geschäftsführer der Schweizeri-schen Vereinigung gegen die Tuberkulose und Schatzmeister der Internationalen Union contre la Tuberculose den Generalsekretär, um Fragen der internationalen Zusammenarbeit zu besprechen.

Der Generalsekretär nahm an folgenden Veranstaltungen teil:

10. 1. 61 Einweihung der Bundesbahn-Heilstätte in Schömberg (Chefarzt Dr. KLEIN)

22./23. 4. 61 Tagung der Schweizer Vereinigung gegen die Tuberkulose in St. Gallen

11. 5. 61 Österreichische Tuberkulose-Tagung in Bregenz

29. 5. 61 Eröffnung des Deutschen Ärztetages in Wiesbaden

1. 6. 61 Besuch der Heilstätte Schwabtal (Chefarzt Dr. BLOEDNER)

2. 3. 61 Tagung der Süddeutschen Tuberkuloseärzte in Bayreuth (Leitung: Med. Dir. Dr. HOFMANN, Kutzenberg)

8. 7. 61 Besuch bei der Union Internationale in Paris

14. 10. 61 Herbsttagung der Rheinischen Tuberkulose-Vereinigung in Düssel-dorf

6. 12. 61 Einweihung des Neubaues der Heilstätte Wehrawald in Todtmoos (Chefarzt Dr. GOOD)

Die Vorsitzenden der Arbeitsausschüsse BCG-Schutzimpfung, Herr Prof. Dr. Dr. KLEINSCHMIDT und des Arbeitsausschusses für Kindertuberkulose, Herr Prof. Dr. OPITZ, haben ihr Amt aus Altersgründen niedergelegt.

Der Generalsekretär dankte den beiden Herren für ihre langjährige verdienstvolle Arbeit.

Der Arbeitsausschuß für BCG-Schutzimpfung wird künftig von Herrn Prof. Dr. SPIESS, Göttingen, der Arbeitsausschuß für Kindertuberkulose von Herrn Prof. Dr. R. W. MÜLLER, Köln, geleitet.

Im Anhang wird die personelle Zusammensetzung der Arbeitsausschüsse nach dem Stand vom 31. 12. 1961 bekanntgegeben.

II. Berichte der Arbeitsausschüsse

Aus dem *„Arbeitsausschuß für Tuberkulosefürsorge"* berichtet der Vorsitzende Herr Reg. Med. Rat Dr. BREU, Ludwigsburg:

Das Hauptthema der letzten Ausschuß-Sitzung vom 2. November 1961 war *Auswirkungen* des *„Gesetzes zur Verhütung und Bekämpfung übertragbarer Krankheiten beim Menschen"* (Bundesseuchengesetz — BSeuchenG—) vom 18. Juli 1961 (BGBl. I, 1961, S. 1012) auf die *Tuberkulosebekämpfung,* insbesondere die *Tuberkulosefürsorge.*

Das am 1. Januar 1962 in Kraft tretende BSeuchenG erstreckt sich auf alle auf den Menschen übertragbaren Krankheiten außer den Geschlechtskrankheiten. Mit dem Inkrafttreten des BSeuchenG ist eine *einheitliche* Rechtsgrundlage auch für die Tuberkulosebekämpfung geschaffen.

Das BSeuchenG stellt gegenüber der VO zur Bekämpfung übertragbarer Krankheiten vom 1.12. 1938, die bisher neben dem § 61 der Dritten DVO zum Gesetz über die Vereinheitlichung des Gesundheitswesens die wichtigste Arbeitsgrundlage für die Tuberkulosefürsorgestellen war, einen Gewinn dar. Die wichtigsten Bestimmungen aus der VO 1938 sind in das BSeuchenG übernommen worden, aber darüber hinaus sind neue wertvolle gesetzliche Bestimmungen dazu gekommen.

Die Meldepflicht bei der Lungentuberkulose wurde auf die *aktive* (geschlossene) Form ausgedehnt. Nach § 9 „haben die Leiter von Medizinaluntersuchungsämtern und sonstigen öffentlichen oder privaten Untersuchungsstellen jeden Untersuchungsbefund, der auf einen meldepflichtigen Fall schließen läßt, unverzüglich dem zuständigen Gesundheitsamt zu melden". Wichtig ist, daß die Entlassung Tuberkulosekranker aus stationärer Behandlung nach § 6 Abs. 4 meldepflichtig bleibt; „in der Entlassungsanzeige ist angegeben, ob der Entlassene geheilt ist und ob er die Erreger einer übertragbaren Krankheit noch ausscheidet".

Nach § 32 Abs. 2 sind „Kranke, Krankheitsverdächtige, Ansteckungsverdächtige, Ausscheider und Ausscheidungsverdächtige *verpflichtet,* die erforderlichen Untersuchungen zu *dulden."* Für diese Duldungspflicht sowie zur Ermöglichung der Ausführung der perkutanen *Tuberkulinprobe* für Schüler nach § 47, Abs. 4 ist ausdrücklich in § 32 Abs. 5 bzw. in § 47 Abs. 4 das Grundrecht der körperlichen Unversehrtheit insoweit eingeschränkt. Der § 69, wonach eine Geldbuße wegen ordnungswidrigen Verhaltens möglich ist, erleichtert die praktische Durchführung der Tuberkulosefürsorge bei unbelehrbaren Tuberkulösen; nach § 69 handelt u. a. ordnungswidrig, wer vorsätzlich oder fahrlässig einer Vorladung des Gesundheitsamtes nach § 32 Abs. 2 Satz 2 nicht Folge leistet.

Die *Behandlung* der meldepflichtigen übertragbaren Krankheiten ist nach § 30 Abs. 1 grundsätzlich Ärzten vorbehalten.

Nach § 37 Abs. 2 *ist* (und nicht mehr, wie es bisher im § 11 Abs. 2 der VO 1938 hieß, *kann*) ein unbelehrbarer Ansteckendtuberkulöser in Verbindung mit dem Gesetz über das gerichtliche Verfahren bei Freiheitsentziehungen vom 29. 6. 1956 *zwangsweise* durch Unterbringung in einem abgeschlossenen Krankenhaus oder einem abgeschlossenen Teil eines Krankenhauses abzusondern. Im Falle der Zwangsabsonderung ist nach § 37 Abs. 5 eine Verpflichtung der Länder zur Schaffung von Unterbringungsmöglichkeiten vorgesehen. Eine Zwangsbehandlung dagegen ist nicht möglich.

Ein eigener Unterabschnitt befaßt sich mit den *Schutzimpfungen,* womit deren Bedeutung unterstrichen wird. Die Ersatzpflicht für Impfschäden gemäß § 51 kann auch auf die BCG-Schutzimpfung bezogen werden.

Ebenfalls ein eigener Unterabschnitt enthält *„ Vorschriften für das Lebensmittelgewerbe ".* Nach § 17 dürfen Personen, die u. a. an ansteckungsfähiger Tuberkulose erkrankt sind, nicht in näher aufgeführten Zweigen des Lebensmittelgewerbes beschäftigt werden. Nach § 18 Abs. 1 ist für die Einstellung von Personen in den bezeichneten Betrieben eine Röntgenuntersuchung der Lunge vorgeschrieben; nach § 18 Abs. 2 ist eine Überprüfung dieses Personenkreises durch Wiederholungsuntersuchungen zur Auflage gemacht.

Der Sechste Abschnitt BSeuchenG trägt die Überschrift *„ Besondere Vorschriften für Schulen und sonstige Gemeinschaftseinrichtungen ".* § 47 Abs. 1 bringt endlich eine bundeseinheitliche Regelung, wonach Lehrer, Schulbedienstete und zur Vorbereitung auf den Beruf des Lehrers in Schulen tätige Personen vor Aufnahme ihrer Tätigkeit und *jährlich* einmal der zuständigen Behörde durch Vorlage eines Zeugnisses des Gesundheitsamtes nachzuweisen haben, daß bei ihnen eine ansteckungsfähige Tuberkulose der Atmungsorgane nicht vorliegt. Ein Gewinn insbesondere auch in bezug auf den Strahlenschutz ist es, daß sich nach § 47 Abs. 1 das Zeugnis auf eine *Rö.-Aufnahme* der Atmungsorgane stützen muß. Bei Wiederholungsuntersuchungen kann nach § 47 Abs. 2 der Nachweis, daß eine ansteckungsfähige Tuberkulose der Atmungsorgane nicht vorliegt, auch durch das Zeugnis eines sonstigen Arztes geführt werden; damit ist auch die freie Ärzteschaft in die Verantwortung eingeschaltet. Es erscheint bedeutungsvoll, darauf hinzuweisen, daß in diesen Fällen eine Abschrift des Zeugnisses unverzüglich dem zuständigen Gesundheitsamt zu übersenden ist; zur Vermeidung von Schwierigkeiten ist hierzu eine enge Zusammenarbeit zwischen dem Gesundheitsamt und den freipraktizierenden Ärzten unerläßlich. § 48 besagt, daß die Bestimmungen der §§ 45 — 47 auch für Schülerheime, Schullandheime, Säuglingsheime, Kinderheime, Kindergärten, Kindertagesstätten, Lehrlingsheime, Jugendwohnheime, Ferienlager und ähnliche Einrichtungen gelten mit der Maßgabe, daß die Verpflichtung nach § 47 Abs. 1 dem Aufsichts-, Lehr-, Erziehungs-, Pflege-, und Hauspersonal dieser Einrichtungen obliegt.

Ausführlicher wurde der Punkt „Beurteilung der Schulfähigkeit tuberkulosekranker bzw. erkrankt gewesener Lehrer diskutiert (BLITTERSDORF, FAASS). Ein Unterausschuß wurde gebildet mit der Aufgabe, „Leitsätze für die Beurteilung der Schulfähigkeit tuberkulosekranker bzw. erkrankt gewesener Lehrer und Schüler und anderer Angehöriger der Erziehungs- und Kinderpflegeberufe" aufzustellen (diese Leitsätze liegen inzwischen vor).

Da die einzelnen Bundesländer zu dem BSeuchenG, insbesondere zu dem Sechsten Abschnitt noch Ausführungsbestimmungen erlassen müssen, und auch bereits ein Bundesland in diesem Sinne an das DZK herangetreten ist, wurde auf der Ausschußsitzung ein weiterer Unterausschuß beauftragt, „Vorschläge für die Durchführung der Tuberkulose - Bekämpfung im Sinne des Sechsten Abschnittes des BSeuchenG auszuarbeiten (diese „Vorschläge" sind inzwischen erarbeitet worden und sollen den einzelnen Bundesländern als Grundlage für die Abfassung von Ausführungsbestimmungen zugehen).

Ferner wurden folgende Punkte erörtert:

Überführung aus der Gruppe Ia/b in die Gruppe Ic der Fürsorgestatistik

Es wurde vorgeschlagen, die Zeitabgrenzung in der Regel erst 2 Jahre nach dem letzten Nachweis von Tuberkulosebakterien festzusetzen, den Tuberkuloseärzten aber freizustellen, in besonders gelagerten Fällen (z. B. Zustand nach Resektion, bei nur ganz gelegentlicher Bakterienausscheidung bei entsprechendem Röntgenbild und ohne bronchologische Veränderungen) Umsetzungen auch schon vor diesem Zeitraum vorzunehmen.

Anfrage: „Ist bereits bei Feststellung einer und *auch nur geschlossenen Tuberkuloseerkrankung bei einem einzigen Schulkind eine Umgebungsuntersuchung der ganzen Schulklasse erforderlich?*

Auf Grund von eingegangenen Antworten auf eine Rundfrage und auf Grund der Diskussion auf der Sitzung wurde folgende Auffassung vertreten:

Es empfiehlt sich, bei Feststellung einer aktiven geschlossenen Tuberkuloseerkrankung auch bei nur *einem* Schulkind eine Umgebungsuntersuchung der ganzen Klasse durchzuführen, wenn eine sonstige Infektionsquellensuche negativ verlaufen ist und wenn zum anderen eine frische, aktive behandlungsbedürftige Tuberkulose vorliegt. Einige Sitzungsteilnehmer hielten dieses Vorgehen nicht für ausreichend, nach ihrer Ansicht ist in jedem Falle eine Umgebungsuntersuchung der ganzen Schulklasse notwendig.

Merkblatt für Tuberkulosekranke

Es war angeregt worden, das alte BRAEUNING'SCHE Merkblatt „Was jedermann über die Tuberkulose wissen muß" zu überarbeiten und ein den heutigen Verhältnissen angepaßtes Merkblatt mit Hinweisen auf die wichtigsten gesetzlichen Möglichkeiten nach dem Gesetz über die Tuberkulosehilfe bzw. dem Bundessozialhilfegesetz für die Tuberkulosekranken zu entwerfen. Auf dieser letzten Sitzung wurde der Vorschlag gemacht, beide Gesichtspunkte in einem Merkblatt zu vereinen. Inzwischen ist auch dieses Merkblatt für Tuberkulosekranke ausgearbeitet worden.

Der Arbeitsausschuß für BCG – Schutzimpfung (Vorsitzender: Prof. Dr. Dr. h. c. KLEINSCHMIDT, Bad Honnef) bemühte sich im Geschäftsjahr 1961 vielseitig um Aufklärung weiterer Kreise über die BCG – Impfung:

Die anläßlich der Sitzung des Niedersächsischen Landesgesundheitsrates am 20.1. 1961 in Hannover gehaltenen Referate durch die Mitglieder des Arbeitsausschusses, Herrn SPIESS und Herrn BUNNEMANN, wurden im Niedersächsischen Ärzteblatt Nr. 4 u. 5. veröffentlicht. Man war sich darüber einig, daß eine Ausweitung der Impfungen notwendig ist und dabei auch in vermehrtem Maße Gesundheitsämter und praktische Ärzte herangezogen werden müssen. Herr Hein (Tönsh.) trat auf der Tagung des Bundes Deutscher Medizinalbeamten im Rahmen eines Vortrages über „Moderne Aufgaben der Tuberkulosefürsorge" dafür ein, daß der BCG – Impfung ein wesentlich breiterer Raum in der Fürsorgetätigkeit eingeräumt werden müsse (Der öffentl. Gesundheitsdienst 23, 105), Herr KLEINSCHMIDT setzte sich noch einmal mit allen Einwänden, die gegen die Impfung vorgebracht worden sind, auseinander (Med. Monatsschrift 1961, 327), Herr ECKARDT (Karlsruhe) wies auf die auffallend unterschiedliche Impffrequenz in beiden Teilen Deutschlands hin und sprach von Versäumnissen in der Bundesrepublik (Med. Welt 1961 Nr. 20). Gegenüber diesen Veröffentlichungen mußte es überraschen, daß das Bundesgesundheitsamt durch seinen Mitarbeiter Herrn KUSKE hemmend auf die Entwicklung einwirken ließ. Im Bundesgesundheitsblatt 68 1961, stellte dieser alles zusammen, was über Komplikationen der Tuberkuloseschutzimpfung bekannt geworden ist, ohne eine Abwägung des Risikos vorzunehmen. Für manche wurde es darnach zweifelhaft, ob diese Impfung nicht als gefährlich bezeichnet werden müsse (Ärztl. Praxis 13, 1144). Tatsächlich ist aber den möglichen und beobachteten Komplikationen von Anfang an größte Beachtung geschenkt worden. Man hatte bei uns alles getan, um sie möglichst einzuschränken. So ist man, um Ulcerationen an der Impfstelle zu vermeiden, bei Schulkindern vielfach zur Stichelungsmethode an Stelle der intrakutanen Injektion übergegangen; der bei uns verwandte, aus Schweden übernommene Impfstamm macht höchst selten Lymphknotenabszedierungen. Im übrigen liegt für die Auffassung, daß „offenbar noch nach Jahrzehnten mit Zwischenfällen gerechnet werden muß", nicht der geringste Anlaß vor. Die überaus seltenen Streuungskrankheiten nach BCG — Impfung aber stehen in gar keinem Verhältnis zu der Gefahr ernster Tuberkuloseerkrankungen.

Bei dem Fortbildungskurs für Kinderärzte in Gießen im Juni 1961 war erfreulicherweise die BCG — Impfung als erstes Thema vorgesehen. Nach dem Vortrag von Herrn J. KLEINSCHMIDT gab es eine ausgiebige Diskussion, durch die alle Bedenken und Zweifel beseitigt werden konnten.

Am 16. Juni fand eine *Arbeitsausschuß-Sitzung* in Augsburg statt. Eine unentbehrliche Basis für das Problem der BCG — Impfung ist die Kenntnis der Tuberkulosedurchseuchung. Der Generalsekretär berichtete daher über den Tuberkulinkataster in verschiedenen Landesteilen. Er betonte, daß die Tuberkulosedurchseuchung seit Abschluß des 2. Weltkrieges und seiner Folgejahre erheblich nachgelassen hat. Man braucht jetzt nur noch mit höchstens 10 % Tuberkulinpositiven bei den Schulanfängern zu rechnen, wobei sich gewisse Unterschiede in den einzelnen Teilen der Bundesrepublik ergeben. Die Zahlen liegen aber wesentlich höher als in Schweden, Dänemark, Holland, Belgien, Irland und USA. Herr HEIN (Tönsheide) bewies an Hand von Zahlenmaterial, daß die Tuberkulose noch keinesfalls eine epidemiologisch bedeutungslose Krankheit geworden ist, und hob die große Anzahl unbekannter Infektionsquellen hervor. Es wurde begrüßt, daß nach dem Bundesseuchengesetz jeder Impfling unentgeltlich ein Impfbuch erhalten soll, doch wurde es für notwendig gehalten, daß im Impfbuch auch die Ergebnisse vorgenommener Tuberkulinprüfungen und der erforderlichen Nachtestungen aufgenommen werden.

Herr LUTTERBERG (Düsseldorf) referierte über den Einfluß der natürlichen Durchseuchung auf den Effekt der BCG — Impfung. Dauer und Leistung des Impfschutzes wird von der Frequenz der Superinfizierung bestimmt. Die große Schwankungsbreite der in der Literatur angegebenen Impfschutzdauer beruht zum Teil auf nicht genügender Berücksichtigung der Gelegenheit zur Superinfektion, die erfahrungsgemäß zu einer Steigerung der Tuberkulinempfindlichkeit führt. Wichtig ist, daß in Nordrhein-Westfalen 19 % der Kinder während der Schulzeit virulent infiziert werden. Die gleiche Zahl ist auch bei den BCG — Geimpften anzunehmen. Wenn man mit der Impfung ganzer Altersgruppen den Erstinfektionen zuvorkommt und die natürliche Durchseuchung für den Impferfolg ausnutzt, so kann man zu einer so einschneidenden Umgestaltung im epidemiologischen Ablauf der Seuche gelangen, daß alle — auch die Nichtgeimpften — davon Nutzen haben. Die gegenwärtigen Verhältnisse in Nordrhein-Westfalen, der Rückgang der Durchseuchung und der Erkrankungshäufigkeit, lassen eine Änderung des Impfprogramms noch nicht zu.

Herr WUNDERWALD (Augsburg) berichtete über die Erfahrungen, die er bei oralen Impfungen mit dem B C G — Impfstoff gemacht hat. Tuberkulinprüfungen 5 Jahre nach einmaliger Verfütterung ergaben bei 13 von 72 Kindern ein negatives Resultat. Sie wurden in der üblichen Weise intrakutan nachgeimpft und zeigten nach 8 Wochen sämtlich einen positiven Ausfall der Pflasterprobe. 26 Kinder dagegen, die 6 mal im Abstand von einem Monat die gleiche Dosis des Impfstoffes (0,1 g) erhalten hatten, reagierten alle positiv. Ein Desensibilisierungseffekt war also nicht mehr nachweisbar. Notwendig sind Untersuchungen über die Wirkung der oralen Anwendung von B C G, wenn Nachimpfungen erforderlich sind. Man könnte dann gegebenenfalls auf Injektionen verzichten.

Frau MATTERN setzte sich mit der Frage der BCG — Impfung in Entbindungsanstalten für tuberkulöse Frauen auseinander. Die Impfbereitschaft ist hier besonders groß. Für 1186 Kinder wurde die Genehmigung gegeben, nur bei einem Arztkind wurde die Impfung abgelehnt. Ulcera oder Drüsenbeteiligung ergaben sich in 0,3 %. Von der 8. Lebenswoche ab reagierten 99 % der geimpften Kinder tuberkulinpositiv. Von 127 Kindern, die in ein offentuberkulöses Milieu entlassen werden mußten, erkrankte keines an einer klinisch manifesten Tuberkulose, während 25 nicht B C G — geimpfte Geschwisterkinder im gleichen Zeitraum wegen aktiver Tuberkulose klinisch behandelt werden mußten, von denen 7 starben.

Der Vorsitzende nahm Stellung zu Kindergarten-, Schul- und Kasernenepidemien im Hinblick auf die B C G — Impfung. Diese Epidemien rufen mit Recht immer wieder großes Aufsehen hervor; doch werden die richtigen Konsequenzen zu ihrer Verhütung leider noch allzu wenig gezogen. So erfreulich die Bestimmung des Bundesseuchengesetzes ist, wonach Lehrer und Schulbedienstete vor ihrer Einstellung und jährlich einmal durch Vorlage eines ärztlichen Zeugnisses nachzuweisen haben, daß bei ihnen keine ansteckungsfähige Tuberkulose der Atmungsorgane vorliegt, so erweist sich doch diese Maßnahme immer noch nicht als ausreichend, wie entsprechende Beispiele zeigen. Bemerkenswert ist dagegen, daß von 261 tuberkulinnegativen in 6 Schulen exponierten Kindern 102 (= 39 %), von 158 B C G — geimpften exponierten nur 3 (= 1,9 %) erkrankten. In der Diskussion wurde darauf hingewiesen, daß die jetzige gesetzliche Regelung bezüglich der Überwachung der Lehrpersonen unzureichend ist, und auf die Vorschriften in Holland hingewiesen. Es müssen sehr genaue Untersuchungen vor allem hinsichtlich des Erregernachweises verlangt werden. Herr BREU bestätigt, daß eine Lücke bestehen bleibt, wenn ein Lehrer zwischen zwei Untersuchungen innerhalb eines Jahres erkrankt oder die durchgeführte Untersuchung unzureichend ist.

Erörtert wurde schließlich die Tuberkulosebekämpfung durch Schutzimpfung im Bundesgrenzschutz und in der Bundeswehr. Im Bundesgrenzschutz haben sich 99 % der 20 % tuberkulinnegativen Dienstanfänger mit der Impfung einverstanden erklärt. Keiner von 3117 BCG—Geimpften ist an Primärtuberkulose erkrankt, und von keinem ist eine andere Tuberkuloseerkrankung bekannt geworden. Bei der Bundeswehr ergaben sich wegen anderweitig nötiger Impfungen Schwierigkeiten. Da aber relativ viele Erkrankungen an Pleuritis aufgetreten sind, die auf die Gefahr der späten Erstinfektion hinweisen, möchte man auch hier die B C G — Impfung einführen. Sie müßte allerdings vor dem Wehrdienst durch die Fürsorgestellen erfolgen. In der Schweiz werden die Stellungspflichtigen am Tage der Musterung mit Tuberkulin geprüft und gegebenenfalls anschließend geimpft.

Es wurde folgende *Resolution* gefaßt:

„Der Arbeitsausschuß für B C G — Schutzimpfung im Deutschen Zentralkomitee zur Bekämpfung der Tuberkulose hat auf seiner Sitzung am 16. Juni nach eingehender Erörterung einstimmig beschlossen, auf Grund der in der Bundesrepublik gegebenen epidemiologischen Situation auf dem Gebiete der Tuberkulose einerseits und der die Wirksamkeit der B C G — Impfung statistisch einwandfrei stützenden Tatsachen andererseits die B C G — Schutzimpfung der Neugeborenen, Schulanfänger, Schulabgänger, Adoleszenten und Wehrpflichtigen nachdrücklich zu empfehlen."

Der Vorsitzende, der sich in dieser Sitzung nicht mehr zur Wiederwahl stellte, hat die Resolution in „Der Landarzt" 38, 440 1962 im einzelnen begründet.

Der *Arbeitsausschuß für Kindertuberkulose* (Vors. Prof. Dr. OPITZ, Heidelberg) hat 1961 eine Sitzung abgehalten, die den Zweck hatte, das Merkblatt „Empfehlungen für die INH-Anwendung bei Kindern und Jugendlichen" nach der Fassung vom Juni 1959 aufgrund der neuesten Erfahrungen zu überprüfen und gegebenenfalls zu überarbeiten.

Einleitend gab der Generalsekretär Zahlen über die Tuberkulose-Mortalität im Kindesalter bekannt, die 1959 gegenüber 1953 in allen Altersstufen, besonders aber für das Alter 0—5 Jahre (2,2 gegenüber 9,2) einen erheblichen Rückgang aufweist.

Sterblichkeit an Tuberkulose aller Formen:

Alter	1953	1959
0 — 5	9,2	2,2
5 — 10	1,8	0,7
10 — 15	1,4	0,5

Neuzugänge (auf 100 000 Kinder berechnet):

Alter	1953	1959
0 — 5	306,7	127,9
5 — 10	324,4	161,0
10 — 15	173,9	97,4

Auch die Zahl der Neuzugänge ist um die Hälfte und z. T. noch stärker zurückgegangen. Zur Vorbereitung des Merkblattes wurden folgende umfassende Referate gehalten:

Über die tierexperimentellen Grundlagen der INH-Prophylaxe berichtete Herr BARTMANN, Berlin, über klinische Erfahrungen mit der INH-Prophylaxe beim Menschen unter besonderer Berücksichtigung der Chemoprophylaxe im engeren Sinn bei nicht-infizierten Kindern, allein und in Kombination mit der BCG-Impfung,

Herr SPIESS, Göttingen, mit einem Korreferat von Herrn WEINGÄRTNER, Leipzig, das verlesen wurde.

Über INH-Schäden bei Kindern berichtete Herr BRÜGGER, Wangen, anhand einiger einschlägiger Fälle.

Nach eingehender Aussprache einigte man sich nach dem Vorschlag von Herrn SPIESS, die INH-Anwendung nach folgenden Gesichtspunkten zu empfehlen:

1. Als Chemoprophylaxe,
2. als präventive Chemotherapie
3. als Chemotherapie.

Einzelheiten sind aus dem Merkblatt zu ersehen. Hervorgehoben sei, daß die gleichzeitige Anwendung von INH und BCG-Impfung abgelehnt wird, da durch das INH die Vermehrung der BCG-Keime verhindert wird, infolgedessen kein ausreichender BCG-Schutz eintreten kann.

Im *Arbeitsausschuß für stationäre Behandlung* (Vorsitzender Chefarzt Dr. LORBACHER, Essen) wurden in einer Sitzung am 3. 2. 1961 Empfehlungen zur heutigen Kollapsbehandlung der Lungentuberkulose ausgearbeitet, die im September 1961 veröffentlicht worden sind. Wie in dem Abschnitt über die Leistungen der Rentenversicherungsträger (vergl. S. 124) nachgewiesen wird, spielt die Kollapsbehandlung auch heute noch eine gewisse Rolle bei der Behandlung der Lungentuberkulose, lediglich die Phrenikusausschaltung ist praktisch verlassen worden, wogegen sowohl für den intrapleuralen Pneumothorax als auch für die Pneumolyse noch Indikationen bestehen, zum Teil in Form von kurzfristiger Anwendung neben der Chemotherapie.

Auch die Thorakoplastik wird gelegentlich noch angewendet. Ihr Anwendungsbereich ist allerdings durch die Vervollkommnung der Lungenchirurgie in Form der Resektionen weiter eingeschränkt worden. Die vom Arbeitsausschuß erarbeiteten Empfehlungen sollen in erster Linie eine Anleitung für die stationäre Behandlung darstellen, sie sind aber selbstverständlich auch für die in der Praxis tätigen Ärzte von Bedeutung.

Am 3. 11. 1961 trat der Arbeitsausschuß nochmals zusammen, um über den Begriff der „Dauerbehandlung" im Tuberkulosehilfegesetz zu beraten. Der als Referent gebetene Min. Rat SPAHN, Bonn, hat folgende Mitteilung gemacht:

„Das BMI hat in einem Rundschreiben vom 20. September 1960 an die obersten Landessozialbehörden hierzu folgendes ausgeführt:

Die mikroskopische Darstellung der Bakterien ist zweifelsohne die beste Form für den Nachweis der Voraussetzungen, an die die Kostenbeteiligung des Bundes nach § 35 THG gebunden ist. Hierfür genügt, wenn die Bakterien vierteljährlich dargestellt werden.

Bakterien sind im Sinne des § 35 Abs. THG auch dann nachweisbar, wenn sich ihr Vorhandensein aus dem klinischen, insbesondere dem röntgenologischen Befund (klinisch offene Tuberkulose) mit an Sicherheit grenzender Wahrscheinlichkeit ergibt. Die Bakterien sind damit zwar nicht nachgewiesen — was das Gesetz nicht verlangt — aber sie sind durch weitere Untersuchungen nachweisbar. Die Durchführung solcher Untersuchungen ist nicht erforderlich.

Natürlich lag dem Ministerium bei der Fassung des Gesetzes daran, daß die Bakterien nach Möglichkeit tatsächlich nachgewiesen werden. Würde aber das Gesetz den tatsächlichen Nachweis gefordert haben, so würde sich stets die Notwendigkeit der Feststellung ergeben haben, an welchem Tage der Kranke bakterienfrei geworden ist. Eine solche Feststellung ist bekanntlich nicht möglich. Mit der Auslegung des Wortes „nachweisbar" sollte auf die häufige Wiederholung des Nachweises verzichtet werden, wobei aber verlangt wird, daß sich aus klaren Tatbestandsmerkmalen das Vorhandensein der Bakterien mit an Sicherheit grenzender Wahrscheinlichkeit ergibt."

Ergänzend hat Herr SPAHN mitgeteilt, daß „die Fassung des § 35 Abs. THG die extrapulmonalen Formen der Tuberkulose nicht ausschließt. Die Verrechnungsfähigkeit hängt auch bei diesen Formen der Tuberkulose davon ab, daß Bakterien nachweisbar sind, wozu allerdings nicht die Annahme der Wahrscheinlichkeit ausreicht, sondern nur die an Sicherheit grenzende Wahrscheinlichkeit".

Zur Definition der Dauerbehandlung führte Herr SPAHN aus, daß es sich um ein medizinisches Problem handelt. Vielleicht könne er aber etwas zur Klärung beitragen:

Die Verordnung über Tuberkulosehilfe sieht als Leistungen neben der Heilbehandlung und der wirtschaftlichen Fürsorge noch die Pflege und Absonderung vor. Die Pflege ist als häusliche Pflege in § 2 Abs. 1 THG aufgenommen worden. Die Absonderung wurde nicht übernommen. Die Absonderung ist eine seuchenhygienische und keine fürsorgerische Maßnahme, etwas, was man dem Kranken antut, nicht aber etwas, das man ihm gewährt. Aber auch während der Kranke abgesondert ist, wird ihm Heilbehandlung gewährt, sei es kurative mit der Aussicht auf Besserung, sei es symptomatische ohne diese Aussicht. Diese Nebeneinanderstellung zeigt, daß die Absonderung sich nicht als eine selbständige Maßnahme neben die Heilbehandlung stellen läßt, vielmehr zeitlich mit der Heilbehandlung zusammenfällt. Daher ist die Frage der Absonderung, erst recht die der zwangsweisen Absonderung, im THG nicht berührt, dafür aber betont, daß die Heilbehandlung auch dann, wenn sie nur noch symptomatisch ist, als Leistung der Tuberkulosehilfe zu gewähren ist. Um dies zu betonen, wurde der Begriff der Dauerbehandlung in § 2 Abs. 1 Nr. 1 THG aufgenommen.

Diese Form der Heilbehandlung kann, soweit es die Rentenversicherung angeht, nicht mehr als vom Risiko des Versicherungsträgers gedeckt gelten, wie dies üblicherweise verstanden wird. Dennoch sollte die Rentenversicherung dazu veranlaßt werden, auch diese Fälle zu betreuen, was sie im übrigen fast durchweg seit Jahrzehnten getan hat. Erwägungen der Menschlichkeit sprechen dafür, den Kostenträger nicht nach den Chancen zu bestimmen, die dem Kranken noch gegeben sind. Der Wechsel des Kostenträgers würde dem Kranken immer erkennbar werden, selbst wenn er in der gleichen Heilstätte bliebe. Wenn nun dem Rentenversicherungsträger diese versicherungsfremde Aufgabe als gesetzliche Verpflichtung aufgebürdet würde, so erschien es billig, ihm die hieraus entstehenden Kosten zu ersetzen. Das wäre möglich, wenn Fall für Fall festgestellt würde, ob Aussichten auf wesentliche Besserung bestehen oder nicht. Den Beweggründen für diese Zuständigkeitsregelung, den geschilderten Erwägungen der Menschlichkeit, würde man aber nicht gerecht, wenn Aussichtslosigkeit der Heilbehandlung nunmehr zwar nicht für die Zuständigkeitsregelung, dafür aber aus Gründen der Kostenregelung festgestellt werden müßte. Deshalb wurde nach einem anderen Wege des Kostenausgleichs gesucht. Langjährige Erfahrungen haben ergeben, daß die Rentenversicherungsträger ungefähr den Betrag erhalten, den sie bei Einzelfeststellung erhalten müßten, wenn ihnen die Kosten erstattet werden, die sie für diejenigen Kranken aufwenden, bei denen im 13. Monat der stationären Behandlung noch Bakterien nachweisbar sind. Diese Formel stellt ein technisches Hilfsmittel dar zur Berechnung des vom Bund der Rentenversicherung (und in Parallele hierzu auch den Landesfürsorgeverbänden) zu erstattenden Aufwandes, durch dessen Anwendung die Feststellung der Aussichtslosigkeit im Einzelfall sich erübrigt. Die Formel wurde in das Gesetz aufgenommen, weil sich natürlich in dem einen oder anderen Fall, möglicherweise von Jahr zu Jahr verschieden, ergeben kann, daß das Ergebnis von den tatsächlichen Verhältnissen abweicht. Auch für diesen Fall sollte sie zwingend sein. Die Formel besagt nichts zu dem Begriff der stationären Dauerbehandlung und sie enthält auch keine gesetzliche Vermutung."

Der Arbeitsausschuß würde es begrüßen, wenn die einzelnen Kostenträger einen möglichst einheitlichen Standpunkt einnehmen würden, bei dem neben den seuchenhygienischen auch die wirtschaftlichen und humanitären Interessen vertreten werden.

Der Arbeitsausschuß hat sich außerdem mit der Frage der Cortison-Behandlung bei der Lungentuberkulose befaßt und Herrn UNHOLTZ gebeten, ein entsprechendes Merkblatt auszuarbeiten, weil die Bedeutung der Cortison-Behandlung im Zunehmen begriffen ist.

Fragen des Weihnachtsurlaubes in den Tuberkuloseheilstätten wurden von den verschiedensten Gesichtspunkten aus beurteilt, wobei Einmütigkeit darüber bestand, daß vom ärztlichen Standpunkt aus die Urlaubsgenehmigung grundsätzlich möglichst eingeschränkt werden sollte, während in der Praxis die Beurlaubung unter Umständen deshalb erwünscht ist, weil auch Ärzte und Personal der Heilstätten die Weihnachtszeit gerne zu Urlauben benützen.

Über die Bedeutung der Superinfektion in den Heilstätten und im Zusammenhang damit über die „Gesichtspunkte zur Nomenklatur bei der Tuberkulose als Berufskrankheit" wurde eingehend gesprochen und die Notwendigkeit einer Änderung der „Gesichtspunkte" verneint. Die Superinfektion ist bei Behandlung in Heilstätten nicht zu umgehen; von der Herausgabe eines neuen Merkblattes wurde Abstand genommen, weil dadurch die ohnehin sehr großen Personalsorgen der Heilstätten gegebenenfalls vermehrt werden.

Dem Arbeitsausschuß wird künftig auch die Aufgabe der Bearbeitung der Fragen der Studententuberkulose mitübertragen, da die *Versorgung* tuberkulosekranker Studierender im Augenblick den Vorrang hat gegenüber rein epidemiologisch-statistischen Fragen auf diesem Gebiet.

Im *Arbeitsausschuß für Chemotherapie* (Vors. Prof. Dr. LYDTIN, München) wurden eingehende Referate über die Tuberkulostatika 2. Ordnung Iridocyn, Cycloserin und Kanamycin gehalten, die in Ergänzung der Verwendung der Tuberkulostatika 1. Ordnung zur Zeit vielfach klinisch erprobt worden sind. Die überwiegende Mehrzahl der Ausschußmitglieder hielt es für zweckmäßig, in einer Verlautbarung zur Chemotherapie der Tuberkulose die Ärzteschaft über den neuesten Stand der Wirksamkeit der einzelnen Mittel zu unterrichten und dabei den Standpunkt der Sachverständigen des Arbeitsausschusses zur Kenntnis zu bringen. Über Inhalt und Form der Verlautbarung wurde indessen noch über den Jahresschluß schriftlich diskutiert, ohne daß völlige Einmütigkeit erzielt werden konnte. Der dem Präsidium schließlich vorgelegte Entwurf zu einer vierten Verlautbarung bedeutet also einen Kompromiß.

Nach der Entwicklung der Dinge ist damit zu rechnen, daß in nicht allzu ferner Zeit der Ausschuß wieder zu noch neueren tuberkulostatischen Mitteln Stellung nehmen muß, z. B. Ethambutol, Isoxyl, Capreomycin und anderen. Man sollte hoffen, daß dann ein bestimmter Standpunkt über zweckmäßige Kombinationen mit den neueren Tuberkulostatika eingenommen werden kann. Neben sorgfältiger klinischer und experimenteller Beobachtung ist es dazu erforderlich, auch laufend die Ergebnisse, die in der internationalen Literatur veröffentlicht werden, zu verfolgen.

Vom *AA für extrapulmonale Tuberkulose* (Vors. Chefarzt Dr. KASTERT, Bad Dürkheim) tagte der Unterausschuß für Urotuberkulose und Genitaltuberkulose des Mannes am 23. 11. 1961 in Augsburg unter Vorsitz von Herrn MAY, München.

Nach Erfahrungen von Herrn KASTERT ist der Anteil der erforderlichen Nephrektomien bei der Nierentuberkulose relativ hoch. Einen wesentlichen Anteil stellt dabei die stumme Niere. Es war Aufgabe der Sitzung, die Ursache dieser klinisch und sozialmedizinisch interessanten Beobachtung zu erörtern.

Nach Ansicht des Pathologen (Herr SINGER, München) ist die stumme Niere das Resultat einer klinisch weitgehend erscheinungslos verlaufenden chronischen Nierentuberkulose.

Zur Besprechung gelangten die chronisch verlaufenden spezifischen Organveränderungen, die schließlich zum Funktionsausfall führen, während Funktionsausfälle auf Grund von Abflußhindernissen in den ableitenden Harnwegen nicht zur Sprache kamen. Die tuberkulöse Mörtel-, Kitt-, oder Kalkniere als stumme Niere ist weitgehend bekannt. Bei Belassen dieser chronisch entzündlichen funktionslosen Organe droht die Gefahr der canaliculären, deszendierenden Ausbreitung, und auch der lymphogenen in die Nierenumgebung. Deshalb bezeichnet der Pathologe die operative Entfernung dieser Organe als erstrebenswert. Bei klinisch nicht erkannten Formen der chronischen Nierentuberkulose führen sowohl spezifische als auch unspezifische Prozesse schließlich zur stummen Niere. — Der Einfluß der tuberkulostatischen Therapie auf die spezifischen Entzündungs- und Vernarbungsvorgänge ist ähnlich wie bei anderen Organtuberkulosen. —

Vom klinischen Standpunkt (BÜSCHER) bedarf die Diagnose „stumme Niere" einer sorgfältig angestellten Funktionsprüfung (urografische Spätaufnahmen). Chronische, spezifisch entzündliche Nierenprozesse verlaufen klinisch unerkannt unter der Maske der im Vordergrund stehenden Knochen- und Gelenkprozesse. Die alte tuberkulöse Verschlußniere (auch Kittniere) als Endstation der cavernösen Nierentuberkulose kann jederzeit noch perforieren und abszedieren. Der Nachweis von Tuberkulosebakterien in stummen Nieren gelingt häufig. Prognostische Schlußfolgerungen über die stumme Niere sind klinisch unmöglich, und deshalb ist bei Belassen derartiger Krankheitsherde immer die Gefahr einer Streuung gegeben. Der körpereigenen Ersatzlösung einer sogenannten Autonephrektomie ist die chirurgische vorzuziehen. —

In einem weiteren klinischen Referat berichtet Herr HUTTINGER über die Diagnose der stummen Niere. Er wünscht unter diesen Begriff auch die noch retrograd darstellbaren Organe einzubeziehen. Er identifiziert also stumme Niere mit funktionsloser Niere. Wenn selbst in Sanatorien chronisch spezifische Nierenentzündungen bei Patienten mit Lungen-, Knochen- oder Genitaltuberkulose übersehen werden, wird offensichtlich, daß die Diagnose in der Allgemeinpraxis sehr schwierig ist. Das Wichtigste für letztere ist die differentialdiagnostische Erwägung einer Urotuberkulose. Die exakte Diagnose kann nur in der Klinik, am besten in einer Spezialklinik, erfolgen. Tuberkuloseerkrankungen in der Anamnese, chronisch verlaufende Organtuberkulosen, geringe Erhöhung der Blutsenkung, positive Eiweißreaktion im Urin oder auch Erythrurie sollten in der Praxis an Nierentuberkulose denken lassen.

Von 1949 bis 1961 betrug auf einer Spezialabteilung (KASTERT) bei der relativ hohen Zahl der erforderlichen Nephrektomien (40 % und mehr) der Anteil der stummen Nieren bis zu 50 %. Das zur Verfügung stehende klinische Zahlenmaterial ist relativ gering, weshalb eine Empfehlung an die Landesregierungen hinsichtlich der zahlenmäßigen Erfassung der Urotuberkulose erforderlich wird. Die Bedeutung der stummen Niere im jugendlichen Alter wird herausgestellt. Nierenprozesse bei Kleinkindern sind selten beobachtet worden. Beobachtungen über Kombination von Nierentuberkulose und Karzinom liegen nicht vor (SINGER). Inwieweit die neuzeitliche Therapie für das gehäufte Auftreten der stummen Niere verantwortlich ist, muß noch untersucht werden. —

Für den Bereich der Skelett-Tuberkulose war die Teilnahme des Vorsitzenden an einem Symposion über die Behandlung der Spondylitis tuberculosa im Rahmen der Société Francaise d Orthopédie et de Traumatologie (Präsident: Prof. P. PETIT, Paris) vom 8. bis 10. 11. 1961 von Bedeutung. Ziel des Symposions war der Versuch, die Behandlungsergebnisse der verschiedenen Methoden (konservativ-medikamentös; kombinierte operativ-tuberkulostatische Herdtherapie; extrafokale Spondylodese; klimatische Kur) einander gegenüberzustellen. — Die Dauer des stationären Aufenthaltes bei medikamentöser Therapie in Verbindung mit Ruhigstellung und Klimatotherapie wird sehr unterschiedlich mit 6 bis 24 Monaten und länger angegeben (NICOD; de CAGNY). Rezidive nach medikamentöser Therapie traten bis zu 40 % auf. Rezidivfreiheit wurde erst nach einer Behandlungsdauer von 12 Monaten und mehr erreicht. CAUCHOIX sah nur beschränkte Heilungsmöglichkeiten mit medikamentöser Therapie (nur bei kleineren Destruktionen); GRUCA nur Heilung im Initialstadium; MAZABRAUD keine Heilung bei verkäsenden Prozessen. — Medikamentöse Therapie mit dorsaler Spondylodese wurde nur von GUÉRIN für die Mehrzahl der Fälle empfohlen; NAVES gebraucht sie bei ausgewählten Fällen; WEBER und Mitarbeiter bezeichnen sie als nutzlos und sahen 16 % Rezidive; die gleiche Ansicht vertraten FERRAND und Mitarbeiter (25 % Rezidive). Nach INGELRANS und Mitarbeitern ist der dorsale Span nicht in der Lage, einen Gibbus zu verhüten. — Befürworter der kombinierten tuberkulostatisch-operativen Herdtherapie mit beschränkter Indikation waren BEAU und Mitarbeiter, de CAGNY, GUÉRIN, GUILLEMINET und Mitarbeiter, NAVES. Die Mehrzahl der Referenten sprach sich für eine breite Operationsindikation aus (CAUCHOIX, DEBEYRE und Mitarbeiter, FERRAND und Mitarbeiter, GARIEPY, GRUCA, HODGSON, JUDET , KASTERT, MARCONI, PESSEREAU und Mitarbeiter, SCAGLIETTI, WILKINSON). Die Operation im frühestmöglichen Stadium empfahlen DEBEYRE, KASTERT, WILKINSON. Über technische Einzelheiten der inzwischen zahlreich entwickelten Operationsvariationen kann an dieser Stelle nicht berichtet werden. Die von KASTERT und DEBEYRE entwickelte transperitoneale operative Herdausräumung im Bereich des Promontoriums kommt inzwischen häufig zur Anwendung. Interessant ist die Feststellung, daß eine medikamentöse Vorbereitung zur Operation über längere Zeit nicht mehr erforderlich erscheint. Es kann bereits nach achttägiger Verabfolgung von Streptomycin und INH operiert werden. Die Mehrzahl der Referenten füllt die Knochendefekte nach der Herdausräumung mit Knochenchips aus. Bei Anwendung von Spänen wird diese Methode als vordere Spondylodese bezeichnet. — Die Gesamtmortalität liegt nach Referenten mit großen

Statistiken zwischen 0,5 und 1,4 %. Bei transthorakalen und transsternalen Operationen im Brustbereich ebenso wie bei operativer Behandlung der Querschnittsgelähmten wird eine Sterblichkeit von 3,6 bis 6 % angegeben. Die Angaben über Herausheilungen schwanken entsprechend dem Krankengut (Kinder und Jugendliche, Querschnittsgelähmte, chronische Fälle, Mischinfektionen usw.) zwischen 70 und 95 %. — Bei unklarer Diagnose wird insbesondere von KASTERT auf die diagnostische Vertebrotomie hingewiesen. Diese erfährt selbst von Vertretern vorwiegend konservativer Richtung weitgehende Zustimmung. In der Zusammenfassung bezeichnete DEBEYRE die Behandlungsergebnisse der operativen Herdtherapie denjenigen der konservativen Behandlung deutlich überlegen. —

Interessant ist ein Bericht von GERBEAUX und Mitarbeitern aus Paris, der den Einfluß der BCG-Impfung auf die Entwicklung der Skelett-Tuberkulose behandelt. Danach ist die Anzahl der Skelett-Tuberkulosen in den Pariser Krankenhäusern von 2200 im Jahre 1931 auf 711 im Jahre 1959 abgesunken. Die BCG-Impfung wird hierbei neben der Chemotherapie der diagnostizierten Primärinfektionen als wertvolle prophylaktische Maßnahme hinsichtlich der Verhütung des Angehens von Skelettherden bezeichnet. Die Untersuchungen der Verfasser haben ergeben, daß bei den tuberkulös erkrankten BCG-Geimpften der Anteil der Skelett-Tuberkulosen verschwindend gering ist. — Es bleibt abzuwarten, ob bei der relativ langen Latenzzeit der tuberkulösen Skelettherde diese kurze Nachbeobachtungszeit schon ein endgültiges Urteil zuläßt.

Prof Dr. KALKOFF, Freiburg/Brsg., berichtet über Probleme des *Arbeitsausschusses für Hauttuberkulose*:

Die moderne Therapie der Tuberkulose hat zu einem Gestaltwandel des Lupus vulgaris geführt. Defektbildungen und Entstellungen, wie sie vor nicht langer Zeit in einem hohen Prozentsatz der Lupuskranken auftraten, dürfen heute nicht mehr vorkommen. Die Generation entstellter Lupuskranker stirbt aus, wobei allerdings der Tod am Lupuscarcinom zahlenmäßig noch eine bedeutsame Rolle spielt.

Der Bestand an Patienten mit aktivem Lupus vulgaris ist erheblich zurückgegangen. Das liegt nicht allein oder vielleicht überhaupt nicht an dem Abfall von Neuzugängen — über die verläßliche Zahlen nicht vorliegen — sondern daran, daß in früheren Jahren ein Lupuskranker nur eine geringe Chance der Ausheilung hatte, während sie jetzt bei entsprechenden Bemühungen als Folge der so sehr verbesserten therapeutischen Möglichkeiten im Zeitraum von Monaten bis zu wenigen Jahren eine fast absolute ist. Es wird aber erst dann ein Bild über die wirklichen Verhältnisse gewonnen werden können, wenn die Berichte der Hauttuberkulose- Beauftragten nach einheitlichen Gesichtspunkten erstellt werden, und wenn eine Reihe derzeit unterschiedlich angewandter Begriffe, wie Aktivität und Inaktivität, notwendige Nachbeobachtungsdauer usw., einheitlich gehandhabt wird.

Das Ziel des Arbeitsausschusses für Hauttuberkulose muß sein, den Stand der Hauttuberkulose zu ermitteln. Da auf dem Wege über die Meldung an die Gesundheitsämter bei der derzeitigen Handhabung eine wirkliche Übersicht über den Stand der Hauttuberkulose leider nicht gewonnen werden kann, muß dieses Ziel durch die Zusammenarbeit von Hauttuberkulose-Beauftragten mit dem Arbeitsausschuß für Hauttuberkulose angestrebt werden. Der Arbeitsausschuß hat daher einen Fragebogen erarbeitet. Dankenswerterweise haben sich die meisten Hauttuberkulose-Beauftragten bereit erklärt, jährliche Berichte nach diesem Fragebogen zu erstatten.

Wir sind den Herren FUNK (Reg. Bez. Niederbayern, Reg. Bez. Oberpfalz), KIMMIG (Land Hamburg), MARCHIONINI (Reg. Bez. Oberbayern, Reg. Bez. Schwaben), PROPPE (Land Schleswig-Holstein), SCHUERMANN (Reg. Bez. Köln mit Ausnahme Stadt Köln und Aachen), ZELLER (Land Hessen einschließlich einiger von Herrn BRAUN-FALCO, Marburg, bearbeiteter Kreise) besonders dankbar, daß sie ihre Berichte schon für das Jahr 1961 auf dem neuen Fragebogen erstattet haben. Die Gesamtzahl der Bevölkerung beträgt in den o. g. Bereichen im Jahre 1961 etwa 18 Millionen = etwa 1/3 der Bundesrepublik. Die Gesamtzahl der von den genannten Stellen überwachten Personen betrug am 31. 12. 1961 = 6340.

Ein Vergleich dieser Berichte zeigt, daß eine repräsentative Übersicht sämtlicher von den Hauttuberkulose- Beauftragten überwachten Tuberkuloseformen deshalb nicht möglich sein wird, weil die Aufgabenbereiche der Hauttuberkulose- Beauftragten sich nicht decken.

So stehen in Hessen beispielsweise den 637 überwachten Lupus-Patienten 1376 Patienten mit Lymphknotentuberkulose gegenüber, während das Zahlenverhältnis in Schleswig-Holstein 246 : 62 beträgt. Dieser Umstand ergibt sich daraus, daß in Hessen ein Schwerpunkt der Behandlung tuberkulöser Lymphknoten im Albert Jesionek Krankenhaus gegeben ist.

Die unterschiedliche Art der Erfassung trifft nicht bzw. nur in geringem Maße für den Lupus vulgaris zu. Beim Lupus wird es aber am ehesten möglich sein, ein für die Bundesrepublik repräsentatives Zahlenmaterial vorzulegen und an einer organisatorisch besonders gut erfaßten Tuberkuloseform zu demonstrieren, wie sich die Fortschritte der Behandlung und die Bekämpfungsmaßnahmen ausgewirkt haben.

Für die o. g. 6 Bereiche ergab sich eine Gesamtzahl von 3022 Patienten mit Lupus vulgaris am 1. 1. 1961, was etwa der Hälfte der von diesen Hauttuberkulose- Beauftragten karteimäßig erfaßten Personen entspricht.

Die Zahl der Ersterfassungen von Personen mit Lupus vulgaris beträgt 77, von denen die ganz überwiegende Mehrheit frische Fälle sind, bei denen der Lupus erst in den letzten 2 Jahren aufgetreten ist.

Auffallend ist die Zahl der 1961 unter diesen überwachten Personen festgestellten Rezidive. Sie beträgt 245 = 8,1 %, wobei die Rezidivquote innerhalb der verschiedenen Bereiche zwischen 2 % (Hessen) und 20 % (Südbayern) schwankt. Aus diesen Zahlen ergibt sich die Bedeutung einer Mahnkartei, um die Behandlung der Patienten bis zur Ausheilung sicher zu stellen.

Die überraschend hohe Zahl von Rezidiven in einzelnen Bereichen spricht nicht gegen die Wirksamkeit des durchweg verwendeten INH, sondern für die unzureichend durchgeführte Behandlung.

Abschließend ist festzustellen, daß für die Verwertung der bisher vorliegenden Berichte die Definition verschiedener Begriffe (Aktivitätsbegriffe etc.) Voraussetzung ist. Es wird ein Hauptanliegen der nächsten Arbeitssitzung des Ausschusses für Hauttuberkulose sein, durch entsprechende Definitionen ein einheitliches Vorgehen zu ermöglichen, um die Unterlagen zu erarbeiten, die ein Urteil über die Frage der Notwendigkeit und des Ausmaßes weiterer Bekämpfungsmaßnahmen auf dem Gebiete der Hauttuberkulose ermöglichen.

Der Vorsitzende des *Unterausschusses für Augentuberkulose,* Herr Dr. CREMER, Tuttlingen, glaubt, daß sich seit dem letzten Bericht eine intensive Zusammenarbeit anbahnt und damit neben den alten Problemen auch neu auftretende einer raschen Präzisierung zugeführt werden können. Es muß aber nach wie vor darauf hingewiesen werden, daß das Krankheitsbild der Augentuberkulose mehr Allgemeingut für die Kliniker wird und sorgfältiger beobachtet werden muß.

Die Tuberkulosehilfe weist bei den Augenkranken in den Anstalten noch große Unterschiede zwischen Theorie und Praxis auf. Es wäre wünschenswert, daß die Kranken von den Gesundheitsämtern auf die absolute Notwendigkeit einer Behandlungsdisziplin hingewiesen würden. Bei allem sozialen Verständnis müßte in der Gewährung der Tbk.-Hilfe auch die „Würdigkeit" mehr geprüft werden. Die während eines Heilstättenaufenthaltes ausbezahlten Gelder fließen oft in falsche Bahnen.

Eine besondere Gegenwartsfrage ist die Augentuberkulose bei Diabetikern. Man beobachtet eine wachsende Zahl von Diabetikern mit sehr starken, leider allzu fortgeschrittenen Fundusveränderungen. Da die Zusammenarbeit zwischen Internisten, Gynäkologen, Chirurgen, Pädiatern und Ophthalmologen noch lange nicht engmaschig genug ist, läßt sich ein Überblick, wie weit Zuckerpatienten am Auge besonders tuberkuloseanfällig sind, nicht geben.

Das oft dramatische Schicksal bei dieser Kombinationserkrankung erfordert es, diesen Kranken zu helfen. Leider führen unsere Bemühungen noch nicht dazu, die sehr wechselnden kausal oft verschiedenen Einzelgeschehnisse primär abgrenzen zu können. Dazu gehört Klärung der Fundusblutungen mit plötzlichen Exazerbationen und verzögerte Resorption trotz aller Therapie. Berufliche Überforderung, Störungen in der Umwelt, Unordnung im Stoffwechsel bei kleinen Ursachen können große Wirkungen mit progredientem, nicht reversiblem Sehverfall zur Folge haben.

Zur großen Literatur läßt sich sagen, daß Tierversuche für die Sonderarten des an Tuberkulose erkrankten menschlichen Auges nicht gänzlich parallel beurteilt werden können. Eine wertvolle Literaturzusammenstellung findet sich im Verhandlungsbericht 1960 der Deutschen Tuberkulosegesellschaft in Gemeinschaft mit dem Deutschen Zentralkomitee zur Bekämpfung der Tuberkulose, Springer-Verlag 1961.

Im Arbeitsausschuß für *Röntgenschirmbilduntersuchungen und für Röntgentechnik* (Vors. Prof. Dr. LOSSEN, Mainz) wurden gemeinsam mit dem Arbeitsausschuß für Tuberkulosefürsorge (Vors. Reg. Med. Rat. Dr. BREU) „Empfehlungen für Röntgeneinrichtungen der Tuberkulosefürsorgestellen an Gesundheitsämtern" ausgearbeitet, in denen der neueste Stand diagnostischer Röntgenverfahren und des Strahlenschutzes berücksichtigt worden ist. Die Empfehlungen sind nach Genehmigung durch das Präsidium Mitte 1962 der Öffentlichkeit übergeben worden.

Nach wie vor verfolgt der Arbeitsausschuß die apparativen, technischen und methodischen Entwicklungen auf dem Gebiet der Anwendung von Röntgenstrahlen. Bestmöglicher umfassender Strahlenschutz und höchste Bildgüte bleiben unverrückbar die Ziele, die im Interesse der ärztlichen Aufgabe zu berücksichtigen sind.

Die Automatisation des Aufnahmeverfahrens zu vervollkommnen, ist weiterhin eifrigstes Bestreben der elektromedizinischen Industrie. Die Anwendung von Röntgenstrahlen bedarf umso mehr der Aufmerksamkeit jedes Arztes, als es gelingen muß, eine befriedigende objektive Angabe über die jeweilige Strahlenbelastung des Untersuchten zu erhalten.

Die für die Praxis zu stellenden Forderungen werden von der Deutschen Röntgengesellschaft in ihrem Sonderausschuß für Dosimetrie, Radiologische Einheiten und Strahlenschutz (Vors. Prof. Dr. Dr. Dr. B. RAJEWSKY, Frankfurt) auf streng wissenschaftlicher Grundlage und in Fühlungnahme mit der internationalen Organisation weiterentwickelt. Ein von dieser Organisation 1925 gegründetes Gremium von Physikern, Biologen und Ärzten gibt die Ergebnisse seiner Tätigkeit, vor allem Strahlenwerte dosimetrischer Größen und Einheiten für Photonen- und Korpuskularstrahlungen von Zeit zu Zeit bekannt (s. R. G. JAEGER „Dosimetrie und Strahlenschutz, physikalische und technische Daten" Stuttgart, Georg-Thieme-Verlag 1959).

Es bedarf keiner Erörterung, daß für die R. P. *) beste Zueinanderordnung von photographischer Schicht, Leuchtschirmfolie und Optik der Kleinbildkamera nicht weniger entscheidend für das latente Bild ist als die Leistung der Röntgenstrahlenquelle für die Belichtung. Neuerdings wird auch beim röntgenphotographischen Arbeitsgang der Einsatz von Entwicklungsmaschinen (selbsttätiger Negativprozeß) angestrebt. (s. J. FRANZEN „Bausteine des Röntgenbildes, Radiol. clin. 31, 1962 u. a.)

Die Schwierigkeit, geeignete nichtakademische Hilfskräfte für die R. P. zu gewinnen, scheint in letzter Zeit eher noch größer geworden zu sein.

Der Vorsitzende des AA vertrat am 13. und 14. Juli 1961 die Deutsche Röntgengesellschaft bei der Tagung der Sachverständigenkommission für juristisch-medizinische Fragen im Bundesjustizministerium. Wenn der jetzt als Bundesrat-Drucksache Nr. 200/62 vorliegende Entwurf (1962) des Strafgesetzbuches mit dem § 161 Gesetz wird, fällt auch die prophylaktisch vorgenommene R.P. eindeutig unter den Begriff der ärztlichen Eingriffe und der Heilbehandlung. Sie ist nicht als Körperverletzung strafbar (s. Tuberkulose-Jahrbuch 1959, Seite 29).

Im Dezember 1961 hat sich der Ausschuß noch einmal mit der Frage der Wirkung radioaktiver Strahlen bei der Durchführung der Reihenröntgenuntersuchung befaßt. Es wurde beschlossen, die Frage in einem Symposion bei der Universität in Mainz zur Diskussion zu stellen.

Mit den „Richtlinien für die Beschäftigung von Tuberkulösen an geeigneten Arbeitsplätzen" fand die Arbeit des *Arbeitsausschusses für Arbeitsfürsorge und Rehabilitation bei Tuberkulösen* (Vors. Min. Rat. a. D. Dr. W. PAETZOLD, Bonn) während einer ganzen Reihe von Jahren einen hoffentlich erfolgreichen Abschluß.

Vor ihrer Genehmigung durch das Präsidium des DZK wurden die „Richtlinien" auch vom Verband Deutscher Rentenversicherungsträger geprüft und gebilligt. Seine Mitwirkung ist unter den bei der Neufassung beteiligten und auf der ersten Seite der „Richtlinien" aufgeführten Verbänden festgelegt.

Die neuen Richtlinien wurden im Berichtsjahr in folgenden Amtsblättern veröffentlicht:

a) Bundesgesundheitsblatt Nr. 5 vom 10. 3. 61
b) Amtliche Nachrichten der Bundesanstalt für AV u. AV Nr. 4 vom 25. 4. 61 mit Runderlaß
c) Bundesarbeitsblatt Nr. 13/61 vom 1. 7. 61 mit erläuterndem Aufsatz von Paetzold/Schaerff
d) GMBl. Nr. 3/62 vom 31. 62 Bek. des BMGes.

Die letzte Vollsitzung des Ausschusses hat am 28. 2. 62 in Augsburg stattgefunden.

---

*) Radio/photographie

Am 28.9.61 nahm der Vorsitzende an der Präsidialbeiratssitzung in Hannover teil und berichtete dort über den Stand und die Probleme der Arbeit des Ausschusses.

Eine ihm zur Beurteilung zugeleitete Arbeit zum Franz-Redeker-Preis 1961 über die Ermittlung der Leistungsfähigkeit von Tuberkulose-Genesenden entsprach nach seiner Ansicht nicht den zu stellenden Anforderungen.

Von den bei Abschluß der Richtlinien noch aufgetretenen Fragen seien nur die wichtigsten kurz erwähnt:

Auf Wunsch des Deutschen Gewerkschaftsbundes wurde die Frage nach der Gesundheitssicherung der Berufsberater, die in Heilstätten tätig werden, mit Ausschußmitgliedern erörtert und geklärt. Zur endgültigen Beantwortung wurde diese Frage mit Zustimmung des DZK an den Arbeitsausschuß für Tuberkulose im Rahmen der Unfallversicherung weitergeleitet.

Das Bundesministerium für Ernährung, Landwirtschaft und Forsten hatte auf die Gefahr der Infektion bereits sanierter Rinderbestände durch tuberkulöse Viehhalter aufmerksam gemacht und darum ersucht, den Begriff „Melker" in die „Richtlinien" aufzunehmen. Da der Begriff „Melker" im Bundesseuchengesetz vom 18.7.61 enthalten ist, wurde die Übernahme in die „Richtlinien" nicht für nötig gehalten. Der Erteilung einer dahingehenden Antwort stimmte das DZK zu. Bei ungenügender Erfassung durch die Fürsorge und mangelnder Einsicht des Kranken bleibt die Möglichkeit bestehen, daß ein tuberkulöser Viehhalter seinen von Tuberkulose freigemachten Viehbestand wieder infizieren kann.

Um die Erstellung eines *Merkblattes* zum Gebrauch für den Tuberkulose-Genesenden selbst hat sich Herr SCHUWIRTH zusammen mit Referenten der Bundesanstalt für AV u. AV. in Nürnberg bemüht und einen Entwurf dem AA vorgelegt.

An vordringlichen Aufgaben liegen für das Jahr 1962 vor:

a) Das vorerwähnte Merkblatt über die Wiedereingliederung Tuberkulöser in das Erwerbsleben,

b) die Erledigung von im Zusammenhang mit der Einführung der Neufassung der Richtlinien aufgetretenen Fragen, insbesondere bei der Ausbildung medizinisch-technischer Assistentinnen. (vgl. S. 8).

Über Tätigkeit und Fragestellungen des *Arbeitsausschusses für Tuberkulose im Rahmen der Unfallversicherung* für das Geschäfsjahr 1961 berichtet der Vorsitzende Herr. Min. Rat. Dr. habil. LEDERER, München. Der für die Ausarbeitung eines Merkblattes über *„Gesichtspunkte in der Begutachtung der von Tieren auf Menschen übertragbaren Tuberkulose"* gebildete Unterausschuß hat aufgrund des Entwurfes von Herrn LEDERER den Entwurf des Merkblattes so fertiggestellt, daß es am 1.6.1962 vom Präsidium genehmigt werden konnte.

Durch die *Neufassung der Berufskrankheiten — Liste* in der am 7.5.1961 in Kraft getretenen 6. *Berufskrankheiten-Verordnung vom 28.4.1961* ist hinsichtlich der Entschädigung der „Von Tieren auf Menschen übertragbaren Krankheiten" insofern eine Änderung eingetreten, als die bisherige Beschränkung auf bestimmte Unternehmen weggefallen ist, so daß nunmehr alle Unternehmen geschützt sind. Es bestanden bisher Zweifel, ob solche von Tieren auf Menschen übertragbare Krankheiten anzuerkennen sind, die durch den Umgang mit leeren Behältnissen verursacht werden, in denen sich die Tiere, tierische Teile, Erzeugnisse oder Abgänge befunden haben. Diese Zweifel sollen durch die Ausdehnung auf *alle* Unternehmen beseitigt werden.

Bemerkenswert und durchaus im Sinne der vom Arbeitsausschuß vertretenen Auffassung (vergl. Tuberkulose-Jahrbuch 1957, S. 35) ist das *Urteil des Bayer. Landessozialgerichts* (Urt. d. 10. Send. d. BayLSGer. v. 24. 3. 1961 — Nr. L 10/U 180/60):

„Werden bei einem an Lungen-Tbc. leidenden Tierpfleger Tbc. Bazillen bovinen Typs festgestellt, dann muß bei erwiesener länger dauernder beruflicher Beschäftigung in einem nicht tuberkulosefreien Rinderstall eine Infektion nach Nr. 40 der Liste zur 5. Berufskrankheiten-Verordnung (Nr. 38 der 6. J. K. VO.) angenommen werden, wenn nicht begründeter Verdacht oder Beweis dafür vorliegen, daß die Infektion durch einen mit boviner Tbc. infizierten Menschen stattfand. Es braucht darüber hinaus nicht nachgewiesen zu werden, daß mindestens ein Tier im Stalle an offener Tbc. gelitten hat."

Der Nachweis von ansteckungsfähigen offentuberkulösen Rindern im Viehbestand ist nach den Grundsätzen des Rinder-Tb.-Bekämpfungsverfahrens nur ausnahmsweise direkt zu erbringen. Erfahrungsgemäß kann beim Rind jede Tuberkulose zu einer offenen werden. Deshalb muß schon beim Vorhandensein von positiven Reagenten in einem Viehbestand mit einem hohen Grade von Wahrscheinlichkeit das Vorhandensein ansteckungsfähiger Tiere angenommen werden.

Neuerdings hat die *Geflügeltuberkulose* als wesentliche Ursache der Wiederverseuchung der Rinderbestände mit Tuberkulose an Bedeutung gewonnen. Da sich beim Menschen, der sich mit dem Mykobakterium avium infiziert, eine echte Tuberkulose mit allen typischen Erscheinungen entwickelt, wird auch der Geflügeltuberkulose beim Menschen Beachtung geschenkt werden müssen. In den letzten Jahren sind 2 Fälle von W. BARTMANN (Tuberkulosearzt 1959), einer von KREUSER (ebenda 1960, S. 381) und neuerdings 2 Fälle von Irmintraut SCHLAU (Med. Klinik Nr. 8, S. 302 (1961)) bekannt geworden. Besondere Aufmerksamkeit erfuhren die Ergebnisse der Untersuchungen von NASSAL 1961 im Tierhygienischen Institut der Universität Freiburg; er ermittelte aus seinen 268 Untersuchungsproben (1957—1959) insgesamt in 17,2 % den Typus bovinus und in 8,5 % das Mykob. av., bei der landwirtschaftlich exponierten Personengruppe in 21 % den Typus bovinus und in 9,1 % das Mykobakterium avium, bei der nicht landwirtschaftlich exponierten das Mb. av. in 6,8 %. NASSAL sieht in der Verseuchung der Geflügelbestände die Hauptursache frischer Reagenten in den bisher anerkannt tuberkulosefreien Rinderbeständen. Es wurde festgestellt, daß gerade in den Betrieben mit kranken Hühnern die Infektionen im Rinderbestand weitaus häufiger waren als in den Betrieben mit gesundem Hühnerbestand.

Damit rückt die Möglichkeit einer berufsbedingten Geflügeltuberkulose beim Menschen in ein besonderes Licht. Die Infektionsmöglichkeit besteht besonders für Landwirte und Hühnerpfleger durch Einatmen von erregerhaltigem Staub, Einreiben von Staub in die Haut, zumal der Erreger der Geflügeltuberkulose sich gegen äußere Einflüsse als sehr widerstandsfähig erwiesen hat und in Staub und Schmutz jahrelang infektionsfähig bleibt. Im Kot kranker Hühner wird er massenhaft ausgeschieden. Die Seltenheit der bisher bekanntgewordenen Geflügeltuberkulose beim Menschen ist möglicherweise dadurch bedingt, daß von der Artbestimmung der Tbc.-Erreger zu wenig Gebrauch gemacht wird. Es ist daher immer wieder auf deren Notwendigkeit, insbesondere bei Verdacht auf eine berufliche Infektion, hinzuweisen.

Inwieweit darüber hinaus noch Infektionsquellen bei anderen Haustieren oder beim Wild vorhanden sind, muß noch überprüft werden.

Zur Frage der *berufsbedingten Sehnenscheidentuberkulose* gibt F. ANTHUBER (Chirurg. Klinik und Poliklinik der Berufsgenossenschaftlichen Krankenanstalten „Bergmannsheil" Bochum, Leitender Arzt: Prof. Dr. H. BÜRKLE DE LA CAMP) einen bemerkenswerten Beitrag. In seinem Aufsatz „Beitrag zur Sehnenscheidentuberkulose der Metzger" (Mschr. Unfallheilk. 8, 292 (1961)) zieht er in Berücksichtigung der ihm bekannten Beugesehnenscheidentuberkulosen nach Stichverletzungen und besonders an Hand eines eben beschriebenen Falles Schlußfolgerungen, die für die gutachtliche Beurteilung von Bedeutung sind. Demnach muß eine oberflächliche Hautverletzung mit tuberkulösem Material nicht zu einer örtlichen Hauttuberkulose führen. Die Gefahr der traumatischen Infektion wächst umso mehr, je näher die Verletzung im Bereich von Sehnenscheiden liegt. Für die Annahme eines ursächlichen Zusammenhangs von Sehnenscheidentuberkulose und Unfall wird zwar der Nachweis der Verletzung gefordert, aber gleichzeitig zugegeben, daß gerade die gefährlichen Stichverletzungen, die von Metzgern als etwas ganz Gewöhnliches hingenommen und daher oft gar nicht berücksichtigt werden, längst vor dem Inerscheinungtreten der Tbc.-Infektion „folgenlos" abgeheilt seien. Es wird darauf hingewiesen, daß der Nachweis der Eintrittspforte schwer einwandfrei abzuklären sei. Erschwerend ist, daß die äußere Haut im Gegensatz zu den tiefer gelegenen Geweben gegen das Tuberkulosebakterium sehr resistent ist. Zur Erleichterung der Beurteilung werden Nachforschungen beim Unfallbetrieb über die Häufigkeit ähnlicher gleichzeitiger Erkrankungen und den Prozentsatz der jährlich geschlachteten tuberkulös infizierten Tiere empfohlen. Bemerkenswerterweise konnten in einem Falle von tuberkulöser Sehnenscheidenentzündung bei einem Metzger Sehnenscheidenerkrankungen bei 3 Mitarbeitern etwa zur gleichen Zeit im gleichen Betriebe in Erfahrung gebracht werden. Leider ist nicht angegeben, wie viele Metzger im gleichen Betrieb beschäftigt waren. Mit Recht wird erwähnt, daß die anfängliche Unmöglichkeit einer Typendifferenzierung nichts gegen die Infektion mit Typus bovinus beweist und hartnäckig danach gesucht werden muß. Beachtlich ist die Feststellung, daß die exogen bedingte tbc. Sehnenscheidenentzündung zum Übergreifen auf die benachbarten Gewebe, z. B. Fettgewebe und Knochen neigt und daß im Gegensatz zu dem üblichen Weg der sekundären von einer Knochen-Gelenktuberkulose ausgehenden hämatogen entstehenden Erkrankung der Sehnenscheiden bei der traumatisch bedingten Sehnenscheidentuberkulose der umgekehrte Weg beobachtet wird. Dieser Nachweis ließ sich an Hand der klinischen und operativen Befunde und der Röntgenaufnahmen führen, und es wird empfohlen, bei jeder Sehnenscheidenerkrankung Rö-Aufnahmen des benachbarten Gelenkes zu veranlassen. Die Kalksalzverminderung der gelenkbildenden Knochen, als eines der ersten röntgenologisch erkennbaren Zeichen vor Auftreten einer umschriebenen Arrosion, wurde in den Fällen von exogen bedingter Sehnenscheidentuberkulose vermißt.

Zur Frage des beruflichen *Tb-Infektionsrisikos beim Heil- und Pflegepersonal* wird auf die Erörterung der Bedeutung der *Superinfektion* für das *Personal in den Tuberkulosekrankenhäusern,* im Rahmen des „Arbeitsausschußes für stationäre Behandlung" (Sitzungen vom 3.2.1961 und 3.11.1961) hingewiesen. Demnach ist die Entstehung einer Superinfektion unbestritten. Es wird empfohlen, in den Heilstätten eine Trennung der ansteckungsfähigen von den nicht ansteckungsfähigen Tuberkulösen vorzunehmen. Wesentlich ist, daß an der Empfehlung der Tuberkulintestung vor der Einstellung von Personal in eine Tuberkuloseheilstätte und der Einstellung nur tuberkulinpositiver Bewerber festgehalten wird.

In diesem Zusammenhang ergab sich die Frage, ob die im Jahre 1952 herausgegebenen „Gesichtspunkte zur Nomenklatur bei der Begutachtung der Tuberkulose als Berufskrankheit" einer Überarbeitung bedürfen.

Nach Ziffer 39 der Anlage zur 5. Berufskrankheiten-Verordnung, *jetzt* Ziffer 37 der Anlage der neuen 6. Berufskrankheiten-VO. hat die Anerkennung einer *Infektionskrankheit* (z.B. *Tuberkulose*) als entschädigungspflichtige Berufskrankheit zur Voraussetzung, daß sie in Unternehmen gemäß Spalte III der Anlage erworben worden ist. In Frage kommen hier nur Krankenhäuser, Heil- und Pflegeanstalten, Entbindungsheime und sonstige Anstalten, die Personen zur Kur und Pflege aufnehmen, ferner Einrichtungen und Tätigkeiten in der öffentlichen und freien Wohlfahrtspflege und im Gesundheitsdienst sowie Laboratorien für wissenschaftliche oder medizinische Untersuchungen und Versuche. Eine solche Einschränkung ist vom Gesetzgeber — abweichend von allen anderen entschädigungspflichtigen Berufskrankheiten — bewußt vorgenommen worden, sie ist einer ausdehnenden Auslegung nur in sehr beschränktem Maße fähig. Es sollten nur bestimmte Unternehmen und Tätigkeiten geschützt werden, „bei denen von Berufs wegen eine ständige gehäufte Berührung mit tuberkulösen Personen bzw. mit tuberkulösem Material stattfindet, welche die Ansteckungsmöglichkeit gegenüber sonstigen Berufen bzw. Tätigkeiten wesentlich erhöht" (entnommen aus Urteil des LSG Hamburg vom 24.4.56 — UBf 445/54).

Der Zweite Senat des Bundessozialgerichts hat die Tuberkulosefürsorgestellen der Sozialämter als „Einrichtung der Wohlfahrtspflege" im Sinne der Berufskrankheiten-Verordnungen charakterisiert. Deswegen gehören die Angestellten dieser Stellen zu dem versicherungsrechtlich geschützten Personenkreis. In dem vom BSG entschiedenen Falle stand fest, daß der in der Tb-Fürsorgestelle eines Sozialamts als Registrator beschäftigte Kläger sich im Jahre 1949 eine Tbc.-Infektion zugezogen hat (Aktenzeichen 2 RU 31/60)

Demgegenüber *verneinte* das BSG in einer anderen Entscheidung (Aktenzeichen 2 RU 191/59), daß ein Versorgungsamt als Einrichtung der Wohlfahrtspflege anzusehen sei. Hauptzweck eines Versorgungsamtes sei die Gewährung von Leistungen nach dem Bundesversorgungsgesetz und keine Wohlfahrtspflege. Daß gelegentlich auch gesundheitlich gefährdete Personen Leistungen erhielten, macht das Versorgungsamt als ganzes nicht zu einer Einrichtung der Wohlfahrtspflege oder des Gesundheitsdienstes. Der Kläger, Sachbearbeiter der Rentenstelle eines Versorgungsamtes, führte seine i. J. 1956 festgestellte Lungentuberkulose auf seinen dienstlichen Umgang mit Versorgungsberechtigten zurück, die an offener Tuberkulose litten.

Im übrigen wurde in der *gleichen* Entscheidung die Erkrankung des Klägers auch als *Arbeitsunfall* abgelehnt, weil bei tuberkulösen Erkrankungen die Erstinfektion in der Regel nicht auf ein einmaliges, sondern auf ein stufenweises Eindringen von Bakterien zurückzuführen sei, so daß die Infektion nicht — wie Voraussetzung gewesen wäre — innerhalb einer Arbeitsschicht eingetreten sei.

Man begegnet bisher vielfach recht unterschiedlichen Auffassungen über die Bedeutung bzw. Anerkennung einer Tuberkulose als Berufskrankheit. Für ein und denselben Erkrankungsfall werden daher nicht selten zahlreiche Gutachten angefertigt, wobei die vorliegenden Röntgenuntersuchungen durch die verschiedenen Gutachter jeweils eine voneinander abweichende Beurteilung erfahren. Um einem solchen Übelstande nach Möglichkeit abzuhelfen, wurde vom Arbeitsausschußvorsitzenden die Einrichtung einer *Gutachtensammlung* hinsichtlich endgültiger Entscheidungen der Landessozialgerichte auf dem Gebiete der Unfallversicherung (und des Versorgungswesens) beim DZK angeregt. Zweckmäßigerweise werden die einschlägigen Gutachten eingesehen und nur die für die Zwecke der Sammlung geeigneten, d. h. die in grundsätzlichen Fragen bedeutsamen in die Sammlung aufgenommen. Nach Auskunft eines Landessozialgerichts ist dieses bereit, einschlägige Urteile zur Verfügung zu stellen; aus den Urteilen sind die Namen der Gutachter und der Inhalt ihrer Ausführungen ersichtlich. Falls zur Beantwortung interessierende Fragen der Wortlaut der Gutachten erforderlich ist, wäre dieser vom Gutachter selber anzufordern. (Die Gerichte dürfen die Gutachten selbst als Aktenbestandteile ohne Zustimmung der Parteien nicht versenden).

Der *Ausschuß für Gesetzgebung* (Vors. Prof. Dr. SCHMITZ, Düsseldorf) hat 1961 nicht getagt. Da mit dem 1. Januar 1962 das Bundesseuchengesetz inkraft treten soll, wurden Bestimmungen dieses Gesetzes im Arbeitsausschuß für Tuberkulosefürsorge (Vors. Reg. Med. Rat Dr. BREU) beraten.

Es wurden dabei Vorschläge für die Durchführung der Tuberkulosebekämpfung im Sinne des 6. Abschnittes des Bundesseuchengesetzes vom 18. 7. 1961 ausgearbeitet, die an die Länderregierungen versandt worden sind, um, falls diese Durchführungsbestimmungen erlassen, eine Handhabe für die Fragen der Tuberkulosebekämpfung im Rahmen der Jugendbetreuung zu geben. Insbesondere wurde darauf aufmerksam gemacht, daß bei der Tuberkulose jeweils Schutzmaßnahmen im Sinne der §§ 34—38 des Bundesseuchengesetzes notwendig sind, und daß diese Schutzmaßnahmen nur auf Vorschlag des Gesundheitsamtes von der zuständigen Behörde angeordnet werden können. Das Gesundheitsamt muß daher sowohl hinsichtlich der Einleitung der Maßnahmen als auch hinsichtlich ihrer Aufhebung gehört werden. Keinesfalls genügt zur Aufhebung von angeordneten Schutzmaßnahmen bei dem Personenkreis, der in den §§ 45—48 benannt ist, das Zeugnis eines behandelnden Arztes.

Eine weitere Kommission hat sich mit der Aufstellung der medizinischen Forderungen und Methoden bei der Untersuchung der Lehrkräfte befaßt, vor allem bevor tuberkulös erkrankt gewesene Lehrkräfte wieder zum Unterricht zugelassen werden. Bei Jahresabschluß befanden sich diese Vorschläge noch in Bearbeitung.

Der *AA für Tuberkulose-Statistik* (Vorsitzender Dr. MIKAT, Köln) hielt im Berichtsjahr keine Sitzung ab. Der von diesem Ausschuß gemeinsam mit den Tuberkulosereferenten der Länder erarbeitete Tuberkulose-Jahresbericht ist nach einigen kleinen Änderungen Bestandteil des Jahresgesundheitsberichtes geworden, der vom Verlag J. C. C. BRUNS, Minden gedruckt und herausgegeben wird. Auch wenn noch in einigen Ländern andere Formulare für die Berichterstattung über die Tuberkulose Verwendung finden, so ist doch zu erwarten, daß dieses Formular in Zukunft in allen Ländern ausgefüllt wird, um eine einheitliche Tuberkulosestatistik zu gewährleisten. In erster Linie handelt es sich darum, daß die Blittersdorf-Tabelle von *allen* Gesundheitsämtern des Landes Nordrhein-Westfalen und auch für das Land Rheinland-Pfalz ausgefüllt wird und daß die Länder Hessen, Baden-Württemberg und Bayern in Zukunft eine Alters- und Geschlechtsgliederung der Neuzugänge vornehmen, die in sämtlichen anderen Bundesländern z. Tl. schon seit 10 Jahren erstellt wird.

Hinsichtlich der Ausfüllung der Blittersdorf-Tabelle ergeben sich noch eine Reihe von Unklarheiten und Ungenauigkeiten, die einer gelegentlichen Überarbeitung bedürfen. So sollten z. B. die Übergänge aus IIa usw. nicht fakultativ sondern obligatorisch ausgefüllt werden, da die Kenntnis dieser Vorgänge von ziemlicher Bedeutung ist. Außerdem sollten u. a. die Übergänge von Ia und Ib nach IIa nicht gesperrt werden, weil diese letzten Endes eine Bereinigung irrtümlich nach Ia oder Ib überwiesener Fälle darstellen, in Wirklichkeit doch vorgenommen werden und — wenn sie nicht in der Tabelle enthalten sind — zu Fehlschlüssen in der „Bilanz" der Ia/Ib-Fälle führen können.

Einheitlichkeit in der Berichterstattung über die Neuzugänge als der Summe der Ersterkrankungen, der Wiedererkrankung und der Zuzüge aus anderen Berichtskreisen sollte im Interesse einer einigermaßen zuverlässigen Statistik selbstverständlich sein; leider werden zum Teil nur die Ersterkrankungen, zum Teil keine Zuzüge gemeldet und damit epidemiologische Unterschiede vorgetäuscht.

Der *„Arbeitsausschuß für Laboratoriumsmethoden",* am 2. Dezember 1960 zunächst als Unterausschuß des „Arbeitsausschusses für Chemotherapie" begründet und am 1. 6. 1962 durch Beschluß des Präsidiums zum selbständigen Ausschuß (Vors. Prof. Dr. Dr. FREERKSEN) erhoben, hat in bisher 2 Sitzungen als besonders vordringlich folgende Fragen beraten:

1. Überprüfung der Grenzwerte bei der Resistenzbestimmung gegen INH und Streptomycin,
2. Technik der Resistenzbestimmungen gegen Cycloserin, Kanamycin, Viomycin und Iridocin,
3. Stand der Erfahrungen über das Vorkommen der sogenannten „atypischen" Mykobakterien im Bundesgebiet (einschließlich des Vorkommens aviärer Tuberkulosen bei Mensch und Tier),
4. die gegenwärtigen Möglichkeiten zur routinemäßigen Typendifferenzierung von Tuberkulosebakterien mit kulturellen und biochemischen Methoden.

Aus den Mitgliedern des Ausschusses wurden zwei kleine Spezial-Kommissionen gebildet, von denen sich die eine mit der Neuformulierung eines Merkblattes für die Durchführung von Resistenzbestimmungen gegen Tuberkulostatika beschäftigt, die andere mit der Bedeutung aviärer Infekte beim Menschen.

Da die meisten Fragen, die diesen Ausschuß beschäftigen müssen, Human- und Veterinärmedizin gemeinsam betreffen, befinden sich im Ausschuß Vertreter beider Fachrichtungen.

III. Stand der Tuberkulosebekämpfung im Bundesgebiet, in West-Berlin und in Mitteldeutschland

A. Epidemiologie der Tuberkulose

1. Bevölkerungsverhältnisse

Mitte d. J. 1960 wies die Bundesrepublik Deutschland 53 381 000 Einwohner auf, und zwar 25 176 000 Männer und 28 205 000 Frauen. (s. Tab. 1)

Tabelle 1. *Durchschnittliche Wohnbevölkerung nach Altersgruppen und Geschlecht im Bundesgebiet (ohne Berlin) im Jahre 1960* (nach Angaben d. Statistischen Bundesamtes in Wiesbaden) in Tausend*)

Altersgruppen von ... bis unter ... Jahren	Männer	%	Frauen	%	Insgesamt	%	Anteil der Männer an der Gesamtbevölkerung
0 — 1	468	1,8	444	1,6	912	1,7	51,4
1 — 5	1 724	6,8	1 634	5,8	3 359	6,3	51,3
5 — 10	1 963	7,8	1 867	6,6	3 830	7,2	51,2
10 — 15	1 779	7,1	1 701	6,0	3 481	6,5	51,1
15 — 20	1 993	7,9	1 910	6,8	3 904	7,3	51,1
20 — 25	2 361	9,4	2 251	8,0	4 612	8,6	51,1
25 — 30	1 850	7,3	1 768	6,3	3 617	6,8	51,2
30 — 35	1 814	7,2	1 875	6,7	3 689	6,9	49,2
35 — 40	1 573	6,3	2 113	7,5	3 687	6,9	42,7
40 — 45	1 075	4,3	1 464	5,2	2 540	4,8	42,3
45 — 50	1 603	6,4	2 115	7,5	3 718	7,0	43,1
50 — 55	1 743	6,9	2 153	7,6	3 897	7,3	44,7
55 — 60	1 676	6,7	1 921	6,8	3 597	6,7	46,7
60 — 65	1 252	5,0	1 646	5,8	2 897	5,4	43,3
65 — 70	876	3,5	1 307	4,6	2 182	4,1	40,1
70 — 75	664	2,5	969	3,4	1 632	3,1	40,7
75 — 80	441	1,7	619	2,2	1 060	2,0	41,6
80 — 85	234	0,9	322	1,1	556	1,0	42,1
85 — 90	73	0,3	103	0,4	176	0,3	41,5
90 u. mehr	13	0,05	22	0,08	36	0,07	36,1
Insgesamt	25 176	100%	28 205	100%	53 381	100%	47,1

* Abweichungen durch Runden der Zahlen

Während i. J. 1939 im Bereich der Bundesrepublik auf 1000 Männer 1034 Frauen kamen, hat sich dieses Verhältnis 1950 auf 1000/1143 und 1961 auf 1000/1119 verschoben.

1939 wurden für das jetzige Bundesgebiet 40.2 Millionen Einwohner ermittelt. Innerhalb von 22 Jahren hat sich hier eine Zunahme von 13.7 Mill. = 34% ergeben.

Fast 60% dieses enormen Bevölkerungszuwachses — nämlich 7.8 Mill. — entfallen auf Flüchtlinge und Vertriebene, die bis 1950 zugewandert sind.

Im Jahre 1852 zählte das heutige Bundesgebiet knapp 18 Millionen Einwohner = 72 auf 1 qkm. 1939 kamen 162 Einwohner auf 1 qkm und 1961 218. Die Bundesrepublik ist mit fast 54 Millionen Einwohnern nach der Sowjetunion das volkreichste Land Europas. In bezug auf die Bevölkerungsdichte kommt die Bundesrepublik nach den Niederlanden und Belgien an dritter Stelle.

Die größte Bevölkerungsdichte (s. Abb. 1) entfällt auf das Ruhrgebiet, den Raum Köln (1200 Einwohner auf 1 qkm), das Gebiet um Mainz — Wiesbaden — Frankfurt — Hanau — Darmstadt, das Mündungsgebiet des Neckars (Ludwigshafen — Mannheim — Heidelberg) und auf das Saarkohlengebiet.

Relativ geringe Bevölkerungsdichte weisen die Gebiete in der Nähe der dänischen Grenze, in der norddeutschen Tiefebene, Nordhessen, Eifel und Hunsrück, der Nord- und Südostteil von Baden-Württemberg und fast ganz Bayern auf (außer den Räumen um München — Augsburg und um Nürnberg — Fürth).

Obwohl sich nach KOLLER und SCHWARZ [1] nach dem zweiten Weltkrieg eine gleichmäßigere Bevölkerungsverteilung anzubahnen schien, nähert sich nach den Ergebnissen der Volkszählung i. J. 1961 das Bild der regionalen Bevölkerungsverteilung wieder stark dem von 1939.

Sehr bedeutend hat ferner die Bevölkerung seit 1950 in den alten Ballungsräumen am Mündungsgebiet des Neckars, am unteren Main, am Niederrhein und an der Ruhr zugenommen. Am unteren Main haben die Landkreise Groß-Gerau und Offenbach eine über 30%ige Bevölkerungszunahme gehabt, rheinabwärts die Landkreise Bonn, Köln, der Rheinisch-Bergische Kreis, Düsseldorf-Mettmann sowie die Landkreise Moers und Dinslaken; dazu kommen noch weitere verstreute Kreise, die mit 20- bis 30%iger Zunahme ebenfalls über dem Durchschnitt für alle Kreise mit Bevölkerungszuwachs liegen. Für Rheinland-Pfalz wäre vor allem der beträchtliche Bevölkerungsanstieg um Kaiserslautern und im Landkreis Birkenfeld zu erwähnen. Im Saarland liegt die relative Zunahme der Bevölkerung außer in Saarbrücken am höchsten in den Landkreisen Saarlouis und Homburg.

Überprüft man die Bevölkerungsentwicklung von 1950 bis 1961 an der Entwicklung von 1939 bis 1950, so kommt man zu dem Ergebnis, daß die Bevölkerung in den letzten 11 Jahren im allgemeinen in den Kreisen am stärksten zugenommen hat, in denen der Anstieg von 1939 bis 1950 entweder verhältnismäßig schwach oder der Bevölkerungsstand durch den zweiten Weltkrieg sogar zurückgegangen war, wie z. B. in vielen Grenzkreisen des Westens oder in zahlreichen kreisfreien Städten mit Kriegszerstörungen. Eine hier zunächst ausgebliebene Entwicklung ist somit einige Jahre später in raschem Tempo nachgeholt worden. Dadurch gibt es jetzt nur noch zwei Landkreise (Bitburg und Prüm in Rheinland-Pfalz) mit einer geringeren Einwohnerzahl als 1939. Unter den großen Städten haben bis auf Kiel, Wilhelmshaven, Kassel, Trier, Saarbrücken und Berlin (West) alle den früheren Einwohnerstand wieder erreicht und teilweise beträchtlich überschritten.

In den Kreisen mit starker Bevölkerungszunahme von 1939 bis 1950, d. h. in den Hauptaufnahmegebieten für Vertriebene, ist dagegen häufig ein Bevölkerungsrückgang eingetreten oder wenigstens keine größere Bevölkerungszunahme mehr erfolgt.

---

[1] Wirtschaft und Statistik, 5, 1962 (Stat. Bundesamt, Wiesbaden)

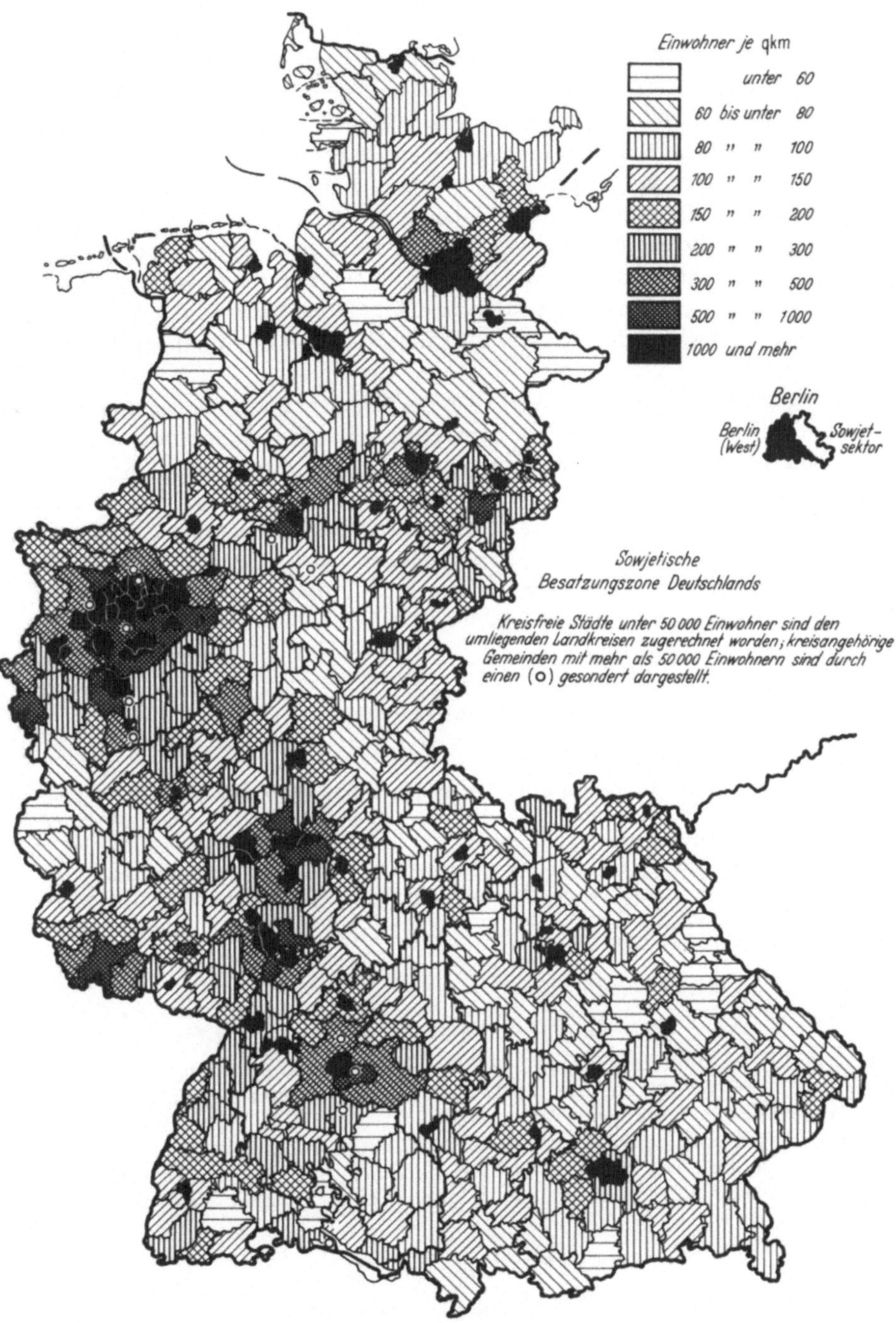

Abb. 1. Bevölkerungsdichte in den Kreisen am 6.6. 1961 (nach Wirtschaft und Statistik, Stat. Bundesamt, Wiesbaden)

Bei den Landkreisen, die sowohl im ersten als auch im zweiten Zeitabschnitt einen größeren Bevölkerungszuwachs hatten, handelt es sich im großen und ganzen um solche, die am Rand größerer Agglomerationen liegen. In erster Linie sind es Kreise am Rand des rheinisch-westfälischen Industriegebietes, ferner eine Reihe von Kreisen am unteren Main und im Mündungsgebiet des Neckars, im Stuttgarter Raum bis zur bayerischen Grenze, im Gebiet Nürnberg—Fürth und im Raum Augsburg—München. Durch diese Entwicklung haben sich die Gebiete hoher Bevölkerungsdichte stark ausgedehnt, und zwar namentlich um den Kreis der Industriestädte an Rhein und Ruhr, im Raum Mainz—Wiesbaden—Frankfurt—Darmstadt, im Raum Mannheim—Ludwigshafen—Heidelberg und im Großraum Stuttgart. Neu hinzugekommen ist das Gebiet, das sich von Bielefeld über Herford, Minden bis nach Hannover erstreckt.

Zusammenfassend kann man sagen, daß die Grundstruktur der regionalen Bevölkerungsverteilung, wie sie schon vor dem Krieg bestanden hat, nach wie vor dieselbe ist. Im Jahr 1950 schien es noch, als ob sich diese Grundstruktur durch eine gleichmäßigere Verteilung der Bevölkerung über das Bundesgebiet etwas verwischen würde, da in den Räumen mit traditionell niedriger Bevölkerungsdichte teilweise recht hohe Bevölkerungszunahmen zu verzeichnen waren. Jetzt treten die früher vorhandenen Unterschiede, wenn auch auf allgemein höherer Stufe der Bevölkerungsdichte, aber wieder deutlicher hervor.

Zusammenfassung

(Bevölkerungsverhältnisse)

Mitte 1960 zählte die Bundesrepublik Deutschland 53 381 000 Einwohner (25 167 000 Männer und 28 205 000 Frauen). Gegenüber dem Vorjahr ist eine Steigerung um 603 000 Personen eingetreten.

Durch die Volkszählung i. J. 1961 wurden 53 975 000 Einwohner ermittelt.

Im Bereich der heutigen Bundesrepublik lebten i. J. 1939 nur 40,2 Millionen Personen. Durch Flüchtlinge, Vertriebene und Geburtenüberschuß ist innerhalb weniger Jahre eine Zunahme um 34% erfolgt.

Summary: Age distribution within the population

In the middle of 1960 there were 53 381 000 residents counted in the German Federal Republic (i. e. 25 167 000 men and 28 205 000 women). In comparison to the previous year this means an increase of 603 000 persons.

The population census of 1961 disclosed 53 975 000 residents.

In 1939 only 40,2 million persons lived in the area of the present Federal Republic. Refugees, displaced persons and an nature increase of 34 % within a few years.

Résumé: Situation de la population

Vers le milieu de l'année 1960 la République Fédérale Allemande comptait 53 381 000 habitants (25 167 000 hommes et 28 205 000 femmes). L'accroissement de la population par rapport à l'année précédente est de 603 000 habitants.

Le recensement effectué en 1961 a donné une population de 53 975 000 habitants.

En 1939 la République Fédérale Allemande ne comptait que 40,2 millions d'habitants. L'affluence des réfugiés politiques et l'accroissement naturel ont eu comme résultat une augmentation de la population de 34 % en peu d'années.

Resumen: Relaciones de la población

A mediados de 1960 la República Federal Alemana contaba con 53 381 000 habitantes
(25 167 000 hombres y 28 205 000 mujeres). En comparación con el año anterior se ha
registrado una subida de alrededor 603 000 personas.
A través del recuento popular fueron registrados en el año 1961 53 975 000 habitantes.
En el territorio de la actual República Federal vivian en el año 1939 solamente 40,2
millones de personas. A través de los fugitivos, trasladados y superávit de nacimientos
ha resultado en el transcurso de pocos años un aumento de cerca de un 34%.

2. Morbidität

a) Bestand der an aktiver Tuberkulose Erkrankten

Im Tuberkulose-Jahrbuch sollen — soweit möglich — die neuesten statistischen Angaben Verwendung finden. Da die *endgültigen* Zahlen des Bestandes und der Neuzugänge aber erst im Herbst eines jeden Jahres für das vergangene Jahr zur Verfügung stehen,
zu einem Zeitpunkt also, an dem das abgeschlossene Manuskript des Jahrbuchs bereits
dem Verlag eingereicht sein muß, können nur die vorläufigen Ergebnisse des Bestandes
und der Neuzugänge Verwendung finden. Die endgültigen Angaben werden im darauf
folgenden Jahrbuch abgedruckt werden. Sie sind den im Anhang veröffentlichten Statistiken der einzelnen Länder zu entnehmen. Im allgemeinen sind die Unterschiede zwischen den vorläufigen und endgültigen Zahlen klein, so daß sie sich in den Relativ-
zahlen nicht auswirken und eine besondere Veröffentlichung der endgültigen Werte sich
erübrigt.
Für das Jahr 1960 bestehen nur im Bestand des Landes Nordrhein-Westfalen größere Differenzen, wodurch sich für dieses Land und das Bundesgebiet eine Änderung
der absoluten und relativen Zahlen ergibt. Die *endgültigen* Werte sind in der nachste-
henden Tabelle 2 wiedergegeben.

Tabelle 2. *Bestand an Personen mit aktiver Tuberkulose am 31. 12. 1960*

	mit Bakterien-nachweis Ia	ohne Bakterien-nachweis Ib	Tuberkulose der Atmungsorgane ins-gesamt Ia + Ib	nichtan-steckend Ic	ins-gesamt Ia — Ic	Tuber-kulose anderer Organe Id	Tuber-kulose aller Formen Ia — Id
			Grundzahlen				
Nordrh. —* Westfalen	20 822	4 161	24 983	56 452	81 435	15 622	97 057
Bundesgeb. ohne Berlin	68 855**	15 210**	85 300	184 888	270 188	46 053	316 241
			Erkrankte auf 100 000 Einwohner				
Nordrh.-* Westfalen	134,9	27,0	161,9	365,8	527,7	101,2	629,0
Bundesgeb. ohne Berlin	130,8**	28,9**	159,9	346,7	506,6	86,3	592,9

*) ohne kreisfreie Stadt Wuppertal
**) ohne Bremen

3*

Tabelle 3. *Bestand der an aktiver Tuberkulose Erkrankten am 31. 12. 1961*
vorläufiges Ergebnis
(Nach Angaben des Statistischen Bundesamtes, Wiesbaden)

Land	Tuberkulose der Atmungsorgane					Tuberkulose anderer Organe	Tuberkulose aller Formen insgesamt
	ansteckend (offen)			nichtansteckend (geschlossen)	insgesamt		
	mit Bakterien	ohne Bakterien	insgesamt				
Grundzahlen							
Schleswig-Holstein . .	2 878	1 157	4 035	10 217	14 252	1 917	16 169
Hamburg	3 407	1 250	4 657	14 038	18 695	2 223	20 918
Niedersachsen	7 943	1 298	9 241	19 742	28 983	5 484	34 467
Bremen	.	.	1 202	3 897	5 099	898	5 997
Nordrhein-Westfalen .	19 969	4 370	24 339	54 196	78 535	15 217	93 752
Hessen	4 661	702	5 363	11 296	16 659	3 549	20 208
Rheinland-Pfalz	4 337	1 892	6 229	12 635	18 864	3 831	22 695
Baden-Württemberg .	8 446	1 189	9 635	21 333	30 968	5 761	36 729
Bayern	12 151	1 808	13 959	25 902	39 861	4 850	44 711
Saarland	1 302	537	1 839	2 685	4 524	676	5 200
Bundesgebiet ohne Berlin	65 094	14 203	80 499	175 941	256 440	44 406	300 846
Berlin (West)	6 678	200	6 878	19 786	26 664	1 894	28 558
Bundesgebiet einschl. Berlin (West)	71 772	14 403	87 377	195 727	283 104	46 300	329 404
Verhältniszahlen auf 100 000 Einwohner							
Schleswig-Holstein . .	123,2	49,5	172,8	437,5	610,3	81,2	691,5
Hamburg	184,3	67,6	251,9	759,3	1 011,3	120,2	1 131,5
Niedersachsen	119,7	19,6	139,3	297,6	436,8	82,7	519,5
Bremen	.	.	168,2	545,3	713,4	125,6	839,1
Nordrhein-Westfalen .	124,1	27,2	151,3	336,9	488,2	94,6	582,7
Hessen	95,6	14,4	110,0	231,7	341,7	72,8	414,5
Rheinland-Pfalz	125,6	54,8	180,4	365,9	546,3	110,9	657,2
Baden-Württemberg .	106,8	15,0	121,8	269,8	391,6	72,9	464,5
Bayern	126,0	18,7	144,7	268,5	413,3	50,3	463,5
Saarland	120,3	49,6	169,9	248,0	417,9	62,4	480,3
Bundesgebiet ohne Berlin	120,8[1]	26,4[1]	147,5	322,3	469,8	81,2	551,0
Berlin (West)	304,3	9,1	313,4	901,7	1 215,1	86,3	1 301,4
Bundesgebiet einschl. Berlin (West)	128,0[1]	25,7[1]	153,9	344,7	498,6	79,9	580,0

[1] Ohne Bremen.

Nach Tab. 3 belief sich der Bestand am 31. 12. 1961 auf 300 846 Personen = 551,0 auf 100 000 Einwohner. Gegenüber dem Vorjahr ist damit ein Rückgang um rund 15 400 Fälle = 5,1 % erfolgt.

Bei den *ansteckungsfähigen Lungentuberkulosen,* die insgesamt 80 499 Personen = 147,5 auf 100 000 Einwohner umfassen, ist eine Verringerung um etwa 5 000 Erkrankungen erfolgt. Auf diese Krankheitsform entfallen danach 31 % des Gesamtrückganges.

Die Zahl der Personen mit *aktiver geschlossener Lungentuberkulose* ist um rund 9 000 auf
175 941 = 322,3 auf 100 000 Einwohner zurückgegangen, womit 58 % der Zahl,
um die sich der Gesamtbestand vermindert hat, auf die Ic-Fälle entfallen, die mit fast
60 % am Bestand beteiligt sind. Der Bestand an Personen mit *extrapulmonaler Tuberkulose* hat eine Abnahme um rund 1 500 auf 44 406 = 81,2 auf 100 000 Einwohner
erfahren.

Damit war der Bestand an Personen mit aktiver Tuberkulose — soweit diese in den
Fürsorgestellen statistisch erfaßt sind — auf wenig über 300 000 abgesunken. Es
muß erneut darauf hingewiesen werden, daß es sich bei dieser Angabe um die unterste Grenze handelt und daß die tatsächliche Zahl von Personen mit aktiver Tuberkulose höher liegen dürfte.

Nach Tab. 3 sind im Bundesgebiet im Mittel 147,5 Personen von je 100 000 an
einer ansteckungsfähigen Lungentuberkulose erkrankt. Dieser Mittelwert wird erheblich überschritten in den Stadtstaaten Berlin und Hamburg und in den Ländern
Schleswig-Holstein, Rheinland-Pfalz und dem Saarland. In Hessen und Baden-
Württemberg liegt der Bestand bedeutend unter dem Bundesdurchschnitt. Daß
diese Situation in erster Linie durch den stark differierenden Bestand an Ib-Fällen
verursacht wird, ergibt sich aus der weitgehenden Übereinstimmung im Bestand
an offenen Lungentuberkulosen mit Bakteriennachweis, den Ia-Fällen. Hier lassen
sich praktisch identische Werte in den Ländern Schleswig-Holstein, Niedersachsen,
Nordrhein-Westfalen, Rheinland-Pfalz, Bayern und dem Saarland feststellen. Vom
Mittelwert weichen nur Hamburg und Berlin nach oben und Hessen und Baden-
Württemberg nach unten ab. Für Hamburg und Berlin — als Stadtstaaten und in
Berlin mit sicher andersgearteter Bevölkerungsverteilung als in den übrigen Ländern — gelten besondere Verhältnisse, so daß nur Hessen und Baden-Württemberg
stärker vom Mittelwert abweichen.

Wegen der Unterschiede des Bestandes an Ib-Fällen muß darauf hingewiesen werden, daß für diese Diskrepanz ausschließlich die Sorgfalt der Untersuchungsmethoden verantwortlich ist. Wenn es in Berlin möglich ist, durch sorgfältige bakteriologische Untersuchungen den Bestand an Ib-Fällen auf 9,1 je 100 000 zu reduzieren,
wenn in Niedersachsen, Hessen, Baden-Württemberg, Bayern der Bestand unter 20
auf 100 000 liegt, dann sind Angaben von über 40 oder gar von über 60 auf
100 000 Einwohner in anderen Ländern nicht gerechtfertigt. Dies gilt für Hamburg,
Schleswig-Holstein, Rheinland-Pfalz und das Saarland.

In Berlin sind die Ib-Fälle mit 2,9 %, in Rheinland-Pfalz mit über 30 %, in Schleswig-Holstein und dem Saarland mit 29 % und in Hamburg mit 27 % am Bestand
I a + I b beteiligt. Der Bestand an I a- und I b-Fällen ist für die Beurteilung der epidemiologischen Situation von besonderer Bedeutung; die Bewertung der einzelnen
Fälle kann nach objektiven Gesichtspunkten erfolgen, es dürfte deshalb kein unbilliges Verlangen sein, wenn hier künftig zuverlässigere Angaben gefordert werden.

Der Rückgang des Bestandes an Ia- und Ib-Fällen gegenüber dem Vorjahr liegt
in der Mehrzahl der Länder bei 8—12 %; nur in Schleswig-Holstein, Bremen, Nordrhein-Westfalen und Rheinland-Pfalz ist die Abnahme des Bestandes geringer.

Im Mittel verzeichnet der Bestand an Personen mit aktiver geschlossener Lungentuberkulose 322,3 Erkrankungsfälle auf je 100 000 Einwohner. Abgesehen von
Berlin und Hamburg mit 901,7 bzw. 759,3 Ic-Fällen auf je 100 000 Einwohner
wird das Bundesmittel beträchtlich überschritten in den Ländern Bremen und

Schleswig-Holstein. Unter dem Bundesmittel liegen Hessen, das Saarland, Bayern, Baden-Württemberg und – geringfügig – Niedersachsen.

Nach den Angaben läge z. B. der Bestand in Schleswig-Holstein annähernd, in Bremen über doppelt so hoch wie in Hessen. Für diese Abweichungen gibt es keine überzeugenden Gründe, die sich auf epidemiologische Ursachen stützen könnten; die Angaben sind auf der einen Seite zu hoch, auf der anderen zu niedrig. Da die ansteckungsfähigen Tuberkulosen Verschlechterungen zunächst geschlossener Tuberkulosen darstellen und die Verschlechterungsrate auf einem so begrenzten Gebiet wie der Bundesrepublik bei relativ einheitlichen soziologischen, klimatologischen und epidemiologischen Faktoren in den einzelnen Ländern ziemlich übereinstimmen dürfte, müßte das Verhältnis zwischen offenen und geschlossenen Tuberkulosen weitgehend identisch sein. In Wirklichkeit ergibt sich jedoch folgender Anteil der Ia- und Ib-Fälle an der Gesamtzahl der Erkrankungen an Lungentuberkulose (Ia–Ic):

Schl.-Holst.	Hambg.	Nieders.	Bremen	Ndrh.-W.	Hessen
28,3	24,9	31,9	23,6	31,0	32,3

Rhld.-Pf.	Bad.-Württ.	Bayern	Saarld.	Bln.
33,0	30,9	35,1	40,6	25,8 %

Die Angaben schwanken zwischen 23,6 % in Bremen und 40,6 % im Saarland, das heißt mit anderen Worten: In Bremen würden von 100 Tuberkulösen im Laufe der Zeit 24 offen, im Saarland 41. Das ist aber unwahrscheinlich. Da die Ia- und Ib-Fälle nach mehr objektiver, die Ic-Fälle nach mehr subjektiver Beurteilung benannt werden, können die Angaben über die Ic-Fälle nicht durchweg zutreffend sein.

Im Jahre 1961 hat der Bestand an Ic-Fällen im Bundesgebiet um rund 9000 = 4,9 % abgenommen. Im Saarland ist eine Verringerung der absoluten Zahlen um rund 10 %, in Hessen und Rheinland-Pfalz um 2–3 % erfolgt.

Der Bestand an aktiven Tuberkulosen der Atmungsorgane insgesamt (Ia – Ic) belief sich am 31. 12. 1961 auf 256440 = 469,8 auf 100000. Er liegt damit erstmalig unter 0,5 %. In Berlin waren zu diesem Zeitpunkt 1 215,1 Personen unter 100000, in Hamburg 1 011,3 erkrankt. In den übrigen Ländern differieren die Morbiditätsangaben zwischen 341,7 in Hessen und 713,4 in Bremen. Über dem Mittelwert bewegen sich – außer Bremen – Schleswig-Holstein, Rheinland-Pfalz und Nordrhein-Westfalen, unter ihm liegen – außer Hessen – Niedersachsen, Baden-Württemberg, Bayern und das Saarland. Die Extremwerte liegen um über das Doppelte auseinander! Diese Situation ist solange bekannt, als eine deutsche Morbiditätsstatistik besteht, ohne daß die ständigen Hinweise zu einer Änderung geführt hätten. In Schleswig-Holstein, Niedersachsen, Baden-Württemberg und Bayern werden – zum Teil seit über 10 Jahren – obligatorische Röntgenreihenuntersuchungen durchgeführt, die zu einer Annäherung der Bestandsangaben führen könnten – trotzdem differieren auch in diesen vier Ländern die Bestände noch sehr beträchtlich (Schleswig-Holstein 610,3, Baden-Württemberg 391,6).

Als Beispiel seien die Zahlen aus Schleswig-Holstein zitiert: In 10 von 21 Kreisen bzw. kreisfreien Städten Schleswig-Holsteins wird der Mittelwert des Bestandes er-

reicht bzw. überschritten. Die Extremwerte weisen Segeberg mit einem Bestand von
30 und Eidenstedt mit 94 Ia- — Ic-Fällen auf 100 000 Einwohner auf (Stat. Berichte
d. Stat. Landesamtes Schleswig-Holstein, A IV 5 — j/61 vom 6. 6. 1962). In 8 Bezirken ist der Bestand kleiner als 50 auf 100 000 E. Der Bestand an Ia-Fällen differiert
zwischen 7 (Eutin, Südtondern) und 27 (Flensburg), der an Ib-Fällen zwischen 1
(Kiel) und 15 (Eiderstedt), der an Ic-Fällen zwischen 20 (Segeberg) und 74 auf
100 000 Einwohner (Kiel). In Kiel entfallen 13 % des Bestandes an Ia- — Ic-Fällen
auf die ansteckungsfähigen Tuberkulosen (Ia und Ib), in Lübeck 33 %, in Flensburg
37 %, in Flensburg-Land 45 %. Bei solchen Unterschieden kann es sich nur um ver-
schiedenartige Beurteilungen, nicht aber um solche epidemiologischer Natur handeln. Eine sorgfältige Überprüfung und Bereinigung der Bestände dürfte zu wesentlich gleichartigeren Ergebnissen führen. Gerade in Schleswig-Holstein fallen seit
über 10 Jahren die im Verhältnis zu den anderen Bundesländern ungewöhnlich
hohen Angaben über die Tuberkulosemorbidität auf. Auch in anderen Ländern
dürfte eine Bereinigung der Statistik zu vergleichbareren Resultaten führen.

Der Bestand an Personen mit extrapulmonaler Tuberkulose hat eine Verminderung um 1 650 Fälle erfahren = 3,6 %. In Hamburg ist eine geringfügige Steigerung
erfolgt, in den Ländern Hessen und Saarland ist die Abnahme relativ groß, in den
anderen verhältnismäßig klein. Den niedrigsten Bestand weist Bayern mit 50,3, den
höchsten Bremen mit 125,6 auf 100 000 Einwohner auf. In den Ländern Bayern,
Saarland, Hessen und Baden-Württemberg liegt der Bestand zum Teil beträchtlich
unter dem Mittelwert. In diesen Ländern ergibt sich ein durchschnittlicher Bestand
von etwa 66, in den übrigen von 96 auf 100 000 Einwohner. Die Diskrepanz kann
nur auf Unterschieden in der Erfassung bzw. auf ungenügender Befolgung der
gesetzlichen Anzeigepflicht beruhen. Die niedrigen Werte in Bayern betreffen in
erster Linie die Reg.-Bezirke Oberbayern und Oberpfalz, die den Landesdurchschnitt
entscheidend herabsetzen.

Bevor eine zuverlässigere Statistik der Tuberkulosemorbidität im Bundesgebiet erreicht werden kann, müssen in den einzelnen Ländern die Voraussetzungen für eine
exaktere Statistik geschaffen werden. Daß dies möglich ist, geht z. B. aus der Statistik des Bestandes an Tuberkulosekranken in Baden-Württemberg hervor. Hier differierte der Bestand an Ia- — Id-Fällen in den einzelnen Regierungsbezirken im Jahre
1954 noch zwischen 738 und 1 115 auf 100 000 Einwohner. Im Jahre 1959 dagegen
bewegten sich die Ia-Fälle zwischen 112 und 134, die Ib-Fälle zwischen 12 und 34,
die Ic-Fälle zwischen 132 und 149, die Id-Fälle zwischen 72 und 96, der Gesamtbestand zwischen 519 und 550 auf 100 000 Einwohner. Dagegen wiesen die bayerischen
Regierungsbezirke 1959 einen niedrigsten Bestand von 433 und einen höchsten von
672 auf 100 000 Einwohner auf. Die Extremwerte unterschieden sich danach in Baden-Württemberg um 31 auf 100 000 Einwohner, in Bayern dagegen um 239 auf
100 000 Einwohner. Wir sind weit davon entfernt, die Tuberkulosesituation bagatel-
lisieren zu können und müssen deshalb darum bemüht sein, ihre Entwicklung anhand exakterer Statistiken zu verfolgen als bisher. Dies ist ohne zusätzliche finanzielle
und personelle Belastung zu erreichen. Es muß immer wieder darauf hingewiesen
werden, daß Bemühungen um die Feststellung epidemiologischer Unterschiede in
den Bundesländern mit allen sich daraus ergebenden Konsequenzen solange der
Erfolg versagt bleiben muß, als berechtigte Zweifel an der Exaktheit und Vergleich-
barkeit der Statistiken bestehen.

Aus Erhebungen des DZK bezüglich des Ausmaßes der bei Sektionen ermittelten *unbekannten* Tuberkulosen geht hervor, daß von über 37 000 Sektionsbefunden mit rund 1 400 Fällen von florider pulmonaler und 360 Fällen von extrapulmonaler Tuberkulose 285 Lungentuberkulosen (= 19,7 %) und 177 extrapulmonale Tuberkulosen (= 49,1 %) erst durch die Sektion bekannt geworden sind, wobei in der überwiegenden Mehrzahl der Fälle die Tuberkulose Haupt- oder Nebentodesursache gewesen ist. Die Masse der unbekannten Tuberkulösen war über 50 J., z. T. über 90 J. alt. Daraus ergibt sich, daß immer noch eine sehr beträchtliche Zahl von Personen mit schweren Tuberkulosen unbekannt ist; besonders gilt dies für die extrapulmonale Tuberkulose, von welcher nur ca. 50 % der Sterbefälle vor dem Tode bekannt gewesen sind. Danach ist nicht nur der Bestand — materiell — beträchtlich höher als sich aus den Statistiken ergibt, sondern auch die Zahl der unbekannten Infektionsquellen dürfte erheblich größer sein. Dieser Umstand darf nicht vernachlässigt werden, wenn man sich um eine wirklichkeitsnahe Analyse der Statistik des Bestandes bemüht und daraus Folgerungen ableiten will. Die Zahl der ansteckungsfähigen Lungentuberkulosen ist auch heute noch auf über 100 000 zu schätzen.

Mit Rücksicht darauf, daß seit einigen Jahren sämtliche Bundesländer alters- und geschlechtsgegliederte Statistiken des Bestandes erstellen, kann seit dieser Zeit eine Bundesstatistik des Bestandes vorgelegt werden, die auch regelmäßig beim Statistischen Bundesamt zusammengestellt und veröffentlicht wird. Das DZK hat diese in den Jahrbüchern bisher ebenfalls abgedruckt und analysiert. Da die Unterschiede in den Länderstatistiken überwiegend nicht auf epidemiologischen Ursachen, sondern auf verschiedenartiger Erfassung und Bewertung der Befunde beruhen, dürfte sich die ausführliche Besprechung der Länderstatistiken bezüglich der Verteilung des Bestandes nach Alter und Geschlecht erübrigen. Die Statistiken der Länder werden — wie bisher — im Anhang veröffentlicht; die Analyse des Bestandes im folgenden Abschnitt bezieht sich ausschließlich auf die Bundesstatistik. Das DZK hofft, durch diese Maßnahme die jeweiligen Ergebnisse in kürzerer und übersichtlicherer Form wiedergeben zu können, die sich nachstehend auf das Jahr 1960 beziehen.

α) Ansteckungsfähige Lungentuberkulose (Ia + Ib)

Am 31. 12. 1960 waren in den Tuberkulosefürsorgestellen der Länder insgesamt 85 300 Personen mit ansteckungsfähiger Lungentuberkulose registriert, darunter 61 560 Männer = 244,3 auf 100 000 Männer und 23 740 Frauen = 84,4 auf 100 000 Frauen.

Die Erkrankungshäufigkeit der Männer an ansteckungsfähiger Lungentuberkulose ist danach fast dreimal so hoch wie die der Frauen. Bei den Ia-Fällen ist das Verhältnis M : F = 3,1 : 1, bei den Ib-Fällen 2,3 : 1. Bei den Männern entfallen 16,8 % der Ia + Ib-Fälle auf die Ib-Fälle, bei den Frauen aber 21,2 %.

In Abb. 2 ist die Alters- und Geschlechtsgliederung der Ia + Ib-Fälle im Bundesgebiet dargestellt.

Unterhalb von 15 Jahren ist der Bestand an ansteckungsfähigen Lungentuberkulosen bei beiden Geschlechtern gering. Er umfaßte am 31. 12. 1960 349 Knaben und 366 Mädchen, insgesamt also 715 Kinder unter 15 J. = 6,4 auf 100 000. Oberhalb 15 J., dem Alter, in welchem der größte Teil der Kinder in das Berufsleben eintritt, beginnt bei beiden Geschlechtern eine rasche Steigerung der Erkrankungshäufigkeit, die bei den Männern in stetigem Anstieg zum Maximalwert von rund 560 auf 100 000 in der Altersgruppe der 60 bis 65 jährigen führt. Daß der anschließende ebenso steile Abfall bis zum Höchstalter wahrscheinlich nicht der Wirklichkeit entspricht, sondern unzulänglicher Erfassung zuzuschreiben ist, wurde in den Jahrbüchern mehrfach betont. Die vorauf erwähnten Ergebnisse der Auswertung der Sektionsbefunde mit zahlreichen unbekannten Sterbefällen an Tuberkulose vorwiegend oberhalb von 50 Jahren dürften diese Auffassung stützen. Vor-

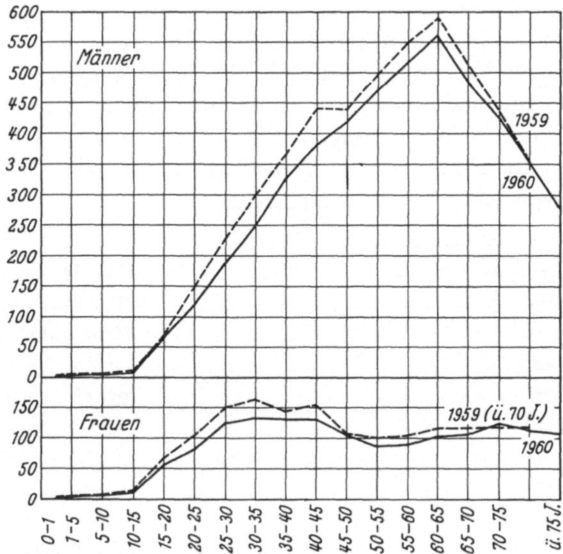

Abb. 2. Bestand an Personen mit ansteckungsfähiger Lungentuberkulose (Ia + Ib) in der Bundesrepublik Deutschland am 31. 12. 1959 bzw. 1960 auf je 100 000 M. bzw. F.

aussichtlich steigt die Kurve auch oberhalb von 60—65 J. weiter an und erreicht ihren Maximalwert in den höchsten Altersklassen. Für diese wäre u. U. mit einem Bestand von etwa 750—800 auf 100 000 Männer von über 75 J. zu rechnen statt 280. Dies würde besagen, daß anstelle der erfaßten 2 120 Männer von mehr als 75 J. etwa 5 500—6 000 an einer ansteckungsfähigen Lungentuberkulose leiden würden, von welchen 3 400—3 800 bei den Fürsorgestellen unbekannt sind. Im einzelnen würde es sich um etwa 5 300 Männer (statt 4 275) von 65—70 J., um 4 300 Männer (statt 2 843) von 70—75 J. und um 5 500—6 000 Männer (statt 2 120) von über 75 J. handeln. Der Bestand an ansteckungsfähiger Tuberkulose der über 65 jährigen Männer wiese dann etwa 15 500 Fälle auf, von welchen 9 238 bekannt und rund 6 300 unbekannt sind (280 auf 100 000 Männer von über 65 Jahren).

Bei den Frauen erreicht der Bestand zwischen 25 und 45 Jahren einen Höchstwert, der sicher nicht zufällig mit der Gestationsperiode zusammenfällt; nach einem Absinken bis zur Altersklasse der 50—60 jährigen macht sich ein erneuter — leichter — Anstieg bemerkbar. Der steile Abfall ab 65 J., der bei der Morbidität der Männer auffällt, fehlt beim weiblichen Geschlecht völlig. Es muß aber angenommen werden, daß auch bei den Frauen die tatsächlichen Verhältnisse in der Darstellung nicht zum Ausdruck kommen, auch bei ihnen werden zahlreiche ansteckungsfähige Tuberkulosen in den höheren Lebensaltern nicht bekannt sein. Wahrscheinlich entspricht ein weiterer Anstieg ab 65 J. bis zu einem Maximalwert von etwa 250—300 auf 100 000 F. im höchsten Alter der Wirklichkeit.

Der aus Abb. 2 ersichtliche Rückgang des Bestandes betrifft vornehmlich die Altersgruppen zwischen 20 und 70 Jahren, ohne bestimmte Klassen zu bevorzugen. Oberhalb etwa 70 Jahren ist gegenüber dem Vorjahr keine Änderung erfolgt, dasselbe ist bei den ohnehin niedrigen Werten unterhalb 15 Jahren der Fall.

Bis etwa zum 20. Lebensjahr stimmen die Morbiditätsverhältnisse bei beiden Geschlechtern annähernd überein, dann vergrößern sich die Differenzen mit zunehmendem Alter mehr und mehr. Im Bereich zwischen 50 und 60 Jahren sind ungefähr siebenmal soviel Männer an ansteckungsfähiger Lungentuberkulose erkrankt wie Frauen. In den höheren Altersklassen werden die Unterschiede geringer.

In Abb. 3 ist der Verlauf des Bestandes an Ia + Ib-Fällen in der Bundesrepublik von 1950 bis 1961 dargestellt.

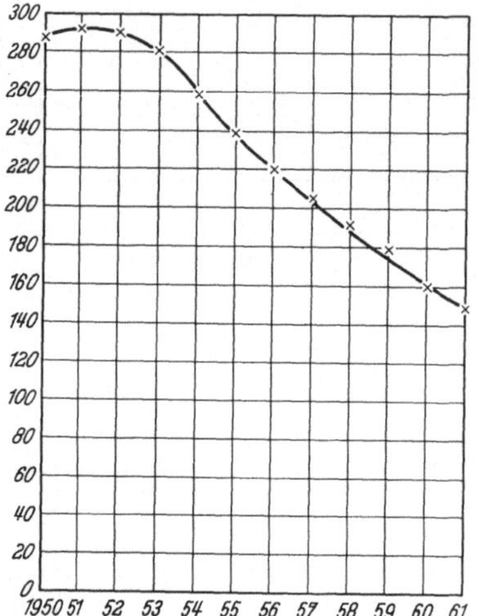

Abb. 3. Bestand an Ia + Ib-Fällen in der Bundesrepublik von 1950 — 1961 auf je 100 000 Einwohner

Seit 1953 hat der Bestand an Ia + Ib-Fällen von Jahr zu Jahr im allgemeinen um etwa 7 % abgenommen. Es ist nicht anzunehmen, daß diese Tendenz sich *grundlegend* ändern wird. Unter diesen Umständen kann für Ende 1962 mit einem Bestand von rund 74 000 bekannten Offentuberkulösen gerechnet werden. In etwa 10 Jahren wäre der Bestand auf die Hälfte des heutigen abgesunken!

Über die Entwicklung des Bestandes an Ia + I b-Fällen der Männer in den Altersklassen 0 — 20, 20 — 50, 50 — 70 und über 70 J. in Niedersachsen von 1952 — 1960 unterrichtet Abb. 4. Bei den 0 — 20-jährigen ist eine Abnahme von 45 auf 15 je 100 000 erfolgt, womit der Bestand innerhalb von 8 Jahren auf ein Drittel abgenommen hat.

Auch in der Altersgruppe der 20 — 50jährigen ist ein stetiger Rückgang zu verzeichnen, der zu einer Verringerung des Bestandes um annähernd zwei Drittel geführt hat. Bei den 50 — 70jährigen ist ein leichter Anstieg eingetreten, bis im Jahre 1954 auch bei dieser Altersklasse der Abfall des Bestandes einsetzte, der sich allmählich zu beschleunigen scheint. Auch oberhalb 70 J. läßt sich deutlich ein Absinken wahrnehmen, welches anscheinend weiterhin zunächst noch zögernd erfolgt. Der Bestand im Jahre 1960 unterscheidet sich infolge der anfangs noch leichten Steigerung nur unwesentlich von dem des Jahres 1952. Aus Abb. 4 ist zu ersehen, daß bis zum Jahre 1953 die 20 — 50jährigen die höchste Morbidität unter den vier Altersklassen aufwiesen, ab 1954 ging diese auf die 50 — 70jährigen über. Wie bereits erwähnt, dürfte in Wirklichkeit der höchste Bestand auf die über 70jährigen entfallen.

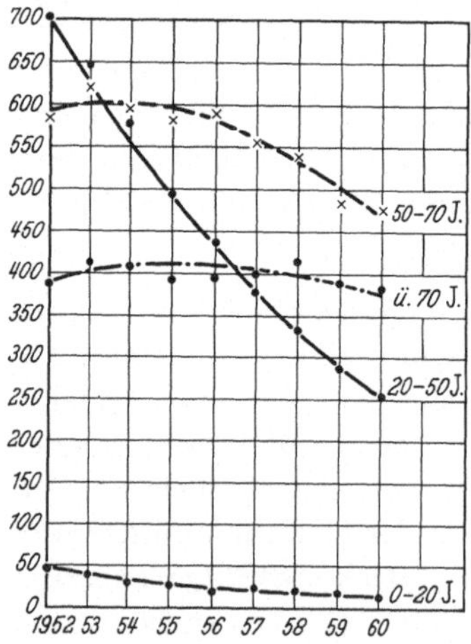

Abb. 4. Bestand an ansteckungsfähiger Lungentuberkulose (Ia + Ib) der Männer verschiedener Altersklassen in Niedersachsen von 1952 — 1960 auf je 100 000

Soweit der Kurvenverlauf in Abb. 4 eine Prognose gestattet, ist zu vermuten, daß sich in wenigen Jahren das heute noch auf die 50 — 70jährigen entfallende Maximum

bei den *bekannten* Offentuberkulösen auf die über 70jährigen verschieben wird, daß
also auch bei den 50—70jährigen die absinkende Tendenz stärker zur Auswirkung
kommen dürfte. Es treten dann die alten Tuberkulosen jener Personen mehr und
mehr in den Vordergrund, deren abnehmende Widerstandskraft zu einer Reaktivierung alter Prozesse Anlaß gibt.

β) Aktive nicht ansteckende Lungentuberkulose (Ic)

Am 31. 12. 1960 waren 109 348 Männer (434,0 auf 100 000 M.) und 75 540 Frau-
en (268,4 auf 100 000 F.) mit aktiver geschlossener Lungentuberkulose registriert.
Davon entfielen 16 485 auf die Knaben von 0—15 Jahren und 14 810 auf die Mädchen von 0—15 Jahren.

Die altersmäßige Verteilung
ist aus Abb. 5 zu ersehen.

Den niedrigsten Bestand weisen die 0—1jährigen auf; nach
den Statistiken sind in dieser Altersklasse 356 Kinder unter dieser Diagnose registriert. Dann
steigt der Bestand bei Knaben
und Mädchen gleichmäßig an
bis zur Altersgruppe 5—10 J.
Diese ist durch ein Maximum
charakterisiert, das sich — wenn
auch in abnehmender Größenordnung — konstant in diesem
Altersbereich erhält, solange in
Deutschland eine Bestandsstati-
stik geführt wird. Es sei darauf
hingewiesen, daß dieser Bestand

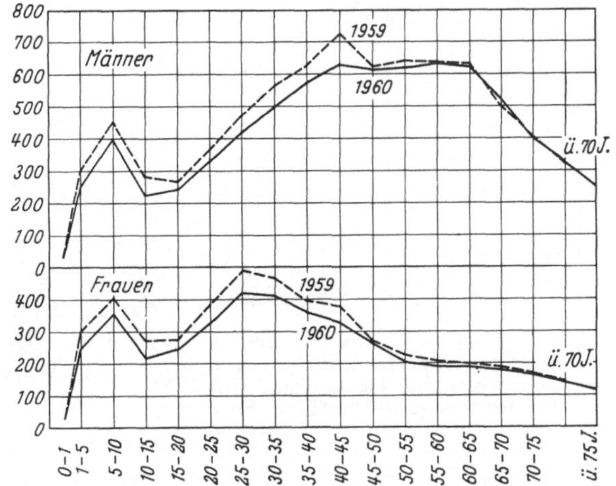

Abb. 5. Bestand an Personen mit aktiver geschlossener
Lungentuberkulose (Ic) in der Bundesrepublik Deutschland am 31. 12. 1959 bzw. 1960 auf je 100 000 M bzw. F.

an Ic-Fällen der Kinder überhöht erscheint, zumal er in keiner entsprechenden Statistik Mitteldeutschlands oder des Auslandes in diesem Ausmaß in Erscheinung tritt.

Diese Verhältnisse sollten überprüft werden, zumal sie nicht nur die Statistik ver-
fälschen und zu irrigen Vorstellungen über die Kindertuberkulose führen, sondern
weil die Diagnose „Tuberkulose" bei den betroffenen Eltern ihre Schrecken keineswegs eingebüßt hat. Sie sollte deshalb nicht nur auf einem Verdacht beruhen, sondern
auf eindeutigen Ergebnissen umfassender klinischer und röntgenologischer Untersuchungen.

Vom 15. Lebensjahr an steigt der Bestand bis zum 25.—30. Jahre bei beiden Geschlechtern gleichmäßig an und liegt in dieser Altersklasse bei etwa 412 auf 100 000.
Während aber oberhalb 30 J. der Bestand bei den Frauen bis zum höchsten Lebensalter absinkt, erfolgt bei den Männern eine weitere Zunahme bis zum Maximum zwischen 40 und 65 Jahren. Ab 65 Jahre setzt der schon bei den Ia + Ib-Fällen beobachtete steile Abfall ein, der für die über 75jährigen zu einem Bestand von rund 250
auf 100 000 M. führt.

Wie bereits bei Besprechung des Bestandes an Ia + Ib-Fällen dargestellt, dürfte dieser Verlauf nicht den wirklichen Verhältnissen entsprechen; ein weiterer Anstieg

oberhalb 65 Jahre ist wahrscheinlich. Dabei scheint es sich nicht nur um mangelhafte Erfassung noch unbekannter Tuberkulosen zu handeln, sondern es dürften noch andere Umstände dafür maßgebend sein, daß der Abfall oberhalb von 65 Jahren erfolgt, dem Lebensalter, in welchem bei den meisten Männern das Berufsleben endet. Es sei dabei u. a. an die vielen Pendler gedacht, die sich nunmehr in ihre Heimatorte — teilweise 30 km und mehr von der Arbeitsstelle entfernt — zurückziehen und weniger bereit sein werden, den Aufforderungen der Tuberkulosefürsorgestelle Folge zu leisten. Weiterhin dürften vielfach mit der Beendigung der Berufstätigkeit Umsiedlungen zu entfernt wohnenden Verwandten (Kinder usw.), aus der Kleinstadt in die Großstadt und umgekehrt erfolgen.

Von Niedersachsen z. B. wurden 1959 noch rund 5 000 Personen mit geschlossener Lungentuberkulose (= 22% des Bestandes) gemeldet, die wegen Tod an Tuberkulose und anderen Ursachen, *Wegzug, Entweichen* aus der Fürsorge oder Aufhören der Fürsorgebedürftigkeit ausgeschieden sind. Möglicherweise handelt es sich auch bei den Verzogenen und Entwichenen in größerem Maße um über 65jährige. Die Statistiken geben bisher darüber keine Auskunft.

Was die Entwicklung des Bestandes während des Jahres 1960 anbelangt, so läßt Abb. 5 deutlich eine Abnahme erkennen, die bei beiden Geschlechtern die Altersklassen zwischen 1 und 50 Jahren stärker bevorzugt, aber auch noch bis etwa 65 J. — wenn auch nur noch gering — wirksam geworden ist. In Abb. 6 ist der Bestand an Ic-Fällen in der Bundesrepublik von 1950 bis 1961 wiedergegeben.

Die Kurve zeigt einen gleichartigen Abfall, der sich in den letzten Jahren etwas zu beschleunigen scheint. Es ist kaum zu erwarten, daß die Tendenz in dieser Form für weitere Jahre beibehalten bleibt, zumal sich nach Abb. 2 bei den Ia — Ib-Fällen eine Verlangsamung anzudeuten scheint. Danach dürfte in den nächsten Jahren mit einem allmählichen Abbremsen zu rechnen sein, das in erster Linie durch den auch noch für längere Zeit ziemlich konstanten Bestand in den höheren und höchsten Altersklassen bedingt ist. Für Ende 1962 ist bei Fortbestand des bisherigen Verlaufs mit einem Bestand von unter 300 Ic-Fällen je 100 000 Einwohner zu rechnen.

In welcher Weise die Entwicklung in verschiedenen Altersklassen der Männer in Niedersachsen vor sich gegangen ist, zeigt Abb. 7.

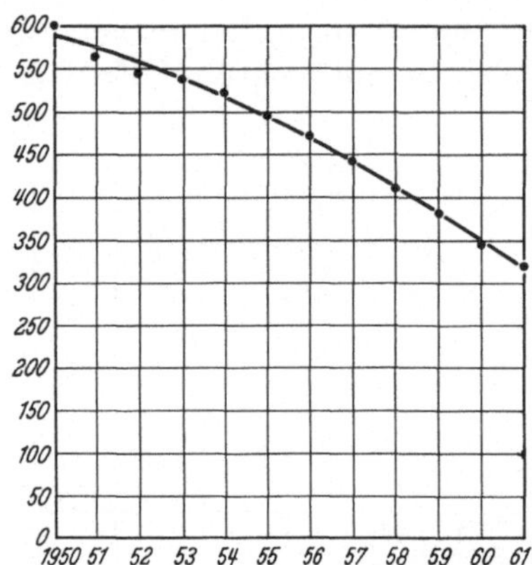

Abb. 6. Bestand an Personen mit aktiver geschlossener Lungentuberkulose (Ic) in der Bundesrepublik Deutschland von 1950 bis 1961 auf je 100 000 Einwohner

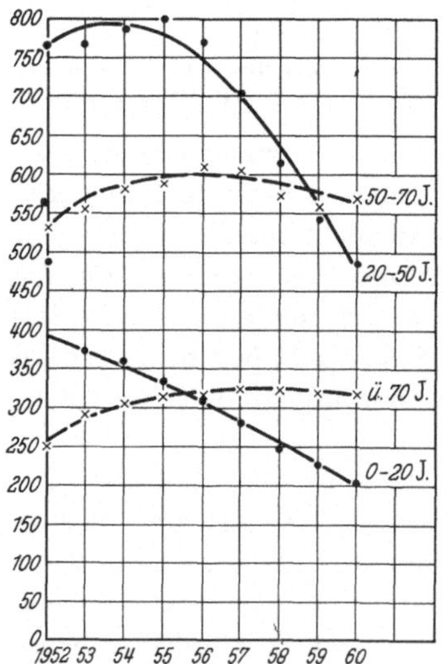

Abb. 7. Bestand an aktiver geschlossener Lungentuberkulose (Ic) der Männer verschiedener Altersklassen in Niedersachsen von 1952 — 1960 auf je 100 000 M.

γ) Aktive Lungentuberkulose (Ia — Ic)

Die Alters- und Geschlechtsgliederung des Bestandes an Personen mit aktiver Lungentuberkulose (Ia–Ic) Ende 1960 und die Änderungen seit dem Vorjahr sind aus Abb. 8 zu entnehmen.

Danach sind bis 1,2 % der Männer zwischen 40 und 70 Jahren zu diesem Zeitpunkt wegen einer aktiven Lungentuberkulose bei den Fürsorgestellen registriert. Bei den Frauen wird der Wert von 0,5 % nur von den Altersgruppen der 25—35jährigen überschritten. Der Rückgang innerhalb nur eines Jahres hat ein zum Teil nicht unwesentliches Ausmaß aufzuweisen. In den höchsten Altersklassen verläuft die Entwicklung praktisch noch unverändert, in den mittleren Altersklassen setzt sich der seit Jahren zu beobachtende Abbau fort.

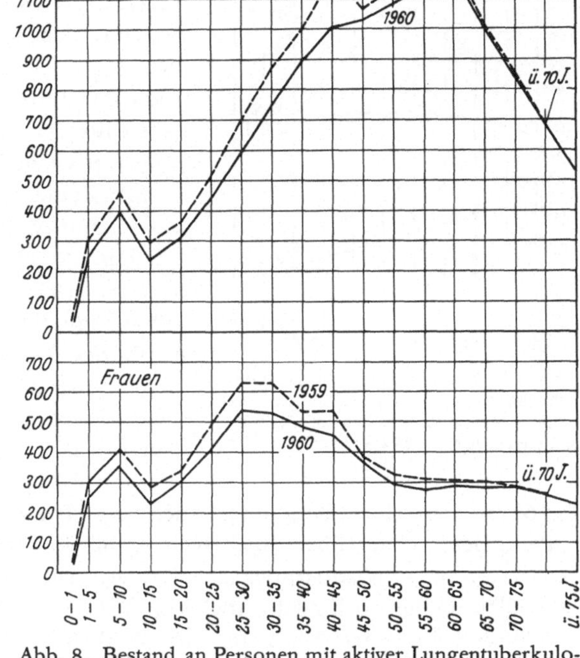

Abb. 8. Bestand an Personen mit aktiver Lungentuberkulose (Ia — Ic) in der Bundesrepublik Deutschland am 31. 12. 1959 bzw. 1960 auf je 100 000 M. bzw. F.

In Abb. 9 ist der jeweilige Bestand am Ende der Jahre 1950 — 1961 wiedergegeben.

Der im allgemeinen gleichmäßige Abfall scheint sich allmählich zu verlangsamen. Diese Entwicklung ist auch deshalb wahrscheinlich, weil voraussichtlich die Lungentuberkulose niemals restlos ausgerottet werden wird, so daß immer ein gewisser — wenn auch relativ kleiner — Bestand vorhanden sein dürfte. Würde die Kurve aber ihre bisherige Tendenz beibehalten, so erreichte sie in weiteren kaum 10 Jahren die Nullinie, der sie sich voraussichtlich jedoch nur asymptotisch nähern wird.

In welcher Weise sich der Bestand an aktiver Lungentuberkulose (Ia — Ic) in verschiedenen

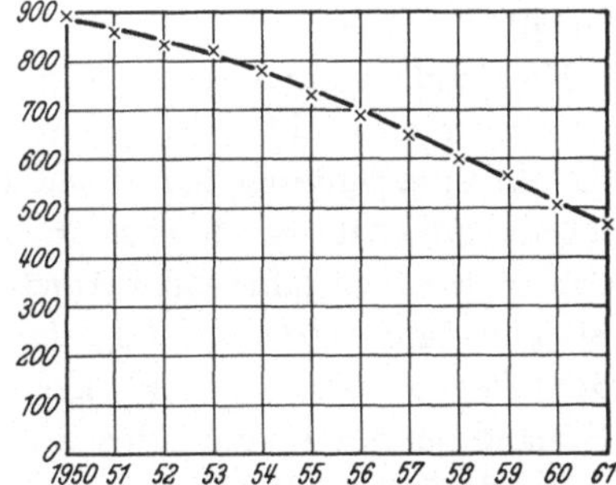

Abb. 9. Bestand an Personen mit aktiver Lungentuberkulose (Ia — Ic) in der Bundesrepublik Deutschland von 1950 bis 1961 auf je 100 000 E.

Altersklassen der Männer in Niedersachsen von 1952—1960 entwickelt hat, veranschaulicht Abb. 10.

Bei den 0—20jährigen hat sich der Bestand — abgesehen vom Ausgangswert — völlig gleichmäßig verringert. Er wird — auch wenn dieser Vorgang allmählich etwas abgebremst wird — aller Voraussicht nach in etwa 5 Jahren nur noch etwa 100

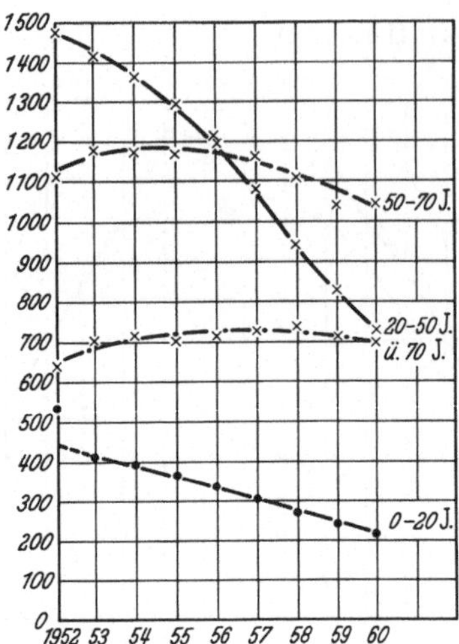

Abb. 10. Bestand an aktiven Lungentuberkulosen (Ia — Ic) der Männer verschiedener Altersklassen in Niedersachsen von 1952 — 1960 auf je 100 000 M.

auf 100 000 0—20jährige betragen und damit auf die Hälfte seines Wertes i. J. 1960 abgesunken sein.

Für die 20 — 50jährigen ist die weitere Entwicklung nur insoweit abzusehen, als auch hier der Bestand sich weiter verringert, auch wenn ab etwa 1957 die Tendenz langsamer geworden ist.

Bei den übrigen Altersklassen streuen die Angaben für den Bestand stärker als bei den 0 bis 20jährigen (ein Zeichen für die nicht sehr zuverlässigen Zahlen), doch läßt sich die Entwicklungstendenz mit einiger Sicherheit erkennen.

In der Altersklasse 50 — 70J. scheint der Gipfelwert um 1954 erreicht worden zu sein, der ab 1954 beginnende und weiter anhaltende starke Abfall des Bestandes verläuft etwa in derselben Größenordnung wie bei den 0 — 20jährigen.

Der Bestand an Ic-Fällen der über 70jährigen liegt im Jahre 1960 höher als im Jahre 1952. Hier erfolgte der Anstieg bis etwa zum Jahre 1956, um dann einem langsamen Rückgang Platz zu machen.

Beim Bestand der über 70jährigen ist bisher nur festzustellen, daß sich im Kurvenverlauf ein sehr zögernder Abfall abzeichnet, der vorerst den Bestand an bekannten Fällen immer noch relativ hoch sein läßt.

Während im Jahre 1952 die 20 — 50jährigen den höchsten, die 0 — 20jährigen den niedrigsten Bestand aufwiesen, entfällt seit 1956 das Maximum auf die 50 — 70jährigen, das Minimum auf die 0 — 20jährigen.

Auch hier gilt, daß heute der Höchstwert wahrscheinlich auf die über 70jährigen entfällt.

Hinsichtlich der weiteren Entwicklung ist zu erwarten, daß voraussichtlich der etwas stürmische Abfall des Bestandes bei den 20 — 50jährigen sich verlangsamen wird, da ein unveränderter Kurvenverlauf bereits im Jahre 1968 den Nullwert erreichen würde. Dies ist aber höchst unwahrscheinlich. Jedoch besteht daran kein Zweifel, daß in wenigen Jahren der Anteil der 0 — 50jährigen Männer am Bestand, der von 80 % im Jahre 1952 auf 63 % im Jahre 1960 abgefallen ist, in wenigen Jahren unter 50 % liegen wird. In Wirklichkeit ist dies wahrscheinlich schon jetzt der Fall, da der Bestand bei den Jugendlichen zu hoch, bei den älteren Personen zu niedrig liegt.

Bei den 50 — 70jährigen macht sich erst seit wenigen Jahren ein stärkerer Abbau des Bestandes bemerkbar, der wahrscheinlich ohne Beschleunigung des Tempos anhalten wird.

In den Altersklassen oberhalb 70 Jahre setzte das Absinken des Bestandes nur langsam ein. Diese Gruppe ist insofern den stärksten Schwankungen ausgesetzt, als für sie — mehr als für jede andere — die Intensität der Erfassung entscheidend ist.

In Abb. 11 ist der prozentuale Anteil des Bestandes von tuberkulosekranken Männern verschiedener Altersklassen am Gesamtbestand dargestellt.

In der Altersklasse 0 — 20 J. ist eine Abnahme von 18,5 % auf 11,2 % und in der Altersgruppe 20 — 50 J. von 56,2 % auf 44,8 % erfolgt. In derselben Zeit ist entspre-

chend der Anteil der über 50jährigen von 25,5 %
auf 44,0 % angestiegen. Auch aus dieser Darstellung läßt sich mit ziemlich großer Wahrscheinlichkeit die weitere Entwicklung in ihren charakteristischen Merkmalen ableiten. Sie besagt, daß der
Bestand bei den 0—20- und 20—50jährigen sich
weiter verringern und in etwa 5 Jahren nur noch
etwa 35—40% des gesamten Bestandes umfassen
wird (1960: 56%). Auf die über 50 Jahre alten
Personen werden zu diesem Zeitpunkt ca. 60 bis
65 % des Bestandes entfallen, auf die über 70jäh-
rigen, deren Anteil von 3,5 % i. J. 1952 auf 6,9 %
i. J. 1960 angestiegen ist, allein mindestens 10 %.

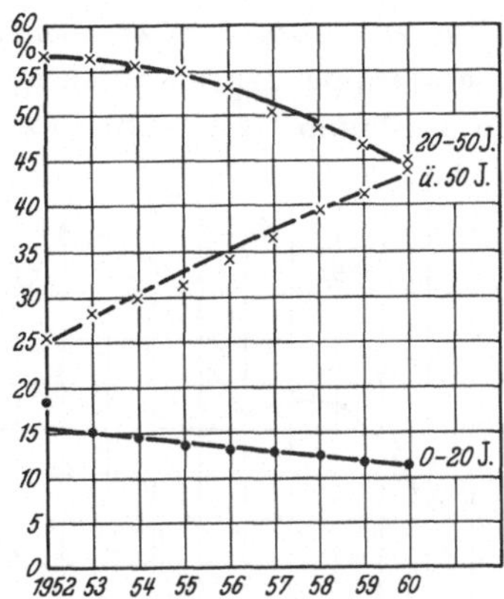

Abb. 11. Anteil verschiedener Altersklassen der Männer am Bestand Ia—
Ic in Niedersachsen 1952—1960

Hinsichtlich des Anteils der ansteckungsfähigen Tuberkulosen (Ia + Ib) am Gesamtbestand
Ia— Ic zeigt sich in allen Altersklassen in Niedersachsen eine Abnahme, wie aus nachstehender Tabelle 4 zu ersehen ist.

Tabelle 4. *Prozentualer Anteil der Ia + Ib-Fälle am Bestand Ia — Ic der Männer in Niedersachsen
1952 — 1960*

	0 — 20	20 — 50	50 — 70	über 70 J.	gesamt
1952	8,8	47,8	52,2	61,7	42,6%
1960	7,0	34,3	46,6	54,7	36,8%

Daß diese Entwicklung nicht in allen Ländern in ähnlicher Weise verlaufen ist, geht
aus den Verhältnissen in Nordrhein-Westfalen hervor; dort ist nur der Anteil der
Ia + Ib-Fälle in den Altersklassen 0—20 und 20—50 J. analog der Situation in Niedersachsen gefallen, in den Gruppen 50—70 und über 70 J. ist dagegen ein leichter
Anstieg des Prozentsatzes erfolgt, der bei den über 70jährigen auch im Jahre 1960
noch unter 50% liegt. Diese Unterschiede dürften wohl darauf zurückzuführen sein,
daß es in Niedersachsen mit den seit 1950 betriebenen obligatorischen RRU gelungen
ist, die überwiegend den höheren Altersklassen angehörenden unbekannten offenen
Tuberkulosen in größerem Umfange zu ermitteln als es in Nordrhein-Westfalen mit
freiwilligen RRU der Fall sein konnte. Dies geht auch aus der Tatsache hervor, daß
in Niedersachsen die ansteckungsfähigen Tuberkulosen der über 70jährigen mit fast
7 % am Bestand Ia + Ib beteiligt sind, in Nordrhein-Westfalen dagegen mit nur 5,5 %.

δ) Extrapulmonale Tuberkulose (Id)

Der Bestand von 46 053 extrapulmonalen Tuberkulosen am 31. 12. 1960 gliedert
sich in 20 942 Erkrankungsfälle der Männer (83,1 auf 100 000 M.) und in 25 111
der Frauen (89,2 auf 100 000 F.). Während von den pulmonalen Tuberkulosen die
Männer bevorzugt betroffen werden (Verhältnis M : F = 1,7 : 1), überwiegt bei den
extrapulmonalen Formen die Erkrankungshäufigkeit des weiblichen Geschlechts.
Die Zahl der im Bestand erfaßten Kinder von 0 — 15 J. mit extrapulmonalen Tuberkulosen belief sich auf 5 388.

Wie aus Abb. 7 zu ersehen ist, entfällt bei den pulmonalen Tuberkulosen auf die Altersgruppe der 5—10jährigen ein erstes Maximum, auf die der 10—15jährigen ein Minimum. Nach Abb. 12 fand sich dagegen bei den extrapulmonalen noch i. J. 1959 ein kleines Maximum bei den 10—15jährigen, das im Jahre 1960 allerdings weitgehend abgebaut worden ist.

Bei den Männern steigt der Bestand mit einer kleinen Unterbrechung um 20—25 Jahre an bis zum Maximum, das bei diesen Tuberkuloseformen nach der Statistik auf die Altersgruppe 40—45 J. entfällt. Oberhalb 45 J. erfolgt ein relativ steiler Abfall, der bei den Lungentuberkulosen erst ab 65 J. beginnt. Im Alter von über 75 J. sind nur noch etwa 54 Männer unter 100 000 an extrapulmonaler Tuberkulose erkrankt.

Die Erkrankungshäufigkeit der Frauen unterscheidet sich nur in einem Punkt stärker von der der Männer: Das Maximum,

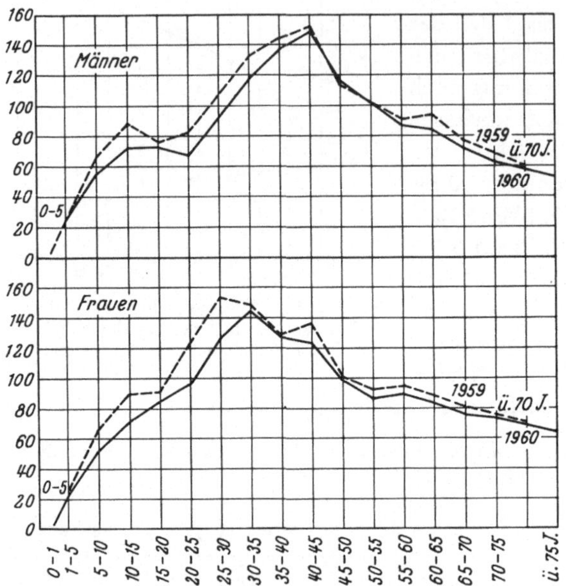

Abb. 12. Bestand an Personen mit extrapulmonaler Tuberkulose (Id) in der Bundesrepublik Deutschland am 31. 12. 1959 bzw. 1960 auf 100 000 M. bzw. F.

das 1959 auf die 25—30jährigen entfiel, betrifft im Jahre 1960 die 30—35jährigen, liegt also um 10 Lebensjahre früher als bei den Männern. Der ab 30 bzw. 35 J. einsetzende Abfall der Erkrankungshäufigkeit verläuft annähernd parallel dem bei den Männern. Gegenüber dem Vorjahre ist auch beim Bestand an extrapulmonalen Tuberkulosen ein Rückgang erfolgt, der überwiegend bei den unter 45- bzw. unter 35jährigen in Erscheinung tritt; oberhalb dieser Altersstufen ist die Abnahme gering.

Da die Erfassung der extrapulmonalen Tuberkulosen weitgehend dem Zufall überlassen bleibt und hier keine ähnlichen Möglichkeiten gegeben sind wie sie bei den pulmonalen Tuberkulosen in Form der RRU zur Verfügung stehen, fehlen jegliche Anhaltspunkte von diagnostischer Seite darüber, inwieweit die zahlenmäßig beschriebenen Verhältnisse der Wirklichkeit entsprechen. Mit ziemlich hoher Wahrscheinlichkeit ist dies bei den Kindern und jüngeren Erwachsenen der Fall, bei denen auf eine extrapulmonale Tuberkulose hindeutende Symptome nicht durch andere Krankheitserscheinungen überlagert oder verdeckt werden. Mit steigendem Alter dagegen werden die Angaben fragwürdig.

Unter rund 37 000 Sektionen befanden sich 360 Fälle mit extrapulmonaler Tuberkulose. *186mal war diese die Haupttodesursache, davon waren 95 extrapulmonale Tuberkulosen unbekannt = 51 %.* Als Nebentodesursache war diese 119mal ermittelt worden, hiervon wurden 82 Tuberkulosen erst durch die Sektion offenkundig = 68,8%. *Von 305 extrapulmonalen Tuberkulosen, die mittelbar oder unmittelbar zum Tode geführt hatten, sind 177 (= 58,0%) von Pathologen entdeckt worden.* Wenn aber danach zur Zeit noch 177 unbekannte Fälle 128 bekannten gegenüberstehen, sich also für das Verhältnis bekannte :

extrapulmonale Tuberkulose gesamt ein Wert von 1 : 2,4 ergibt, dann dürfte diese Feststellung nicht nur für die Verstorbenen, sondern auch in ähnlicher Form für die Zahl der Erkrankten gelten. Unter diesen Umständen kann vermutet werden, daß der tatsächliche Bestand an Personen mit extrapulmonaler Tuberkulose bedeutend höher ist wie die Statistiken erkennen lassen, oder mit anderen Worten: Es müssen zahlreiche Personen mit aktiver extrapulmonaler Tuberkulose unbekannt sein. Da auch bei den bekannten extrapulmonalen Tuberkulosen die Masse der Sterbefälle den Altersklassen von über 50 Jahren angehört, sind analoge Verhältnisse bei den unbekannten Erkrankten zu vermuten. Damit dürfte sich aber eine völlig andersartige Altersgliederung des Bestandes an Id-Fällen ergeben, als sie in Abb. 12 wiedergegeben ist und außerdem eine andere Verteilung der verschiedenen Tuberkuloseformen. Die Frage, ob bestimmte Tuberkuloseformen unter den unbekannten Fällen dominieren, und wenn ja, welche, ist exakt nur dann zu beantworten, wenn das Material der pathologischen Institute nochmals gewissenhaft überprüft und nach diesen Gesichtspunkten ausgewertet würde. Vielleicht ist diese Frage im Rahmen einer Dissertation zu beantworten, nachdem seitens der Institute über Mangel an Personal geklagt wird, dem auch das DZK allein durch Zurverfügungstellung gewisser beschränkter Geldmittel nicht begegnen kann. Vielleicht erübrigt sich aber eine derartige Untersuchung, da die sehr korrekt arbeitende schweizer Organisation Unterlagen geliefert hat, die Rückschlüsse zulassen. In Blätter gegen die Tuberkulose (2, 1962) berichtet KAUFMANN über die Tuberkulosesterblichkeit in der Schweiz 1956 bis 1960. Danach sind im Jahrfünft von 1956—1960 in der Schweiz insgesamt 3 981 Männer und Frauen an Tuberkulose aller Formen gestorben, davon 3 190 (= 80,1 %) an Lungentuberkulose. Auf die extrapulmonale Tuberkulose mit 791 Sterbefällen entfallen somit 19,9 %. In der Zeit von 1955—1959 sind in der Bundesrepublik Deutschland 46 774 Personen an Tuberkulose aller Formen gestorben, davon 4 546 an extrapulmonaler Tuberkulose = 9,7 %. In der Schweiz liegt deren Anteil doppelt so hoch! Diese Tatsache spricht für die oben geäußerte Vermutung, daß nur weniger als die Hälfte der in der Bundesrepublik an extrapulmonaler Tuberkulose Verstorbenen bekannt ist.

In der Schweiz beläuft sich der Anteil der an extrapulmonaler Tuberkulose verstorbenen über 70jährigen Männer auf 24,3 %, in Deutschland auf 19,1 %. Die entsprechenden Werte für die Frauen lauten 38,5 % und 26,5 %. Auch in diesen Angaben zeigt sich, daß es sich bei den unbekannten Tuberkulosen in erster Linie um ältere Personen handeln dürfte.

Auf eine mittlere Bevölkerung bezogen sind in den erwähnten Zeiträumen in der Schweiz und in Deutschland an verschiedenen Formen von extrapulmonaler Tuberkulose verstorben (auf je 100 000):

	Hirn-haut-Tbk.	Miliar-Tbk.	Kno-chen- u. Gelenk-Tbk.	Haut-Tbk.	Urogen.-Tbk.	Neben-nieren-Tbk.	sonstige Tbk.	gesamt
Schweiz	0,31	0,45	0,6	0,12	0,82	0,16	0,77	3,23
Deutschld.	0,36	0,25	0,47	0,05	0,31	0,03	0,3	1,77

Lediglich bei der Hirnhaut-Tuberkulose weist Deutschland einen geringfügig höheren Wert auf als die Schweiz, bei allen anderen Formen liegt die Sterblichkeit in der Schweiz z. T. beträchtlich höher. Bei den in Deutschland unbekannten extrapulmonalen Tuberkulosen dürfte es sich danach in erster Linie um *Urogenital-, Miliar-* und sonstige Tuberkulosen *(Drüsentuberkulose* usw.) handeln. Dies gilt wahrscheinlich auch für die Morbidität in ähnlicher Weise. Wenn z. B. in Deutschland die Urogenitaltuberkulose zahlenmäßig seit einigen Jahren stärker in Erscheinung tritt, dann nicht deswegen, weil diese häufiger geworden ist, sondern weil man mehr auf ihr Auftreten achtet. Voraussichtlich ist ihre Häufigkeit noch bedeutend größer als bisher angenommen wird, und schon aus diesem Grunde sind diese Feststellungen wichtig, da es sich bei dieser um eine ansteckungsfähige Tuberkulose handelt. Der Entwicklung von Methoden, die extrapulmonalen Tuberkulosen besser zu erfassen, muß somit besondere Aufmerksamkeit gewidmet werden. Sämtliche Ärzte müssen über diese Verhältnisse unterrichtet, und die Möglichkeit des Vorliegens solcher Tuberkulosen muß in die diagnostischen Erwägungen einbezogen werden. Vorwiegend gilt dies für alle Personen von über 50 Jahren, die sich in ärztlicher Behandlung befinden.

Über den Bestand an den verschiedenen Formen von extrapulmonaler Tuberkulose Ende 1959 bzw. 1960 unterrichtet Tab. 5

Tabelle 5. *Bestand an extrapulmonalen Tuberkulosen in der Bundesrepublik am 31. 12. 1959 bzw. 1960 nach Lokalisation und Geschlecht auf je 100 000*

	Knochen- u. Gelenk- Tbk.	Tbk. d. periph. Lymph- knoten	Haut-Tuber- kulose	tbk. Menin- gitis	Urogen. Tbk. sonst. Tbk.	insgesamt
			Männer			
1959	29,1	14,5	9,9	3,1	34,9	91,5
1960	25,3	12,2	8,4	2,6	33,9	82,5
			Frauen			
1959	24,1	20,8	15,5	2,7	35,7	98,9
1960	20,8	18,3	13,4	2,5	33,6	88,5

Der Rückgang des Bestandes im Jahre 1960 betrifft sämtliche Tuberkuloseformen und beide Geschlechter; die Urogenital- und sonstigen Tuberkulosen haben im Verhältnis am wenigsten abgenommen. Da Baden-Württemberg i. J. 1959 über den Bestand an Urogenitaltuberkulose noch nicht gesondert berichtet hat, ist ein Vergleich der Entwicklung im Bundesgebiet für diese Tuberkuloseform nicht möglich. Dieser sei nachstehend für die Länder Niedersachsen, Nordrhein-Westfalen und Bayern gegeben. (Tab. 6).

Während der Bestand an den übrigen extrapulmonalen Tuberkuloseformen laufend abnimmt, ist der an Urogenitaltuberkulose seit ihrer gesonderten Erfassung laufend angestiegen. In Niedersachsen entfallen i. J. 1960 fast 23 %, in Nordrhein-Westfalen rund 18 % des Bestandes an Id-Fällen auf die Urogenitaltuberkulose, der eine wachsende Bedeutung zukommt. Verglichen mit den beiden anderen Ländern müssen allein in Bayern mindestens 1 000 Personen mit aktiver Urogenitaltuberkulose unbekannt sein — in Wirklichkeit liegt auch bei diesen Ländern der Bestand wahrscheinlich höher. Im Jahre 1957 waren die über 50jährigen Männer und Frauen in Niedersachsen mit 21 % am Gesamtbestand der Urogenitaltuberkulosen beteiligt, i. J. 1960 belief sich ihr Anteil bereits auf rund 25 %. (Vgl. auch Bericht des

Vorsitzenden des Arbeitsausschusses für extrapulmonale Tuberkulosen, Chefarzt Dr. KASTERT, S. 19).

Tabelle 6. *Bestand an Urogenitaltuberkulose in Niedersachsen, Nordrhein-Westfalen und Bayern, 1957—1960, absolut und auf 100 000.*

		Niedersachsen			Nordrhein-Westfalen			Bayern		
		M	F	ges.	M	F	ges.	M	F	ges.
1957	absolut	521	596	1117	1140	1257	2397	559	440	999
	a. 100 000	17,1	17,3	17,2	15,8	15,8	15,8	13,1	8,9	10,8
1958	absolut	562	612	1174	1292	1374	2666	572	435	1007
	a. 100 000	18,3	17,7	18,0	17,6	16,9	17,2	13,3	8,7	10,9
1959	absolut	604	629	1233	1396	1462	2858	562	467	1029
	a. 100 000	19,6	18,2	18,9	18,8	17,8	18,3	12,9	9,3	11,0
1960	absolut	651	640	1291	1391	1379	2770	588	487	1075
	a. 100 000	20,9	18,3	19,5	18,4	16,6	17,5	13,3	9,6	11,3

Die verschiedenen Tuberkuloseformen sind einschließlich der Geschlechts- und Altersgliederung im Tuberkulosejahrbuch 1960 ausführlich behandelt worden. Mit Rücksicht auf die relativ kleinen Änderungen, die im Jahre 1960 eingetreten sind, wird deshalb auf eine erneute Darstellung verzichtet.

Die Zahlenangaben sind im Tabellenteil abgedruckt.

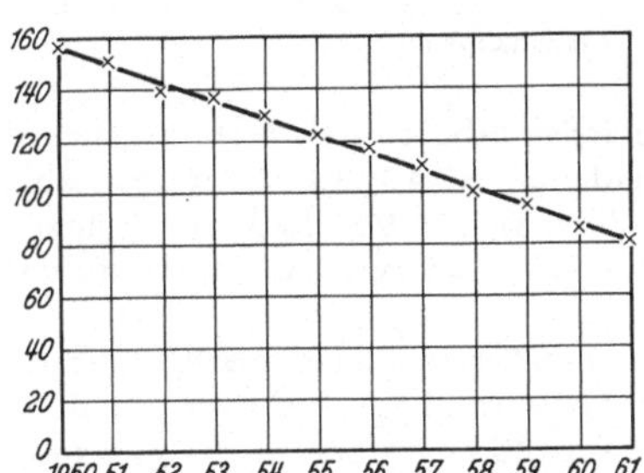

Abb. 13. Bestand an Personen mit extrapulmonaler Tuberkulose in der Bundesrepublik Deutschland von 1950—1961 auf je 100 000 E.

In Abb. 13 ist die Entwicklung des Bestandes an Id-Fällen von 1950—1961 wiedergegeben. Danach hat auch bei diesen eine fast gleichmäßige Abnahme stattgefunden, die sich in ähnlicher Weise fortzusetzen scheint — sofern nicht entscheidende Veränderungen durch eine intensivere Suche nach unbekannten Fällen eintreten.

Abb. 14 gibt nur sehr angenähert den Bestand verschiedener Altersklassen der Männer wieder.

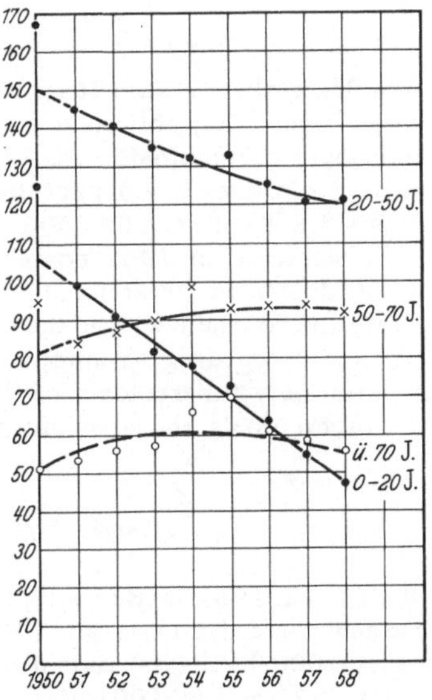

Abb. 14. Bestand an extrapulmonaler Tuberkulose (Id) der Männer verschiedener Altersklassen in Niedersachsen von 1952—1960 auf je 100 000 M.

Die Jahreswerte streuen bedeutend stärker als bei der pulmonalen Tuberkulose, auch ein Zeichen dafür, daß bei der Erfassung Imponderabilien eine Rolle spielen. Im übrigen ist die Entwicklung bei den extrapulmonalen Tuberkulosen insofern etwas anders verlaufen, als der Rückgang in der Altersklasse von 20—50 J. bedeutend

4*

geringer ist als bei den pulmonalen Tuberkulosen (s. Abb. 9), bei welchen eine Abnahme bis auf die Hälfte des Ausgangswertes erfolgte. Die Ursache ist darin zu sehen, daß der Heilungsprozeß einer extrapulmonalen Tuberkulose langwieriger ist als der der Lungentuberkulose.

Zusammenfassung

(Bestand der an aktiver Tuberkulose Erkrankten)

Am 31.12. 1961 waren in der Bundesrepublik 300 846 Personen mit aktiver Tuberkulose registriert = 551,0 auf 100 000 Einwohner. Davon entfielen 80 499 (= 147,5 auf 100 000 Einwohner) auf die ansteckungsfähige Lungentuberkulose, 175 941 auf die aktive geschlossene Lungentuberkulose (= 322,3 auf 100 000 Einwohner) und 44 406 auf die extrapulmonale Tuberkulose (= 81,2 auf 100 000 Einwohner)

Die Abnahme im Jahre 1961 beläuft sich auf rund 16 000 = 5% und betrifft überwiegend die jüngeren und mittleren Altersklassen. Oberhalb von 70 Jahren ist der Bestand in den letzten Jahren praktisch unverändert geblieben. Damit gewinnt die Betreuung der Alterstuberkulose an Bedeutung. Nach Sektionsergebnissen muß angenommen werden, daß in den höheren Altersklassen noch zahlreiche Lungentuberkulosen und sehr viele extrapulmonale Tuberkulosen unbekannt sind. Bei letzteren handelt es sich wahrscheinlich in erster Linie um Urogenital- und Miliar-Tuberkulosen.

Summary: Number of cases of active tuberculosis

On December 31st, 1961, 300 846 persons with active tuberculosis were registered in the Federal Republic (i. e. 551.0 per 100 000 residents). 80 499 had communicable pulmonary tuberculosis (i. e. 147.5 per 100 000 residents), 175 941 had active, closed tuberculosis (i. e. 322.3 per 100 000 residents) and 44 406 had extrapulmonary tuberculosis (i. e. 81.2 per 100 000 residents).

The decrease in 1961 comes to roughly 16 000 i. e. 5% and affects mostly younger and middle-aged persons. The rate for people of 70 years of age and over remained practically constant within the last years. Thus care for old-age tuberculosis gains importance. According to autopsy-findings one must suspect numerous unknown cases of pulmonary tuberculosis of the aged as well as many undetected cases of extrapulmonary tuberculosis, the latter most likely being urogenital and miliary.

Résumé: Effectif des sujets présentant une tuberculose active

Le 31.12. 1961 la République Fédérale Allemande comptait 300 846 cas de tuberculose active (c. à. d. 551, o sur 100 000 habitants). Parmi ces malades 80 499 (c. à. d. 147,5 sur 100 000 habitants) étaient atteints de tuberculose pulmonaire contagieuse, 175 941 (c. à. d. 322,3 sur 100 000 habitants) de tuberculose pulmonaire active et fermée et 44 406 (c. à. d. 81,2 sur 100 000 habitants) de tuberculose extra-pulmonaire.

La régression est de 16 000 cas = 5% en 1961 et concerne avant tout des jeunes et des personnes d'âge moyen. Au-delà de 70 ans la morbidité est restée pratiquement inchangée au cours des dernières années. Ce qui explique que le traitement de la tuberculose des personnes âgées gagne en importance. D'après les examens autopsiques on doit admettre que chez les personnes âgées de nombreuses tuberculoses pulmonaires et de très nombreuses tuberculoses extra-pulmonaires restent inconnues. En ce qui concerne ces dernières il s'agit selon toute probabilité surtout de tuberculoses uro-génitales et miliaires.

Resumen: Proporción de enfermos con tuberculosis activa

En el 31.12. 1961 habia registradas en la República Federal 300 846 personas con tuberculosis activa = 551,0 para 100 000 habitantes. De los cuales corresponden 80 499 (= 147,5 para 100 000 habitantes) a las formas contagiosas de la tuberculosis pulmonar, 175 941 a las tuberculosis pulmonares activas cerradas (= 322,3 para 100 000 habitantes) y 44 406 a las tuberculosis extrapulmonares (= 81,2 para 100 000 habitantes).

El descenso en el año 1961 asciende a alrededor de 16 000 = 5% y corresponde predominantemente a las clases juveniles y en la edad media. Por encima de los 70 años el nivel ha quedado practicamente en los últimos años invariable. Con esto gana en importancia el cuidado de la tuberculosis en los viejos. Según los resultados de las autopsias tiene que ser aceptado, que en las edades avanzadas todavía son desconocidas numerosas tuberculosis pulmonares y muchisimas extrapulmonares. Para las últimas se trata probablemente de tuberculosis miliares y urogenitales.

ε) Inaktive Lungentuberkulose (IIa)

In den Fürsorgestellen dürften am 31.12. 1960 rund 730 000 Personen mit inaktiver Lungentuberkulose registriert gewesen sein. Diese Zahl ergibt sich durch Extrapolation aus den Angaben der Bundesländer ohne Nordrhein-Westfalen und Saarland, welche den Bestand nicht gemeldet haben. Auf 100 000 E. bezogen handelt es sich um 1365 IIa-Fälle, oder um rund 1,4%. Die mitgeteilten Werte schwanken zwischen 870/100 000 in Hessen bzw. 895/100 000 in Rheinland-Pfalz und 1940/100 000 in Hamburg. Der Bestand hängt naturgemäß einmal von der Erfassung ab und dann von der Dauer der Überwachung durch die Tuberkulosefürsorgestellen.

In Bayern z.B. weist Oberbayern mit 1 160/100 000 E den niedrigsten, Mittelfranken mit 2238/100 000 E den höchsten Bestand an IIa-Fällen auf. In München (ohne RRU) waren Ende 1960 13790 IIa-Fälle erfaßt — 1280 a. 100 000 E, in Ingolstadt (mit RRU) 2430/100 000 und damit fast die doppelte Anzahl. Ähnliche Verhältnisse lassen sich auch in anderen Ländern nachweisen.

Nach Tab. 8 (S. 69) sind 1960 im Bundesgebiet 16 920 Personen aus der Gruppe IIa infolge von Verschlechterungen in die Gruppe Ia-Id übergeführt worden.

In 5180 Fällen = 0,71% des Bestandes an IIa-Fällen ist eine ansteckungsfähige Lungentuberkulose festgestellt worden.

11060 = 1,52% des Bestandes ließen eine aktive geschlossene Lungentuberkulose erkennen.

680mal = 0,09% des Bestandes an IIa-Fällen wurde eine aktive extrapulmonale Tuberkulose festgestellt.

Damit erfuhren 2,3% der bei den Fürsorgestellen registrierten Personen mit inaktiver Lungentuberkulose innerhalb eines Jahres eine wesentliche Verschlechterung ihres Gesundheitszustandes.

1960 wurden 65 632 Neuzugänge registriert. Darunter dürften sich — geschätzt nach den Angaben von Bayern — etwa 80% erstmalig Erkrankte befunden haben = ca. 52 500.

Die Wahrscheinlichkeit, an einer aktiver Tuberkulose zu erkranken, beträgt bei jedem bisher *nicht* an Tuberkulose erkrankten Einwohner im Mittel 0,1%, bei Angehörigen der Gruppe IIa liegt das Risiko, infolge Verschlechterung wieder an einer aktiven Tuberkulose zu erkranken, bei 2,3% und somit 23 mal so hoch.

Die Personen mit inaktiver Lungentuberkulose werden — soweit sie von den Fürsorgestellen überwacht werden — in regelmäßigen Zeitabständen kontrolliert. Wenn sie trotzdem zu einem relativ hohen Prozentsatz eine Reaktivierung erfahren, so ergibt sich die Frage, ob sich hier ein schicksalsmäßiger Ablauf bemerkbar macht, der nicht beeinflußt werden kann, oder aber ob das Ausmaß der Verschlechterungen dem Umstand zuzuschreiben ist, daß den Aufforderungen zur Kontrolluntersuchung vielfach nicht Folge geleistet wird, somit eine beginnende Verschlechterung nicht rechtzeitig erkannt wird und ihre weitere Entwicklung dem Zufall überlassen bleibt. Zum mindesten müßte bei ausreichender Kontrolle der Umfang der weiteren Verschlechterung eingeengt werden können. (S. a. NEUMANN, Die epidemiologische Bedeutung der inaktiven Lungentuberkulose, Gg Thieme Verlag, Stuttgart). Seit etwa 10 Jahren läßt sich feststellen, daß die den Fürsorgestellen bekannten geschlossenen Lungentuberkulosen mit einer unverändert gebliebenen Wahrscheinlichkeit von 5 % jährlich offen werden. Wenn jedoch von 16 240 ehemaligen IIa-Fällen, die eine Reaktivierung erfahren haben, 5 180 eine ansteckungsfähige Tuberkulose aufweisen, dann deutet dies auf eine Verschlechterungstendenz von über 30 % hin, da der Reaktivierungsprozeß auf dem Wege von IIa über Ic nach Ia + Ib und nicht direkt von IIa nach Ia + Ib abläuft. Diese Situation entspricht den Verhältnissen bei den Neuzugängen, von welchen ebenfalls rund 30 % erst als Ia + Ib-Fälle bekannt werden. Man kann daraus folgern, daß durch sorgfältige Betreuung und Behandlung — wie sie bei den bekannten Ic-Fällen im allgemeinen erfolgt — eine Verschlechterung in bedeutend höherem Maße vermieden wird als bei den nicht bekannten bzw. nicht erfaßten Personen mit geschlossener Lungentuberkulose und bei den relativ selten kontrollierten Angehörigen der Gruppe IIa. Diese Entwicklung ließ sich durch eine mindestens halbjährliche Kontrolle der Personen mit inaktiver Lungentuberkulose ebenfalls entscheidend beeinflussen. Voraussetzung ist, daß es gelingt, den betroffenen Personenkreis von der Notwendigkeit dieser Kontrollen zu überzeugen. Der persönlichen Initiative des Fürsorgearztes dürfte dabei eine große Bedeutung zukommen. Gleichgültigkeit und Resignation sind hier fehl am Platze.

In Bayern sind 1958 während des 1. Durchganges der Röntgenschirmbildaktion annähernd 1000 unbekannte IIa-Fälle auf 100 000 Aufnahmen entdeckt worden, in Baden-Württemberg handelte es sich um 826, in Niedersachsen um 206. 1960 wurden in Bayern im 1. Durchgang rund 885, im 2. Durchgang noch 770 unbekannte IIa-Fälle auf 100 000 Aufnahmen ausfindig gemacht. Während in Niedersachsen in über 4 Durchgängen mit mehr als 20 Millionen erfaßten Personen die Zahl der unbekannten inaktiven Tuberkulosen weitgehend reduziert werden konnte, muß diese in der Mehrzahl der übrigen Länder noch erheblich hoch sein und dürfte bei mindestens 1 % der über 15 Jahre alten Bevölkerung liegen. Danach wäre im Bundesgebiet mit etwa 350 000 — 400 000 unbekannten Personen mit inaktiver Lungentuberkulose zu rechnen. Da diese nichtbetreuten und nichtbehandelten Personen sicherlich eine höhere Reaktivierungstendenz aufweisen als die registrierten IIa-Fälle, dürften aus dieser Gruppe zur Zeit jährlich etwa 4 500 ansteckungsfähige und ca. 10 000 geschlossene Lungentuberkulosen stammen.

Von diesen 4 500 Offentuberkulösen und von den später offen werdenden — zunächst geschlossenen — Tuberkulosen werden voraussichtlich zahlreiche Neuansteckungen und Neuerkrankungen verursacht. Dabei handelt es sich um eine Personengruppe von nur ca. 0,7 % der Gesamtbevölkerung. Wenn es gelänge, die unbekannten aktiven und inaktiven Tuberkulösen zu erfassen, erfolgreich zu behandeln, laufend zu kontrollieren und entsprechend die uneinsichtigen oder gleichgültigen bekannten Personen mit aktiver Tuberkulose zu überwachen, dürfte die Tuberkulose in einiger Zeit ihre Bedeutung als epidemische Krankheit eingebüßt haben. *Für den Fortbestand der Tuberkulose-Endemie sind letzten Endes verantwortlich: 270 000 bekannte aktive Lungentuberkulöse, ca. 80 000 unbekannte aktive Lungentuberkulöse, 730 000 bekannte Personen mit inaktiver Lungentuberkulose und ca. 375 000 unbekannte IIa-Fälle, insgesamt also knapp 1,5 Millionen Personen oder fast 3 % der Gesamtbevölkerung.*

Wenn man die Tuberkulose ernsthaft bekämpfen oder gar ausrotten will, dann gibt es dazu zwei Wege, von welcher der eine bis zum Ende des Jahrhunderts, der andere in etwa 1 — 2 Jahrzehnten zum Erfolg führt. Es kommt darauf an, ob man die Entwicklung sich selbst überläßt oder ob man sie mit den zur Verfügung stehenden Mitteln gestaltet. Nach dem BSeuchenG sind die zuständigen Behörden für die folgerichtige Durchführung verantwortlich.

Zusammenfassung

[Inaktive Lungentuberkulose (IIa)]

In der Bundesrepublik sind rd. 730 000 Fälle von inaktiver Lungentuberkulose registriert, weitere etwa 375 000 sind unbekannt. Die bekannten Personen mit inaktiver Tuberkulose erleiden jährlich mit 2,0 bis 2,5% Wahrscheinlichkeit eine Verschlechterung, davon werden 30% ansteckend. Bei den unbekannten Personen mit inaktiver Lungentuberkulose ist das Risiko größer.

Beiden Gruppen kommt bezüglich des Fortbestandes der Tuberkuloseendemie eine nicht zu unterschätzende Bedeutung zu.

Summary: Inactive pulmonary tuberculosis (IIa)

About 730 000 cases of inactive pulmonary tuberculosis are registered in the Federal Republic, approximately 375 000 cases are unknown. Known cases with inactive pulmonary tuberculosis deteriorate annually with 2.0 to 2.5 « of probability, 30 « becoming contagious. The risk is even greater with the unknown cases of inactive pulmonary tuberculosis.

Both groups are of considerable importance with regards to persistance of endemic tuberculosis.

Résumé: La tuberculose pulmonaire inactive (IIa)

730 000 cas de tuberculose pulmonaire inactive sont connus dans la République Fédérale Allemande, 375 000 autres restent inconnus. La probabilité d'une aggravation chez les personnes atteintes d'une tuberculose inactive et connue est annuellement de 2,0 à 2,5%. Parmi ceux-ci 30% deviennent contagieux. Le risque est plus grand pour les personnes atteintes d'une tuberculose pulmonaire inactive mais inconnue.

Les deux groupes représentent des facteurs d'une importance non négligeable pour l'entretien de l'endémie tuberculeuse.

Resumen: Tuberculosis pulmonar inactiva (IIa)

En la República Federal estan registrados cerca de 730 000 casos de tuberculosis pulmonar inactiva, otros cerca de 375 000 son desconocidos. Las personas conocidas con tuberculosis inactiva padecen anualmente con un 2 a 2,5% de posibilidad una exacerbación, de las cuales seran un 30% contagiosas. Para las personas no conocidas con tuberculosis pulmonar inactiva es mayor el peligro.

Para estos grupos guarda una no despreciable importancia la subsistencia de una endemia tuberculosa.

ζ) Inaktive Tuberkulose anderer Organe (IIb)

Der Bestand an Personen mit inaktiver Tuberkulose anderer Organe belief sich am 31.12. 1960 (nach Extrapolation) auf rund 47000. Er liegt in Hamburg mit 25,7 a. 100000 E am niedrigsten und in Bremen mit 131 a. 100000 E am höchsten. Als Mittelwert für das Bundesgebiet ergeben sich 88 inaktive Tuberkulosen auf 100000 E. Da die Zahl der erst bei Sektionen ermittelten Fälle von extrapulmonaler Tuberkulose auffallend hoch ist, müßte auch der Bestand an aktiven und inaktiven Fällen bedeutend höher sein. Im übrigen sei auf folgenden Umstand hingewiesen: Der Bestand an inaktiven Lungentuberkulosen ist im Bundesgebiet etwa doppelt so hoch wie der an aktiven Lungentuberkulosen, der Bestand an inaktiven Tuberkulosen anderer Organe ist dagegen praktisch genau so hoch wie der an aktiven Fällen; in Hamburg beläuft er sich sogar nur auf 1/5. Auch wenn der Verlauf einer extrapulmonalen Tuberkulose im allgemeinen langwieriger ist als der einer Lungentuberkulose, müßte sich doch im Laufe der Zeit ein höherer Bestand an inaktiven Tuberkulosen ergeben. Möglicherweise erfolgt eine stärkere Abwanderung der Personen mit inaktiven extrapulmonalen Tuberkulosen zu den Fachärzten.

Nach Tab. 8 (S. 69) sind i. J. 1960 1 285 Personen mit inaktiver extrapulmonaler Tuberkulose infolge Verschlechterung in die Gruppen Ia — Id übergeführt worden = 2.7%. Die Wahrscheinlichkeit einer solchen Verschlechterung ist danach für diesen Personenkreis ungefähr so hoch wie für die Personen mit inaktiver Lungentuberkulose.

185 Personen erkrankten an einer aktiven Lungentuberkulose = 0,4 %, weitere 1 100 an einer aktiven extrapulmonalen Tuberkulose = 2,3 %. Da die Zahl der Neuerkrankungen an extrapulmonaler Tuberkulose relativ niedrig ist — 1960 handelte es sich um ca. 8 000 — liegt das Risiko einer solchen Erkrankung zur Zeit bei etwa 0,015 %. Damit ist die Wahrscheinlichkeit einer Verschlechterung für die Angehörigen der Gruppe IIb 180 mal so hoch wie die eines Einwohners der Bundesrepublik, überhaupt an extrapulmonaler Tuberkulose zu erkranken.

Die Blittersdorf-Tabelle enthält nur Angaben über die Dynamik der Gruppe IIb und keine Unterteilung nach den verschiedenen Lokalisationen. Aus diesem Grunde ist es leider nicht möglich festzustellen, ob und welche Formen von extrapulmonaler Tuberkulose bevorzugt von Verschlechterungen betroffen werden. Auch diese Frage kann nur durch Sondererhebungen geklärt werden.

Zusammenfassung

[Bestand an inaktiven Tuberkulosen anderer Organe (IIb)]

Von 47 000 Personen mit inaktiver extrapulmonaler Tuberkulose haben i. J. 1960 1285 eine Verschlechterung erfahren = 2,7%. In 185 Fällen handelte es sich um eine aktive Lungentuberkulose, in 1100 (= 2,3%) um eine aktive extrapulmonale Tuberkulose. Die Wahrscheinlichkeit der Verschlechterung ist für diesen Personenkreis ungefähr genau so groß wie die bei den Personen mit inaktiver Lungentuberkulose.

Summary: Account of inactive tuberculosis of other organs (IIb)

Of 47 000 persons with inactive extrapulmonary tuberculosis 1 285 (i.e. 2.7%) deteriorated in 1960. 185 were cases of active pulmonary tuberculosis and 1 100 (i.e. 2.3%) cases of active extrapulmonary tuberculosis. In all probability for these persons the risk of deterioration is approximately the same as for persons with inactive pulmonary tuberculosis.

Résumé: La fréquence de la tuberculose inactive d'autres organes (IIb)

Sur 47 000 personnes atteintes d'une tuberculose extra-pulmonaire inactive 1285 = 2,7% se sont aggravées en 1960. Dans 185 cas il s'agissait d'une tuberculose pulmonaire active, dans 1 100 (= 2,3%) des cas d'une tuberculose active extra-pulmonaire. Pour ce groupe la probabilité d'une aggravation est à peu près aussi grande que pour les personnes atteintes d'une tuberculose pulmonaire inactive.

Resumen: Estado de la tuberculosis inactiva en otros órganos (IIb)

De 47 000 personas con tuberculosis extrapulmonar inactiva 1 285 han experimentado una exacerbación en el año 1960 = 2,7%. En 185 casos se trataba de una tuberculosis pulmonar activa, en 1 100 (= 2,3%) de una tuberculosis extrapulmonar activa. La posibilidad de exacerbación es para este circulo de personas aproximadamente igual de grande como para las personas con tuberculosis pulmonar inactiva.

b) Bestätigte Neuzugänge an aktiver Tuberkulose

Die von den Fürsorgestellen registrierten Neuzugänge setzen sich zusammen aus erstmalig Erkrankten, Wiedererkrankten und Zuzügen aus anderen Berichtskreisen. Da aber bei manchen Fürsorgestellen nur die erstmalig Erkrankten, bei anderen nicht die Zugezogenen erfaßt, in einigen Ländern systematische Röntgenreihenuntersuchungen größerer Bevölkerungsteile, in anderen nur vereinzelt RRU durchgeführt werden, müssen die Angaben der Bundesländer untereinander verschieden sein. Sie stellen damit nur unterste Werte dar. Bei einheitlicher systematischer Erfassung müßte die Zahl der Neuzugänge erheblich größer sein.

Bei den Angaben über die Neuzugänge in den Tuberkulose-Jahrbüchern handelt es sich um *vorläufige Zahlen,* die sich erfahrungsgemäß nur wenig von den endgültigen Werten unterscheiden. Diese sind jeweils aus den im folgenden Jahr im Anhang abgedruckten alters- und geschlechtsgegliederten Tabellen zu ersehen.

Nach Tab. 7 sind im Jahre 1961 in der Bundesrepublik Deutschland 60 993 Personen mit aktiver Tuberkulose neu ermittelt worden = 112,8 a. 100 000 E.

Davon waren 16 335 (= 30,2 a. 100 000 E.) ansteckungsfähige Lungentuberkulosen, 35 203 (= 65,1 a. 100 000 E.) wiesen eine geschlossene, aber aktive Lungentuberkulose und 9 455 (= 17,5 a. 100 000 E.) eine extrapulmonale Tuberkulose auf.

Der Mittelwert von 30,2 a. 100 000 E., den das Bundesgebiet für die Neuzugänge an ansteckungsfähiger Lungentuberkulose aufweist, wird — außer von Berlin — in

Tabelle 7. *Neuzugänge der an aktiver Tuberkulose Erkrankten im Jahre 1961*
(nach Angaben des Statistischen Bundesamtes in Wiesbaden, vorläufige Zahlen)

| Land | Tuberkulose der Atmungsorgane | | | | | Tuber-kulose anderer Organe | Tuber-kulose aller Formen insgesamt |
| | ansteckend (offen) | | | nicht an-steckend (geschl.) | ins-gesamt | | |
	mit Bak-terien-nachweis	ohne Bak-terien-nachweis	ins-gesamt				
Grundzahlen							
Schleswig-Holstein . .	692	337	1 029	2 179	3 208	487	3 695
Hamburg	556	209	765	2 299	3 064	349	3 413
Niedersachsen.	1 526	476	2 002	4 466	6 468	1 139	7 607
Bremen.	. . . .	. . . .	204	556	760	165	925
Nordrhein-Westfalen .	4 089	757	4 846	8 581	13 427	2 414	15 841
Hessen	1 017	305	1 322	2 412	3 734	895	4 629
Rheinland-Pfalz	885	280	1 165	1 937	3 102	790	3 892
Baden-Württemberg .	1 511	342	1 853	5 777	7 630	1 681	9 311
Bayern	2 236	521	2 757	6 203	8 960	1 369	10 329
Saarland	331	59	390	693	1 083	166	1 249
Bundesgebiet ohne Berlin[1]	12 843	3 286	16 333	35 203	51 536	9 455	60 991
Berlin (West).	911	173	1 084	2 518	3 602	330	3 932
Bundesgebiet einschl. Berlin (W)[1]	13 754	3 459	17 217	37 721	55 138	9 785	64 923
Verhältniszahlen auf 100 000 der Bevölkerung							
Schleswig-Holstein . .	29,8	14,5	44,3	93,8	138,1	21,0	159,1
Hamburg	30,2	11,4	41,6·	124,9	166,4	18,9	185,4
Niedersachsen.	23,1	7,2	30,3	69,1	99,4	17,3	116,7
Bremen.	. . . .	. . . .	28,7	78,3	107,1	23,3	130,4
Nordrhein-Westfalen .	25,8	4,8	30,5	54,1	84,7	15,2	39,8
Hessen	21,1	6,4	27,4	49,9	77,3	18,5	95,9
Rheinland-Pfalz	25,8	8,2	33,9	56,4	90,4	23,0	113,4
Baden-Württemberg .	19,3	4,4	23,7	73,9	97,6	21,5	119,1
Bayern	23,4	5,4	28,8	64,8	93,6	14,3	107,9
Saarland	30,9	5,5	36,4	64,6	100,9	15,5	116,4
Bundesgebiet ohne Berlin[1]	24,1	6,2	30,2	65,1	95,3	17,5	112,8
Berlin (West).	41,3	7,8	49,1	115,1	164,2	15,0	179,2
Bundesgebiet einschl. Berlin[1]	24,5	6,2	30,7	67,1	97,8	17,4	115,2

[1] Ia, Ib ohne Bremen

den Ländern Schleswig-Holstein, Hamburg, Saarland und Rheinland-Pfalz überschritten. Während jedoch bei Hamburg in den großstädtischen Verhältnissen eine
Erklärung für die hohe Morbidität zu finden ist, liegen für die vom Mittelwert abweichende Situation in Schleswig-Holstein keine einleuchtenden Gründe vor, zumal
in diesem Land schon seit über einem Jahrzehnt intensiv obligatorische RRU durchgeführt werden. Eine Überprüfung dieser Verhältnisse, die seit 10 Jahren eine epidemiologische Sonderstellung innerhalb der Bundesländer vortäuschen, erscheint
dringend geboten. Unter dem Mittelwert liegen die Angaben von Baden-Württem-

berg, Hessen, Bremen und Bayern, wobei die von Baden-Württemberg besonders auffallend sind. Nach Tab. 7 müßten in Schleswig-Holstein 1961 rund 21 Personen a. 100 000 E. mehr an ansteckungsfähiger Lungentuberkulose erkrankt sein als in Baden-Württemberg. Dabei handelt es sich um zwei Länder, in welchen obligatorische RRU durchgeführt werden. Für die Diagnose der Ia-Fälle sind objektive Maßstäbe gegeben; zumindest für diese müßten deshalb die Angaben der Länder übereinstimmen. Solange diese Übereinstimmung nicht erreicht wird, müssen die Ib-, Ic- und Id-Fälle besonders kritisch bewertet werden.

Die großen Unterschiede in den Angaben über die Ic-Fälle stellen eine Belastung unserer Tuberkulosestatistik dar. Wenn man von den Großstädten Berlin und Hamburg absieht, ergeben sich noch immer Differenzen von 43,9 a. 100 000 E. zwischen den beiden Extremen Hessen und Schleswig-Holstein. Auf diese Dinge ist in den Jahrbüchern so oft eingegangen worden, daß sich Einzelheiten erübrigen und die Feststellung genügt, daß in Hessen die Angaben zu niedrig, in Schleswig-Holstein zu hoch liegen müssen. Auch in Nordrhein-Westfalen und Rheinland-Pfalz dürften sehr zahlreiche neue Ic-Fälle unbekannt geblieben sein. Grundsätzlich müßten Länder mit gesetzlichen RRU wegen der Frühentdeckung mehr Ic- und weniger Ia/b-Fälle haben als die anderen Länder.

Bei den extrapulmonalen Tuberkulosen weisen Bremen und Rheinland-Pfalz hohe, Bayern, Nordrhein-Westfalen und das Saarland niedrige Werte auf. Beim Bestand ist bereits darauf hingewiesen worden, daß gerade bei den extrapulmonalen Tuberkulosen zahlreiche Fälle nicht gemeldet werden und daher unbekannt sind. Dies gilt auch für die Neuzugänge, die in der angegebenen Höhe nicht den wirklichen Verhältnissen entsprechen. Im besonderen gilt dies für die älteren Leute, deren Tuberkulose mitunter bis zum Tode oder überhaupt unbekannt bleibt, weil charakteristische Symptome durch andere Krankheitserscheinungen überlagert werden.

Gegenüber dem Vorjahr hat die Zahl der Neuzugänge an Tuberkulose aller Formen um rund 4 600 bzw. um 10,8 a. 100 000 E. abgenommen. Davon entfallen etwa 1 300 auf die ansteckungsfähige, 3 000 auf die geschlossene Lungentuberkulose und 300 auf die extrapulmonale Tuberkulose. 54 % des absoluten Betrages des Rückgangs — nämlich rund 2 500 Neuzugänge — entfallen auf Nordrhein-Westfalen, das aber mit nur 30 % an der Gesamtbevölkerung beteiligt ist. Die restlichen 46 % des Abfalls der Zahl der Neuzugänge stellen die übrigen Länder mit 70 % der Einwohnerschaft des Bundesgebietes. In Nordrhein-Westfalen beläuft sich die Abnahme auf 13,4 % der absoluten Zahlen, in den anderen Ländern zusammen auf nur 4,6 %; in allen Ländern — einschließlich Nordrhein-Westfalen — auf 7,1 %. Der Grund für die Diskrepanz dürfte in der nach Ländern noch unterschiedlichen Führung der Statistik liegen: Das Gesundheitswesen der Bundesrepublik ist weitgehend der Hoheit der Länderregierungen überlassen!

Bei den einzelnen Diagnosen ergibt sich hinsichtlich der Entwicklung von 1960 auf 1961 folgendes:

Ia + Ib: In Schleswig-Holstein und Bremen ist eine leichte Zunahme der Neuzugänge zu verzeichnen, in Niedersachsen, Hessen und Rheinland-Pfalz sind praktisch unbedeutende Änderungen erfolgt; einen stärkeren Rückgang weisen Hamburg, Berlin, Nordrhein-Westfalen, Baden-Württemberg und Bayern auf.

Ic: Außer Bremen mit geringer Zunahme ist in allen Ländern ein leichtes bis mäßiges Absinken festzustellen, in Nordrhein-Westfalen beträgt dies ca. 20 %.

Id: Außer in Bayern mit konstantem Wert ist die Abnahme in allen anderen Ländern im allgemeinen gering.

Nachdem Rheinland-Pfalz nunmehr auch eine alters- und geschlechtsgegliederte Statistik der Neuzugänge erstellt, fehlten 1961 noch die Länder *Hessen, Baden-Württemberg* und *Bayern,* um eine Bundesstatistik der Neuzugänge zu ermöglichen.

Mit Rücksicht auf die Ungenauigkeiten der Länderstatistiken, die auf der Verschiedenartigkeit der Erfassung beruhen und sich wenigstens zum Teil in einer Bundesstatistik ausgleichen, werden künftig die Länderangaben nur noch in gewissen Fällen berücksichtigt und die Verhältnisse anhand einer Bundesstatistik der Neuzugänge behandelt, welche die Zusammenfassung der Angaben der Länder Schleswig-Holstein, Hamburg, Niedersachsen, Bremen, Nordrhein-Westfalen, Rheinland-Pfalz und Saarland mit insgesamt rund 33 Mill. Einwohnern (= 62 % der Bewohner der Bundesrepublik) darstellt. Es ist zu hoffen, daß sich die fehlenden 3 Länder im Laufe der Zeit noch bereit erklären werden, die alters- und geschlechtsgegliederte Statistik ebenfalls zu erstellen, nachdem 7 Länder beweisen, daß dies ohne besondere Kosten möglich ist. Die entsprechenden Länderstatistiken kommen wie bisher im Anhang des Jahrbuchs zum Abdruck.

α) Ansteckungsfähige Lungentuberkulose (Ia + Ib)

Aus Abb. 15 ist die Alters- und Geschlechtsgliederung der Neuzugänge Ia + Ib in 6 bzw. 7 Bundesländern in den Jahren 1959 und 1960 zu ersehen.

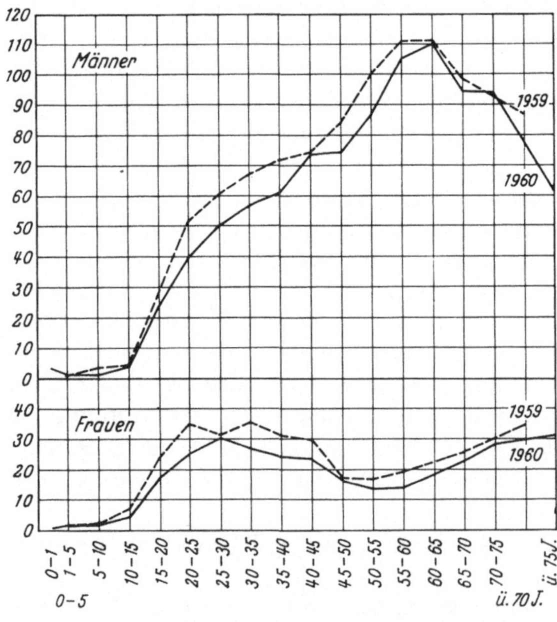

Abb. 15. Neuzugänge an ansteckungsfähiger Lungentuberkulose (Ia + Ib) der Männer und Frauen in 6 bzw. 7 Bundesländern in den Jahren 1959 und 1960 auf je 100 000 M. bzw. F.

Unterhalb von 15 Jahren ist die Erkrankungshäufigkeit an Ia/b-Fällen gering. In den Ländern des Bundesgebietes sind 1960 insgesamt 229 Kinder unter 15 J. als Neuzugänge ermittelt worden. Erst ab 15 J. — also mit dem Eintritt der Masse der Kinder in das Berufsleben — gewinnt die Morbidität an ansteckungsfähiger Lungentuberkulose an Bedeutung. Diese nimmt bei beiden Geschlechtern mit steigendem Alter zu; während bei den Frauen um 30 J. ein Maximum erreicht wird, steigt die Morbidität bei den Männern bis zum 65. Lebensjahr steil an, um dann rasch abzufallen. Ob dieser Abfall den Tatsachen entspricht, wurde bei der Gliederung des Bestandes erwähnt.

Gegenüber dem Vorjahr ist eine Abnahme erfolgt, die alle Altersstufen umfaßt, aber im mittleren Bereich besonders in Erscheinung tritt.

Abb. 16 zeigt die Verhältnisse in Rheinland-Pfalz und dem Nachbarland Nordrhein-Westfalen.

Bei den Frauen ergibt sich eine durchweg gute Übereinstimmung, bei den Männern treten beträchtliche Abweichungen auf, welche der Art der Erfassung zuzuschreiben sein dürften.

In Abb. 17 ist die Entwicklung der Neuzugänge in der Bundesrepublik von 1950 — 1961 dargestellt. Wie beim Bestand ist ein gleichmäßiger Abfall festzustellen, der innerhalb von knapp 10 Jahren zu einer Reduzierung der Neuzugänge um die Hälfte geführt hat. Bei unveränderter Tendenz dürften danach Ende des Jahres 1962 ca. 27 Neuzugänge an Ia + Ib-Fällen auf je 100 000 E. zu erwarten sein = rund 14 500.

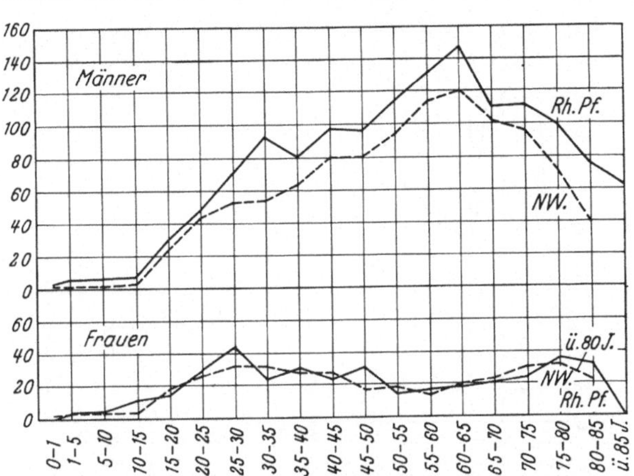

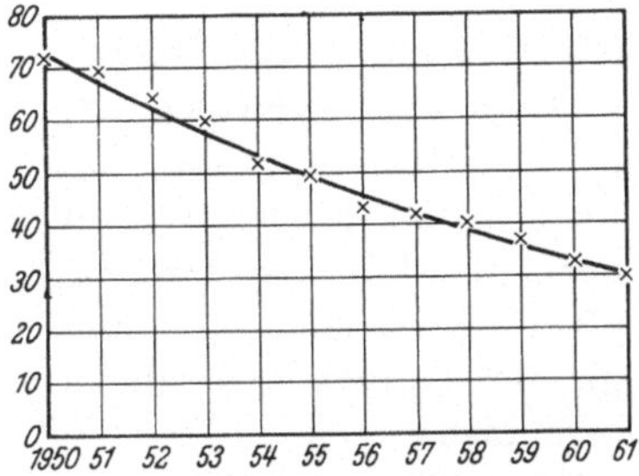

Abb. 17. Neuzugänge an ansteckungsfähiger Lungentuberkulose (Ia + Ib) in der Bundesrepublik 1950 — 1961 auf je 100 000 E.

Abb. 16. Neuzugänge an ansteckungsfähiger Lungentuberkulose (Ia + Ib) in Nordrhein-Westfalen und Rheinland-Pfalz nach Alter und Geschlecht im Jahre 1960 auf je 100 000.

β) Aktive nichtansteckende Lungentuberkulose (Ic)

Nach Abb. 18 weisen die 1—10jährigen und 55—60jährigen Männer Höchstwerte auf.

Sehr erheblich in der hier dargestellten Altersgliederung ist der Unterschied in der Erkrankungshäufigkeit der 5—10- und der 10—15jährigen und der 60—65- und der über 75jährigen. Auf die Morbidität bei den Kindern, die sich in den beiden benachbarten Altersgruppen annähernd wie 2 : 1 verhält, wurde bereits hingewiesen, desgleichen auf die Situation in den beiden höheren Altersklassen, in welchen sich die Morbiditätsziffern wie 3 : 1 verhalten, was wahrscheinlich durch unzu-

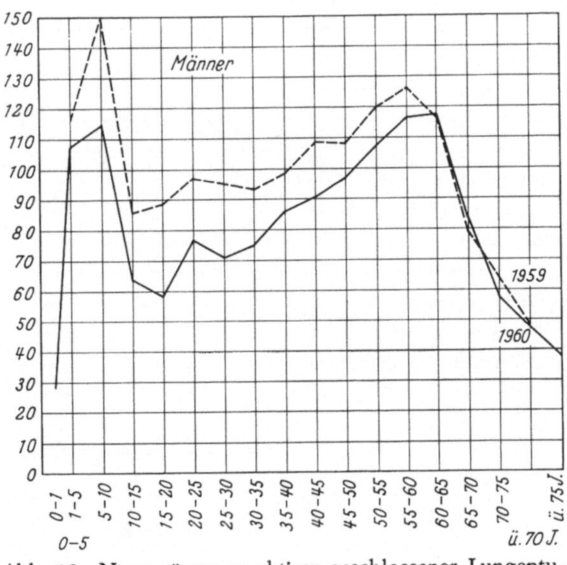

Abb. 18. Neuzugänge an aktiver geschlossener Lungentuberkulose (Ic) der Männer in 6 bzw. 7 Bundesländern in den Jahren 1959 und 1960 auf je 100 000 M.

reichende Erfassung verursacht worden sein kann. Es muß damit gerechnet werden, daß oberhalb 65 J. unbekannte Tuberkulosen, die durch Reaktivierung alter Prozesse entstehen, vorhanden sind, die der Erfassung entgehen. Da aber gerade diese unerkannten Tuberkulosen wesentlich dazu beitragen dürften, die Tuberkulose-Endemie aufrecht zu erhalten, sollte man sich nicht resignierend mit der Tatsache abfinden, daß ein relativ kleiner Bevölkerungsteil — nämlich besonders der der Rentner und Pensionäre von über 65 J. — in dieser Entwicklung eine bedeutsame Rolle spielt.

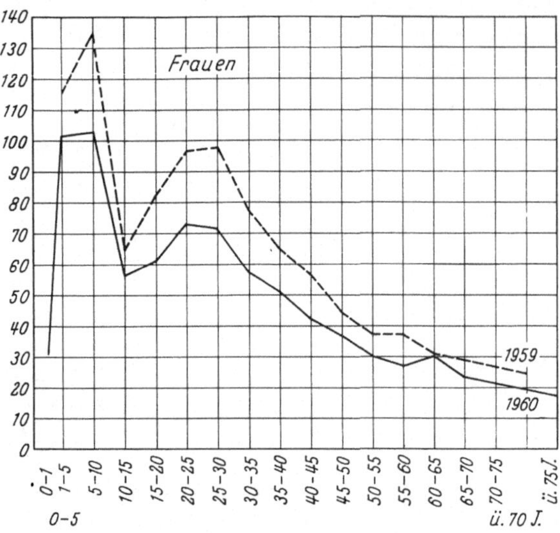

Abb. 19. Neuzugänge an aktiver geschlossener Lungentuberkulose (Ic) der Frauen in 6 bzw. 7 Bundesländern in den Jahren 1959 und 1960 auf je 100 000 Frauen.

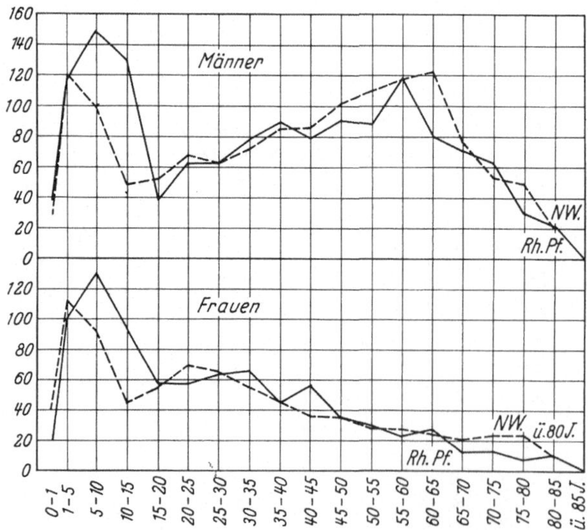

Abb. 20. Neuzugänge an geschlossener Lungentuberkulose (Ic) in Nordrhein-Westfalen und Rheinland-Pfalz nach Alter und Geschlecht im Jahre 1960 auf je 100 000.

Es sollte Möglichkeiten geben, diesen Personenkreis für die unerläßlich notwendigen Maßnahmen zu gewinnen. Anläßlich der Tagung der Nordrhein.-westfälischen Tbk.-Gesellschaft in Düsseldorf (März 1961) hat der Generalsekretär den Vorschlag gemacht, die Gewährung von Renten und Pensionen mit der Durchführung regelmäßiger Röntgenuntersuchungen der Lungen abhängig zu verbinden.

Wie Abb. 19 zeigt, setzt sich auch 1960 der Schrumpfungsprozeß fort, der seit einigen Jahren bezüglich der Verringerung der Erkrankungsfälle besonders in den jüngeren und mittleren Altersklassen im Gange ist.

Oberhalb von 65 J. ist keine Änderung eingetreten.

Der Unterschied im Ablauf gegenüber den Männern besteht in dem ständigen Abfall der Erkrankungshäufigkeit bis in das höchste Alter.

Abb. 20 zeigt die Alters- und Geschlechtsgliederung der Neuzugänge an geschlossener Lungentuberkulose in Nordrhein-Westfalen und Rheinland-Pfalz.

Aber 15 J. verlaufen die Kurven annähernd identisch, dagegen treten unterhalb 15 J. erhebliche Unterschiede auf — besonders bei den 10—15jährigen —, die auf eine unterschiedliche Bewertung der Symptome hindeuten.

Nach Abb. 21 fallen auch die Neuzugänge an Ic-Fällen annähernd gleichmäßig ab. Innerhalb von 8 Jahren — von 1953 bis 1961 — ist ihre Zahl um die Hälfte zurückgegangen. 1962 ist nach der zu erwartenden Entwicklung mit etwa 60 Neuzugängen an Ic-Fällen je 100 000 E. zu rechnen = rund 32 000.

γ) Aktive Lungentuberkulose (Ia — Ic)

Nach Abb. 22 ist von 1959 bis 1960 ein recht beachtlicher Abfall in der Erkrankungshäufigkeit der Männer und Frauen unter 60 J. an aktiver Lungentuberkulose eingetreten, der, da er sich seit Jahren durch eine gewisse Konstanz auszeichnet, durchaus zu einem bescheidenen Optimismus berechtigt.

Es hat den Anschein, als würde die Tuberkulose vor allem der Kinder, vielleicht auch der jungen Leute, in absehbarer Zeit weitgehend an Bedeutung verloren haben. Noch 1950 waren die Neuzugänge an Lungentuberkulose der 0—25jährigen in Nordrhein-Westfalen mit rund 50% an den Neuzugängen aller Altersklassen an Ia—Ic-Fällen beteiligt, 1960 handelte es sich um nur noch 32%; in etwa 4—6 Jahren werden es — wenn die bisherige Entwicklung nicht gestört wird — noch annähernd 20% sein. In derselben Zeit hat der Anteil der Neuzugänge der über 60jährigen von 9,5% auf 15,3% zugenommen; dieser wird — wenn nicht Ergebnisse obligatorischer RRU eine grundlegende Änderung der Altersverteilung herbeiführen — in 4—6 Jahren ebenfalls bei etwa 20% liegen.

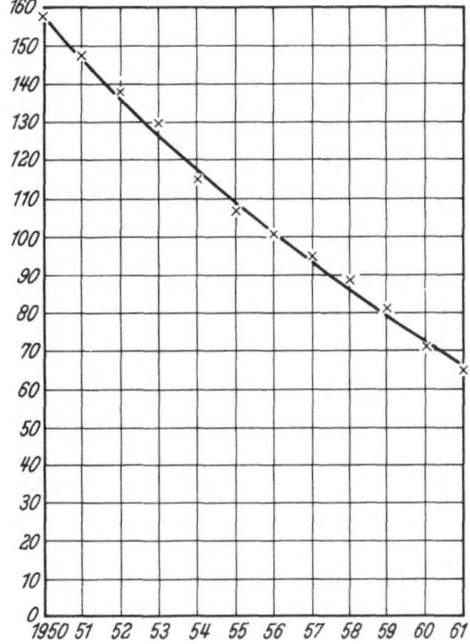

Abb. 21. Neuzugänge an aktiver geschlossener Lungentuberkulose (Ic) inder Bundesrepublik 1950—1961 auf je 100 000 E.

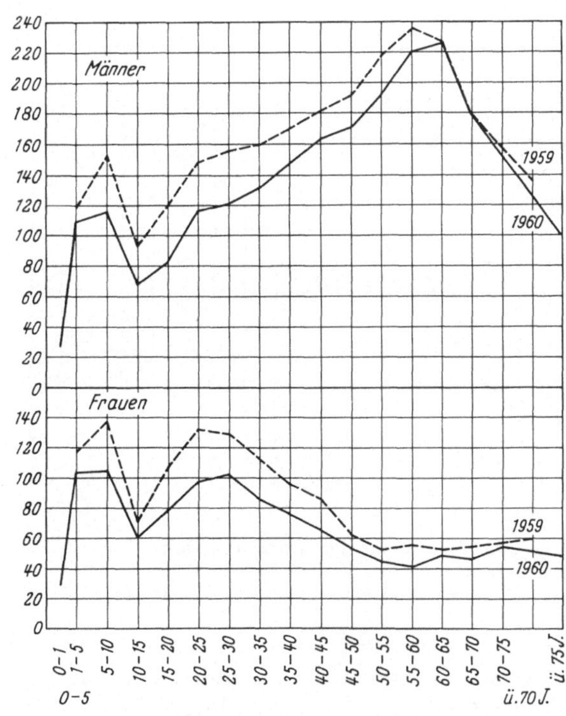

Abb. 22. Neuzugänge an aktiver Lungentuberkulose (Ia— Ic) der Männer und Frauen in 6 bzw. 7 Bundesländern in den Jahren 1959 und 1960 auf je 100 000 M. bzw. F.

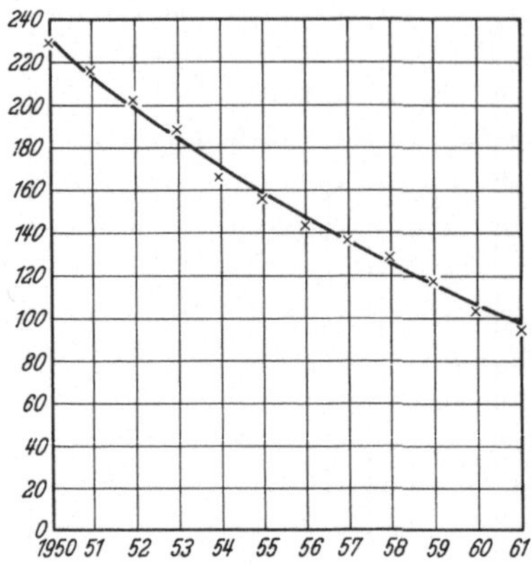

Abb. 23. Neuzugänge an aktiver Lungentuberkulose (Ia—Ic) in der Bundesrepublik 1950—1961 auf je 100 000 E.

Aus Abb. 23 ist die Entwicklung der Neuzugänge an Ia—Ic-Fällen in der Zeit von 1950—1961 zu ersehen.

1953 waren rund 190 Neuzugänge auf 100 000 E. gemeldet worden, so daß von diesem Zeitpunkt an eine Abnahme der Neuzugänge auf die Hälfte eingetreten ist. Bei ungestörtem Fortbestand der bisherigen Tendenz ist damit zu rechnen, daß i. J. 1962 die Zahl von 50 000 Neuzugängen an aktiver Lungentuberkulose unterschritten sein wird. Es dürfte sich in diesem Jahr um etwa 46 000—48 000 handeln.

δ) Extrapulmonale Tuberkulose (Id)

Bei den pulmonalen Tuberkulosen weisen die Männer eine wesentlich größere Erkrankungshäufigkeit auf als die Frauen, das Maximum entfällt bei den Männern auf die 60—65jährigen, bei den Frauen auf die 30—35jährigen. Die extrapulmonale Tuberkulose zeigt nach Abb. 24 gänzlich andere Verhältnisse:

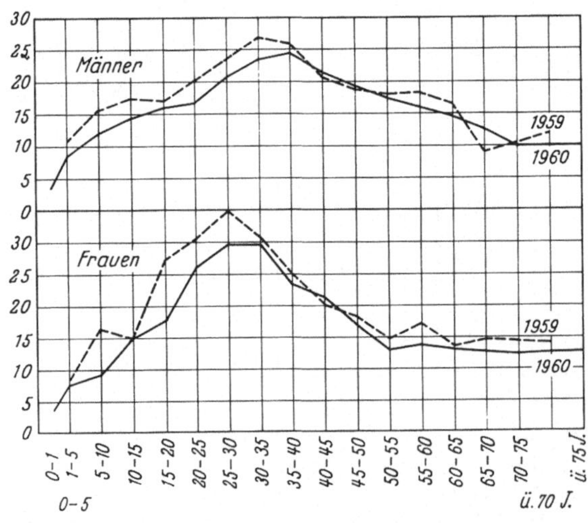

Abb. 24. Neuzugänge an extrapulmonaler Tuberkulose (Id) der Männer und Frauen in 6 bzw. 7 Bundesländern 1959 und 1960 a. 100 000 M. bzw. F.

Die Morbidität der Frauen ist etwas höher als die der Männer, und außerdem ist die Häufigkeitsverteilung insofern anders, als die Männer um 30—40 J. Höchstwerte aufweisen, während diese bei den Frauen bereits auf die etwa 25—35 jährigen entfallen. Charakteristisch für die Kurven beider Geschlechter ist das Erhaltenbleiben eines gewissen „Jungendlichengipfels", der in den Kurven der Erkrankungen an Lungentuberkulose weitgehend eingeebnet ist. Ob der Abfall oberhalb von 70 J. bei den Männern bzw. von 35 J. bei den Frauen den tatsächlichen Verhältnissen entspricht, ist zweifelhaft, weil wahrscheinlich verhältnismäßig viele extrapulmonale Tuberkulosen besonders der höheren Altersklassen unbekannt sind und meist erst mit dem Tode bzw. durch eine Sektion nachgewiesen werden.

Bei den extrapulmonalen Tuberkulosen entfallen auch die außerordentlich hohen Erkrankungsziffern der Kinder, die bei der pulmonalen Tuberkulose immer wieder beobachtet werden. 1960 sind nach diesen Statistiken 10 354 Neuzugänge der 0 — 15jährigen an pulmonaler Tuberkulose zu verzeichnen, dagegen nur 1 276 (= 24 % der Gesamtfälle) wegen einer Tuberkulose anderer Organe. Von diesen entfallen 557 (= 44 %) auf die Drüsentuberkulose, 247 auf tuberkulöse Erkrankungen der Knochen und Gelenke, 235 auf tuberkulöse Meningitis, der Rest auf die sonstigen Formen der extrapulmonalen Tuberkulose. In den Ländern Schleswig-Holstein + Hamburg + Niedersachsen + Nordrhein-Westfalen ergibt sich folgende prozentuale Verteilung der verschiedenen Tuberkuloseformen in den Jahren 1950 und 1960 bei den 0 — 15jährigen:

	Knochen u. Gel. Tbk.	Drüsen-Tbk.	Tbk. der Haut	tuberkul. Meningitis	sonstige Tbk.	gesamt
1950	25,8	35,9	3,7	21,6	13,0	100%
1960	19,3	43,7	3,6	18,4	15,0	100%

Der Anteil der Erkrankungen an Lupus ist in diesen 10 Jahren gleich geblieben, der an Knochen- und Gelenktuberkulose ist stärker, jener an Meningitis ist leicht gefallen, während die Drüsentuberkulose noch mehr als im Jahre 1950 dominiert.

Für die Männer und Frauen von über 15 J. ergibt sich nachstehende Verteilung:

	Knochen u. Gel. Tbk.	Drüsen-Tbk.	Tbk. der Haut	tuberkul. Meningitis	sonstige Tbk.	gesamt
			Männer			
1950	40,0	17,9	9,9	3,7	28,5	100%
1960	23,7	14,5	5,4	2,8	53,6	100%
			Frauen			
1950	29,6	22,9	14,0	4,4	29,1	100%
1960	16,3	24,3	7,3	2,5	49,6	100%

1950 entfällt bei den Männern der Hauptanteil der Neuzugänge an extrapulmonaler Tuberkulose auf die Knochen- und Gelenktuberkulose, dann folgen die sonstigen und die Drüsentuberkulosen. Lupus und tuberkulöse Meningitis treten mit insgesamt 13,6 % bei den Neuzugängen in Erscheinung. Innerhalb von 10 Jahren ist der Anteil der sonstigen Tuberkulosen von 28,5 % auf 53,6 % angestiegen. An dieser Entwicklung ist vor allem die Urogenitaltuberkulose beteiligt, deren Ermittlung seit einigen Jahren erhöhte Aufmerksamkeit gewidmet wird, und der als ansteckungsfähiger Tuberkulose besondere Beachtung gebührt. Bei den Frauen zeigt sich ein ähnlicher Vorgang.

Hinsichtlich der übrigen Formen der extrapulmonalen Tuberkulose ergeben sich insofern geschlechtsspezifische Unterschiede, als bei den Männern die Knochen- und Gelenktuberkulose, bei den Frauen dagegen die Lymphdrüsentuberkulose dominiert.

Nach Abb. 24 betrifft der Rückgang der Neuzugänge in erster Linie die Altersklassen unterhalb 30 Jahre. Es hat den Anschein, als ob auch bei den extrapulmonalen Tuberkulosen der auf die jüngeren Erwachsenen fallende Gipfel allmählich abgebaut wird.

1950 waren die Neuzugänge an extrapulmonaler Tuberkulose der 0 — 15jährigen noch mit rund 39 % an den Neuzugängen aller Altersklassen beteiligt, 1960 beläuft sich deren Anteil auf nur noch 24%. Die hier zum Ausdruck kommende Tendenz dürfte wohl noch für einige Zeit unverändert wirksam sein, so daß auch bei den extrapulmonalen Tuberkulosen die Verschiebung in die höheren Altersklassen zu erwarten ist und augenfällig werden dürfte. Wahrscheinlich jedoch ist dies heute schon weit mehr der Fall als die Statistiken erkennen lassen.

Abb. 25 zeigt die alters- und geschlechtsgegliederten Neuzugänge an extrapulmonaler Tuberkulose in Nordrhein-Westfalen und Rheinland-Pfalz mit z. T. bedeutend höherer Morbidität in Rheinland-Pfalz.

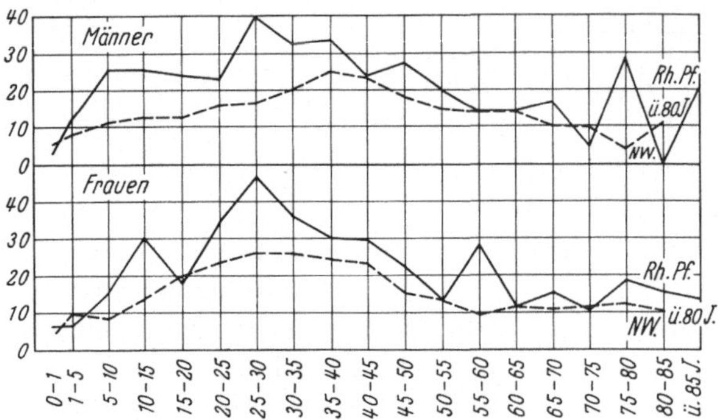

Abb. 25. Neuzugänge an extrapulmonaler Tuberkulose (Id) in Nordrhein-Westfalen und Rheinland-Pfalz nach Alter und Geschlecht i. J. 1960 auf je 100 000.

Abb. 26. Neuzugänge an extrapulmonaler Tuberkulose (Id) in der Bundesrepublik 1950 — 1961 auf je 100 000 Einwohner.

Nach Abb. 26 haben auch die Neuzugänge an extrapulmonaler Tuberkulose in der Bundesrepublik seit 1950 stetig abgenommen. Bei Fortbestand der Entwicklung ist für das Jahr 1962 mit etwa 8 500 Neuzugängen an extrapulmonaler Tuberkulose zu rechnen. Dabei sei darauf hingewiesen, daß es sich nur um unterste Werte handelt.

Zusammenfassung

(Bestätigte Neuzugänge an aktiver Tuberkulose)

Im Jahre 1961 sind 60 993 Neuzugänge an aktiver Tuberkulose zu verzeichnen = 112,8 auf 100 000 Einwohner. Davon entfallen 16 335 (= 30,2) auf die ansteckungsfähige, 35 203 (= 65,1) auf die geschlossene Lungentuberkulose und 9 455 (= 17,5) auf die extrapulmonale Tuberkulose. Gegenüber dem Vorjahr ist eine Abnahme um rund 4 600 Neuzugänge erfolgt. Die seit Jahren zu beobachtende Tendenz hat angehalten, so daß mit einer weiteren Abnahme gerechnet werden kann. Diese betrifft vornehmlich die jüngeren und mittleren Altersklassen. Bei den höheren Altersstufen sind keine entscheidenden Änderungen zu beobachten und vorerst auch nicht zu erwarten, es sei denn, man entschlösse sich zu strengeren Maßnahmen hinsichtlich der Erfassung der unbekannten Tuberkulosen der alten Leute, die maßgeblich zur Verzögerung einer möglichen rascheren Entwicklung beitragen.

Summary: New cases of active tuberculosis

In 1961 60 993 new cases of active tuberculosis (i. e. 112.8 per 100 000 residents) were registered. 16 335 (i. e. 30.2) pertain to communicable, 35 203 (i. e. 65.1) to closed pulmonary tuberculosis and 9 455 (i. e. 17.5) to extrapulmonary tuberculosis. In comparison to the previous year there is a decrease of nearly 4 600 new cases. This tendency has persisted for years and thus a continuous decrease may be expected, mainly among the younger and middle age groups. No significant changes have been observed and for the time being are not to be expected for the higher age groups unless strong regulations are adopted concerning the registration of undetected tuberculosis of old people, which definitely retard a possible quicker development.

Résumé: Nouveaux cas de tuberculose active

Au cours de l'année 1961 on a enrégistré 60 993 cas nouveaux et confirmés de tuberculose active, (c'est à dire 112,8 cas sur 100 000 habitants). 16 335 de ces cas (= 30,2) sont contagieux, 35 203 (= 65,1) présentent une tuberculose pulmonaire fermée et 9 455 (= 17,5) une tuberculose extra — pulmonaire. Le nombre de cas nouveaux a diminué de 4 600 par rapport à l'année précédente. La tendance à la régression qu'on observe depuis des années s'est confirmée cette fois-ci encore, de sorte qu'on peut s'attendre à une régression plus nette encore. Ce phénomène touche principalement les groupes d'âge jeune et moyen. Chez les personnes âgées on n'observe pas de changements décisifs, cette remarque vaudra probablement aussi pour l'avenir immédiat, a moins qu'on ne se décide à des mesures plus sévères pour saisir les cas de tuberculose inconnue chez les vieux qui freinent d'une façon déterminante l'évolution optimale de la lutte contre la tuberculose.

Resumen: Nuevos procesos confirmados de tuberculosis activa

En el año 1961 se han descrito 60 993 nuevos procesos de tuberculosis activa = 112,8 para 100 000 habitantes. De los cuales corresponden 16 335 (= 30,2) a las formas contagiosas, 35 203 (= 65,1) a las tuberculosis pulmonares cerradas y 9 455 (= 17,5) a las tuberculosis extrapulmonares. En contra del año anterior se ha conseguido un descenso de alrededor 4 600 nuevos procesos. La tendencia observada desde hace años se ha mantenido de tal manera que se puede calcular con un sucesivo descenso. Este alcana principalmente a los jóvenes y a las edades medias. En las edades avanzadas no se han observado decisivas alteraciones y por de pronto no son tampoco a esperar, a de ser por consiguiente que uno se decida por enérgicas medidas con respecto al descubrimiento de las tuberculosis de los viejos, que contribuiran de un modo decisivo a la detención de un posible rapido desarrollo.

c) Übergangsfälle aus anderen statistischen Gruppen (transitive Fälle)

Um ein Geschehen wie die Entwicklung der Morbidität an Tuberkulose zuverlässig analysieren zu können, bedarf es der Kenntnis aller Faktoren, die maßgeblich zu dieser Entwicklung beitragen, sie beeinflussen oder diese gar verursachen. Solange es sich um unbekannte Elemente, um Imponderabilien handelt, ist das Ergebnis von der mehr oder weniger zufälligen Genauigkeit von Schätzungen und Vermutungen abhängig. Wenn jedoch die Möglichkeit besteht, anhand von Zahlen zu exakteren Ergebnissen zu gelangen, dann sollte man im Interesse der erforderlichen Genauigkeit und zum Zwecke der präzisen Aussage unbedingt davon Gebrauch machen. Die Tuberkulosesituation ist heute noch so ernst, daß man ihren Ablauf nicht nur nach hypothetischen Erörterungen und Vermutungen bewerten sollte.

In dieser Hinsicht spielen die *Übergangsfälle* aus anderen statistischen Gruppen in Form der Verbesserungen und Verschlechterungen schon deshalb eine bedeutungsvolle Rolle, weil sie die Dynamik des Geschehens repräsentieren. Gerade deswegen muß über diese Vorgänge so zuverlässig wie möglich berichtet werden. Seit teilweise 10 Jahren wird von den meisten Bundesländern über die Übergangsfälle nach der BLITTERSDORF-Tabelle berichtet; in Rheinland-Pfalz wurden diese Angaben bislang nicht, in Nordrhein-Westfalen nur für einen Teil des Landes erstellt.

Das von BLITTERSDORF vor 10 Jahren entworfene Schema hat im Laufe der Jahre eine Reihe von Änderungen erfahren, bedingt durch die Möglichkeiten und Erfordernisse der Praxis. Die jetzt benutzte Form kam aufgrund von Kompromissen zustande, bedarf aber noch weiterer Überprüfung. So sind z. B. die Angaben über die Reaktivierungen der IIa- und der IIb-Fälle so bedeutungsvoll, daß man auf deren obligatorischer Meldung bestehen sollte. Gerade bei dem zahlenmäßig recht umfangreichen Personenkreis der inaktiven Tuberkulösen handelt es sich um eine Gruppe, in der prozentual am häufigsten für kürzere oder längere Zeit unbekannte Infektionsquellen auftreten. Besonders die IIa-Gruppe ist epidemiologisch von erheblicher Bedeutung, weil man die in ihr erfaßten Kranken nicht nur genauestens überwachen, sondern weil man das dynamische Geschehen in dieser Gruppe auch zahlenmäßig sorgfältig verfolgen muß.

Darüberhinaus ist es wichtig, die Erkrankungshäufigkeit der Exponierten im Gegensatz zur allgemeinen Bevölkerung — und damit die Zahl der „Übergänge" aus IIc nach Ia — Ic zu kennen und zu kontrollieren, auch wenn es sich dabei — da die Exponierten als solche keine Erkrankungsfälle darstellen — nicht um Übergänge, sondern um Erkrankungen im Sinne von Neuzugängen handelt, wenn aus diesem Personenkreis eine aktive Tuberkulose festgestellt wird. Die im Schema in dieser Hinsicht gemachten Angaben sind deshalb erst verwertbar, wenn sie von *allen* Ländern vorliegen, welche die übrigen Unterlagen für das Blittersdorf-Schema eingereicht haben.

In Tab. 8 sind die Diagnoseübergänge wiedergegeben, welche für die Bundesländer ohne Nordrhein-Westfalen und Rheinland-Pfalz — und damit für 34,5 Millionen Einwohner — zusammengestellt und auf die Gesamtbevölkerung — 53,8 Millionen — extrapoliert wurden.

Danach sind 1960 14395 neue Ia-Fälle als Verschlechterungen bekannt geworden, so daß sich die Gesamtzahl der Zugänge zu Ia 1960 auf 28471 beläuft, nachdem 14076 Neuzugänge registriert worden sind. Der Anteil der Verschlechterungen beträgt rund 50%! Während ein größerer Teil der Ia-Fälle des Bestandes nur noch statistisch als Ia-Fälle anzusehen ist, handelt es sich bei diesen über 28 000 Personen eindeutig um Erkrankungen, die mindestens während einer gewissen Zeit im Jahre 1960 ansteckend gewesen sind. Die Zugänge zu Ia machen 41,5 % des Bestandes an Ia-Fällen aus, die Verschlechterungen allein über 20%. Die Verhältnisse lediglich aufgrund der Neuzugänge beurteilen zu wollen, hieße deshalb die Situation verkennen. Solange die Übergangsfälle nach dem Blittersdorf-Schema ausgewertet werden, d. h. seit ca. 10 Jahren, hat sich der Anteil der Verschlechterungen an den Zugängen zu Ia mit rund 50% praktisch konstant gehalten, ein Umstand, der insofern merkwürdig ist, als die Verschlechterungen aus Personengruppen stammen, die nicht in irgendeiner festen Korrelation zur Gesamtbevölkerung stehen.

Nach Tab. 8 stammen über 50 % der Verschlechterungen aus der Gruppe der zunächst nicht ansteckenden Lungentuberkulosen (Ic). Möglicherweise handelt es sich dabei überwiegend um solche Personen, die an den periodischen Kontrollen der

Fürsorgestellen nicht teilnehmen, so daß der Beginn der Verschlechterungen nicht rechtzeitig entdeckt und die dann erforderliche Behandlung nicht vorgenommen worden ist. Daß es sich um Verschlechterungen handeln sollte, deren Beginn im Rahmen der Kontrolluntersuchungen übersehen worden ist, mag für einen Teil davon gelten, kaum aber für die Masse der 1960 festgestellten fast 7 500 Fälle.

Tabelle 8. *Blittersdorfsches Schema der Diagnosenübergänge in der Tuberkulosestatistik*

nach＼von	Ia	Ib	Ic	Id	IIa	IIb	IIc	IId	III	Summe
		obligatorisch				fakultativ				
Ia　Bakt. off. Tb der Atmungsorgane		2 510	7 430	110	3 800	30	210	165	140	14 395
Ib　Klin. off. Tb der Atmungsorgane			2 300	5	1 380	15	80	60	35	3 875
Ic　Aktiv geschl. Tb der Atmungsorgane	17 260	6 830		160	11 060	140	2 150	870	530	39 000
Id　Aktive Tb anderer Organe			200		680	1 100	130	80	60	2 250
IIa　Inaktive Tb der Atmungsorgane			65 000							65 000
IIb　Inaktive Tb anderer Organe				9 100						9 100
IIc　Exponierte										
IId　Unentschiedene Diagnosen										
III　Beobachtungsf. (nicht-tbk. Erkr. der Atmungsorgane usw.)										
Summe	17 260	9 340	74 930	9 375	16 920	1 285	2 570	1 175	765	133 620

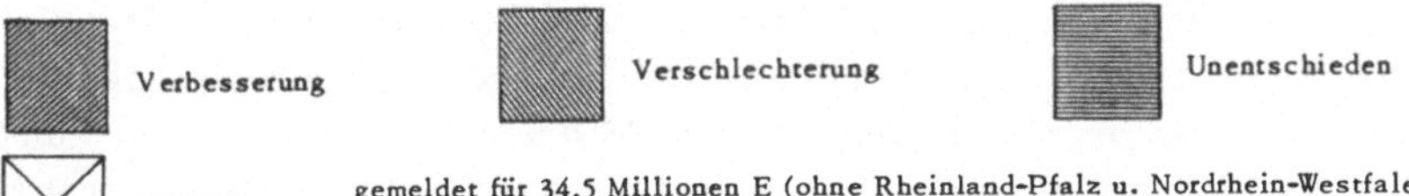

An zweiter Stelle stehen Verschlechterungen aus IIa mit rund 26 % der Gesamtzahl. Für diese dürften ähnliche Gründe gelten wie für die aus Ic stammenden. Aber was auch die Ursache dafür sein mag, daß jährlich 10—12 000 neue Infektionsquellen aus den Gruppen Ic und IIa hervorgehen, es sollten Möglichkeiten gefunden werden, diesen ständigen Strom zum Versiegen zu bringen. Eine Gruppe von noch nicht einmal 1 Million Personen stellt seit Jahren 38—40 % aller neu ermittelten ansteckenden Tuberkulosen und ist darüber hinaus die Quelle für eine große Zahl von Neuinfektionen und Neuerkrankungen.

Die Gruppe Ib hat 3 875 Zugänge in Form von Verschlechterungen aufzuweisen, wodurch sich mit den 3 543 Neuzugängen eine Gesamtzahl von rund 7 400 Zugängen ergibt. Die Verschlechterungen sind daran mit rund 52 % beteiligt. Auch diese stammen überwiegend aus den Gruppen der Ic- und IIa-Fälle.

1960 sind 17 619 Neuzugänge an ansteckungsfähiger Lungentuberkulose (Ia + Ib) registriert worden. Außerdem sind 18 270 Zugänge in Form von Verschlechterungen erfolgt. Damit beläuft sich die Zahl der Zugänge auf insgesamt rund 35 900, von welchen über die Hälfte Verschlechterungen — und zwar zu 82 % aus den Gruppen Ic und IIa — darstellen. Über die zahlenmäßige Entwicklung des Bestandes an Ia + Ib-Fällen während des Jahres 1960 ergibt sich folgendes Bild:

Bestand am 31. 12. 1959	94 245
Neuzugänge 1960	17 619
Zugänge (Verschlechterungen)	18 270
	130 134
Abgänge nach Ic	24 090
Soll-Bestand Ende 1960	106 044
Ist-Bestand Ende 1960	85 300
Fehlbetrag	20 744

Während des Berichts-Jahres sind rund 8 000 überwachte Personen an Lungentuberkulose verstorben, an anderen Ursachen ca. 1 500, so daß sich der Fehlbetrag auf etwa 11 000 verringert. Dies würde eine große Steigerung gegenüber dem Vorjahr bedeuten, in welchem sich ein Defizit von 4 000 Personen ergab. Es ist kaum anzunehmen, daß sich die Zahl der Verzogenen und Entwichenen gerade bei den ansteckungsfähigen Fällen in diesem Ausmaß erhöht hat, sondern es ist wahrscheinlich, daß die Differenz in erster Linie auf Überführungen nach IIa zurückzuführen ist, die in Tab. 8 deshalb nicht aufgeführt sind, weil dieser Übergang nach der getroffenen Regelung gesperrt ist. Da aber in die Gruppe der Ia + Ib-Fälle sicherlich zahlreiche Personen eingereiht werden, für welche die Diagnose zunächst noch nicht eindeutig feststeht und später eine Berichtigung und Umgruppierung erfolgt, müßte auch dieser Möglichkeit im Rahmen der Blittersdorf-Tabelle Rechnung getragen werden. Allein durch die Sperre für gewisse Übergänge wird der Aussagewert der Angaben nicht zuverlässiger.

Von rund 195 000 Ic-Fällen sind 9 730 als Verschlechterungen ausgeschieden = 5,0 %. Dieselbe Zahl ist schon vor 10 Jahren ermittelt worden. Sie besagt, daß die von den Tuberkulosefürsorgestellen registrierten Personen mit geschlossener Lungentuberkulose jährlich in 5 % der Fälle wahrscheinlich mit einer Verschlechterung rechnen müssen. Nachdem für die Gesamtbevölkerung das Risiko, an einer offenen Tuberkulose zu erkranken, zur Zeit etwa 0,04 % beträgt, ist die Wahrscheinlichkeit für Patienten mit geschlossener Lungentuberkulose rund 165mal größer.

Diese Situation ergibt sich aufgrund der Unterlagen für das gesamte Bundesgebiet. In den einzelnen Bundesländern liegen die Verhältnisse wesentlich anders: In Schleswig-Holstein, Hamburg, Berlin und Bremen beträgt die Wahrscheinlichkeit einer Verschlechterung für die Personen mit geschlossener Lungentuberkulose zwischen 3,4 und 4,0 %. In den Ländern Niedersachsen, Bayern, Hessen und Saarland schwankt dieses Risiko zwischen 5,1 und 5,8 %, in Baden-Württemberg erreicht es mit 6 % den

Höchstwert in den Bundesländern. Auch hier dürfte die Ursache nicht in epidemiologischen Unterschieden, sondern in der durch die Art der Erfassung bedingten Differenz in der Höhe des Bestandes an Ic-Fällen zu suchen sein, zumal in den 5 Ländern mit hoher Verschlechterungstendenz der Bestand an Ic-Fällen bedeutend niedriger ist als in den anderen Ländern.

Bei den registrierten Personen mit geschlossener Lungentuberkulose handelt es sich um eine Gruppe, die laufender Kontrolle durch die Fürsorgestellen unterliegt. Wenn bei dieser Gruppe mit 5 % Wahrscheinlichkeit pro Jahr mit einer Verschlechterung zu rechnen ist, dann dürfte dieses Risiko für die unbekannten Personen mit zunächst geschlossener Tuberkulose beträchtlich größer sein, da diese in Unkenntnis ihres Gesundheitszustandes keine Veranlassung haben, sich entsprechend vorsichtig zu verhalten.

Von Wichtigkeit wäre bei den bekannten Personen mit geschlossener Lungentuberkulose die Kenntnis der Umstände, die zu der Verschlechterung führen. Handelt es sich dabei überwiegend um ältere Patienten, die laufend kontrolliert werden, oder um solche, die sich der Kontrolle entziehen bzw. entsprechenden Aufforderungen nicht Folge leisten, oder welcher Personenkreis wird davon vornehmlich betroffen? Nachdem allein 1960 fast 10 000 Ic-Fälle eine solche Verschlechterung aufzuweisen haben, hat die Ermittlung der näheren Umstände große Bedeutung. Vielleicht könnten diese Fragen durch Stichprobenerhebungen geklärt werden.

Am 31. 12. 1959 wies der Bestand an Ic-Fällen 203 329 Personen auf. Bis Ende 1960 hat er sich auf 184 888 verringert. In diesem Jahr sind nachstehende Veränderungen im Bestand vor sich gegangen:

Bestand am 31. 12. 1959	203 329
Neuzugänge 1960	38 223
Zugänge (Verbesserungen) aus Ia/Ib	24 090
Zugänge (Verschlechterungen) aus IIa usw.	14 910
	280 552
Abgänge nach IIa usw.	65 200
Soll-Bestand Ende 1960	215 352
Ist-Bestand Ende 1960	184 888
Fehlbetrag	30 464

Die Sterblichkeit der Gesamtbevölkerung an allen Ursachen liegt bei etwa 1 %; nimmt man für die Angehörigen der Gruppe Ic eine wesentlich höhere Sterbequote an, so kann es sich doch nur um höchstens 4 000 Personen handeln, um die sich der „Fehlbetrag" verringert. Damit verbleiben über 26 000 Personen — oder rund 12,5 % des Soll-Bestandes — die infolge Wegzuges, Entweichens aus der Beobachtung usw. nicht mehr in Fürsorgebetreuung und Kontrolle stehen. Bei einer Verschlechterungstendenz der überwachten Ic-Fälle von 5 % ist bei diesem Personenkreis allein im Jahre seines „Verschwindens" in etwa 1 300 Fällen mit der Entwicklung einer ansteckungsfähigen Tuberkulose zu rechnen, die diesen Personen für kürzere oder längere Zeit unbekannt ist.

Die aus Ia nach Ic übergeführten Verbesserungen machen rund 20 % des Bestandes an Ia-Fällen aus, bei den Verbesserungen aus Ib sind es etwa 31 % des Bestandes. Wahrscheinlich handelt es sich bei einem größeren Teil dieser Personen um nur vorläufig bei Ib eingruppiert gewesene Fälle.

Bei den Verschlechterungen überwiegen bei weitem die aus IIa; diese belaufen sich auf 6% des Bestandes an Ic-Fällen.

Im Bestand an Personen mit geschlossener Lungentuberkulose gehen laufend erhebliche Veränderungen vor sich, die zur Folge haben, daß 1960 nur noch ca. 58% des Bestandes am Jahresanfang diesem am Jahresende angehören. Um aus der Dynamik dieses Geschehens Folgerungen ziehen zu können, ist die Kenntnis der Altersgliederung der Zu- und Abgänge erforderlich, die aber nur auf dem Wege über eine größere zusätzliche Arbeitsbelastung der Fürsorgestellen erlangt werden kann. Mit Rücksicht auf die Bedeutung, die epidemiologisch diesen Vorgängen zukommt, sollten mit finanzieller Unterstützung des DZK Stichprobenerhebungen veranlaßt werden.

Der Bestand an Id-Fällen belief sich am 31.12. 1960 auf 46053 Personen. Während des Jahres 1960 sind 9736 Neuzugänge und 2250 Zugänge aus anderen Gruppen registriert worden, so daß die Zugänge (11986) 26% des Bestandes ausmachen. In derselben Zeit ist eine Abnahme des Bestandes um 9100 Verbesserungen eingetreten, die nach IIb übergeführt worden sind.

Für die Gruppe der extrapulmonalen Tuberkulosen ergibt sich hinsichtlich der Entwicklung 1960 folgendes Bild:

Bestand am 31.12. 1959	50345
Neuzugänge 1960	9736
Zugänge (aus Ic)	200
Verschlechterungen	2050
	62331
Abgänge nach IIb	9100
Soll-Bestand Ende 1960	53231
Ist-Bestand Ende 1960	46053
Fehlbetrag	7178

Unter der Annahme von ca. 1500 Sterbefällen an allen Todesursachen ergibt sich ein effektiver Fehlbetrag von rund 5700 Id-Fällen (= 11,3%) des Ausgangsbestandes am Jahresanfang. Auch bei diesem müßte es sich überwiegend um Verzogene und Entwichene handeln, falls die Angaben zuverlässig sind.

Insgesamt ergibt sich am 31.12. 1961 für den Bestand Ia — Id gegenüber dem Soll ein Fehlbetrag von fast 43000 Personen oder von 12,5%, bezogen auf den Bestand am 1.1. 1960. Bei Personen, die aus der Betreuung und Überwachung durch die Fürsorgestelle entwichen sind, handelt es sich vorwiegend um asoziale Elemente, die zu einem relativ kleinen Prozentsatz am Gesamtbestand beteiligt sein dürften. Die Verzogenen werden sich zum Teil bei den Fürsorgestellen des neuen Wohnortes melden. Nach den Angaben von Bayern (s. Jb. 1960, S. 64) stellen die Zugezogenen etwa 11 — 12% der Neuzugänge. Verallgemeinert man dieses Ergebnis, dann müßten etwa 8000 Personen oder rund 18% des Fehlbetrages in den Neuzugängen enthalten sein und der Rest von 35000 Entwichene darstellen; das sind rund 10% des Ausgangsbestandes. Ob dieses Ergebnis den wirklichen Verhältnissen entspricht oder durch ungenaue Angaben und eine gewisse Perfektionierung der Blittersdorf-Tabelle herbeigeführt wird, läßt sich kaum feststellen. Eine Zahl von 35000 entwichenen Tuberkulösen in einem Jahr ist jedenfalls unwahrscheinlich.

Zusammenfassung

[Übergangsfälle aus anderen stat. Gruppen (transitive Fälle)]

Der Bestand an Tuberkulösen unterliegt infolge von Neuerkrankungen, Verbesserungen, Verschlechterungen und Sterbefällen laufender Veränderung. Genaue Kenntnis dieser Faktoren wäre für die Bewertung des epidemiologischen Geschehens von besonderem Wert.

In der Bundesrepublik ist die Zahl der Verschlechterungen und der Neuzugänge in den letzten Jahren ungefähr gleich, so daß die Gesamtzahl der Zugänge etwa dem Doppelten der Neuzugänge entspricht.

Seit etwa 10 Jahren hat sich der Prozentsatz der geschlossenen Tuberkulosen, die infolge Verschlechterung ansteckungsfähig werden, nicht verändert: Er beträgt 5% pro Jahr.

Als Reservoir der Verschlechterungen sind die geschlossenen und die inaktiven Tuberkulosen anzusehen, die deshalb eine besonders häufige Kontrolle erforderlich machen. Die Tuberkulose-Endemie wird von dieser Seite aus maßgeblich beeinflußt.

Summary: Transitional cases from other statistical groups (Transitive cases)

The number of tuberculous persons is constantly changing due to new cases, recoveries, deterioration and deaths. Exact knowledge of these factors would be of special value for the evaluation of epidemiologic occurrence.

In the Federal Republic the number of deteriorations and new cases has been almost equal for the last few years, so that the total number of cases approximately corresponds to the double number of new cases.

For about 10 years the percentage of non-communicable tuberculous persons, who become contagious because of deterioration remains unchanged; it amounts to 5% per year.

A source of deterioration are the cases of closed and inactive tuberculosis which therefore require particularly frequent controls. The tuberculosis-endemic is notably effected by this factor.

Résumé: Cas de transition venant d'autres groupes de la statistique

En raison des nouvelles atteintes, des améliorations, des aggravations et des cas mortels la morbidité tuberculeuse est sujette à des variations continuelles. La connaissance exacte de ces différents facteurs serait particulièrement importante pour l'étude des phénomènes épidémiologiques.

Dans la République Fédérale le nombre des aggravations et des nouvelles atteintes est resté à peu près stationnaire au cours de ces dernières années, de sorte que le chiffre total des cas nouvellement enrégistrés atteint à peu près le double des atteintes nouvelles.

Depuis lo ans environ le pourcentage des tuberculoses fermées qui deviennent contagieuses par suite d'une aggravation est resté inchangé, il est de 5% par an.

La tuberculose fermée et les tuberculoses inactives représentent le réservoir dont proviennent les aggravations, voilà pourquoi ces cas nécessitent des contrôles particulièrement fréquents. Ces facteurs jouent un grand role dans l'endémie tuberculeuse.

Resumen: Casos de transición de otros grupos.

La existencia de tuberculosis supone una continua alteración, consecuencia de nuevos casos, mejorías, exacerbaciones y casos mortales. El conocimiento exacto de estos factores seria de especial interés para la valoración de la epidemiologia.

En la República Federal es aproximadamente igual el número de exacerbaciones y de nuevos casos en los últimos años, de tal manera que el número total de procesos corresponde aproximadamente al doble de nuevos casos.

Desde hace 10 años no se ha modificado el tanto por ciento de tuberculosis cerradas, que a consecuencia de exacerbaciones pueden volverse contagiosas: alcanza a 5% por año.

Como *reservorio* de las exacerbaciones son a considerar las tuberculosis inactivas y cerradas, que por consiguiente hacen necesario un especialmente frecuente control. De este modo se influenciaría decisivamente la endemia tuberculosa.

d) Exponierte und exponiert gewesene Gesunde (IIc)

In den Fürsorgestellen sind nach den Angaben der Länder (und nach Extrapolation) Ende 1960 rund 567 000 Personen registriert gewesen, die in der Umgebung von Tuberkulosekranken leben und damit besonders gefährdet sind. Zu wenigstens 40 % handelt es sich dabei um Kinder. Die größte Zahl von Exponierten weist Hamburg mit 1570 a. 100 000 E. auf, die niedrigste Hessen mit nur 568 a. 100 000 E. Im Bundesmittel beträgt die Zahl der Exponierten 1062 a. 100 000 E. Selbstverständlich kann sich die Erfassung der Exponierten nur auf die in engster Umgebung von Tuberkulösen Lebenden erstrecken und nicht auf den gesamten Personenkreis, der durch Kontakte in der Bahn oder Straßenbahn, in Theatern, auf Sportplätzen, in Gasthäusern usw. gefährdet sein kann. Nachdem aber nur ein kleiner Teil der bekannt werdenden Erkrankungen nachweislich auf Infektionen im Familienkreis (intrafamiliär) zurückzuführen ist und die Masse der extrafamiliären Ansteckungsquellen unbekannt bleibt, kommt den angeführten — vielfach vielleicht nur flüchtigen — Kontakten größere Bedeutung zu. Wenn in rund 75 — 80 % aller Neuerkrankungen die Infektionsquellen unbekannt sind, dann wird es sich bei diesen überwiegend um Personen handeln, denen ihre Tuberkulose und gar deren Ansteckungsfähigkeit selbst unbekannt ist. Den asozialen Offentuberkulösen dürfte bei der großen Zahl der jährlich erfolgenden Neuinfektionen und Neuerkrankungen wahrscheinlich nur eine untergeordnete Rolle zufallen. Die Frage, in welchem Ausmaß Neuerkrankungen einerseits und Infektionsquellen andererseits durch Umgebungsuntersuchungen ausfindig gemacht werden, wird z. Zt. durch eine Sondererhebung geklärt, über deren Ergebnis im Tb. Jahrbuch 1962 berichtet werden wird.

Im Blittersdorf-Schema ist über die Erkrankungen an Tuberkulose, die sich in der Gruppe der Exponierten ereignen, nur fakultativ zu berichten, da es sich in diesen Fällen nicht um Verschlechterungen, sondern um Neuerkrankungen handelt, über die im Rahmen der Neuzugänge Meldung zu erstatten ist. Bei den in Tab. 8 gemachten Angaben dürfte es sich demnach nur um unterste Werte handeln.

1960 sind 2570 Personen aus dem Kreis der Exponierten an aktiver Tuberkulose neu erkrankt = 453 a. 100 000 Exponierte. Davon entfallen auf ansteckungsfähige Lungentuberkulose 290 = 51 a. 100 000, auf geschlossene Lungentuberkulose 379 a. 100 000 und auf extrapulmonale Tuberkulose 130 = 23 a. 100 000.

Da Exponierte mit inaktiven Tuberkulosen nicht unter IIc, sondern unter IIa oder IIb geführt werden, muß es sich bei diesen Erkrankungen der Exponierten um Ersterkrankungen handeln. Diesen stehen in der Gesamtbevölkerung rund 80 % der gemeldeten Neuzugänge als Vergleichsmaßstab gegenüber, d.h. rund 52 500 Neuerkrankungen = 99 a. 100 000 E. Die Erkrankungshäufigkeit der Exponierten läge damit für alle Formen der Tuberkulose 4,6 mal so hoch wie die der allgemeinen nicht exponierten Bevölkerung.

Im einzelnen ergibt sich für 1960 eine Tuberkulosemorbidität der Exponierten, die bei den ansteckungsfähigen Tuberkulosen etwa 2 mal, bei den geschlossenen Lungentuberkulosen ungefähr 5 mal und bei den extrapulmonalen Tuberkulosen ca. 1,5 mal größer ist als die der nicht exponierten Personen.

Die obigen Angaben weichen von jenen früherer Jahrbücher insofern ab, als sich die Morbiditätsquote für die Exponierten erhöht hat. Die Ursache liegt darin, daß bisher die Zahl der Exponierten auf Grund der Angaben von 3 Ländern geschätzt werden mußte und gegenüber den mitgeteilten Werten für 1960 zu hoch lag. Nachdem die Zahl der Erkrankungen der Exponierten in Wirklichkeit wahrscheinlich höher ist als in Tab. 8 angegeben, dürfte die jetzige Darstellung eher den tatsächlichen Verhältnissen entsprechen.

Die relativ große Erkrankungshäufigkeit der Exponierten spricht dafür, daß auch für diesen Personenkreis eine häufigere Kontrolle ratsam ist, sofern nicht auch hier die Masse der Erkrankungen bei uneinsichtigen Personen erfolgt ist. Auch hierüber sind genauere Untersuchungen von Wert.

Zusammenfassung

[Exponierte und exponiert gewesene Gesunde (II c)]

Unter 56 700 exponierten Personen = 1062 a. 100 000 E sind im Berichtsjahr 2570 Neuerkrankungen an aktiver Tuberkulose erfolgt = 453 a. 100 000. Für diesen Personenkreis ergibt sich eine rund 4,5 mal so große Wahrscheinlichkeit, an Tuberkulose zu erkranken, wie für die übrige, nicht-exponierte Bevölkerung.

Summary: Exposed and formerly exposed healthy persons (IIc)

During the year of this report among 56 700 exposed persons (i. e. 1062 per 100 000 residents) 2570 (i. e. 453 per 100 000 residents) were affected with active tuberculosis for the first time. For the exposed group of people chances of being affected with tuberculosis are about 4,5 times as high as for the remaining non-exposed population.

Résumé: Sujets sains exposés ou ayant été exposés (IIc)

Sur 56 700 personnes exposées (= 1 062 sur 100 000 hab) 2 570 ont été nouvellement atteintes de tuberculose active en 1960 (= 453 sur 100 000 hab.). La probabilité d'une atteinte tuberculeuse est pour ce groupe 4,5 fois plus grande que pour le restant de la population non exposée.

Resumen: Personas sanas expuestas en el presente y en el pasado (IIc)

Entre 56 700 personas expuestas (= 1 062 para 100 000 habitantes) resultan 2 570 nuevos enfermos de tuberculosis activa en el informe anual (= 453 para 100 000).
Para este grupo de personas resulta una probabilidad de cerca 4,5 veces más grande de enfermar de una tuberculosis que para el resto de las personas no expuestas.

3. Tuberkulose-Mortalität

a) Tuberkulosesterbefälle und -sterbeziffern

Die Tuberkulosesterblichkeit hat sich von 1959 bis 1960 praktisch nicht verändert: Insgesamt sind 8 658 Personen an Tuberkulose aller Formen gestorben gegenüber 8 666 im Vorjahre. Die Sterbeziffer ist infolge Zunahme der Bevölkerung von 16,4 auf 16,2 a. 100 000 E. leicht gefallen.

Dies ist die geringste Abnahme der Tuberkulose-Mortalität in der Zeit nach dem zweiten Weltkrieg.

Hinsichtlich der Veränderungen, die nach Tuberkuloseform und Geschlecht in den Bundesländern aufgetreten sind, ergeben sich die Verhältnisse nach Tab. 9

Mit Ausnahme von Hamburg, Bayern und dem Saarland ist die *Tuberkulose-Sterblichkeit der Männer angestiegen,* prozentual am stärksten in Hessen (10.0 %) und in Schleswig-Holstein (7,5 %). Die Sterblichkeit der Frauen dagegen ist in allen Ländern — außer Hamburg — weiter abgesunken, und zwar insgesamt um fast 7 %. Nach Tab. 9 betrifft die Zunahme der Sterblichkeit in Schleswig-Holstein, Rheinland-Pfalz, Bayern und dem Saarland nur geringfügig die extrapulmonale Tuberkulose, der Schwerpunkt der Zunahme liegt bei den Lungentuberkulosen. Wenn auch dieser Anstieg der Tuberkulosesterblichkeit der Männer seinem absoluten und relativen Wert nach wenig bedeutsam ist, so kommt ihm insofern einiges Gewicht zu, als es sich dabei um die erste Veränderung in den letzten ca. 15 Jahren in der Mehrzahl der Bundesländer und in West-Berlin handelt, durch welche der bisherige Trend eine Unterbrechung erfährt. Daß es sich dabei nur um eine Verbesserung der Todesursachendiagnose handelt, ist nicht anzunehmen.

Eine Erklärung für die unterschiedliche Entwicklung der Tuberkulose-Sterblichkeit der Geschlechter von 1959 auf 1960 liegt in der Möglichkeit, daß die Ergebnisse der Volkszählung im Jahre 1961 nachträglich zu einer Korrektur evtl. überhöhter Angaben in der Altersverteilung der Männer in den Jahren vor der Volkszählung geführt haben, was rein optisch zu einem Anstieg der Mortalität führen kann, sofern die Änderung nicht durch eine tatsächlich erfolgte stärkere Abnahme überlagert ist. Diese Frage muß genauer überprüft und die weitere Entwicklung überwacht werden.

1960 sind nach Tab. 9 im Bundesgebiet 6025 Männer = 23.9 a. 100 000 M. an Lungentuberkulose gestorben. Der Mittelwert wurde vom Saarland (29.8), Bayern (28,2), Rheinland-Pfalz (26.7) und von Nordrhein-Westfalen (25.6) überschritten. Unter dem Mittelwert lagen vor allem Bremen, Hessen und Baden-Württemberg. Der Unterschied zwischen dem Minimum (Bremen) und dem Maximum (Saarland) beträgt 11,6 a. 100 000 M., dabei ist die Sterblichkeit der Frauen in beiden Ländern fast gleich. Bedeutend höher als der Mittelwert ist die Sterblichkeit der Frauen in Bayern und Hamburg.

Während die Morbidität der Frauen an extrapulmonaler Tuberkulose höher ist als die der Männer, ist die Sterblichkeit der Männer an diesen Tuberkuloseformen gegenüber den Frauen im Mittel etwas höher. Dies würde bedeuten, daß die Letalität der Männer an extrapulmonaler Tuberkulose ebenfalls höher ist als die der Frauen. Wahrscheinlich gleicht sich dieser Rückgang im Bereich der unbekannten an extrapulmonaler Tuberkulose erkrankten und verstorbenen Personen wieder aus.

Tabelle 9. *Sterblichkeit an Tuberkulose der Männer und Frauen in den Bundesländern 1959 und 1960 absolut und a. 100 000 Männer bzw. Frauen*

Land	Tuberkulose der Atmungsorgane								Tuberkulose anderer Organe								Tuberkulose gesamt							
	1959				1960				1959				1960				1959				1960			
	M		F		M		F		M		F		M		F		M		F		M		F	
	abs.	rel.	abs.	rel.	abs.	rel.	abs.	rel.	abs.	rel.	abs.	rel.	abs.	rel.	abs.	rel.	abs.	rel.	abs.	rel.	abs.	rel.	abs.	rel.
Schleswig-Holstein	228	21,3	108	8,9	248	22,9	91	7,5	14	1,3	13	1,1	15	1,4	10	0,8	242	27,6	121	10,0	263	24,3	101	8,3
Hamburg	235	28,1	70	7,2	199	23,5	81	8,2	9	1,1	12	1,2	8	1,0	6	0,6	244	29,1	82	8,4	207	24,5	87	8,8
Niedersachsen	605	19,7	260	7,5	633	20,5	268	7,7	42	1,4	49	1,4	31	1,0	38	1,1	647	21,1	309	8,9	664	21,5	306	8,8
Bremen	56	17,4	23	6,3	60	18,2	19	5,2	6	1,9	2	0,6	5	1,5	3	0,8	62	19,3	25	6,9	65	19,8	22	6,0
Nordrhein-Westfalen	1 775	24,0	583	7,1	1 917	25,6	532	6,4	101	1,4	97	1,2	89	1,2	103	1,2	1 876	25,4	680	8,3	2 006	26,8	635	7,7
Hessen	375	17,1	154	6,2	418	18,8	146	5,8	28	1,3	25	1,0	28	1,3	29	1,2	403	18,4	179	7,2	446	20,0	175	7,0
Rheinland-Pfalz	417	26,2	128	7,2	427	26,7	125	7,0	25	1,6	21	1,2	26	1,6	17	0,9	442	27,8	149	8,3	453	28,4	142	7,9
Baden-Württemberg	726	20,5	283	7,1	735	20,3	263	6,5	65	1,8	59	1,5	62	1,7	48	1,2	791	22,4	342	8,6	797	22,0	311	7,7
Bayern	1 268	29,1	476	9 5	1 238	28,2	435	8,6	62	1,4	60	1,2	65	1,5	52	1,0	1 330	30,5	536	10,7	1 303	29,7	487	9,7
Saarland	153	31,0	44	8,2	150	29,8	30	5,5	3	0,6	6	1,1	5	1,0	3	0,5	156	31,6	50	9,3	155	30,8	33	6,0
Bundesgebiet	5 838	23,5	2 129	7,6	6 025	23,9	1 990	7,0	355	1,4	344	1,2	334	1,3	309	1,1	6 193	24,9	2 473	8,8	6 359	25,2	2 299	8,2
West-Berlin	370	39,4	143	11,4	393	42,1	140	11,0	21	2,2	16	1,3	14	1,5	18	1,4	391	41,7	159	12,6	407	43,6	158	12,4

b) Tuberkulose-Mortalität nach Alter und Geschlecht

In Abb. 27 ist die Mortalität der Männer und Frauen an pulmonaler Tuberkulose nach dem Alter wiedergegeben. Bei den Männern erfolgt oberhalb von 25 J. ein stei-

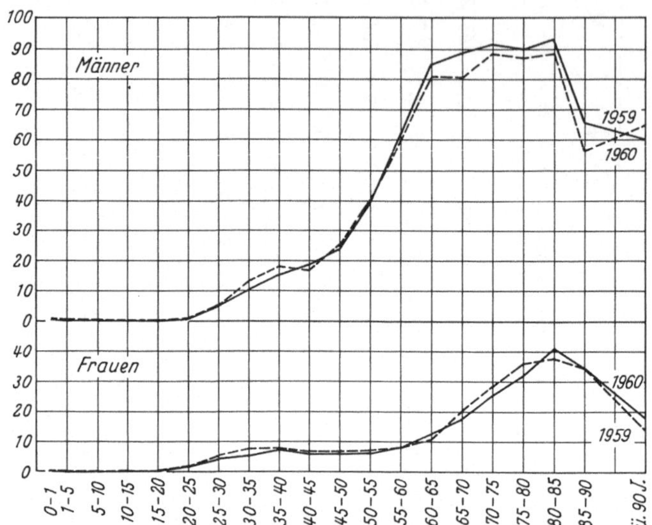

Abb. 27. Sterblichkeit der Männer und Frauen an Lungentuberkulose in den Jahren 1959 und 1960 auf je 100 000 M. bzw. F.
(ausgezogene Kurve = 1960)

ler Anstieg der Sterblichkeit bis zur Altersstufe der 60-65jährigen, bis zum 85. Lebensjahr nimmt diese dann nur langsam zu, um oberhalb 85 J. steil abzufallen. Ab
65. J. dürften die Verhältnisse infolge nicht ausreichender Erfassung und einer even-
tuellen Konkurrenz der Todesursachen nicht mehr zuverlässig sein. Gegenüber
1959 sind bis zum 60. Lebensjahr nur geringfügige Änderungen nachweisbar, während von 60 J. ab die erwähnte Zunahme der Sterblichkeit eingetreten ist. Von 1959
bis 1960 hat die Zahl der Sterbefälle der Männer unter 55 − 60 J. um rund 5 % abgenommen, die der über 60jährigen ist dagegen um 7,5 % angestiegen.

Die Sterblichkeit der Frauen steigt etwa ab 20 J. leicht an, bleibt zwischen ungefähr
30 und 60 J. annähernd konstant und erfährt erst oberhalb 60 J. eine größere Zunahme bis zum Höchststand bei 80 − 85 J. Dann erfolgt auch hier eine steilere Abnahme. Die leichte Abnahme im Jahre 1960 hat alle Altersstufen zwischen 20 und
80 J. erfaßt.

An extrapulmonaler Tuberkulose sind nach Tab. 9 i. J. 1960 noch 643 Personen
gestorben = 7,4 % aller an Tuberkulose Verstorbenen. Nachdem deren Anteil in Island etwa 26 %, in den Niederlanden 17 %, in der Schweiz 16 %, in Nordirland fast
15 %, in Dänemark 12,5 % und in Italien, Österreich und Schweden rund 11 % beträgt, muß angenommen werden, daß die deutschen Angaben über die Sterblichkeit
an extrapulmonaler Tuberkulose zu niedrig sind. Selbst bei einer Verdoppelung der
Zahl der an extrapulmonaler Tuberkulose Verstorbenen ist der Anteil dieser Todesursache immer noch niedriger als in Island, den Niederlanden, der Schweiz und
Nordirland.

Abb. 28 zeigt die Alters- und Geschlechtsgliederung der an extrapulmonaler Tuberkulose in den Jahren 1959 und 1960 verstorbenen Männer und Frauen. Da es

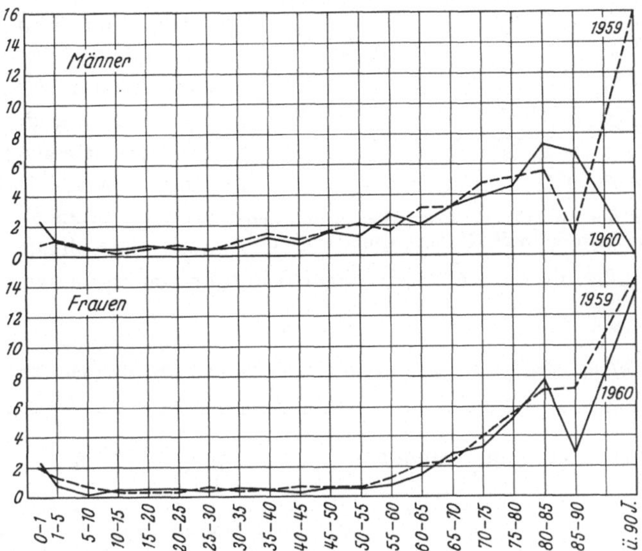

Abb. 28. Sterblichkeit der Männer und Frauen an extrapulmonaler
Tuberkulose in den Jahren 1959 u. 1960 auf je 100 000 E.

sich im allgemeinen um relativ kleine absolute Zahlen handelt, haben die Kurven besonders in den höheren Lebensaltern nur begrenzten Aussagewert. Im übrigen zeigt sich — im Gegensatz zu den Verhältnissen bei der Mortalität an Lungentuberkulose — eine weitgehende Übereinstimmung in der Altersgliederung der an extrapulmonaler Tuberkulose verstorbenen Männer und Frauen. Da — wie bereits erwähnt — eine gewisse Zahl von Sterbefällen an extrapulmonaler Tuberkulose wahrscheinlich unbekannt ist, muß hauptsächlich bei den älteren Personen mit einem anderen Kurvenverlauf gerechnet werden als ihn die Darstellung zeigt.

Nach Abb. 28 sind die Unterschiede von 1959 bis 1960 nur sehr gering.

c) Sterblichkeit der Offentuberkulösen an Lungentuberkulose

In der Bundesrepublik sind i. J. 1960 8015 Männer und Frauen an Lungentuberkulose gestorben. Bezogen auf den Bestand ergibt sich danach eine jährliche Letalität der Männer von 8,9 % der Frauen von 7,8 % — insgesamt von 8,6 %. Dabei handelt es sich nur um Näherungswerte, da sowohl die unbekannten Erkrankten als auch die unbekannten Verstorbenen nicht erfaßt sind, und außerdem die Bestandszahlen um jene Personen überhöht sind, die nur aus statistischen Gründen noch zum Bestand Ia + Ib gehören. Außerdem müssen diejenigen Verstorbenen berücksichtigt werden, die im Bestand an Ic- und an IIa-Fällen registriert waren und an Lungentuberkulose verstorben sind, bevor statistisch eine Überführung in die Gruppe Ia und Ib erfolgte. Zahlenmäßig wird dieser Personenkreis allerdings kaum in Erscheinung treten. In Abb. 29 ist die Letalität der Offentuberkulösen (Bestand Ia + Ib) an Lungentuberkulose i. J. 1960 im Bundesgebiet dargestellt. Es zeigen sich nur geringfügige

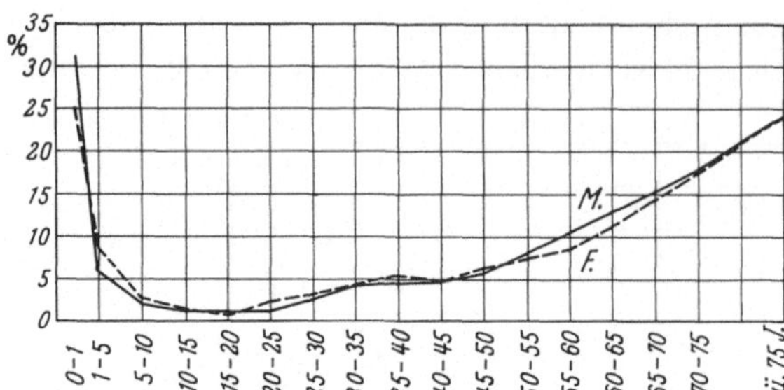

Abb. 29. Letalität der offentuberkulösen Männer und Frauen an Lungentuberkulosen in der Bundesrepublik i. J. 1960

Unterschiede hinsichtlich des Verhaltens der Geschlechter: Zwischen 20 und 40 J. ist die Letalität der Frauen, zwischen 50 und 75 die der Männer leicht erhöht. Bei einer genaueren Erfassung der Erkrankten und Verstorbenen würden diese Unterschiede noch geringer sein, nachdem sich in den Ländern mit obligatorischen RRU

annähernd Identität in der Letalität der Männer und Frauen ergibt, wie nachstehende Tabelle zeigt!

Letalität der Offentuberkulösen an Lungentuberkulose in den deutschen Bundesländern i. J. 1960

	SH	Hbg	Ns	Br	NWestf	Hessen	Rh. Pf.	B. Württ.	Bayern	Saarl.	Bundesgeb.	W. Berl.
M.	7,8	5,3	8,1	6,5	9,7	9,1	8,3	8,8	9,9	9,2	8,9	7,1%
F.	7,2	5,0	8,5	4,8	7,0	8,0	7,2	8,8	9,4	5,8	7,8	5,3%

Hamburg, Bremen und Schleswig-Holstein weisen die niedrigste Tuberkuloseletalität der Männer auf, die höchste errechnet sich für Bayern und Nordrhein-Westfalen. In Bezug auf die Letalität der Geschlechter differieren die Angaben besonders im Saarland, in Bremen, in Nordrhein-Westfalen und in West-Berlin.

Nach Abb. 30 ist im Saarland und in West-Berlin keine Übereinstimmung in der Letalität der Geschlechter festzustellen. Im Saarland sind dafür die kleinen Zahlen der Verstorbenen in den verschiedenen Altersklassen verantwortlich. In keiner Altersgruppe der Frauen sind mehr als 4 an Lungentuberkulose Verstorbene festgestellt worden, ein Todesfall mehr oder weniger führt deshalb zu stärkeren Schwankungen des Kurvenverlaufs. In West-Berlin scheint die Letalität der Frauen zwischen 20 und 50 Jahren gegenüber den Männern stark er-

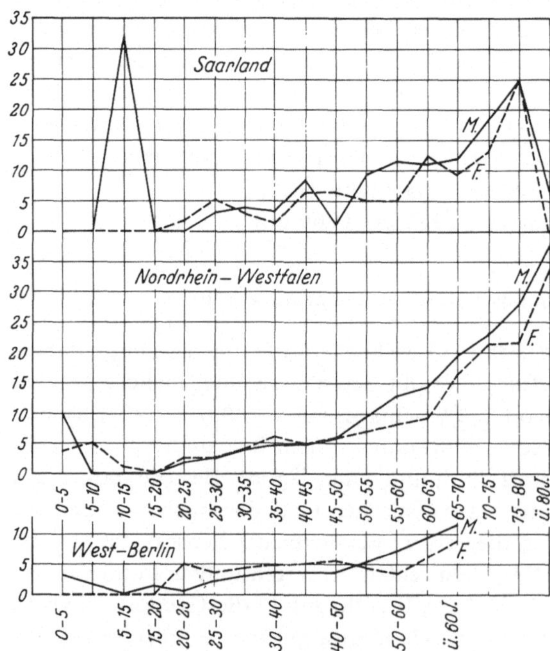

Abb. 30. Letalität der Offentuberkulösen im Saarland, in Nordrhein-Westf. und in West-Berlin i. J. 1960

höht, oberhalb 50 J. erheblich erniedrigt. Wenn in West-Berlin die Letalität aller Frauen um rund ein Viertel niedriger ist als die der Männer, so ist dies nach Abb. 30 ausschließlich auf die Zahlen der mehr als 50 J. alten Personen zurückzuführen. Entweder sind hier die erkrankten Männer nur zum Teil erfaßt, oder aber unter den über 50jährigen verstorbenen Frauen befinden sich Tuberkulosesterbefälle, die unter anderer Diagnose gemeldet worden sind.

Für Nordrhein-Westfalen ergibt sich zwischen 20 und 50 J. eine gute Übereinstimmung der Geschlechter. Auch bei diesem Land beruht der Unterschied in der Letalität der Männer und Frauen auf den Gegebenheiten oberhalb 50 J., dem Altersbereich also, der sowohl bezüglich der Angaben über die Morbidität als auch denen über die Mortalität am wenigsten zuverlässig ist.

Über die gute Übereinstimmung der Letalität beider Geschlechter in Niedersachsen unterrichtet Abb. 31. Zwischen 10 und 70 Jahren sind die errechneten Werte prak-
tisch identisch. Die Unterschiede in den jüngsten und höchsten Altersklassen sind durch die den Kurvenverlauf stark beeinflussenden Schwankungen der kleinen Zahlen in diesen Altersbereichen bedingt. Wie Abb. 31 zeigt, sind die Änderungen der Letalität von 1952 bis 1960 relativ gering. Der etwas stärkere Abfall in den höheren Altersklassen ist nicht als eine Besserung der Prognose der älteren Offentuberkulösen anzusehen, sondern hat seine Ursache in der Zunahme bzw. Konstanz des Bestandes als Folge konsequenter RRU.

Mit rund 8 % ist die jährliche Letalität der Offentuberkulösen an Lungentuberkulose auch im Jahre 1960 noch immer hoch. Mit einer wesentlichen Änderung in absehbarer Zeit kann

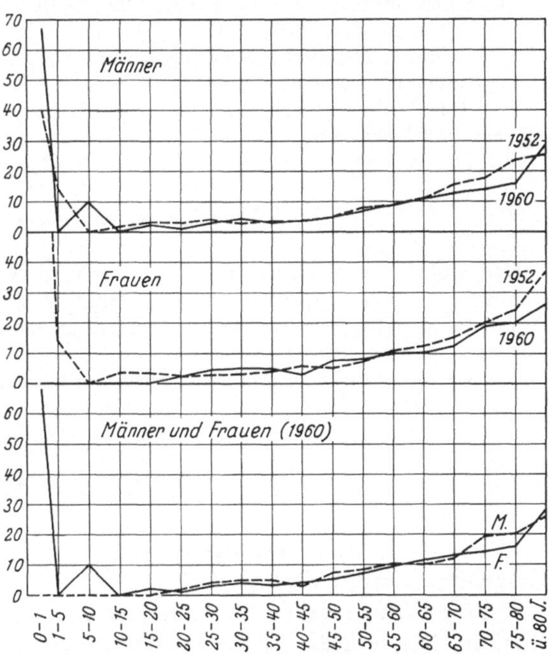

Abb. 31. Letalität der Offentuberkulösen (Bestand Ia + Ib) an Lungentuberkulose in Niedersachsen in den Jahren 1952 und 1960

auf Grund der Morbiditäts- und Mortalitätsverhältnisse und ihrer zu erwartenden Entwicklung kaum gerechnet werden.

Zusammenfassung

(Tuberkulose-Mortalität)

An Tuberkulose aller Formen sind 8658 Personen gestorben = 16,2 a. 100 000 E (1959 : 16,4). Bei den Frauen ist ein Rückgang, bei den Männern — erstmalig seit dem 2. Weltkrieg — ein Anstieg festzustellen, der die Altersklassen der über 65 J. alten Männer betrifft.

Die Letalität der Offentuberkulösen an Lungentuberkulose beträgt unverändert ca. 8%.

Summary: Tuberculosis mortality

8658 persons died of tuberculosis of various types (i. e. 16,2 per 100000 residents) (1959 : 16,4). There was a decrease in mortality of females and — for the first time since World War II — an increase in mortality of males above 65 years of age.

The letality rate of communicable pulmonary tuberculosis remains unchanged at about 8%.

Résumé: La mortalité tuberculeuse

8658 personnes sont mortes (16,2 sur 100000 hab.);(en 1959 : 16,4) de tuberculose de toute forme. On constate une régression chez les femmes. Pour la première fois depuis la Guerre Mondiale on a enrégistré une augmentation chez les hommes, ce phénomène touche les sujets au-dessus de 65 ans.

Parmi les tuberculoses ouvertes la mortalité par tuberculose est restée stationnaire, elle est de 8% environ.

Resumen: La mortalidad tuberculosa

Han muerto de tuberculosis en todas sus formas 8658 personas = 16,2 para 100000 habitantes (1959 : 16,4). Para las mujeres se ha comprobado un descenso, para los hombres (por primera vez desde la guerra mundial) una subida, que afecta a viejos con edades por encima de 65 años.

La mortalidad de la tuberculosis pulmonar abierta arroja invariablemente 8%.

4. Tiertuberkulose

Es ist innerhalb des vergangenen Jahrzehnts gelungen, die *Rindertuberkulose* im Bundesgebiet nahezu zu tilgen.

Während früher große Bemühungen unternommen und Aufwendungen gemacht worden sind, um die Rindertuberkulose mittels des OSTERTAG'schen Verfahrens (Abschlachtung krank befundener Tiere) zu beseitigen, ohne daß ein nennenswerter Erfolg erzielt werden konnte, weil beim Rind die Ansteckung mit dem Typus bovinus und die Erkrankung an Tuberkulose in oft sehr kurzen Zeitabständen erfolgen, so daß die Kette der Neuansteckungen nicht abgerissen ist, hat das jetzige Verfahren der Ausmerzung aller Tuberkulinreagenten einen vollen Erfolg gebracht. Dieser Erfolg wird sich nicht nur in volkswirtschaftlicher Hinsicht auswirken, sondern auch — bei den nahen Beziehungen zwischen Mensch und Tierhaltung — sicher in gesundheitlicher Beziehung. Da man noch vor wenigen Jahren die Haustiere in etwa 10% der menschlichen Erkrankungen als Infektionsquelle angesehen hat, wird mit der Tilgung der Rindertuberkulose ein nicht unerheblicher Teil von Erkrankungen beim Menschen unmöglich gemacht.

Wenn man andererseits weiß, und dies im Verfolg der Ergebnisse der Röntgenreihenuntersuchungen immer wieder bestätigt sieht, daß in der bäuerlichen Bevöl-

kerung nicht ganz selten Offentuberkulöse aufgefunden werden, die als Ansteckungsquelle für das Vieh in Betracht kommen, und bei denen die Tuberkulose durch den
Typus bovinus verursacht ist, dann muß man sagen, daß sich die frühere Lage umgekehrt hat: Der Mensch braucht das ansteckend kranke Rind nicht mehr zu fürchten,
wohl aber das Rind seinen ansteckend kranken menschlichen Betreuer. Die so wertvolle Methode der Tuberkulosesanierung der Rinderbestände wird dadurch mitunter illusorisch gemacht. Das ist vor allem dann der Fall, wenn der Viehbesitzer selbst
oder dessen nächste Verwandte an einer ansteckenden Tuberkulose erkrankt sind.
Wer wird in der Praxis auf die Dauer diese Leute daran hindern, in der Vieh- und
Milchwirtschaft tätig zu sein?

Dazu kommt die Möglichkeit, daß auch die Geflügeltuberkulose auf den Menschen übertragen werden kann. Bisher fehlen die zur Beurteilung erforderlichen um-
fangreicheren und kritisch ausgewerteten Untersuchungen. In der Fachpresse sind
darüber immer nur Einzelbeobachtungen veröffentlicht worden. Wahrscheinlich sind
aber kleinbäuerliche Hühnerhaltungen eher als tuberkulosegefährdet anzusehen. Die
ersten Ergebnisse stammen aus Südbaden (TRAUTWEIN, NASSAL), sie sollen künftig
auch in anderen Teilen des Bundesgebietes nachgeprüft werden.

Nach MEYN (Monatsheft für Tierheilkunde, 14, 5, 1962) waren am 31. 12. 1961
99,9% aller Rinderbestände einem staatlichen Tuberkulosebekämpfungsverfahren
angeschlossen. Damit waren auch 99,9% der Rinder im Bundesgebiet erfaßt.
Am 31.12. 61 waren 99,7% aller Bestände und 99,6% aller Rinder amtlich als tuberkulosefrei anerkannt. Innerhalb von 1½ Jahren hat sich die Zahl der tuberkulosefreien Gemeinden von 8 307 auf 22 616 (93,2% aller Gemeinden) erhöht.

In Bremen sind seit 1960 alle Rinderbestände tuberkulosefrei, in Hessen 99,9%,
in Nordrhein-Westfalen, Hamburg und Rheinland-Pfalz 99,8%, in Baden-Württemberg und in Bayern 99,7%, in Niedersachsen 99,4, in Schleswig-Holstein 99,2 und
im Saarland 98,6%.

Der beim Rinderbestand ermittelte Tuberkulinkataster wird laufend durch die
Veterinärärzte überprüft. Bei diesen Wiederholungstuberkulinisierungen haben
192 307 Tiere = 1,52% in 112 213 anerkannt tuberkulosefreien Beständen positiv
auf Rindereinheitstuberkulin reagiert. Bei 32 078 Tieren (0,25%) aus 20 265 Beständen (1,66%) beruhten die Reaktionen auf erneuter Ansteckung mit Rindertuberku-
losebakterien. Diese Fälle bezeichnet MEYN als echte Reinfektionen. In 0,02% wurden Infektionen mit dem Typus humanus ermittelt. Es betraf dies 2 109 Tiere in
682 Beständen. Diese Zahl ist nicht sehr hoch, zeigt aber, daß es noch nicht gelungen ist, alle Ansteckungsquellen unter der bäuerlichen Bevölkerung aufzudecken,
bzw. sie daran zu hindern, in der Landwirtschaft tätig zu sein. MEYN glaubt, daß
außerdem eine Reihe von neu auftretenden Reaktionen, die nicht geklärt worden
sind, auf eine Ansteckung mit dem Typus humanus zurückgeführt werden muß.

Bei 28 442 Tieren (0,22%) wurde eine Übertragung von Geflügeltuberkulose auf
Rinder gefunden. Es ist verständlich, daß dabei der kleinbäuerliche Betrieb, in dem
ein besonders enger Kontakt zwischen den Rindern und den Hühnern besteht, den
Hauptanteil stellt, es sind dieselben Tierhaltungen, in denen auch der Mensch hinsichtlich einer Infektion mit dem Mykobakterium avium exponiert ist.

Die Forschung auf diesem Gebiet ist durch die Erhebungen in Südbaden angeregt
worden, sie wird voraussichtlich nicht nur hinsichtlich der Bedeutung der Tuberkulose beim Hausgeflügel, sondern auch hinsichtlich der Rolle, die die einzelnen My-

kobakterien, vor allem die sogen. atypischen, spielen, noch manche zweckdienliche Aufklärung bringen. Inwieweit sie praktische Auswirkungen haben wird, steht bei der bisher beobachteten geringen Anzahl der Erkrankungen beim Menschen noch dahin.

Zusammenfassung

(Tiertuberkulose)

Die Bekämpfung der Rindertuberkulose ist im Bundesgebiet so weit vorangeschritten, daß in den nächsten Jahren mit ihrer vollständigen Ausmerzung gerechnet werden kann. Inwieweit die Geflügeltuberkulose für Erkrankungen beim Menschen praktisch eine Rolle spielt, wird zur Zeit näher erforscht.

Summary: Bovine Tuberculosis

The combat against bovine tuberculosis in the Federal Republic has advanced so far that its complete elimination can be expected within the next years. Studies are being carried out at present to determine to what degree poultry-tuberculosis plays a practical part in the infection of humans.

Résumé: La tuberculose bovine

Dans la République Fédérale la lutte contre la tuberculose bovine a fait de tels progrès que dans les années à venir on peut s'attendre à la disparition complète de cette affection. Des recherches sont actuellement en cours pour déterminer l'incidence de la tuberculose aviaire en pathologie humaine.

Resumen: La tuberculosis bovina

La lucha contra la tuberculosis del ganado vacuno está tan avanzada en la República Federal Alemana, que se puede contar con su completa eliminación dentro de los próximos años. Se está investigando todavía hasta que punto la tuberculosis de las aves de corral tiene acción sobre las infecciones humanas.

5. Die Tuberkulose in Mitteldeutschland

Nach STEINBRÜCK (Ztschr. ärztl. Fortbild. 56, 10, 1962) sind in Mitteldeutschland (ohne Ost-Berlin) 1960 21 224 Neuzugänge an aktiver Tuberkulose registriert worden = 131,3 a. 100 000 E. (Bundesrepublik 112,8). Davon entfallen 4 415 = 27,3 (BR 30,2) a. 100 000 E. auf die ansteckende Lungentuberkulose, 13 921 = 86,1 a. 100 000 E. (BR 65,1) auf die aktive nicht ansteckende Lungentuberkulose und 2 880 = 17,9 a. 100 000 E. (BR 17,5) auf die aktive Tuberkulose anderer Organe. In Mitteldeutschland wurden danach mehr geschlossene Tuberkulosen und um etwa 10 % weniger offene Lungentuberkulosen ermittelt als in der Bundesrepublik. Während in dieser die ansteckenden Tuberkulosen mit 31,7 % an den Neuzugängen an aktiver Lungentuberkulose (Ia — Ic) beteiligt sind, machen diese in Mitteldeutschland nur 24 % aus. Die Ursache für diese Verschiedenartigkeit liegt wahrscheinlich in der umfassenden Durchführung von VRRU in Mitteldeutschland. Dies ist ein Beweis dafür, daß durch systematische Röntgenreihenuntersuchungen größerer Bevölkerungsgruppen immer mehr geschlossene, d. h. im Frühstadium befindliche, und weniger offene fortgeschrittene Lungentuberkulosen ermittelt werden.

Die Neuzugänge an geschlossener Lungentuberkulose gliedern sich in 1 227 Fälle (= 7,6 a. 100 000) von Tracheobronchiallymphknoten-Tuberkulose (also zumeist Erkrankungen im Kindesalter), in 10 767 (= 66,6 a. 100 000) von Lungentuberkulose und in 1 927 (= 11,9 a. 100 000) von Rippenfellentzündung. Der Anteil der Bronchiallymphknoten-Tuberkulosen ist infolge Verbesserung der Diagnostik von 25 % 1953 auf 8,8 % gesunken.

Über die Entwicklung der Neuzugänge seit 1953 gibt Tab. 10 Auskunft.

Tabelle 10. *Neuzugänge an aktiver Tuberkulose in Mitteldeutschland und der Bundesrepublik in den Jahren 1953, 1955, 1959 und 1960 absolut und auf 100 000 E.*

	ansteckende Tbk. der Atmungsorgane		nichtansteckende Tbk d. Atm. Org.		Tbk. anderer Organe		Tbk. insgesamt	
	MD	BR	MD	BR	MD	BR	MD	BR
1953	67,7	60,0	214,2	129,0	42,8	30,1	324,6	219,1
1955	52,7	49,1	172,1	107,3	33,7	27,9	258,5	184,3
1959	29,0	33,0	99,2	71,3	19,3	18,2	147,5	122,5
1960	27,3	30,2	86,1	65,1	17,9	17,5	131,3	112,8

Im Jahre 1953 wurden in Mitteldeutschland noch 7,7 ansteckende Tuberkulosen unter 100 000 E. mehr ermittelt als in der Bundesrepublik; bis 1960 ist die Zahl der Neuzugänge an dieser Tuberkuloseform in Mitteldeutschland um 40,4, in der Bundesrepublik nur um 29,8 a. 100 000 gefallen.

Bei den geschlossenen Lungentuberkulosen beläuft sich der Rückgang auf 128,1 gegenüber 63,9 a. 100 000 E. in der Bundesrepublik.

Die extrapulmonalen Tuberkulosen zeigen eine Verringerung um 24,9 in Mitteldeutschland und um 12,6 a. 100 000 E. in der Bundesrepublik.

Sowohl bei den Ic- als auch bei den Id-Fällen ergibt sich eine praktisch doppelt so große Abnahme wie im Bundesgebiet.

In Abb. 32 sind die Neuzugänge an ansteckender Lungentuberkulose nach Alter und Geschlecht in Mitteldeutschland und zum Vergleich im Bundesgebiet dargestellt.

Oberhalb von 20 J. ist in allen Altersklassen der Männer und der Frauen ein sehr erhebliches Absinken festzustellen. Der noch 1956 auf die 20 bis 30jährigen entfallende Gipfel ist weitgehend verschwunden. In der Bundesrepublik ist bis etwa zum 30. Lebensjahr dieselbe Altersverteilung zu be-

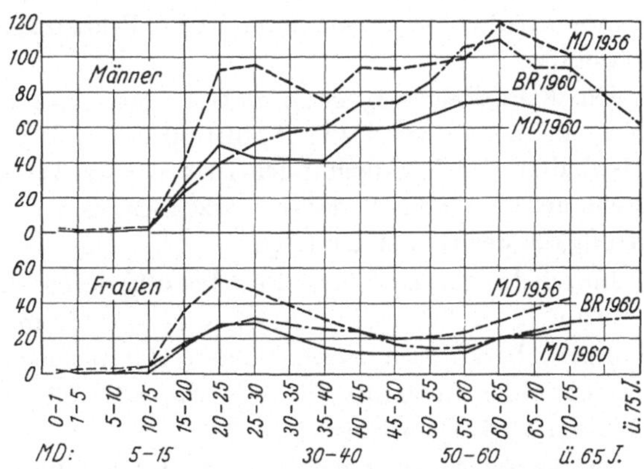

Abb. 32. Neuzugänge an ansteckender Lungentuberkulose in Mitteldeutschland in den Jahren 1956 und 1960 und im Bundesgebiet im Jahre 1960 auf je 100 000 M. bzw. F.

obachten, dann ergibt sich jedoch — besonders bei den Männern — eine nicht unwesentlich höhere Morbidität, die sich vornehmlich in den höheren Altersklassen bemerkbar macht. Diese Unterschiede müssen als Auswirkungen der VRRU gewertet werden.

Von besonderer Bedeutung erscheinen die Unterschiede zwischen Mitteldeutschland und dem Bundesgebiet in der Altersverteilung der Ic-Fälle, wie diese in Abb. 33 zum Ausdruck kommen: Bis zum 15. Lebensjahr etwa liegen die Neuzugänge in der Bundesrepublik um ein Vielfaches höher als in Mitteldeutschland, in der Altersklasse der 5—10 jährigen um das 10- bzw. 15 fache, in der der 1—5 jährigen um das 20—25 fache.

Oberhalb von 20 J. sind die Neuzugänge an Ic-Fällen in Mitteldeutschland mit steigendem Alter zunehmend größer als in der Bundesrepublik, weil die intensiv betriebenen VRRU in Mitteldeutschland eine geschlossenere Erfassung ermöglichen. Allerdings dürfte der Abfall oberhalb 65 J. darauf hindeuten, daß in den höheren Altersklassen der Erfassung Grenzen gesetzt sind.

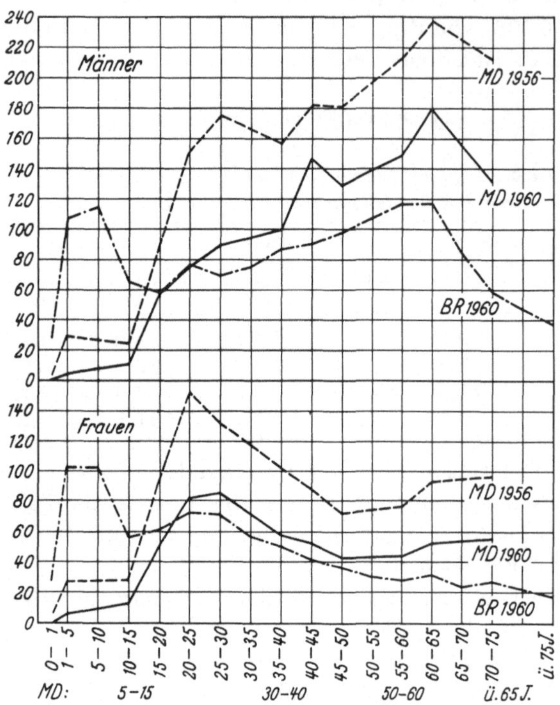

Abb. 33. Neuzugänge an geschlossener Lungentuberkulose in Mitteldeutschland in den Jahren 1956 und 1960 und im Bundesgebiet i. J. 1960 auf je 100 000 M. bzw. F.

Von 1954 bis 1960 haben in Mitteldeutschland die Neuzugänge der 0—15 jährigen von 280 auf 150 auf 100 000 abgenommen. Diese Entwicklung ist im Prinzip ähnlich verlaufen wie in der Bundesrepublik.

Die *Erkrankungshäufigkeit der BCG-Geimpften* ist seit 1955 annähernd konstant geblieben und beträgt rund 20 auf 100 000 Geimpfte der Geburtsjahrgänge ab 1936. Die Morbidität der Nichtgeimpften ist von etwa 330 i. J. 1950 auf 220 je 100 000 i. J. 1960 gefallen und ist damit auch jetzt noch rund 10 mal so hoch wie die Erkrankungshäufigkeit der BCG-Geimpften.

Innerhalb der einzelnen Bezirke differieren die Neuzugänge zwischen 97,4 a. 100 000 E. in Erfurt und 203,7 a. 100 000 E. in Ost-Berlin. Bei den geschlossenen Lungentuberkulosen treten kleinere Unterschiede auf als in den Ländern der Bundesrepublik: Chemnitz (Karl Marx-Stadt) 67,1, Ost-Berlin 127,8 a. 100 000 E. (Hessen 49,9, Hamburg 124,9).

Die Verschlechterungen sind an der Summe der Neuzugänge an ansteckender Tuberkulose + Verschlechterungen mit 65 % beteiligt; in der Bundesrepublik handelt es sich um 44 %. 1960 kamen in der Bundesrepublik 18 270 Verschlechterungen aus Ic–III nach Ia + Ib. In demselben Jahr verzeichnet Mitteldeutschland 8158 solcher Verschlechterungen. Da die Einwohnerzahl der Bundesrepublik über dreimal so hoch ist wie die Mitteldeutschlands, ist die Zahl der Verschlechterungen hoch.

Über den Bestand und seine Entwicklung seit 1953 informiert Tab. 11.

Tabelle 11. *Bestand an Personen mit aktiver Tuberkulose in Mitteldeutschland und im Bundesgebiet von 1953—1960*

	Ia + Ib	Ic	Id	Ia — Id
		absolute Zahlen		
1953	60590	133807	30961	225358
1955	54421	129638	27187	211246
1959	41236	109532	17937	168705
1960	39175	104122	15846	159143
	MD BR	auf 100000 E		MD BR
1953	356,8/281,1	788,0/538,7	182,3/137,1	1327,2/956,8
1955	323,6/238	770,9/495	161,7/123	1256,1/856
1959	254,5/177,7	676,0/383,3	110,7/ 94,9	1041,2/655,9
1960	243,1/159,9	646,0/346,7	98,3/ 86,3	987,4/592,9

Am 31.12.1960 waren in Mitteldeutschland 159143 Personen mit einer aktiven Tuberkulose registriert = 987,4 a. 100000 E. Zu diesem Zeitpunkt lag der Bestand noch etwas höher als in der Bundesrepublik 1953, obwohl er in sieben Jahren um rund 340 a. 100000 E. abgenommen hat. Der Rückgang entspricht größenordnungsmäßig dem im Bundesgebiet. Am niedrigsten ist der Abfall des Bestandes an Ic-Fällen, der sich auf nur 142 a. 100000 E. beschränkt, während im Bundesgebiet 1960 der Bestand um 192 a. 100000 E. niedriger lag als Ende 1953. Es ist zu vermuten, daß der gegenüber dem Bundesgebiet besonders hohe Bestand an Ic-Fällen eine Folge der VRRU ist.

Im Rückgang des Bestandes an Ic-Fällen um rund 30000 seit 1953 sind die Tracheobronchiallymphknoten-Tuberkulosen allein mit 19400 = 65 % beteiligt, was einem Rückgang der Tuberkulosen der Kinder entspricht.

In Abb. 34 ist die Altersgliederung des Bestandes an Ia + Ib-Fällen der Männer in Mitteldeutschland in den Jahren 1955 und 1960 und im Bundesgebiet Ende 1960 dargestellt.

Danach hat der Bestand zwischen 15 und 60 Jahren innerhalb eines Zeitraumes von 5 Jahren besonders im Altersbereich von 20—45 J. eine erhebliche Verringerung erfahren. Oberhalb von 65 Jahren hat der Bestand zugenommen und fällt

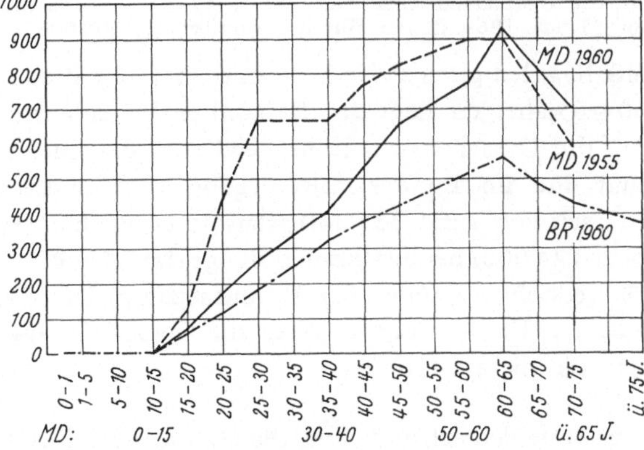

Abb. 34. Bestand an Männern mit ansteckungsfähiger Lungentuberkulose in Mitteldeutschland am 31.12.1955 bzw. 1960 und am 31.12.1960 in der Bundesrepublik a. je 100000 M.

von da an, wie in der Bundesrepublik, steil ab. Leider fehlen Angaben darüber, in welchem Umfange die über 65 J. alten Personen — bezogen auf die entsprechenden Altersgruppen in der Bevölkerung — an den VRRU teilnehmen. Der Unterschied gegenüber dem Bestand im Bundesgebiet, der sich mit steigendem Alter vergrößert, dürfte ohne epidemiologische Ursache den intensiv durchgeführten VRRU zuzuschreiben sein. Nach der Darstellung sind in Mitteldeutschland in der Altersklasse von 60—65 J. um rund 370 Männer von 1 00 000 mehr an ansteckungsfähiger Lungentuberkulose erkrankt als im Bundesgebiet. Wenn die Zahlen übereinstimmten, dann müßten in der Bundesrepublik in dieser Altersklasse etwa 11 750 Männer an einer ansteckungsfähigen Tuberkulose leiden, während die Statistiken nur rund 7 100 ausweisen; die Zahl der Unbekannten zwischen 60 und 65 J. beliefe sich auf 4 650.

Abb. 35   veranschaulicht den Bestand an aktiven Tuberkulosen der Männer in Mitteldeutschland und im Bundesgebiet am 31. 12. 1955 bzw. 1960.

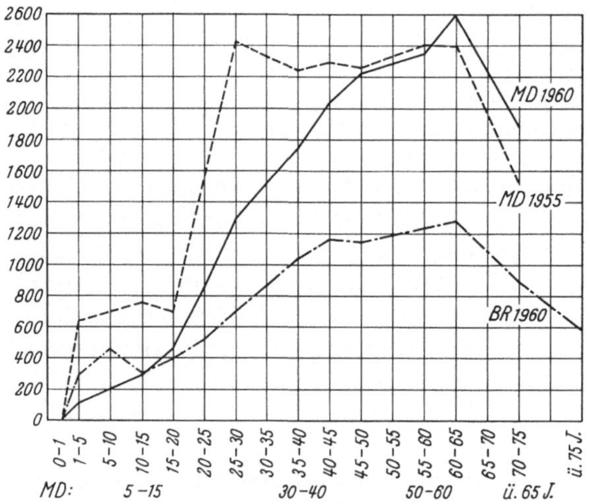

Abb. 35. Bestand an Männern mit aktiver Tuberkulose aller Organe in Mitteldeutschland am 31. 12. 1955 bzw. 1960 und am 31. 12. 1960 in der Bundesrepublik a. je 100 000 M.

Der starke Rückgang betrifft überwiegend die Altersklassen unterhalb von 50 Jahren, oberhalb 60 Jahre ist eine Steigerung eingetreten. Der Abfall im Bereich von 0—15 J. ist fast ausschließlich auf die *Bereinigung* des Bestandes an Ic-Fällen zurückzuführen, in den sonst betroffenen Altersgruppen machten sich die Auswirkungen der modernen Therapie bemerkbar, während die Zunahme in den oberen Bereichen auf der Erfassung der zum Teil chronischen, zum Teil therapieresistenten Tuberkulosen beruht. In der Bundesrepublik liegt lediglich zwischen 0 und 15 J. der Bestand höher. In der Altersgruppe der 60—65jährigen liegt der Bestand in Mitteldeutschland mehr als doppelt so hoch. Auf die Ursachen wurde hingewiesen. Bei Gleichheit der Zahlen in Mitteldeutschland und im Bundesgebiet ergäbe sich für dieses ein Bestand an aktiven Tuberkulosen von rund 335 000 (statt 192 000) bei den Männern und von etwa 197 000 (statt 124 000) bei den Frauen, insgesamt also ca. 532 000 anstelle von 316 000. Dies gilt jedoch nur unter der Voraussetzung, daß die epidemiologischen Verhältnisse und die Bestimmungen über die Dauer des Verbleibs der Tuberkulösen in der Statistik übereinstimmen.

In Mitteldeutschland sind die Männer von über 60 J. 1960 mit 36,4 % am Bestand Ia + Ib beteiligt, in der Bundesrepublik mit 26,5; die entsprechenden Werte für die Ic-Fälle lauten 27,3 bzw. 15,6 %. Bei den Frauen ist die Situation ähnlich. Dies weist auf eine bessere Erfassung in Mitteldeutschland hin.

An *Tuberkulose aller Formen* sind in Mitteldeutschland 1960 2 683 Personen *gestorben* = 16,6 a. 100 000 E. gegenüber 16,2 a. 100 000 E. in der Bundesrepublik. Auf die extrapulmonale Tuberkulose entfallen 6,0 % der Gesamtzahl, im Bundesgebiet 7,4 %. Die Zahl der unbekannten, an extrapulmonaler Tuberkulose verstorbenen Personen dürfte auch in Mitteldeutschland beträchtlich sein.

Die jährliche Letalität der Offentuberkulösen — bezogen auf deren Bestand — betrug in Mitteldeutschland 1960 6,1 %, im Bundesgebiet 8,6 %. Für die stationäre Behandlung der Tuberkulösen standen bislang 35 000 Betten zur Verfügung. Bis Ende 1961 ist eine Verminderung auf 30 000 Betten vorgenommen worden.

1950/51 waren etwa 50 % aller 14 jährigen tuberkulinpositiv durch virulente Infektion. Seither wurde mit der BCG-Impfung der Neugeborenen begonnen, die 1960 bei 97 % aller Neugeborenen durchgeführt wurde. Außerdem werden Wiederimpfungen im 6., 10. und 14. Lebensjahr bei den Kindern vorgenommen, die ihre Tuberkulose-Allergie verloren haben. Ab 1962 soll die Revakzination der 18 jährigen und eine Tuberkulintestung bestimmter Alters- und Personengruppen (Medizinstudenten, Melker usw.) erfolgen.

Für Röntgenreihenuntersuchungen stehen mehr als 50 transportable Geräte mit dem Format 70 x 70 mm zur Verfügung (= 1 a. 3,4 Mill. E.). Die Untersuchungen erfolgen in jährlichen Abständen. 1960 wurden durch VRRU 10,2 Millionen Personen erfaßt. 1955 wurden unter 10 000 Erschienenen rund 20 aktive Tuberkulosen ermittelt, 1960 noch 8,9. Ungefähr 50 % aller Neuzugänge konnten dabei in einem meist frühzeitigen Krankheitsstadium — bevor sie offen geworden waren — ermittelt werden. Nach STEINBRÜCK ist den VRRU erst dann ein voller Erfolg beschieden, wenn mindestens 90 % der Bevölkerung daran teilnehmen. Besonders gilt dies für die über 60 jährigen mit noch größerer Erkrankungshäufigkeit — darunter vor allem für die ältere weibliche Landbevölkerung. Um eine möglichst vollständige Erfassung zu erzielen und die letzten unbekannten Offentuberkulösen ermitteln zu können, werden die *VRRU ab 1. 1. 1962 als Pflichtuntersuchungen durchgeführt*.

Nach BAUER und MASUHR (Zur Tuberkuloseverordnung, Mschr. Tbk.-Bekpf. *5*, 1962) erkranken zur Zeit in Mitteldeutschland die nichtgeimpften Kinder zwölfmal häufiger als die geimpften an Tuberkulose. Unter diesen Gesichtspunkten entschloß man sich in Mitteldeutschland nunmehr zu einer *gesetzlichen Regelung der Tuberkulose-Schutzimpfung*.

Da jeder Kranke mit chronisch ansteckender Lungentuberkulose während seines Lebens etwa 20 gesunde Menschen ansteckt, kann mit einer endgültigen Beseitigung der Tuberkulose nur dann gerechnet werden, wenn die Offentuberkulösen solange stationär behandelt werden, bis sie ihre Ansteckungsfähigkeit verloren haben. Da etwa 10 % aller Tuberkulosekranken ihre Erstkur und 14 % eine Wiederholungskur vorzeitig abbrechen oder aus disziplinarischen Gründen entlassen werden, wird der Zweck der Kuren infrage gestellt. Unter diesen Umständen ist es notwendig, Maßnahmen zur Verhütung von Kurabbrüchen zu ergreifen. Der Tuberkulosekranke muß in seinem Interesse und in dem der Allgemeinheit solange behandelt werden, bis es wenigstens gelungen ist, eine Entseuchung zu erzielen. Diese Überlegungen und die seit Jahren konstante Zahl der Reaktivierungen sind die Ursache für bestimmte in der Tuberkuloseverordnung festgelegte Maßnahmen, durch welche die wirksame Isolierung uneinsichtiger ansteckender Kranker gesichert ist. 1960 war bei 11 271 Tuberkulosekranken in Mitteldeutschland erneut eine stationäre Wiederholungskur notwendig, während 21 348 Tuberkulöse in arbeitsfähigem Alter wegen ihrer Tuberkulose Rente bezogen.

Die Gesamtkosten und die materiellen Verluste durch Produktionsausfall infolge Lungentuberkulose in Mitteldeutschland 1960 werden mit 1,27 Milliarden DM veranschlagt; davon verursachen allein die Rückfallerkrankungen und die damit verbundenen Frühinvalidisierungen einschließlich der volkswirtschaftlichen Produktionsverluste einen Gesamtverlust von 785 Millionen DM. Um die Rückfallerkrankungen an Lungentuberkulose zu verhüten, müssen bis 1965 in allen Bezirken die Voraussetzungen dafür geschaffen werden, daß alle registrierten Fälle von aktiver und inaktiver Tuberkulose sowie alle Verdachtungs-, Beobachtungs- und Verschlechterungsfälle mindestens zweimal jährlich bakteriologisch untersucht werden können (kultureller TB-Nachweis einschließlich Resistenz- und Typenbestimmungen).

Zusammenfassung

(Die Tuberkulose in Mitteldeutschland)

In Mitteldeutschland sind 1960 21 224 Neuzugänge an Tuberkulose erfolgt = 131,3 a. 100 000 E. Der Bestand umfaßte 159 143 Personen = 987,4 a. 100 000. Darunter befanden sich 39 175 Offentuberkulöse = 243,1 a. 100 000 E. Sowohl Neuzugänge als Bestand nehmen seit Jahren ständig ab. Die Sterblichkeit an Tuberkulose entspricht der in der Bundesrepublik (16,6 a. 100 000 E.). 96,8% der Lebendgeborenen wurden BCG-geimpft. Durch RRU wurden 1960 über 10 Millionen Personen erfaßt. Sowohl die BCG-Schutzimpfung als auch die RRU sind seit 1. 1. 1962 obligatorisch. Durch eine neue Tuberkuloseverordnung soll u. a. die Zahl der Kurabbrüche und damit der Rückfallerkrankungen weitestgehend reduziert werden. Die Gesamtkosten und die Verluste durch Produktionsausfall beliefen sich 1960 auf 1,27 Milliarden DM.

Summary: Tuberculosis in Middle-Germany

In 1960 Middle-Germany registered 21 224 new cases of tuberculosis (i. e. 131.3 per 100 000 residents). The list of registered cases contained 159 143 cases (i. e. 987.4 per 100 000 residents). 39 175 (i. e. 243,1 per 100 000 residents) of whom were active infectious cases. New cases as well as registered cases are steadily diminishing for the last years. The mortality rate of tuberculosis is the same as in the Federal Republic (16.6 per 100 000 residents). 96.8% of the living infants were BCG-vaccinated. By radiological field examinations more than 10 million persons were controlled in 1960. BCG-vaccination as well as radiological field examination are obligatory since January 1st, 1962. New legal regulations on tuberculosis are supposed to diminish the number of discontinued cures and thus to reduce relapses drastically. The overall cost and losses by production deficits amount to 1,27 milliard DM in 1960.

Résumé: La tuberculose dans l'Allemagne Centrale

Dans l'Allemagne Centrale on a enrégistré en 1960 21 224 nouvelles atteintes tuberculeuses, c'est à dire 131,3 sur 100 000 hab. La morbidité était de 159 143 personnes = 987,4 sur 100 000 hab. Dans ce chiffre sont compris 39 175 cas de tuberculose ouverte = 243,1 par 100 000 habitants. Depuis des années on constate une régression permanente tant pour les nouvelles atteintes que pour les cas connus. La mortalité tuberculeuse correspond à peu près à celle de la République Fédérale (16,6 sur 100 000 hab).

96,8% des nouveaux-nés ont été vaccinés par le BCG. Les services radiologiques de détection ont saisi plus de 10 millions de personnes en 1960. La vaccination par le BCG aussi bien que l'examen radiologique sont obligatoires depuis le 1.1.1962. Par une nouvelle loi contre la tuberculose on se propose de réduire dans une large mesure entre autres le nombre des interruptions de cure, donc la fréquence des rechutes. En 1960 les frais totaux et les pertes par arrêt de la production s'élevaient à 1,27 milliards de DM.

Resumen: La tuberculosis en Alemania Central

En Alemania Central han resultado en 1960 21 224 nuevos casos de tuberculosis = 131,3 para 100 000 habitantes. El nivel alcanzaba 159 143 personas = 987,4 para 100 000. De ahí se encontraban 39 175 tuberculosis abiertas = 243,1 para 100 000 habitantes. Sie bien los nuevos casos descienden en nivel continuamente desde años. La mortalidad en tuberculosis corresponde a la de la República Federal (16,6 p. 100 000 h.). El 96, 8% de los recién nacidos fueron vacunados con la BCG. Por la RRZ fueron alcanzados en 1960 sobre 10 000 000 de personas. Tanto la vacunación BCG como la RRU [1] son obligatorias desde el 1.1.1962. A través de una nueva ordenación de la tuberculosis debe reducirse ante todo el número de las interrupciones del tratamiento y con ello ampliamente las recidivas. Los gastos totales y la pérdida por la falta de producción ascendieron en 1960 a 1,27 millardas DM.

B. Stand der Abwehrmaßnahmen

1. Leistungen der öffentlichen Tuberkulosefürsorge.

In den Tabellen 12 bis 17 werden wie jedes Jahr der Personalstand und die Zahl der Leistungen in den Fürsorgestellen im Bundesgebiet nachgewiesen. Schon im Jahrbuch 1960 wurde auf die Unterschiedlichkeit der Einrichtungen und der Betriebsart der Fürsorgeeinrichtungen nach Ländern sowie nach Stadt und Land hingewiesen, so daß dieser Teil des Jahrbuches mehr den unmittelbar interessierten Länderregierungen und den Fürsorgeärzten zur Orientierung für vergleichende Feststellungen vom Standpunkt der Tuberkulosebekämpfung dienen kann. Es soll bewußt kein Werturteil über das eine oder andere Verfahren abgegeben werden. Die Bemühungen des Zentralkomitees, eine gewisse Einheitlichkeit zu erzielen, beziehen sich mehr auf die Führung der Morbiditäts- und Mortalitätsstatistiken, zu der die Fürsorgeärzte durch gelegentliche kritische Vergleiche angeregt werden sollen.

Einer näheren Erläuterung bedarf aber die Tab. 16, in der die Röntgenleistungen der Fürsorgestellen nachgewiesen werden. Der Grund dafür liegt in den seit Jahren immer wieder in der Standespresse erscheinenden Angriffen gegen die Reihenröntgenuntersuchungen, die damit begründet werden, daß die Gesamtuntersuchung einer Bevölkerung mit dem Schirmbildverfahren besondere Gefahren hinsichtlich der Auswirkungen ionisierender Strahlen auf den menschlichen Organismus in sich berge.

In Tab. 16 wird, wie jedes Jahr, das Verhältnis von durchgeführten Durchleuchtungen zu den gefertigten Großaufnahmen angegeben. Wenn man die Zahlen in den letzten Jahrbüchern mit denen für 1960 vergleicht, so zeigt sich wohl, daß das Verhältnis Durchleuchtung: Aufnahme sich langsam zu Gunsten der Großaufnahmen

Tabelle 12. *Zahl der Fürsorgestellen und ihr Personal im Jahre 1960*
(Entnommen aus den Länderstatistiken)

Land	Fürsorgestellen 1960		Tuberkulose-Fürsorgeärzte		1 Tbk.-Fürsorgearzt auf .... Einwohner		Zahl der Fürsorgerinnen 1960			1 Fürsorgerin auf .... Einwohner	
	Haupt-stellen	Neben-stellen	1959	1960	1959	1960	Allgemein	Tuberk.-Fürsorge	zusammen	1959	1960
Schleswig-Holstein	20	27	45	49	50800	47100	145	20	165	14200	14000
Hamburg	18	1	19	19	95600	96800	11	70	81	22400	22700
Niedersachsen	74	62	155	145	42100	45400	551	35	586	11400	11200
Bremen	3	—	7	7	97600	100500	97	12	109	7000	6460
Nordrhein-Westfalen	94	288	270	256	57600	62000	1580	32	1612	9800	9840
Hessen	44	21	52	51	90000	94000	200	33	233	20700	20550
Rheinland-Pfalz	39	22	42	41	80300	83300	193	10	203	17300	16800
Baden-Württemberg	67	44	63	58	119000	133300	341	35	376	19700	20600
Bayern	140	61	68	72	137000	132000	725	26	751	13400	12600
Saarland	8	7	12	12	87800	88300	47	4	51	16000	21800
Bundesgebiet	507	533	733	710	72200	75700	3890	277	4167	12900	12900
West-Berlin	12	—	35	35	63300	63000	—	110	110	21700	20000

Tabelle 13. *Ärzte in den Fürsorgestellen 1960* (nach Länderstatistiken)

Land	Gesamtzahl der in der Fürsorgestelle tätigen Lungen- und Nichtlungenfachärzte	Lungenfachärzte						Lungenfachärzte insgesamt Sp. 4 und Sp. 7	Nichtlungenfachärzte						Nichtlungenfachärzte insgesamt (Sp. 11 u. 14)
		Hauptamtlich als Ärzte des öffentl. Gesundheitsdienstes tätig			Nebenamtlich als Tuberkulose-Fürsorgeärzte tätig				Hauptamtlich als Ärzte des öffentl. Gesundheitsdienstes tätig			Nebenamtlich als Tuberkulose-Fürsorgeärzte tätig			
		ausschl. a. Tbk.-Fs.-Ärzte	nicht ausschl. a. Tbk.-Fs.-Ärzte	zusammen Sp. 2 und 3	haupt-ber. in freier Praxis	haupt-ber. in Heilst. und Krkhs.	zusammen Sp. 5 und 6		ausschl. a. Tbk.-Fs.-Ärzte	nicht ausschl. a. Tbk.-Fs.-Ärzte	zusammen Sp. 9 und 10	haupt-ber. in freier Praxis	haupt-ber. in Heilst. und Krkhs.	zusammen Sp. 12 und 13	
	1	2	3	4	5	6	7	8	9	10	11	12	13·	14	15
Schleswig-Holstein	49	8	6	14	2	3	5	19	4	25	29	—	1	1	30
Hamburg	19	18	—	18	—	—	—	18	1	—	1	—	—	—	1
Niedersachsen	145	8	8	16	26	26	52	68	—	66	66	4	7	11	77
Bremen	7	7	—	7	—	—	—	7	—	—	—	—	—	—	—
Nordrhein-Westfalen	256	29	24	53	9	16	25	78	5	167	172	1	5	6	178
Hessen	51	10	3	13	13	13	26	39	3	8	11	—	1	1	12
Rheinland-Pfalz	41	17	2	19	1	7	8	27	—	14	14	—	—	—	14
Baden-Württemberg	58	45	7	52	2	4	6	58	—	—	—	—	—	—	—
Bayern	72	41	12	53	8	8	16	69	2	—	2	—	1	1	3
Saarland	12	4	3	7	1	—	1	8	—	3	3	1	—	1	4
Bundesgebiet	710	187	65	252	62	77	139	391	15	283	298	6	15	21	319
West-Berlin	35	16	—	16	5	1	6	22	8	1	9	1	3	4	13

Tabelle 14. *Erstuntersuchungen aller Art absolut und auf 10 000 Einwohner und im Vergleich zum Personal der Fürsorgestellen* (nach den Länderstatistiken)

Land	Erst-unter-suchungen	...Erstuntersuchg. auf 10 000 Einw.		... Erstuntersuchg. auf 1 Arzt		... Erstuntersuchg. a. 1 Fürsorgerin		Neuzugänge Ia-Id auf 100 Erstunters.		Kontrollunters.	
	1960	1959	1960	1959	1960	1959	1960	1959	1960	absolut	a. 100 Ia-Id
Schleswig-Holstein	43 014	194	186	964	880	275	260	8,5	8,8	103 609	3,6
Hamburg	43 452	302	237	2 890	2 290	678	540	8,2	8,5	56 474	6,5
Niedersachsen	91 858	140	140	587	630	159	160	9,3	8,7	154 968	5,1
Bremen	13 467	200	191	1 950	1 925	139	122	6,4	5,2	30 005	2,3
Nordrhein-Westfalen	182 124	119	115	684	710	116	113	11,2	10,1	355 316	5,2
Rheinland-Pfalz	53 920	161	158	1 450	1 315	335	265	6,4	7,4	77 730	5,1
Hessen	72 897	170	152	1 360	1 430	293	313	7,6	6,5	88 074	5,4
Baden-Württemberg	168 345	227	217	2 710	2 900	444	448	6,1	5,8	214 146	4,5
Bayern	137 918	147	145	2 010	1 915	196	183	9,8	8,2	250 626	4,5
Saarland	8 979	55	85	490	750	89	176	27,2	14,5	16 326	7,8
Bundesgebiet	815 974	157	152	1 138	1 150	205	196	8,7	8,0	1 347 274	4,9
West-Berlin	34 703	158	157	1 000	992	342	315	14,6	13,5	87 109	5,4

Tabelle 15. *Laboratoriumsuntersuchungen in den Tuberkulose-Fürsorgestellen 1960*
(nach den Länderstatistiken 1960)

Land	Sputum-unter-suchg.	Kehl-kopf-abstriche	Magen-saft-unter-suchg.	Tier-ver-suche	Kultur-ver-suche	Sputumuntersuchungen bezogen auf			Blut-senkungen	Blut-bilder	Tuber-kulin-proben (i.d.Fürs.-stellen)	Urin-unter-suchg. auf TB
						Ia+Ib Bestand	Ia—Ic Bestand	Ia—Ic Neuzug.				
Schleswig-Holstein	14358	550	1	65	254	3,5	1,0	4,4	21276	1757	24815	—
Hamburg	4906	4034	12	42	774	1,0	0,3	1,3	17852	464	5866	15
Niedersachsen	30380	326	115	251	1195	3,0	1,0	3,8	42103	5036	94569	—
Bremen	3464	360	9	148	1830	2,8	0,6	4,3	4362	2473	4282	3255
Nordrhein-Westfalen	73207	9037	65	404	3336	2,8	0,9	4,0	130829	23270	414644	67745
Hessen	11795	1490	14	47	525	2,0	0,7	2,5	12756	588	12652	920
Rheinland-Pfalz	15277	102	21	178	2399	2,4	0,8	3,8	30063	2017	84271	18749
Baden-Württemberg	21683	2610	352	686	3254	2,1	0,7	2,2	32201	2465	90024	—
Bayern	47543	919	98	542	7599	3,1	1,1	4,2	32327	2062	125521	—
Saarland	2610	1	—	90	95	1,3	0,5	2,0	1524	40	13150	—
Bundesgebiet	225223	19429	687	2453	21261	2,6	0,8	3,4	325293	40172	869794	—
West-Berlin	23879	11336	62	42	7239	3,1	0,8	5,1	13871	807	3863	—

Tabelle 16. *Röntgenleistungen der Tuberkulose-Fürsorgestellen 1959 und 1960*
(nach den Länderstatistiken)

Land	Sprechstunden-durchleuchtungen (Erst- u. Kontroll-untersuchungen)		Großaufnahmen		Durch-leuchtungen pro Großaufnahme		Reihen-durchleuchtungen außerhalb der Sprechtage		Schichtaufnahmen		Schirmbild-aufnahmen im Mittelformat im Rahmen der Tbk.-Fürs.-St.		gezielte RRU mit Schirm-bildauf. außerh. v. Röntgenk.
	1959	1960	1959	1960	1959	1960	1959	1960	1959	1960	1959	1960	1960
Schleswig-Holstein	101612	87494	15768	16552	6,4	5,3	16013	9031	2776	2384	52604	47682	20257
Hamburg	78403	61266	29846	30105	2,6	2,0	51648	40079	7810	7948	50287	69401	27986
Niedersachsen	205794	184512	43688	43691	4,7	4,2	43485	37609	6539	6399	58064	68767	49757
Bremen	48466	43472	5169	6302	9,3	6,9	3281	12443	3204	2932	20949	21210	61045
Nordrhein-Westfalen	437195	387360	139899	136342	3,1	2,8	86873	95522	13033	12390	180141	202125	176743
Hessen	146683	132265	15971	15626	9,2	8,5	13361	10860	1258	567	25117	32523	2318
Rheinland-Pfalz	138402	132021	22959	22275	6,0	6,0	25910	25151	886	244	11296	13179	36865
Baden-Württemberg	348023	315402	58228	60419	6,0	5,2	38664	34919	21408	15106	60329	61953	10058
Bayern	398523	388544	32930	32785	12,1	11,9	80437	73181	7651	4026	47781	52473	118576
Saarland	26696	24590	2266	2183	11,8	11,3	8331	3003	16	15	5429	7255	8951
Bundesgebiet	1929797	1756926	366724	416280	5,3	4,2	368003	341798	64581	49011	511997	576568	512556
West-Berlin	107689	97133	22851	23277	4,7	4,2	2074	1194	5728	9520	21255	29060	321292

gebessert hat, daß also, da die bei Durchleuchtungen wirksamen ionisierenden Strahlendosen schwer anzugeben aber auf alle Fälle höher sind als die bei Großaufnahmen, eine geringe Besserung der Lage eingetreten ist. Professor Dr. LOSSEN gibt für 2 große Mainzer Kliniken für 1961 (1960) ein Verhältnis Aufnahme: Durchleuchtung 5 : 1 (4 : 1) an, für das röntgen*diagnostische* Zentralinstitut des Kantonspitals in Zürich aber von 27,5 : 1 (27,1 : 1) und für die Gesundheitsämter in Rheinland-Pfalz von 1 : 6 für das Jahr 1960, wenn man die Schirmbildaufnahmen unberücksichtigt läßt und von 1,14 : 1 bei Einbeziehungen der Schirmbildaufnahmen. Für die übrigen Länder errechnet sich das Verhältnis, wie es in Tab. 16 nachgewiesen ist. Das bedeutet, daß die Fürsorgeärzte auch heute noch genötigt sind, zur Orientierung zunächst in weitaus den meisten Fällen Durchleuchtungen anzuwenden, d. h. die Methode, bei welcher der Untersuchte voraussichtlich die höchste Strahlendosis erhält gegenüber Großaufnahmen und Schirmbildaufnahmen. Eine Änderung dieser Verhältnisse ist wahrscheinlich erst dann zu erwarten, wenn jedes Gesundheitsamt eine Schirmbildeinrichtung für Aufnahmen im Mittelformat zur Verfügung hat.

Wie erheblich die Unterschiede in der Anwendung von Röntgenstrahlen in der Lungen-Diagnostik der Lungenfürsorgestellen bzw. durch die Röntgenreihenuntersuchungen sind, zeigt Tab. 17

Tabelle 17.

	Durchleucht., Großaufn., Schichtaufn.	auf 100 Einw.	einschl. RRU	auf 100 Einw.
Schles.-H.	183 400	7,95	552 778	24,0
Hamburg	236 785	12,9	296 802	16,2
Nieders.	390 735	5,9	1 425 086	21,7
Bremen	147 404	20,9	207 179	29,4
N.-Westf.	1 010 482	6,4	1 458 061	9,3
Hessen	194 159	4,1	594 808	12,4
Rh.-Pfalz	229 735	6,7	379 548	11,1
B.-Württ.	497 857	6,4	1 755 633	22,7
Bayern	669 585	7,1	1 801 902	19,0
Saarland	45 997	4,3	131 474	12,4
Bund	3 653 139	6,8	8 650 271	16,1
West-Berl.	481 476	21,9	523 251	23,7

Im Großen gesehen stehen die Länder mit gesetzlich vorgeschriebenen RRU an der Spitze, sie werden nur von Bremen mit 29,4 und von Westberlin mit 23,7 % übertroffen bzw. eingeholt. Wenn die gegnerische Behauptung von einer akuten oder chronischen Strahlengefährdung durch die Röntgendiagnostik der Tuberkulosefürsorge richtig wäre, müßten die von ihnen unterstellten Mehrerkrankungen an Krebs und Leukämie gerade in diesen Ländern besondere Sorgen bereiten. Seitens des Zentralkomitees werden diese Vorgänge in den kommenden Jahren auf das Genaueste verfolgt werden.

Das Ergebnis genauerer neuerer Messungen ist in der „Deutschen Medizinischen Wochenschrift" Jahrgang 85, Nr. 14, vom 1. 4. 1960 von MOHR und STARKE veröffentlicht worden. Bei Anwendung einer besonders sorgfältigen Untersuchungstechnik kamen die Autoren zu folgendem Ergebnis: Die Strahlenbelastung bei der Röntgen-Thoraxuntersuchung mit Meteraufnahmetechnik ist sehr gering. Die Gonadendosisbelastung liegt im allgemeinen unter 1 mr. pro Aufnahme. Während Oberflächen- und Volumendosis kaum in der Lage sind, eine somatische Schädigung hervorzurufen, beanspruchen die Gonadendosisbelastungen auch in ihrer relativen Kleinheit wegen der grundsätzlichen Möglichkeit eines genetischen Schadens unser Interesse.

Dies ist zu beachten, weil ein wesentlicher Anteil aller Röntgenuntersuchungsverfahren von den Thoraxuntersuchungen gebildet wird (in Deutschland 60,9 %), denn nicht nur die Größe der Gonadendosis ist zu berücksichtigen, sondern auch die Häufigkeit der Untersuchungen.

Die Gonadendosis ist indessen so klein, daß ihr Anteil durch das Röntgenuntersuchungsverfahren am Brustkorb bei Männern 1,2 %, und bei den Frauen 5,8 % der gesamten angewendeten medizinischen Röntgenstrahlen beträgt. Diese Größenordnungen können um so mehr vernachlässigt werden, als sie wesentlich kleiner sind als die zeitlichen und örtlichen Schwankungen des Pegels der natürlichen Strahlenbelastung.

Für die Tuberkulosefürsorge steht es jedenfalls ebenso wie für die Tätigkeit der in der freien Praxis tätigen Lungenfachärzte vollkommen fest, daß ihre ganze Arbeit in der Diagnostik umsonst wäre, wenn ihnen das Röntgenverfahren — unter den schon erwähnten Kautelen angewendet — nicht zur Verfügung stünde.

Nach Auffassung des Deutschen Zentralkomitees spielt es dabei keine Rolle, ob ein „Grenzwert" für die Wirkung von Röntgenstrahlen besteht, so lange deren Einwirkung auf den Organismus, wie von vielen Seiten festgestellt und neuerdings von MOHR und STARKE bestätigt worden ist, ganz erheblich *unter* der Wirkung der aus dem Kosmos oder von der Erde auf die Menschen einwirkenden ionisierenden Strahlen liegt.

Zusammenfassung

(Leistungen der öffentlichen Tuberkulosefürsorge)

Wesentliche Änderungen in Organisation und Praxis der Tuberkulosefürsorge sind im Berichtsjahr nicht zu verzeichnen. Im Zusammenhang mit den sich periodisch wiederholenden Angriffen gegen die Röntgendiagnostik im Bereich der Tuberkulosefürsorge und der Reihenröntgenuntersuchungen wird nochmals hervorgehoben, daß der Beweis einer schädlichen Einwirkung der Lungen-Röntgendiagnostik nicht erbracht worden ist, sondern lediglich eine in der Theorie bestehende Mutmaßung darstellt.

Summary: Tuberculosis and Public Social Support

No significant changes in organisation and practice of social assistance to tuberculous patients have occurred during the year covered by the report. In connection with the periodically repeated attacks against X-ray diagnosis within the scope of social assistance and of X-ray field and serial examinations it is emphasized once more that the noxious effect of pulmonary X-ray diagnosis has not yet been proved and is nothing but a theoretical assumption.

Résumé: La tuberculose dans le cadre des prestations sociales publiques

Au cours de l'année dernière l'organisation et la pratique de la lutte anti-tuberculeuse n'ont pas subi de modifications notables. Quant aux attaques répétées contre le diagnostic radiologique dans le cadre de la lutte contre la tuberculose et les examens radiologiques en série, on souligne une fois de plus que l'influence néfaste des examens radiologiques du poumon n'est nullement démontrée, mais représente uniquement une hypothèse.

Resumen: (La tuberculosis en el marco de las obras sociales públicas)

No se observan en los informes de este año cambios esenciales en la organización y práctica de la previsión tuberculosa. En relación con los ataques, que se repiten periodicamente, contra el diagnóstico radiológico en la previsión tuberculosa y contra las exploraciones radiológicas en serie, hay que destacar de nuevo, que no se ha comprobado una acción perniciosa producida por el diagnóstico radiológico pulmonar, y que se trata solamente de una presunción basada.

2. Sonderfürsorgen

a) Tuberkulosehilfe für die Bediensteten der Deutschen Bundesbahn im Jahre 1961

Die Erkrankungen sind weiter leicht zurückgegangen. Die bewilligten Tbc-Heilstättenkuren haben sich von 2556 im Vorjahre auf 2456 im Berichtsjahr vermindert, d. h. um 4 v H weniger.

Etwa im gleichen Verhältnis haben sich die Krankenhausbehandlungen wegen Tbc (905 zu 860 = 5 v H weniger) verringert.

Dieser erfreuliche Rückgang erforderte, die Zahl der Betten für Tbc-Kranke weiter herabzusetzen. Aus diesem Grunde hat die Heil- und Kurfürsorge das Kurheim Ettensberg in Oberstdorf/Allg. Ende 1961 aufgegeben.

Bei Kindern haben die Tbc-Erkrankungen stärker abgenommen als bei Erwachsenen. Seit Mitte des Berichtsjahres konnte die Kinderheilstätte Elisabethenberg der BVA nicht mehr voll belegt werden.

Von den neuen Tbc-Fällen — zum Vergleich sind die Ergebnisse des Vorjahres in Klammern angegeben — entfallen auf:

	Männer	Frauen	Kinder	Zusammen
Ia ansteckende Lungentuberkulose mit Bazillenbefund	272	75	11	358
Ib ansteckende Lungentuberkulose ohne Bazillenbefund	130	49	13	192
Ic aktive nicht ansteckende (geschlossene) Tuberkulose innerhalb des Brustkorbs	651	242	290	1183
Id extrapulmonale aktive Tuberkulose	126	134	79	339
Summe	1179	500	393	2072
	(1308)	(528)	(606)	(2441)
weniger v H	9,9	5,3	35,0	15,1

In Überwachung standen 23189 Fälle.

Es lagen 2565 Anträge auf Tbc-Heilstättenkuren und 981 Anträge auf Tbc-Krankenhausbehandlung zur Entscheidung vor. Davon wurden 2458 Heilstättenkuren und 860 Krankenhausbehandlungen bewilligt. Der Rest wurde abgelehnt, weil keine Gesundheitsmaßnahme erforderlich war, an einen anderen Kostenträger verwiesen oder anderweitig erledigt.

Gewährt haben

a) Tuberkulosehilfe in vollem Umfang
die Deutsche Bundesbahn nach § 21 THG,
b) stationäre Heilbehandlung bei aktiver behandlungsbedürftiger Tuberkulose
die Rentenversicherungsträger (BVA, BfA) nach
§ 1244a RVO, § 21a AVG.

Von der Ermächtigung in § 22 THG hat die Deutsche Bundesbahn bisher noch keinen Gebrauch gemacht.

Zur Bekämpfung der Tuberkulose haben aufgewendet:*)

1. Deutsche Bundesbahn (einschließlich der Mittel für Tuberkulosefürsorge des Bundesbahn-Sozialwerks)	10 646 000,— (10 600 000,—) DM
2. Bundesbahn-Versicherungsanstalt	5 873 000,— (4 937 000,—) DM
3. Bundesversicherungsanstalt für Angestellte	135 000,— (220 000,—) DM
zusammen:	16 654 000,— (15 757 000,—) DM

Davon entfallen auf

1. stationäre Behandlung in Tuberkulose-Krankenhäusern und Heilstätten, Übergangsgeld, Schongeld, sonstige Aufwendungen.	10 272 000,— (8 757 000,—) DM
2. Vor- und Nachfürsorge, wirtschaftliche Hilfe und vorbeugende Hilfe (Kinderfürsorge)	6 382 000,— (7 000 000,—) DM
zusammen:	16 654 000,— (15 757 000,—) DM

Daneben hat das Bundesbahn-Sozialwerk aus eigenen Mitteln noch 1 266 000,— (1 771 000,—) DM beigesteuert.

b) Tuberkulosehilfe der Deutschen Bundespost im Jahre 1961

1. Die Tuberkulosestatistik der Deutschen Bundespost hat ergeben, daß Tuberkuloseerkrankungen unter dem Personal der DBP nicht häufiger auftreten als in der Gesamtbevölkerung. Auch bei ihr sind die Fälle in Großstädten häufiger als auf dem Lande. Die DBP hat keine eigenen Tbc-Krankenhäuser oder Heime.

2. Bei der Einstellung von Bewerbern für den Postdienst und auch bei ihrer Übernahme in das Beamtenverhältnis finden Tauglichkeitsuntersuchungen statt. Dafür bestehen Tauglichkeitsrichtlinien. Die Einstellungsuntersuchung umfaßt bei allen

---

*)1960 in Klammern

Bewerbern bis zum 18. Lebensjahr eine solche auf Tuberkulose. Tuberkulose schließt grundsätzlich die Tauglichkeit für den anstrengenden, den Witterungseinflüssen besonders ausgesetzten Postdienst aus. Für Kriegsbeschädigte mit geschlossener Tuberkulose und bei Anstellungsuntersuchungen sind mildere Bestimmungen vorgesehen.

3. An Tuberkulose erkrankte Postbedienstete genießen einen besonderen Schutz vor vorzeitiger Zurruhesetzung oder Entlassung. Nach Verfügung des Reichspostministeriums und des Bundespostministeriums soll ein Erkrankter erst dann pensioniert werden, wenn mit der Wiederherstellung der Dienstfähigkeit in absehbarer Zeit nicht mehr gerechnet werden kann. Da nach § 45 BGB Beamte, die wegen Dienstunfähigkeit entlassen worden waren, wieder als Beamte eingestellt werden können, wenn sie wieder dienstfähig geworden sind, wird die Frage der Zurruhesetzung im allgemeinen 2 Jahre nach Beginn der Erkrankung von den Oberpostdirektionen geprüft.

4. Tuberkulosekranke, die geheilt sind, werden weiterbeschäftigt, dabei wird auf ihren Gesundheitszustand Rücksicht genommen, damit sie sich langsam wieder in den Dienst einleben können. Soweit ohne Gefährdung des Publikums und der Mitarbeiter möglich, werden auch an offener Lungentuberkulose leidende Postbedienstete beschäftigt, allerdings abgesondert von dem übrigen Personal.

5. Allgemeine Röntgenreihenuntersuchungen führt die Post nicht durch (Kostenfrage, technische Durchführung auf dem Lande bei den über das ganze Land verteilten Postdienststellen sehr schwierig, Reisekosten, Vertreterkosten). Es sind aber bei Auftreten von Tuberkuloseerkrankungen bei im Dienst befindlichen Personen Umgebungsuntersuchungen vorgeschrieben, die auf Kosten der DBP durchgeführt werden. Die Mitarbeiter des Erkrankten sollen dabei erfaßt werden.

6. Falls notwendig, bemüht sich auch die Wohnungsfürsorge der DBP im Rahmen des Möglichen, in Tuberkulosefällen für ausreichenden Wohnraum der betroffenen Familie des Postbediensteten zu sorgen.

7. Die von der Deutschen Bundespost durchgeführte Kinderfürsorge (Verschikkung der Kinder auf vier bis sechs Wochen) dient der Vorbeugung gegen Erkrankungen, damit auch gegen Tuberkuloseerkrankungen.

8. Nach der Tuberkulosestatistik der Deutschen Bundespost für das Jahr 1961 waren vorhanden:

Zu Beginn des Jahres Erkrankte	3 965
Am Schluß des Jahres Erkrankte	3 834
Abnahme	131
Personalstand am Schluß des Jahres	411 038
Zugang im Laufe des Jahres . . . . . , . .	13 336
%-Satz an Tuberkulosekranken, auf das Personal bezogen:	0,93

Diese Zahlen betreffen nur das aktive Personal.

Für die Bekämpfung der Tuberkulose unter den Postbediensteten und ihren Angehörigen einschließlich der Versorgungsempfänger usw. nach dem TbcHG sind im Jahre 1961 aufgewendet worden:

a) zur Durchführung der Heilbehandlung
   (stationäre Krankenhaus- und Heilstättenbehandlung) 2 018 499 DM
b) für ambulante und sonstige Tbc-Behandlg. . . . . . 206 476 DM
c) für Leistungen der wirtschaftlichen Hilfe . . . . . . 238 906 DM

d) für die Unterbringung von Kindern in besonderen .
   Kindererholungsheimen . . . .   21 272 DM
e) für von Amts wegen veranlaßte lungenfachärztliche .
   Untersuchungen von tbc-verdächtigen Bediensteten .   19 750 DM
f) für weitere Maßnahmen zur Tuberkulosebekämp-   .
   fung (z. B. vorbeugende Maßnahmen, sonstiges)   . .   119 719 DM
                                                         2 624 622 DM

Schirmbilduntersuchungen wurden beim Personal der Bundespost nicht durchgeführt.

c) Tuberkulosebekämpfung im Bundesgrenzschutz im Jahre 1961

1961 betrug die Zahl der *Schirmbilduntersuchungen* 13 669. Die Untersuchungen gliedern sich folgendermaßen auf:

Einstellungsuntersuchungen von Dienstanfängern: 1 335 Fälle. Bei 5 Dienstanfängern war auf Grund des Schirmbildbefundes eine röntgenologische Nachuntersuchung erforderlich. Es ergab sich jedoch in keinem Falle ein Anhalt für das Vorliegen einer aktiven Lungentuberkulose.

Die Zahl der weiter in jährlichem Abstand erfolgenden Wiederholungsschirmbilduntersuchungen von Polizeivollzugsbeamten und Verwaltungsbeamten im Bundesgrenzschutz betrug 10 471. Hierbei wurden 7 aktive Lungentuberkulosen aufgedeckt (= 0,67 ‰), davon 5 Ia/b- und 2 Ic-Fälle. Bei einem Vergleich der Häufigkeitswerte zeigt das Jahr 1961 eine weiter rückläufige Tendenz.

Ergebnisse der Schirmbilduntersuchungen im BGS

Jahr	Zahl der Untersuchungen	aktive Lungentuberkulose	
		abs.	rel.
1954	1 123	6	5,34‰
1955	10 789	20	1,86‰
1956	6 317	4	0,63‰
1957	5 628	6	1,07‰
1958	7 936	2	0,25‰
1959	10 450	10	0,96‰
1960	10 871	9	0,83‰
1961	10 471	7	0,67‰
1954 — 1961	63 585	64	0,99‰

II a-Fälle (sog. Überwachungsfälle) kamen auch 1961 nicht hinzu. Reaktivierungen oder Superinfektionen ergaben sich bei den Kontrollen der bekannten Fälle nicht.

Auf Grund der vorgenannten 10 471 Wiederholungs-Schirmbilduntersuchungen waren 24 Nachuntersuchungen erforderlich. Dabei wurden außer den bereits genannten 7 Tuberkulosefällen 2 behandlungsbedürftige Fälle von Morbus BOECK (Hilustyp) festgestellt (III g nach Schrag). Als weitere Nebenbefunde wurden u. a. erhoben: In 55 Fällen ein Lobus venae acygos, in 65 Fällen Skoliose der Brustwirbelsäule und in 287 Fällen Rippenanomalien.

Die Zahl der Schirmbilduntersuchungen bei Angestellten und Arbeitern im Bundesgrenzschutz betrug 1 863. Obwohl diese Untersuchungen freiwillig sind, ist in den letzten Jahren ein deutliches Ansteigen der Zahl der Untersuchungen zu verzeichnen; 1957 hatten z. B. nur rund 1100 Zivilbedienstete an den Schirmbilduntersuchungen teilgenommen. Bei diesen Untersuchungen wurden 3 überwachungsbedürftige Tuberkulosen (II a nach Schrag) und eine Reaktivierung alter, bereits bekannter tuberkulöser Lungenveränderungen festgestellt (von II a nach I a/b nach Schrag).

1961 betrug die *Erkrankungshäufigkeit* an Tuberkulose im Bundesgrenzschutz 1,11‰. Im Vergleich mit dem Vorjahr (1,46‰) ist also ein Absinken der Morbiditätszahl zu erkennen. An Tuberkulose der Atmungsorgane erkrankten insgesamt 12 Polizeivollzugsbeamte im Bundesgrenzschutz, hiervon 1 an Pleuritis exsudativa. Bei 9 Beamten wurde das Heilverfahren noch im Berichtsjahr begonnen, davon 1 mal wegen Pleuritis exsudativa. An Tuberkulose anderer Organe erkrankte 1 Beamter (aktive Mesenterialdrüsentuberkulose), außerdem wurde 1 Tuberkulid beobachtet (Erythema induratum Bazin). In beiden Fällen wurden ebenfalls Heilverfahren eingeleitet. Die nachstehende Abbildung 36 zeigt den Verlauf der Jahresmorbidität an Tuberkulose der Atmungsorgane im Bundesgrenzschutz seit 1956. Auch 1961 wurde mehr als die Hälfte der Fälle durch Schirmbilduntersuchungen aufgedeckt.

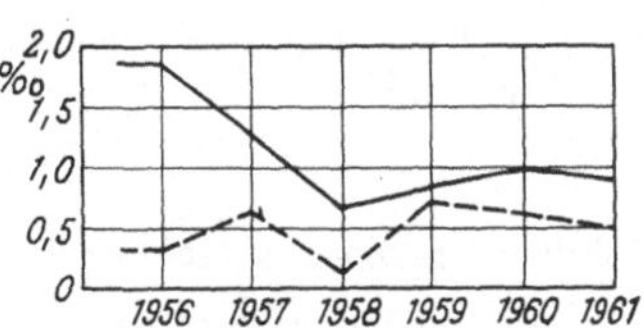

Abb. 36. Häufigkeit der Erkrankungen an Tuberkulose der Atmungsorgane im BGS 1956 bis 1961 (insgesamt — und durch Schirmbilduntersuchungen festgestellt – – –)

1961 wurden insgesamt 13 Polizeivollzugsbeamte im Bundesgrenzschutz zu *Heilverfahren* eingewiesen. Hiervon war in 2 Fällen die Tuberkulose bereits im Jahr 1960 festgestellt worden. 13 Heilverfahren konnten im Berichtsjahr abgeschlossen werden. Die durchschnittliche Dauer der abgeschlossenen Heilverfahren betrug 297 Tage.

Die Zahl der 1961 *wegen Polizeidienstunfähigkeit* infolge tuberkulöser Erkrankungen aus dem Bundesgrenzschutz *entlassenen* Beamten betrug 13 (= 1,03‰). In dieser Zahl sind enthalten: 9 Lungentuberkulosen, 1 Pleuritis exsudativa und 3 Tuberkulosen anderer Organe.

In 3 Fällen wurden im Berichtsjahr geringe pleuritische Residuen nach Bronchopneumonien, die als Komplikationen von sogenannten grippalen Infekten auftraten, bei Schirmbilduntersuchungen gefunden. Die unspezifische Genese dieser Pleuralveränderungen konnte weitgehend durch lungenfachärztliche Nachuntersuchungen gesichert werden.

Der freiwilligen *BCG-Schutzimpfung* durch Multipunktur (nach Rosenthal) am linken Oberschenkel unterzogen sich 334 Beamte (ausschließlich Dienstanfänger). Rund 95 % der auf die zweite, intrakutane Tuberkulinprobe (50 TE) negativ Reagierenden wurden geimpft. Lokale Hautreaktionen zeigten sich bei 97,38 % der Geimpften bei der Nachschau. Echte Impfkomplikationen traten auch 1961 nicht auf. Bei 98,36 % der Geimpften ergaben die Tuberkulinproben (einschließlich der Intrakutanproben) positive Reaktionen. Damit wurde ungefähr das gleiche Ergebnis wie im Vorjahre (98,07 %) erreicht. Seit 1957 wurden nach der genannten Methode 3 829 Beamte BCG-geimpft.

Die Zahl der Moro-Pflasterproben betrug im Berichtsjahr 1 339. Intrakutanproben mit 50 TE wurden in 693 Fällen durchgeführt. Der *Tuberkulinkataster* (berechnet nach der Schulzeschen Formel) ergab 74,46 % Tuberkulinpositive aller Altersklassen. Gegenüber 1960 (80,20 %) ist somit ein Absinken von nahezu 6 % zu verzeichnen. Diese Schwankung läßt jedoch Rückschlüsse besonderer Art nicht zu, da sie durch die „kleine Zahl" bedingt sein kann. Wesentliche Abweichungen von den Werten der Vorjahre in den einzelnen Altersklassen sind nicht zu verzeichnen.

Die nachgehende *Fürsorge* der bereits aus dem Bundesgrenzschutz entlassenen Beamten wurde nach den Möglichkeiten des Tuberkulosehilfegesetzes gehandhabt. In Zusammenarbeit mit dem Bundesverwaltungsamt und anderen Kostenträgern (z. B. Bundesversicherungsanstalt für Angestellte) konnten in zahlreichen Fällen nach entsprechender Berufsberatung Umschulungsmaßnahmen sowohl eingeleitet als auch abgeschlossen werden.

d) Tuberkuloseüberwachung in der Bundeswehr i. J. 1961

Die Organisation und das Verfahren zur Bekämpfung der Tuberkulose in der Bundeswehr hat sich weiterhin bewährt und wurde beibehalten. Ihre Maßnahmen gliedern sich in

Vorsorge, Fürsorge, Versorgung.

Die Vorsorge setzt bereits anläßlich der Musterungsuntersuchung ein, bei der u. a. die körperliche Eignung für den Wehrdienst festzustellen ist. Die Tuberkulose hat zwar durch Chemotherapeutika, Antibiotika sowie moderne Thoraxchirurgie induziert ihr Gesicht geändert, ihr Wesen aber hat sie beibehalten. So ist ihre epidemiologische Eigenart, die durch genetische Resistenz, erworbene Widerstandskraft und resistenzmindernde In- und Umwelteinflüsse gesteuert wird, unverändert geblieben. Besonders die ihr anhaftende Rückfallneigung bedingt eine strenge Auswahl unter den zum Wehrdienst heranstehenden jungen Menschen, bei denen die Rezidivhäufigkeit deutlich größer ist als bei der älteren Generation.

Die grundlegende Ziffer der Musterungsvorschrift bestimmt daher, daß nur die Folgezustände primärer Lungentuberkulose, einschließlich verkalkter paratrachealer und paraaortaler Lymphknoten eine Tauglichkeit zulassen. Alle übrigen Formen postprimärer Tbc-Erkrankungen schließen in Friedenszeiten vom Grundwehrdienst aus. Am Tage der Musterung können lediglich anamnestische Angaben, beigezogene amtsärztliche und fachärztliche Unterlagen und die Allgemeinuntersuchung verwertet werden. Erst bei der Einstellung setzt die wesentliche Expositionsprophylaxe, die Schirmbilduntersuchung ein. Ihre Methodik ist in den früheren Jahrbüchern beschrieben worden.

Im Berichtsjahr wurden 365 999 Schirmbilduntersuchungen durchgeführt, die alle neueingestellten, einen großen Teil der längerdienenden und alle zur Entlassung heranstehenden Soldaten erfaßten. Ihre Ergebnisse sind in der Tabelle 18 wiedergegeben.

3 187 Soldaten bedurften einer Nachuntersuchung, was einer Auswertungsquote von 0,87 % entspricht. Setzt man die Gesamtzahl der Nachuntersuchungsfälle gleich 100, so wurde in 31,9 % der Verdacht auf eine Lungenerkrankung bestätigt. In 2,6 % konnte das Ergebnis der Nachuntersuchung im Berichtsjahr nicht mehr er-

Tabelle 18. *Ergebnisse der Schirmbilduntersuchungen 1961 in absoluten und Verhältniszahlen auf 10 000 Untersuchte* (letztere in Klammern)

	Gesamtzahl	I a/b	I c	II a	II d	III	IV	TU	ohne
Einstellung	174 068	34 (1,9)	233 (13,4)	392 (22,5)	8	178	173 202	16	5
Wiederholung	105 705	7 (0,7)	48 (4,5)	207 (19,5)	4	73	105 165	193	8
Entlassung	86 226	2 (0,23)	36 (4,2)	43 (5,0)	3	23	85 981	58	80
Gesamtzahl	365 999	43 (1,2)	317 (8,7)	642 (17,5)	15	274	364 348	267	93

mittelt werden. Wie im Vorjahr fehlt das Ergebnis in erster Linie, nämlich mit 23 %, bei den Entlassungsuntersuchungen. Es ist daraus nicht zu schließen, daß jeder 4. entlassene Soldat, der einer Nachuntersuchung bedurfte, tatsächlich nicht untersucht worden ist, es liegt lediglich darüber keine Meldung vor. Unter der Gesamtzahl aller Aufnahmen waren 0,07 % unbrauchbar, ein Hinweis, daß die Schirmbildtechnik heute mit einer recht geringen Fehlerquote behaftet ist.

In Abb. 37 sind die Ergebnisse von etwas mehr als 1 Million Schirmbilduntersuchungen, die seit 1958 in der Bundeswehr durchgeführt worden sind, zusammengestellt. Bei den Einstellungsuntersuchungen ist die rückläufige Tendenz im Berichtsjahr nicht so deutlich zu erkennen, doch sollte diese Beobachtung nicht zu voreiligen epidemiologischen Schlüssen verführen. Dennoch stellt das Ergebnis unserer Untersuchungen einen repräsentativen Querschnitt der Erkrankungshäufigkeit der 15- bis 20-jährigen männlichen Bevölkerung dar, soweit sie durch Schirmbilduntersuchungen erfaßt wird.

Dies ergibt sich aus einem Vergleich unserer Zahlen mit denen, die anläßlich der Frühjahrstagung der Rhein-Westfälischen Tbc-Vereinigung im März 1961 über die Schirmbilduntersuchungen im Bundesgebiet mitgeteilt wurden. Wie schwierig es

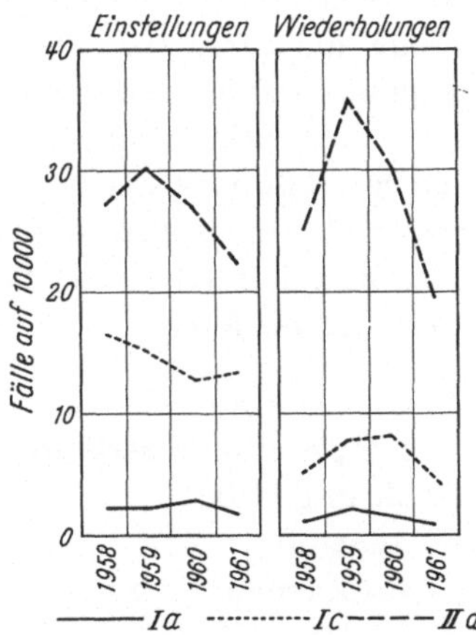

Abb. 37. Ergebnisse von 1 066 000 Schirmbilduntersuchungen der Jahre 1958 bis 1961

ist, epidemiologische Aussagen aus der Repräsentation des Augenblicks zu ziehen, zeigt der Kurvenverlauf bei den Wiederholungsuntersuchungen, dessen insgesamt fallende Tendenz bei den behandlungsbedürftigen Erkrankungen im Vorjahr keineswegs erkennbar war. Es scheint jetzt doch so, daß man diese graphische Darstellung als Spiegelbild einer erfolgreichen Expositionsprophylaxe in der Bundeswehr betrachten kann. Nachdem sich die Organisation im Jahre 1958 eingespielt hatte, brachte das Jahr 1959 eine Bestandsaufnahme der tuberkulösen Erkrankungen der Atmungsorgane in der Bundeswehr, die insbesondere an der Zahl der inaktiven Erkrankungen ablesbar ist. Die besonders steile Tendenz im Rückgang dieser Form ist ein bundeswehreigentümlicher Ausleseeffekt. Wie aus der Tabelle 18 abzulesen ist, wird jährlich ein gewisser Prozentsatz Soldaten, die an einer inaktiven Tbc leiden, entlassen. Andererseits werden, wie eingangs erläutert, keine Wehrpflichtigen oder Bewerber mit inaktiven postprimären Erkrankungsformen eingestellt. Es müßte sich diese rückläufige Tendenz in den nächsten Jahren also fortsetzen. Ein Absinken der II a-Fälle auf Null wird jedoch nicht eintreten, da immer einige Soldaten nach einem stationären Heilverfahren im Wehrdienst verbleiben, sofern sie trotz Einschränkung ihrer Belastbarkeit die notwendige körperliche Eignung zur Erfüllung bestimmter Aufgaben, die ihrem Dienstgrad und ihrer Dienststellung entsprechen, noch besitzen. Der Beweis für den Erfolg unserer expositionsprophylaktischen Maßnahmen wird jedoch erst in den nächsten Jahren zu erbringen sein, wenn sich die jetzt erkennbare Tendenz eines Absinkens auch der behandlungsbedürftigen Erkrankungsformen fortsetzt.

Auf die Einführung dispositionsprophylaktischer Maßnahmen mußte auch in diesem Jahr wieder verzichtet werden, obwohl die an verschiedenen kleineren Gruppen durchgeführte Tuberkulintestung, die bei gut 20 % der Untersuchten eine negative Reaktion ergab, ihre Berechtigung durchaus nachgewiesen hat. Es muß jedoch immer wieder darauf hingewiesen werden, daß Tuberkulintestung und BCG-Impfung im vorwehrpflichtigen Alter durchgeführt werden sollten, wenn man von der Vaccination einen Schutz während der Dienstzeit erwarten will.

Im Berichtsjahr wurden 311 Soldaten in Vertragsheilstätten eingewiesen, das entspricht 10,4 auf 10 000. Im Vorjahr waren es 12 unter 10 000 Soldaten. Wenn 7 Fälle, die durch stationäre Beobachtung als inaktiv befundet wurden und 28 Fälle unspezifischer Lungenerkrankungen abgezogen werden, so verbleiben 276 Soldaten, die wegen behandlungsbedürftigen Tuberkuloseformen stationär aufgenommen werden mußten. (8,9 : 10 000) Die Lungentuberkulose macht mit 197 Einweisungen wiederum den größten Anteil unter den Einweisungen aus, gefolgt von der Pleuritis exsudativa mit 34 Fällen. Die übrigen extrapulmonalen Tuberkuloseformen verteilen sich wie folgt:

Urogenitaltuberkulosen	16
Lymphdrüsentuberkulosen	11
Meningitistbc	3
Augentbc	3
Knochentbc	2

Außerdem mußten 27 Soldaten wegen Sarkoidose behandelt werden. Wie bereits im Vorjahr vermutet, zeichnet sich auch bei der Bundeswehr ein Zunehmen dieser Erkrankung deutlich ab.

In Abb. 38 ist eine prozentuale Aufschlüsselung der Heilstättenfälle zum Vergleich dargestellt. Der im Vorjahr beobachtete Rückgang extrapulmonaler Erkrankungen hat sich nicht fortgesetzt. Es wird interessant sein, diese Bewegung weiter zu verfolgen.

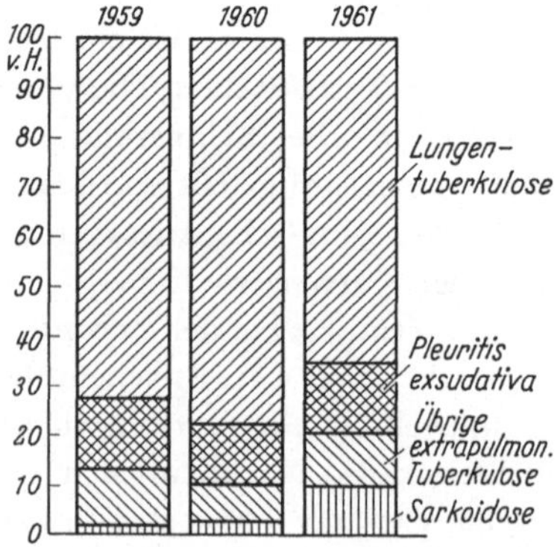

Abb. 38. Prozentuale Aufschlüsselung der Heilstättenfälle

Zur Feststellung einer Wehrdienstbeschädigung wegen Tuberkulose wurden im Berichtsjahr 544 Anträge gestellt. Im Falle der Anerkennung erhält jeder Soldat einen Ausgleich in Höhe der Grundrente; sofern er dienstunfähig wird, Versorgungsbezüge nach den Bestimmungen des Soldatenversorgungsgesetzes.

3. Der Tuberkulinkataster

Voraussetzung für die Aufstellung des Tuberkulinkatasters ist die Durchführung des Tests bei einer für die einzelnen Altersklassen und die Gesamtbevölkerung repräsentativen Bevölkerungsgruppe und — sowohl für die wissenschaftliche als auch für die praktische Auswertung (BCG) — die Anwendung aller Methoden, die zum Nachweis einer Infektion mit Tuberkulosebakterien erforderlich sind. Bei einem größeren Teil der getesteten Personen wird daher auch die Anwendung der Intrakutanprobe vorgenommen werden müssen. Das macht bei diesen zweimalige Testung und Ablesung erforderlich, eine Notwendigkeit, die in der Praxis nicht selten mit Schwierigkeiten verbunden ist. Solange für die Durchführung derartiger Untersuchungen keine gesetzliche Handhabe gegeben ist, dürfte deshalb keine Möglichkeit für die Erstellung des absolut zuverlässigen Tuberkulinkatasters einer repräsentativen Bevölkerungsgruppe bestehen.

In diesem Zusammenhang ergibt sich die Frage nach der Bedeutung, welche der Kenntnis der Entwicklung der Durchseuchungsquote bei der *Gesamtbevölkerung* zukommt. Zwischen Durchseuchung und Erkrankung besteht zwar keine Identität, aber eine gewisse Beziehung. Es ist bekannt, daß der Prozentsatz der Infektionen, der zu einer Manifestation führt, unter gleichen Umweltbedingungen nicht konstant ist. Solange das Ausmaß der Erkrankungen an Tuberkulose aufgrund der stattgehabten Infektionen nicht in vollem Umfange ermittelt werden kann — und das ist wiederum nur durch häufig zu wiederholende RRU der gesamten Bevölkerung möglich — können Durchseuchungsquote und Morbidität nicht in Beziehung gesetzt werden. Daß die Tuberkulose abnimmt, läßt sich nach der Entwicklung von Neuzugängen, Bestand und Sterbefällen feststellen, dazu bedarf es, auf die Gesamtbevölkerung bezogen, keines Katasters. Eine Durchseuchungsquote von etwa 30 % besagt nichts, wenn nicht bekannt ist, welche Altersgruppen in welcher Besetzung zu dieser Feststellung beigetragen haben, und welche Konsequenzen sich hinsichtlich der Morbidität daraus ergeben.

Der Tuberkulinkataster hat dann einen Zweck, wenn er den Personenkreis in seiner Gesamtheit erfaßt, der infolge der Infektion in höherem Maße mit der Entwicklung einer Tuberkulose rechnen muß als die Nichtinfizierten. Er müßte außerdem ergänzt werden durch Nachtestungen der zunächst tuberkulin-negativ reagierenden Bevölkerungsteile. Er erfüllt erst dann seine Aufgabe, wenn es gelingt, die Erfassung absolut zuverlässig durchzuführen und darüberhinaus die infizierten Personen — soweit sie nicht bereits als Tuberkulöse bekannt sind — jährlich einmal röntgenologisch zu kontrollieren, um Neu- oder Wiedererkrankungen so früh als möglich ausfindig machen und behandeln zu können. Da nach bisherigen Erhebungen die 5—6jährigen zu etwa 7—10 %, die 15jährigen zu etwa 25—30 % und die 40jährigen zu etwa 70 % infiziert sind, ergibt sich für die Bevölkerung der Bundesrepublik eine Durchseuchungsquote von zur Zeit schätzungsweise 50—55 %, d. h., daß etwa 29 Mill. tuberkulinpositiv reagieren.

Eine Kontrolle der Tuberkulinpositiven ist aus personellen und materiellen Gründen undurchführbar, außerdem kaum sinnvoll, da die Erkrankungsquote aus den 29 Mill. nur 0,2 % an Tuberkulose erkrankte Personen ergeben würde. Der Tuberkulinkataster ist deshalb für die Gesamtbevölkerung wenig sinnvoll, Stichproben sind aber notwendig.

Im Jahre 1960 sind rund 56 000 Neuzugänge an aktiver Lungentuberkulose in den Fürsorgestellen registriert worden, die Zahl der unbekannt gebliebenen Erkrankungen ist schwer abzuschätzen, dürfte aber bei 25—30 000 liegen, so daß mit mindestens 80 000 Neuzugängen gerechnet werden kann. Davon sind rund 80 % Neuerkrankungen, der Rest setzt sich aus Wiedererkrankungen und Zuzügen zusammen. Auf etwa 29 Mill. mit Tuberkulose Angesteckte kommen ca. 64 000 Neuerkrankungen = 220 a. 100 000. Damit ergibt sich z. Zt. für einen Infizierten eine Wahrscheinlichkeit von 0,2 % pro Jahr, daß seine Infektion mit Tuberkulosebakterien zu einer Manifestation führt. Nachdem jährlich 5 % der bekannten Ic-Fälle offen werden, und über 2 % der registrierten IIa-Fälle einen Rückfall erleiden, müßten sich die Bemühungen darauf konzentrieren, diese Risiken zu senken. *Aus einer Gruppe von rund 1 Mill. bekannter Ic- und IIa-Fälle stammen zur Zeit ebenso viel Verschlechterungen wie Neuerkrankungen aus etwa 13—15 Mill. unbekannter Infizierter.*

JENSEN hat in Bremen die Tuberkulinempfindlichkeit nach Moro bei tuberkulosekranken Patienten untersucht und ist dabei zu den in Abb. 39 und Abb. 40 dargestellten Ergebnissen gekommen.

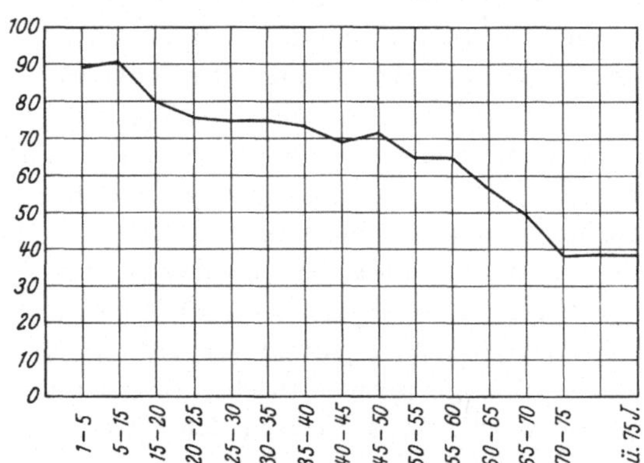

Abb. 39. Prozentsatz der Tuberkulinpositiven (Moro-Testung) unter 4000 Tuberkulosepatienten in Krankenhäusern in Bremen (nach Jensen)

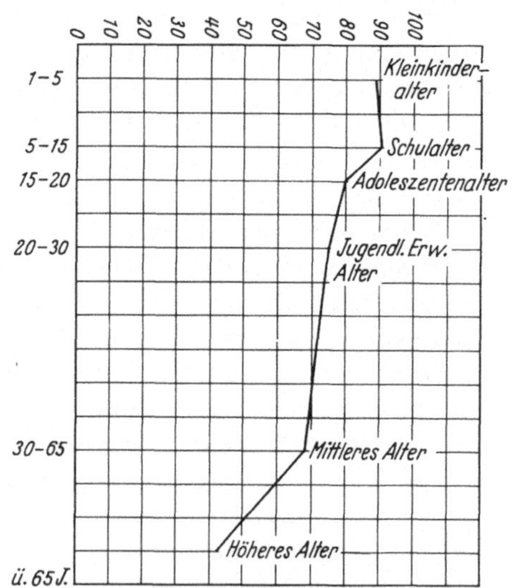

Abb. 40. Prozentsatz der Tuberkulinpositiven (Moro-Testung) unter 4 000 Tuberkulosepatienten in Krankenhäusern in Bremen nach Altersstufen (nach Jensen)

Obwohl es sich einwandfrei um Tuberkulöse handelt, ergab sich ein mit steigendem Alter zunehmender Abfall der positiv reagierenden Personen. Im Alter von über 70 J. belief sich der Anteil der Tuberkulinpositiven auf 38 %, d. h., daß 62 % der an Tuberkulose erkrankten, noch wegen Tuberkulose behandelten Personen einen negativen Ausfall der Moro-Testung aufweisen. In Abb. 40 sind die Verhältnisse für Lebensalterstufen dargestellt. Der höchste Prozentsatz der positiven

Reaktion fällt auf das Schul- und Kleinkindesalter, der niedrigste auf die höheren Altersklassen.

Nach einer weiteren Untersuchung von JENSEN reagierten 70% der Tuberkulosepatienten (31—60 J.), 78% des Pflege- und Hauspersonals der Tuberkulosekrankenhäuser in Bremen (25—60 J.), 40% des Pflegepersonals der Nervenklinik in Bremen (25—60 J.), 31% des Hauspersonals dieser Klinik (25—60 J.) und 41% der internen Kranken ohne Tuberkulose (31—60 J. nach STÜBINGER) noch Moro-positiv.

Nach JENSEN „stellt der relativ starke Abfall der perkutanen Tuberkulinempfindlichkeit im mittleren und hohen Lebensalter eindeutig unter Beweis, daß die perkutane Tuberkulinreaktion als Suchprobe bei der gesunden Bevölkerung nicht in Betracht kommt. Zur eindeutigen Festlegung des Tuberkulinkatasters müßte man im vorgeschrittenen Lebensalter bei negativer Hautprobe zusätzlich die Intrakutantestung anwenden, wobei die intrakutane Prüfung bekanntlich auf größte Schwierigkeiten stößt."

Unter diesen Umständen ist die Feststellung der Tuberkulinempfindlichkeit, soweit sich diese auf den Moro-Test stützt, nicht identisch mit dem Grad der Tuberkulosedurchseuchung der betreffenden getesteten Bevölkerungsgruppen.

Der *Tuberkulinkataster der Kinder und Jugendlichen* dient dem Bemühen, die jährliche Zunahme an Tuberkulinpositiven festzustellen. Mit dieser Frage befaßte sich MUGGLER in seiner Inauguraldissertation über „Die Durchseuchung der Bevölkerung des Kantons Aargau, beurteilt nach dem Tuberkulinkataster der Jahre 1953—1956 (Aus der Kantonalen Kinderklinik Aargau, 1961)". Anläßlich einer freiwilligen BCG-Impfaktion an 96000 Einwohnern des Kantons Aargau wurde ein Tuberkulinkataster (unter 10 J. geprüft mit Moro-Patch, oberhalb 10 J. mit Moro-Patch und Mantoux 10 TE) aufgestellt, an welchem sich 52% der aufgeforderten Bevölkerung zwischen 2 und 40 J. beteiligten. Es ergaben sich die Verhältnisse nach Abb. 41. Während der ersten 15 Lebensjahre beträgt die durchschnittliche jährliche Zunahme an Tuberkulinpositiven 2%, zwischen 16 und 25 J. steigt diese

auf 3,5—4,0 an, fällt auf 2% zwischen 26. und 30. Lebensjahr ab und beläuft sich vom 30. Lebensjahr an auf 1%. MUGGLER hat bei den 50jährigen ca. 88% Tuberkulinpositive festgestellt — ähnlich liegen die Angaben anderer Autoren. „Bei den 12% negativ Reagierenden dürfte es sich um früher Infizierte handeln, bei welchen die Tuberkulose biologisch völlig ausgeheilt ist oder um Personen mit angeborener hoher unspezifischer Resistenz oder um solche, die keine Kontaktmöglichkeit zur Infektion hatten".

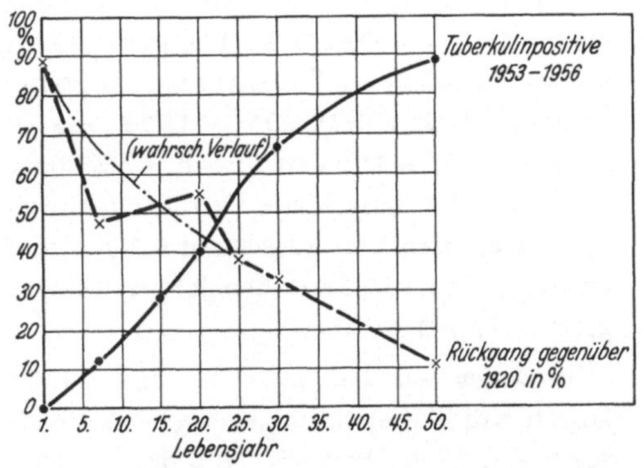

Abb. 41. Tuberkulinpositive im Kanton Aargau 1953—1956 und Rückgang gegenüber 1920

MUGGLER bestätigt eine größere Reaktionshäufigkeit der Männer gegenüber den Frauen und erklärt diese mit vermehrter Kontaktmöglichkeit der Männer.

Im Verhältnis Stadt-Land ergeben sich generelle Unterschiede: Vom 5.—8. Lebensjahr leicht verminderte Durchseuchung auf dem Lande, vom 8.—14. Lebensjahr größerer Prozentsatz von positiven Reagenten auf dem Land (bovine Tuberkulose!), ab 14. J. Verschiebung zu Ungusten der Stadt (größere Wohn- und Verkehrsdichte). Die größere Bevölkerungsdichte dürfte die Ursache dafür sein, daß größere Ortschaften eine stärkere Durchseuchung aufweisen als kleinere. Den Einfluß der Rindertuberkulose konnte MUGGLER in zwei landwirtschaftlichen Bezirken mit extremen Verhältnissen nachweisen: Bei einem Rinderbestand mit 42,6 % Reagenten reagierten 19 % der 7 jährigen, 56 % der 20 jährigen positiv; bei einem zweiten Rinderbestand mit 9,8 % Reagenten waren 6 % der 7 jährigen, 26,5 % der 20 jährigen und 55 % der 30 jährigen positiv.

Von 96 174 an der BCG-Aktion interessierten Personen reagierten 32 196 positiv = 33,5 %. Da bei dieser Erhebung die Kleinkinder und Schüler nahezu 100 %ig, die mittleren und höheren Altersklassen zu einem bedeutend geringerem Prozentsatz beteiligt waren, ist der Wert von 33,5 % nicht als Durchseuchungsquote der Gesamtbevölkerung anzusehen. Diese muß vielmehr infolge der höheren Durchseuchung der mittleren und höheren Altersstufen größer sein und dürfte über 50 % liegen.

Nach einer Untersuchung von STEINHOFF (Tuberkulinuntersuchungen bei verschiedenen Bevölkerungsgruppen in Deutschland vor, während und nach dem 2. Weltkrieg —. Aus dem Krankenhaus der LVA Schleswig-Holstein in Tönsheide) wurden i. J. 1941 von 19 478 Untersuchten zwischen 17 und ca. 42 Jahren 9 995 = 51,4 % positiv befunden. Im Jahre 1947 stellte HEIN in einer Stadt *Schleswig-Holsteins* bei den 7—12 jährigen im Durchschnitt 52 % fest. Bei dieser Testung sind alle erstmalig negativ Reagierenden weiter überprüft worden. Ebenfalls 1947 wurde die Schuljugend in einem Landkreis Schleswig-Holsteins getestet, wobei sich 29,8 % der 7—12 jährigen und 44,6 % der 13—15 jährigen als tuberkulinpositiv erwiesen. In der Stadt reagierte nach 1947 die Jugend zu einem bedeutend höheren Prozentsatz positiv als auf dem Land.

Einige Jahre später — zwischen 1948 und 1950 wurde in Nordrhein-Westfalen unter mehr als 84 000 6—7 jährigen Kindern eine Durchseuchungsquote von 22,8 % festgestellt (LUTTERBERG: Die gegenwärtige natürliche Durchseuchung und Erkrankungshäufigkeit an Tuberkulose bei Schulkindern in Nordrhein-Westfalen, Öff. Ges. Dienst, 24, 2, 1962). 1956—1958 reagierten 18,9 % von 78 000 6—7 jährigen positiv und 1959—1961 nur noch 9,2 % von über 34 000 Kindern. Innerhalb von rund 10 Jahren ist danach die Durchseuchungsquote der 6—7 jährigen Kinder in Nordrhein-Westfalen von 22,8 % auf 9,2 % und damit um 13,5 % auf weniger als die Hälfte gefallen. Von 15 167 in den Jahren 1959/61 getesteten 14—15 jährigen Kindern reagierten 27,9 % positiv.

In *Bayern* wurden 1956/57 und 1957/58 rund 79 000 Kinder zwischen 6—15 Jahren mit Tuberkulin getestet. Auf die Moro-Pflasterprobe reagierten positiv: 11 % der 6—7, 12 % der 7—8, 18 % der 9—10 und 25 % der 14—15 jährigen.

In Saarland zeigten 3,2 % der 1960 getesteten 1—5 jährigen eine positive Reaktion. Von den Kindern des ersten Schuljahres reagierten im Mittel 7,0 %, von jenen des 4. Schuljahres 13,6 % positiv. Bezüglich des 1. Schuljahres stimmen die Ergebnisse gut mit Baden-Württemberg überein, während die Befunde in Nordrhein-Westfalen höher liegen. Dagegen sind in Baden-Württemberg unter den Kindern des 4. Schuljahres 1960 nur 7,9 % positive Reagenten ermittelt worden, im Saarland noch 13,6 %.

In *Baden-Württemberg* waren 1961 insgesamt rund 115 000 Schulanfänger vorhanden; von diesen wurden 96 130 erfaßt und 87 058 mit Tuberkulin geprüft: 4620 reagierten positiv = 5,3 %. Die Ergebnisse schwanken zwischen 4,4 % in Südbaden und 6,5 % in Südwürttemberg-Hohenzollern. 70,5 % der Schüler der 4. Klasse wurden perkutan getestet, 6,5 % waren tuberkulin-positiv. Bei diesen Kindern entfielen die niedrigsten Werte mit 5,9 % auf Nordwürttemberg, die höchsten mit 7,5 % auf Nordbaden. Der Anstieg positiver Reaktionen von 5,3 % bei den Schulanfängern bis 6,5 % bei den Schülern der 4. Klasse ist auffallend gering. Die Unterschiede zwischen Knaben und Mädchen waren im Mittel gering (6,4 % gegenüber 6,7 %), sie waren in Südbaden mit 5,6 % bzw. 6,5 % am größten.

Nach einer Untersuchung des Gesundheitsamtes in *Hannover* (schriftliche Mitteilung) wurden 8,2 % von 3236 Schulanfängern tuberkulinpositiv befunden.

Von Schulanfängern in *Augsburg* waren nach einer Mitteilung von LIEBKNECHT 1956 11,0 %, i. J. 1960 12,4 % positiv.

In *West-Berlin* wurden 1960 unter 4705 BCG-geimpften Kindern und Jugendlichen von 6—20 Jahren 3727 positive Reagenten ermittelt = 79,2 %. Im gleichen Jahr wurden 53 366 nicht BCG- geimpfte Kinder mit Tuberkulin geprüft. Es handelt sich dabei um zwischen 12 und 54 % der Angehörigen der verschiedenen Altersstufen von 6—12 Jahren. Das Ergebnis ist in Abb. 42 dargestellt.

Knapp 10 % der 6jährigen erwiesen sich als tuberkulose-infiziert, bei den 15 jährigen lag der entsprechende Anteil bereits bei 50 %. Das entspricht etwa den Zahlenwerten, die in den Ländern der Bundesrepublik nach Beendigung des 2. Weltkrieges beobachtet worden sind.

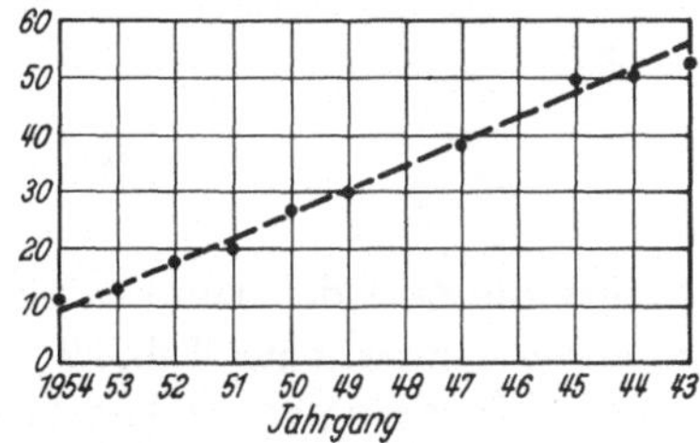

Abb. 42. Tuberkulinprüfung Nicht— BCG — Geimpfter in Berlin-West

Zusammenfassung

(Der Tuberkulinkataster)

In der Bundesrepublik liegen größere Zahlenangaben nur über die Tuberkulinempfindlichkeit der Kinder und Jugendlichen vor. Es zeigt sich, daß diese im Laufe der letzten zehn Jahre beträchtlich abgenommen hat. Bei der gesamten Bevölkerung muß mit einer Durchseuchungsquote von mindestens 50 % gerechnet werden. Das Ergebnis der Perkutan-Proben kann bei mittleren und höheren Altersstufen nicht als Gradmesser für die Durchseuchung angesehen werden, da sogar Tuberkulosekranke höherer Altersklassen nur zu etwa 40 % positiv reagieren.

Summary: The tuberculin-cataster

In the Federal Republic extensive statistics about Tuberculin sensitivity are available only for children and adolescents. Apparently this sensitivity has diminished considerably for the last ten years. Nevertheless, the contamination rate of the entire population must be figured at a minimum of 50 %. The result of the Moro-tests in middle- and old-age groups cannot be looked upon as a graduator for contamination, since even tuberculous individuals of a higher age group react positively to the Moro-test at a rate of only 40 %.

Résumé: Le cadastre de la tuberculine

Pour la République Fédérale on possède uniquement des chiffres importants sur l'allergie tuberculeuse chez les enfants et les adolescents. On a constaté que cette allergie a fortement diminué au cours de ces dernières dix années. On estime que pour la totalité de la population le pourcentage des sujets contagiés est de 50% au moins. Dans les classes d'âge moyen et chez les vieux le test percutané ne constitue pas un critère assez fidèle, puisqu'au delà d'un certain âge le pourcentage des tuberculeux qui présentent une réaction positive n'est plus que de 40% environ.

Resumen: El catastro tuberculinico

En la República Federal existen en grandes cifras datos sobre la sensibilidad a la tuberculina, solamente en los niños y en los jóvenes. Se demuestra que ésta ha descendido de manera considerable en el transcurso de los últimos 10 años. Para la totalidad de la población debe calcularse con una cuota de infección de por lo menos 50%. Los resultados de la prueba percutánea no pueden ser tomados como grado de medida para la epidemia en las edades medias y avanzadas, ya que los enfermos tuberculosos de edades avanzadas reaccionan solamente en un cerca de 40% de manera positiva.

4. Die BCG-Schutzimpfung

Über die Zahl der 1960 in einigen Bundesländern durchgeführten BCG-Schutzimpfungen unterrichtet Tab. 19. Es ist bisher leider nicht möglich gewesen, hierüber aus allen Ländern genaue Angaben zu erhalten. Nach Tab. 19 kann geschätzt werden,

Tabelle 19. *BCG-Schutzimpfung in den Ländern der Bundesrepublik und in West-Berlin in den Jahren 1959 und 1960* (nach den Länderstatistiken)

Land	BCG-Schutzimpfung (ohne Neugeborenen-Impfung)		Nur Neugeborenen-Impfung	
	1959	1960	1959	1960
Schleswig-Holstein	?	?	?	?
Hamburg	?	2757	16070	17680
Niedersachsen	6879	?	36220	42099
Bremen	?	?	?	?
Nordrhein-Westfalen	40309	44200	60845	85140
Hessen	6611	?	848	914
Rheinland-Pfalz	504	1250	3173	4333
Baden-Württemberg	1955	?	2000	?
Bayern	732	?	?	?
Saarland	?	?	?	6
West-Berlin	5181	?	?	9669

daß 1960 im Bundesgebiet ca. 16—17% aller Neugeborenen BCG-schutzgeimpft worden sind. Dieses Ergebnis ist sehr niedrig im Vergleich zu den Verhältnissen in Mitteldeutschland und anderen Ostblockstaaten, in denen die BCG-Schutzimpfung als eine so wichtige Maßnahme angesehen wird, daß sie neuerdings in Mitteldeutschland sogar auf gesetzlicher Grundlage durchgeführt wird. Wenn in Deutschland die

BCG-Schutzimpfung praktisch vernachlässigt wird, dann muß dies seine Gründe haben: Entweder wird ihr nicht die Bedeutung wie in anderen Ländern beigemessen, oder aber es fehlt an der notwendigen Initiative, um die Maßnahme populär zu machen und die Eltern Neugeborener dafür zu gewinnen. Wenn die WHO mit ihrem großen Stab von Experten aus vielen Ländern die BCG-Schutzimpfung weltweit aufgezogen hat, dann müßte man die Erkenntnis, auf der diese Tatsache beruht, beachten. Daß es dabei auf die persönliche Initiative ankommt, beweisen die Ergebnisse in Nordrhein-Westfalen, wo über 30 % der Neugeborenen geimpft werden, und in Braunschweig, wo DANNENBAUM und seine Mitarbeiter zu noch besseren Resultaten gelangten. Nicht immer beruhen also die Erfolge nur auf der Befolgung gesetzlicher Anordnungen.

In diesem Zusammenhang seien die Ergebnisse einer Untersuchung von VOJTEK SUMPERK (CSR) (Über die Bedeutung der BCG-Vakzination im Kindesalter, Ztschr. f. Tuberkulose 115, 316, 1961) erwähnt:

In der CSR ist die allgemeine BCG-Schutzimpfung seit 1953 eingeführt. Wegen der Massenschutzimpfungen der Bevölkerung, einschließlich der Neugeborenen, liegen Beobachtungen einer ausreichend großen Kontrollgruppe nicht vor. Man hat sich deshalb zu einer fortlaufenden Beobachtung des Vorkommens der tuberkulösen Meningitis entschlossen, da es sich dabei um eine Erkrankung handelt, bei der (nach WALGREN) der Einfluß der Vakzination besonders deutlich wird, und da die Meningitis ein so eindrucksvolles Krankheitsbild ist, das in der Praxis kaum übersehen werden kann. Außerdem ist die tuberkulöse Meningitis klinisch, bakteriologisch und mit Laboratoriumsmethoden sicher zu diagnostizieren. Aus diesen Gründen wurde in der CSR ab 1954 eine genaue statistische Erhebung aller Fälle von tuberkulöser Meningitis der Kinder bis zum 14. Lebensjahr vorgenommen. Innerhalb der Berichtszeit von 5 Jahren sind 993 Meningitiden festgestellt worden.

Im Jahre 1954 wurden in der CSR 310 Meningitiden bekannt, im Jahre 1958 handelte es sich um 100 Fälle. Von den insgesamt 993 Fällen betrafen 903 (= 91 %) ungeimpfte Kinder und 90 (= 9 %) geimpfte.

Hinsichtlich der Altersgliederung der Erkrankten ergibt sich, daß bei den Nichtgeimpften 386 auf die 0 − 2jährigen und 351 auf die 3 − 5jährigen entfielen. Von den 90 Fällen, die bei geimpften Kindern beobachtet worden waren, kamen 60 auf die 0 − 2 − und 9 auf die 3 − 5jährigen. Es wurde festgestellt, daß die tuberkulöse Meningitis bei den nichtgeimpften 0 − 5jährigen Kindern rund 31 mal häufiger auftrat als bei den gleichaltrigen Geimpften. Die Infektionsquelle wurde in 72 % aller Fälle entdeckt. Die Kinder aus der Umgebung von Tuberkulösen werden *viermal jährlich* einer Röntgenkontrolle unterzogen, eine Maßnahme, die nicht als ausreichend angesehen wird. Die Kontrolle der Tuberkulinreaktion, evtl. mit folgender Revakzination wird bevorzugt. Bei einer beträchtlichen Steigerung der Tuberkulinallergie empfiehlt sich Chemoprophylaxe. Da diese jedoch nur einen passiven und vorübergehenden Schutz bewirkt, kann sie die Isolierung und die Vakzination nicht ersetzen. Isolierung und Chemoprophylaxe werden gruppenweise bei Kontaktpersonen angewandt, die Vakzination ist als Massenschutzmethode bei den Neugeborenen eingeführt.

Nach einem Bericht von LUTTERBERG sind im Lande *Nordrhein-Westfalen* die BCG-Impfungen nach Beendigung der „großen Schwedenaktion" im Juli 1951 von Ärzten des in Düsseldorf bestehenden Calmette-Büros ohne Unterbrechung weitergeführt worden. Es wurden jedoch nicht mehr alle Jahrgänge, sondern nur noch die Kinder aus der 1. u. 2. und 7. u. 8. Schulklasse erfaßt. Bei dieser Gelegenheit konnten nach und nach früher Geimpfte mit zwei Tuberkulinproben erneut getestet werden. Etwa 95 % von ihnen reagierten positiv. Die hohe Umschlagsquote bei jungen Kindern kurz nach und in größerem Zeitabstand von der Impfung sowie die geringe Zahl von lokalen Ulcerationen und Komplikationen in diesem Alter machten den Entschluß zu einer Propagierung der Neugeborenenimpfung in großem Rahmen leicht.

Im Jahre 1951 fing man anläßlich der Schulkinder-Impfaktionen damit an, Chefärzte von Krankenhäusern, von geburtshilflichen Stationen und von Kinderkliniken über die Notwendigkeit, den Wert und die technisch und organisatorisch einfache Handhabung dieser Impfung zu unterrichten. Jede Gelegenheit wurde genutzt, um auch mit praktizierenden Ärzten, Hebammen und Fürsorgerinnen über Sinn und Zweck dieser BCG-Impfung zu sprechen. Dabei waren viele Widerstände, Unwissenheit, Reminiszenzen und eine berechtigte Furcht vor der Impfung „so kleiner Kinder" zu überwinden. Es ist ein großer Unterschied, ob ein Arzt in seinem Tätigkeitsbereich aus Wissen und Überzeugung Therapie treibt oder ob ihm die Durchführung von Maßnahmen nahegelegt wird, die von anderer Seite im Rahmen der Tuberkuloseprophylaxe für notwendig erachtet werden.

In Mühlheim/Ruhr wurde 1951 mit Neugeborenen-Impfungen begonnen. Remscheid, Düsseldorf, Oberhausen und Köln folgten. Das sprach sich herum, zumal Ulcerationen tatsächlich nicht gesehen, Komplikationen nicht beobachtet und Vorsichtsmaßnahmen nicht erforderlich wurden. Trotzdem hat es etwa 5 Jahre gedauert, bis diese Impfungen in größerem Rahmen anliefen. Ärzte, Hebammen und einzelne Mütter wandten sich nun schon an die zuständigen Stellen und baten um eine Impfung auch der zuhause geborenen Kinder. Zwar setzten einige Gesundheitsämter Impftermine an oder boten in Mütterberatungen eine Gelegenheit zur Impfung innerhalb der ersten 6 Lebenswochen. Die Beteiligung war aber gering. Das Problem der „ambulanten" Säuglingsimpfung auf breiter Basis ist noch nicht gelöst und unter den gegebenen Verhältnissen nicht einfach. Die Zahl der Impfstationen in Nordrhein-Westfalen ist dagegen schnell gestiegen und von 50 im Jahre 1956 über 170 im Jahre 1958 und 292 im Jahre 1960 auf 314 im Jahre 1961 angewachsen. Die Zahl der geimpften Neugeborenen betrug im Jahre 1956: 8 931, im Jahre 1961 waren es 109 395 = 38,3 % der Lebendgeborenen. Mehr als 90 % der Wöchnerinnen gaben durchschnittlich ihre Einwilligung zur Impfung. In einigen Krankenhäusern sind schon Jahre hindurch alle Kinder schutzgeimpft worden. Die BCG-Impfung gehört dort zu den Selbstverständlichkeiten.

Seitdem der Trockenimpfstoff der Behring-Werke zur Verfügung steht, macht die Versorgung der Impfstationen keine Schwierigkeiten. Die für einen Monat benötigte Impfstoffmenge wird an der durchschnittlichen Jahres-Geburtenfrequenz errechnet und die bestellte Menge vom Verkaufsbüro der Behring-Werke in Köln zum Empfänger geschickt. Sie liegt dort im Depot zum Verbrauch an den nur alle 7 Tage stattfindenden Impfterminen bereit. Lediglich in Oberhausen und in einem Krankenhaus in Wesel werden die Neugeborenen nach der Rosenthal-Methode, überall sonst intrakutan geimpft. Impfstoff, Impfvordrucke und Merkblätter werden kostenfrei zur Verfügung gestellt, die Kosten des Impfbuches trägt die für den Import zuständige Verwaltungsbehörde. Die Impfungen werden nicht vergütet, der impfende Arzt erhält lediglich je 1,— DM als Aufwandsentschädigung. Für die Organisation und für die Abrechnung ist seit 1.4. 1952 der Rheinische Tuberkulose-Ausschuß im Lande

Nordrhein-Westfalen zuständig gewesen. Seit 1. 4. 1960 übernahm der Westfälische
Tuberkulose-Ausschuß die gleiche Aufgabe für den Landesteil Westfalen. Dieses Ar-
beitssystem mit einer zentralen Leitung hat sich in Nordrhein-Westfalen beim Aufbau,
bei der Durchführung der Impfungen und schließlich auch bei ihrer Überwachung
bewährt.

Seit Herbst 1948 wird die Tuberkulose-Schutz-Impfung in *Braunschweig* nach folgendem Organisationsplan durchgeführt (Bericht von DANNENBAUM):

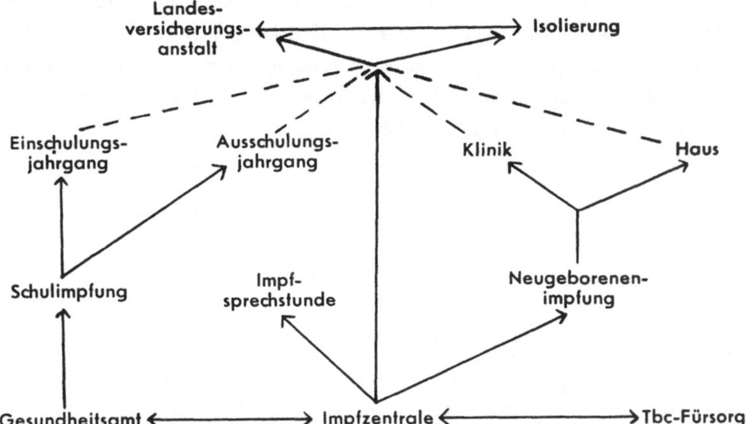

Die Impfzentrale befindet sich in der Städtischen Kinderklinik und steht in enger
Zusammenarbeit einerseits mit dem Gesundheitsamt und andererseits mit der Tuberkulosefürsorgestelle. Die Karteikarte eines jeden Impflings wird der Fürsorgestelle zugeleitet, um die Expositionsverhältnisse vor der Impfung zu überprüfen. Die
freiwillige und kostenlose Impfung wird in drei Altersabschnitten regelmäßig ermöglicht:

1. bei der Geburt,
2. bei der Einschulung,
3. bei der Ausschulung.

Die Testungen und Impfungen in den Schulen erfolgen durch die Schulärzte, die
sie in ihren Jahresimpfplan so eingebaut haben, daß diese beiden Klassen jährlich
erfaßt werden, ohne mit anderen Impfungen zu kollidieren.

In der Impfzentrale sind eine hauptamtlich angestellte Ärztin wie eine ebenfalls mit
der Materie vertraute Schwester tätig, die täglich Sprechstunden abhalten. Es erfolgt
dabei die Beratung wie Testung und Impfung aller sich selbständig meldenden oder
von Ärzten und Fürsorgestellen zugewiesenen Personen jeden Alters. Weiterhin werden dort Krankenhauspersonal, die Schwesternschülerinnen usw. getestet und geimpft, ebenso die Nachzügler und Sonderfälle aus den Schulimpfungen. Ferner wird
dort die Erfolgstestung bei den geimpften Neugeborenen durchgeführt.

Zu den Aufgaben der Impfzentrale gehört außerdem die Isolierung und Betreuung
aller expositionsgefährdeten Impflinge. Die notwendigen Isolierungen erfolgen auf
Antrag der Impfzentrale unter Übernahme der Kosten durch die LVA in einem Kin-
derheim.

Die Hauptaufgabe der Impfzentrale besteht in der Durchführung der Neugeborenenimpfung.

Um allen Neugeborenen in den ersten Lebenstagen die Möglichkeit der Impfung zu verschaffen, werden vom Impfarzt nicht nur die geburtshilflichen Abteilungen, insgesamt neun, wöchentlich einmal an einem festen Termin aufgesucht, sondern seit 1950 auch im Hause geborene Kinder geimpft. Die Karteikarten dieser Impflinge mit der Einwilligung der Eltern werden von den Hebammen bei der Anmeldung des Kindes auf dem Standesamt abgegeben, der Impfzentrale über die Tuberkulose-Fürsorgestelle zugeleitet.

Insgesamt wurden von uns bis Ende 1961 ca. 65 000 Neugeborene BCG-vacciniert. 1961 wurden in der Stadt Braunschweig 4372 Kinder geboren, davon 4276 geimpft. Im Landkreis Braunschweig, der auf einer Fläche von 400 qkm 265 000 Einwohner in 68 nur dörflichen Gemeinden umfaßt, wurden 1961 595 Kinder in der Wohnung geboren und von diesen 479 im Hause geimpft.

Zusammenfassung

(BCG-Schutzimpfung)

1960 sind ca. 16 — 17% aller Neugeborenen in der Bundesrepublik BCG-schutzgeimpft worden. Daß in Nordrhein-Westfalen und in der Stadt Braunschweig weit über 30% der Neugeborenen geimpft werden konnten, ist der persönlichen Initiative einzelner Ärzte zu verdanken. Nachdem die Durchseuchungsquote zur Zeit noch mindestens 50% betragen dürfte, kommt der der BCG-Schutzimpfung nach wie vor große Bedeutung zu.

Summary: BCG Vaccination

In 1960 approximately 16 — 17% of all newborns in the Federal Republic were BCG vaccinated. Because of the personal initiative of a few physicians far more than 30% of the infants were vaccinated in North-Rine-Westphalia and in the city of Braunschweig. Since the contamination rate at present is estimated at a minimum of 50%, BCG vaccination is of great importance now as ever before.

Résumé: La vaccination par le BCG

En 1960 environ 16—17% des nouveaux-nés ont été vaccinés par le BCG dans la République Fédérale. Grâce à l'initiative personnelle de certains médecins le chiffre des nouveaux-nés vaccinés dépasse largement 30% en Nordrhein-Westfalen et dans la ville de Braunschweig. Comme le pourcentage de contamination reste probablement à l'heure actuelle de 50% au moins, la vaccination par le BCG revêt invariablement une grande importance.

Resumen: BCG — vacunacion preventiva

En 1960 fueron vacunados cerca del 16 al 17% de todos los recién nacidos en la República Federal con la vacunación preventiva BCG. El que en la provincia Nordrhein-Westfalia y en la ciudad de Braunschweig fueran vacunados ampliamente sobre el 30% de los recién nacidos es de agradecer solamente a la iniciativa personal de médicos aislados. Según el registro de epidemia actual que alcanza todavia por lo menos al 50% juega la vacunación preventiva BCG una gran importancia tanto ahora como antes.

5. Röntgenschirmbilduntersuchungen

In den Ländern der Bundesrepublik sind 5 528 106 Aufnahmen im Rahmen freiwilliger und obligatorischer RRU-Aktionen gemacht worden (s. Tab. 20).

Über die Ergebnisse der RRU in Schleswig-Holstein liegen keine Angaben vor, in den übrigen Ländern wurden bei 5,1 Mill. RRU 9426 aktive Lungentuberkulosen entdeckt, von welchen 7308 unbekannt waren = 14,2 a. 10 000 Aufnahmen. Legt man dieses Verhältnis auch für die RRU in Schleswig-Holstein zugrunde, so erhöht sich die Zahl der unbekannten Tuberkulosen auf 7830. An der Gesamtzahl von 55 842 Neuzugängen sind Befunde aktiver Lungentuberkulose durch RRU mit rund 14 % beteiligt. Da die RRU im allgemeinen aber nur Personen von über 14 Jahren erfassen, während die gemeldeten Neuzugänge alle Altersgruppen betreffen, ergibt sich ein höherer Anteil der RRU an den in Frage kommenden Neuzugängen; er dürfte bei etwa 17 — 18 % liegen. Rund 4 860 der ermittelten Tuberkulosen waren als heilstättenbedürftig anzusehen = 8,8 a. 10 000 Aufnahmen. Rechnerisch hätte die Ausdehnung der RRU auf die gesamte Bevölkerung der Bundesrepublik von über 15 J. zur Ermittlung von rund 60 000 unbekannten aktiven Tuberkulosen und etwa 37 000 heilstättenbedürftigen Fällen führen müssen. Unter den registrierten rund 56 000 Lungentuberkulosen befanden sich — geschätzt nach den Angaben für Bayern — ca. 5000 Zugezogene, so daß sich die Zahl der Erst- und Wiedererkrankungen einschließlich der Kinder auf ungefähr 51 000 beläuft. Da der Anteil der neu an Tuberkulose erkrankten Kinder etwa 20 % der Neuzugänge ausmacht, läge das Ergebnis einer umfassenden RRU der gesamten Einwohner (einschl. der Kinder) sogar bei mindestens 75 000. Nachdem aber nur 51 000 Neuzugänge (ohne Zuzüge) bekannt geworden sind, müssen allein i.J. 1960 rund 24 000 frische aktive Lungentuberkulosen zunächst unbekannt geblieben sein. Das ist fast ein Drittel der Gesamtzahl.

Nach Tab. 20 werden — abgesehen von West-Berlin mit über 31 unbekannten Tuberkulosen auf 10 000 Aufnahmen — die günstigsten Ergebnisse in Bayern erzielt. Dies besagt aber, daß in Bayern noch immer zahlreiche Tuberkulosekranke unbekannt sind. Wenn in Hamburg mit freiwilligen und in Niedersachsen mit obligatorischen RRU die Ergebnisse fast übereinstimmen, dann bedeutet das, daß eine *obligatorische* RRU in Hamburg zur Entdeckung einer beträchtlichen Zahl von unbekannten Tuberkulösen führen wird. Im Rheinland und im Saarland mit freiwilligen RRU ergeben sich ähnliche Verhältnisse wie in Baden-Württemberg mit RRU auf gesetzlicher Grundlage. Die Ergebnisse in Westfalen, Rheinland-Pfalz, Hessen und vor allem in Bremen liegen niedrig. Das Mittel, das für das Bundesgebiet 14, 2 a. 10 000 Aufnahmen beträgt, wird durch diese Gebiete mit 16 Mill. Einwohnern und über 1, 1 Mill. Aufnahmen reduziert. Auf die ungewöhnlich niedrigen Ergebnisse der RRU in Bremen wurde bereits in Tb. Jb. 1960 aufmerksam gemacht, ohne daß es inzwischen gelungen wäre, die Ursache zu ermitteln. Wenn bei solchen Aktionen mit fast 60 000 Aufnahmen nur 26 unbekannte Tuberkulosen — darunter nur 4 Heilstättenfälle — ermittelt werden, dann ist damit die Grenze erreicht, an welcher die Zweckmäßigkeit von RRU endet.

In den Ländern, welche über Geschwulstverdächtige berichtet haben, sind rund 4 500 unbekannte Tuberkulosen gefunden worden, während sich die Zahl der Geschwulstverdächtigen auf 1055 belaufen hat.

Tabelle 20. *Röntgenreihenuntersuchungen in den Ländern der Bundesrepublik Deutschland und in West-Berlin im Jahre 1960*

	Schleswig-Holstein LVA	Hamburg		Bremen	Nieder-sachsen	Nordrhein-Westfalen Vereine		Rhein-land-Pfalz	Hessen	Saarland	Baden-Württem-berg	Bayern	West-Berlin
		Ges.-A.	Verein			Rheinland	Westfalen						
Zahl der ausgewerteten Aufnahmen	369378	23383	36634	59775	1034351	447579	528267	149813	403356	85477	1257776	1132317	41775
Zahl der Nachunter-suchungen	11394	1642	1364	1825	26168	16850	12334	3698	9879	574	32605	32997	1322
Befunde: a) aktive Lungentbk.	—	66	123	42	2021	801	524	192	413	140	1936	3168	161
davon unbekannt	—	39	47	26	1683	600	447	126	288	108	1545	2399	130
a. 10000 Aufnahmen	—	16,7	12,8	4,4	16,4	13,5	9,9	8,5	7,1	12,8	12,3	21,1	31,2
b) inaktive Lungentbk.	—	416	655	135	4965	2666	1935	732	2305	214	10672	14279	550
c) heilstätten-bedürftige Lungentbk.	—	22	26	4	865	388	303	115	269	35	1220	1285	—
a. 10000 Aufnahmen	—	9,4	7,1	0,7	8,4	8,7	5,7	7,7	6,7	4,1	9,7	11,3	—
d) Geschwulst-verdächtg.	—	131		60	284	75	160	22	—	—	323	—	4
e) verdächtige Herzbefunde	—	—		362	—	1350	530	244	—	—	738	—	—

Bayern hat bis vor 2 Jahren sowohl die Zahl der in den einzelnen Altersklassen geschirmbildeten Personen als auch die der dabei ermittelten unbekannten und bekannten Tuberkulosen veröffentlicht. Auf diese Weise war es möglich, die Ergebnisse statistisch sorgfältig auszuwerten und zu analysieren. Mit dem Fortfall der Angaben über die Zahl der erfaßten Personen entfällt diese für die Beurteilung der Ergebnisse der RRU wichtige Möglichkeit. Dies ist umso mehr zu bedauern, als die Schirmbildstellen in der Altersgliederung der geröntgten Personen keine belastende zusätzliche Tätigkeit gesehen haben.

Die Ergebnisse der 1960 in Bayern durchgeführten RRU im 1. und 2. Durchgang und der gezielten RRU und der bereits vorliegenden des Jahres 1961 sind in den Veröffentlichungen des Bayerischen Statistischen Landesamtes (Die Tuberkulose in Bayern 1960 bzw. 1961) wiedergegeben. Sie sind in Tab. 21 zusammengestellt.

In Bayern sind i. J. 1960 im 1. Durchgang annähernd dieselben Ergebnisse erzielt worden wie während des gleichen Jahres im 2. Durchgang.

Auch 1961 ergeben sich keine wesentlichen Unterschiede in den beiden Durchgängen. Damit wird die Feststellung bestätigt, auf die im Tb. Jb. 1960 hingewiesen worden ist, daß ein markanter Rückgang der durch RRU ermittelten Erkrankungen an Tuberkulose dann kaum zu erwarten ist, wenn die Durchgänge erst nach mehr als 2 Jahren wiederholt werden. In Bayern wurden in den Jahren 1960 11,5 % und 1961 10,9 % der Gesamtbevölkerung, oder, da nur die über 14jährigen in die Aktionen einbezogen werden, je etwa 17 — 18 % durch die RRU erfaßt, so daß ein voller Durchgang 5 — 6 Jahre in Anspruch nimmt. Diese Dauer zwischen zwei Durchgängen ist zu lang, um einschneidende Veränderungen zu ermöglichen.

Innerhalb der verschiedenen Regierungsbezirke differieren die Ergebnisse zum Teil stark.

Bei den gezielten RRU werden fast ausnahmslos niedrigere Resultate erzielt.

Auch in Baden-Württemberg weichen die Ergebnisse in den einzelnen Landesteilen stärker von einander ab: Im Mittel wurden 12,3 unbekannte Tuberkulosen auf je 10 000 Aufnahmen gefunden, das Maximum weist Nordwürttemberg mit 15,1, das Minimum Südwürttemberg-Hohenzollern mit 7,5 1. 10 000 Aufnahmen auf.

Über die Altersgliederung liegen Angaben von Westfalen, Hessen, Saarland und Bayern vor. Da die Zahl der geschirmbildeten Personen in den verschiedenen Altersstufen nicht bekannt ist, seien nur folgende Ergebnisse mitgeteilt (nur unbekannte Fälle):

| | Westf. | | Hessen | | Saarl.*) | | Bayern | | Westf. + Saarl. + Hessen | |
	Ia+Ib	Ic	Ia+Ib	Ic	Ia+Ib	Ic	Ia+Ib	Ic	Ia+Ib	Ic
gesamt	223	224	85	203	21	114	645	1 754	329	541
unter 50 J.	117	141	54	159	13	88	268	848	184	388
in %	52,5	63,0	63,5	78,4	62,0	77,0	41,5	48,3	56,0	71,7
üb. 50 J.	106	83	31	44	8	26	377	906	145	153
in %	47,5	37,0	37,5	21,6	38,0	23,0	58,5	51,7	44,0	28,3

*) 1961

Während in den 3 Ländern mit freiwilligen RRU nur 44 % der unbekannten Ia + Ib-Fälle und 28,3 % der Ic-Fälle auf die über 50 Jahre alten Personen entfallen, sind es in Bayern mit obligatorischen RRU 58,5 % bzw. 51,7 %. Daraus ergibt sich, daß

Tabelle 21. *Ergebnisse der RRU in Bayern in den Jahren 1960 und 1961* (nur unbekannte Fälle)

	Oberbayern		Niederbayern		Oberpfalz		Oberfranken		Mittelfranken		Unterfranken		Schwaben		Bayern	
	1960	1961	1960	1961	1960	1961	1960	1961	1960	1961	1960	1961	1960	1961	1960	1961
							1. Durchgang									
Zahl der Aufn.	261 205	94 138	136 380	146 549	—	—	—	—	1 088	—	46 726	30 317	—	—	445 399	271 004
% der Bev.	9,6	3,4	14,2	15,2	—	—	—	—	0,8	—	4,3	2,8	—	—	4,7	2,8
Ia+Ib	154	34	96	116	—	—	—	—	2	—	20	16	—	—	272	166
a. 10 000 Aufn.	5,9	3,6	7,0	7,9	—	—	—	—	18,4	—	4,3	5,3	—	—	6,1	6,1
Ic	411	144	233	227	—	—	—	—	4	—	21	27	—	—	669	398
a. 10 000 Aufn.	15,7	15,3	17,1	15,5	—	—	—	—	36,8	—	4,5	8,9	—	—	15,0	14,7
IIa	2 255	635	1 460	1 299	—	—	—	—	8	—	215	276	—	—	3 938	2 210
a. 10 000 Aufn.	86,3	67,3	107,0	88,8	—	—	—	—	73,6	—	46,0	91,1	—	—	88,3	81,5
							2. Durchgang									
Zahl der Aufn.	—	136 586	—	—	125 255	139 150	132 314	140 413	135 910	133 410	99 697	106 396	144 944	117 181	638 131	773 186
% der Bev.	—	4,9	—	—	14,3	15,8	12,3	13,1	9,9	9,7	9,3	9,8	10,8	9,6	6,8	8,1
Ia + Ib	—	48	—	—	56	84	103	97	41	51	61	55	97	37	358	372
a. 10 000 Aufn.	—	3,5	—	—	4,5	6,0	7,8	6,9	3,0	3,8	6,1	5,2	6,7	3,2	5,6	4,8
I c	—	165	—	—	240	228	287	293	180	167	111	108	206	155	1 024	1 116
a. 10 000 Aufn.	—	12,1	—	—	19,2	16,4	21,7	20,9	13,2	12,5	11,2	10,2	14,2	13,2	16,1	14,5
IIa	—	724	—	—	898	801	1 320	537	768	888	649	511	1 272	2 105	4 907	5 566
a. 10 000 Aufn.	—	53,0	—	—	71,7	57,4	100,0	38,3	56,6	66,6	66,3	48,0	88,0	180,0	76,8	72,0
							gezielte RRU									
Zahl d. Aufn.	29 374	25 389	6 605	3 917	—	—	—	—	7 966	9 781	4 842	9 895	—	8 199	48 787	57 181
in % d. Bev.	1,1	0,9	0,7	0,4	—	—	—	—	0,6	0,7	0,4	0,9	—	0,6	0,5	0,6
Ia + Ib	6	1	4	6	—	—	—	—	5	—	—	2	—	4	15	13
a. 10 000 Aufn.	2,0	0,4	6,1	15,3	—	—	—	—	6,3	—	—	2,1	—	4,9	3,1	2,3
I c	35	22	13	2	—	—	—	—	11	9	2	4	—	6	61	43
a. 10 000 Aufn.	10,9	8,7	19,7	5,1	—	—	—	—	13,8	9,3	4,2	4,2	—	7,4	12,5	7,5
IIa	137	113	49	25	—	—	—	—	54	64	19	56	—	195	259	453
a. 10 000 Aufn.	46,7	44,6	74,2	63,9	—	—	—	—	67,8	65,5	39,2	56,7	—	23,8	53,2	79,2

durch freiwillige RRU gerade die älteren Leute nicht erfaßt werden, die erheblich mehr unbekannte Tuberkulosen aufweisen als die unter 50 jährigen. Daß im Saarland verhältnismäßig viel unbekannte geschlossene Tuberkulosen ausfindig gemacht wurden, ist darauf zurückzuführen, daß die Kinder von Volks-, Ober- und Berufsschulen stark an der Gesamtzahl der RRU beteiligt sind. In Westfalen ist das Verhältnis ansteckende zu geschlossene Tuberkulose, das im allgemeinen 1 : 2 bis 1 : 3 beträgt, 1 : 1. Dies würde bedeuten, daß rund 50 % aller zunächst geschlossenen Tuberkulösen innerhalb relativ kurzer Zeit infolge Verschlechterung ansteckend werden. Das ist allgemein nur bei den Tuberkulosen der älteren Männer der Fall, die aber nicht allein durch die Aktion erfaßt worden sind.

In Zusammenhang mit der Altersverteilung der unbekannten Tuberkulösen ist von ADAM (Gedanken über die Notwendigkeit von RRU, Gesundheitspolitik, 3, 3, 1961) die Frage aufgeworfen worden, ob man nicht wenigstens die über 50 Jahre alten Personen einer laufenden RRU auf gesetzlicher Grundlage zuführen sollte. Seitens des DZK ist diese Überlegung vor einigen Jahren angestellt und betont worden, daß — infolge der Häufung unbekannter Tuberkulosen oberhalb 50 J. — eine Beschränkung der RRU auf diesen Personenkreis dann angestrebt werden sollte, wenn in kürzester Zeit ein Maximum an Ergebnissen bei geringstem Kostenaufwand erzielt werden soll. Dabei darf nicht außer acht bleiben, daß in diesem Fall die jüngeren Personen mit geschlossener Tuberkulose nicht rechtzeitig erfaßt und vor einer Verschlechterung bewahrt werden können. Man muß immerhin bedenken, daß auch unter 50 J. eine ganze Menge unbekannter Tuberkulöser vorhanden sind. Trotzdem hat die Anregung von ADAM manches für sich. KREUSER hat in einem Vortrag anläßlich der Herbsttagung 1961 des Rheinischen Tuberkulose-Ausschusses folgendermaßen zur Frage der unbekannten Tuberkulose der älteren Leute Stellung genommen:

„Wenn in allen Gebieten, in denen Volksröntgenuntersuchungen durchgeführt worden sind, ermittelt wurde, daß *mit dem höheren und Höchstalter die Zahl der unbekannten ansteckenden Lungentuberkulosen erheblich zunimmt,* so entsteht daraus die weitere Verpflichtung, auch die alten Menschen wenigstens vom 60. Lebensalter ab wieder der Röntgenschirmbildkontrolle zu unterwerfen. *Das Gros der Bevölkerung* männlichen Geschlechts gehört dabei *zu der Kategorie* der *Anwärter auf Pension bzw. Altersrente,* und auch von den Frauen hat ein ständig zunehmender Anteil Ansprüche auf eine Altersversorgung. Es ist daher dringend empfehlenswert, wenn die für die Auszahlung von Pensionen und Renten verantwortlichen Dienststellen die *Durchführung von Röntgenkontrollen mit der Auszahlung der Altersversorgung* verknüpfen. Da der Mensch angeblich mit dem höheren Lebensalter vernünftiger wird, wird die Mehrzahl dieser alten Menschen auch einsehen, daß diese für sie materiell nicht belastenden Untersuchungen etwas Gutes und Sinnvolles darstellen, so daß sie sich ohne Widerspruch diesen Untersuchungen unterziehen."

Bei einer Analyse der Ergebnisse der 3. RRU in Stuttgart, bei welcher 155 Männer und 59 Frauen mit ansteckungsfähiger bisher unbekannter Lungentuberkulose entdeckt wurden, kommt NEUMANN (Das Auffinden der Offentuberkulösen, Tub. arzt 15, 2, 1961) zu der Feststellung, daß in nur 20 % aller Fälle eine familiäre Belastung angegeben wurde. In 32 % bestand absolute Beschwerdefreiheit, starke Beschwerden traten bei 9 % der Fälle auf. 15 % der Offentuberkulösen standen in ärztlicher Behandlung, ohne daß die offene Tuberkulose vom Arzt entdeckt worden wäre. 37 Kranken war eine früher durchgemachte Lungenerkrankung bekannt. Relativ häufig ist bei offentuberkulösen jungen Frauen eine Gravidität vorausgegangen. 5 % der Kranken hatten innerhalb der letzten 2 Jahre an einer RRU teilgenommen.

Über die „Ergebnisse der röntgenologischen Thoraxkontrollen bei Wöchnerinnen" berichten MAASS, NIEHUS und WEGENER (Geb. Hilfe u.Frauenheilkunde, 21, 11, 1961). Bei 8812 röntgenologischen Thoraxuntersuchungen wurden 93 den Wöchnerinnen unbekannt gebliebene Lungentuberkulosen, darunter 24 aktive Prozesse, entdeckt. Der Prozentsatz der aktiven spezifischen Befunde ist annähernd doppelt so hoch wie bei den RRU in der Bundesrepublik. Aktive oder inaktive spezifische Prozesse wurden bei 2,4 % aller untersuchten Schwangeren und Wöchnerinnen ermittelt. Der Schwangerschaft, der Geburt und dem Wochenbett wird in einem bestimmten Prozentsatz der Fälle eine ungünstige Beeinflussung auf eine bestehende aktive Tuberkulose zugeschrieben, wobei die größere Gefährdung nach dem Partus besteht. Die Notwendigkeit einer Röntgenkontrolle des Lungenbefundes bei Wöchnerinnen wird betont, von Seiten einer damit verbundenen Strahlenbelastung könne keine Gegenindikation hergeleitet werden.

Wenn leichte und starke Beschwerden bei fast 70 % der Offentuberkulösen die Betroffenen nicht dazu veranlassen können, einen Arzt aufzusuchen, wenn bei 15 % der Offentuberkulösen trotz ärztlicher Behandlung die Tuberkulose diagnostisch nicht in Erwägung gezogen wurde, wenn bei Schwangeren und Wöchnerinnen in erhöhtem Maße die Möglichkeit der Verschlechterung einer Tuberkulose besteht, ohne daß dies zu den notwendigen Konsequenzen führt, dann ist anzunehmen, daß sowohl Appelle an die Öffentlichkeit als auch an die Ärzteschaft kaum dazu führen werden, den Kreis der unbekannten Tuberkulösen wesentlich zu verkleinern.

Anläßlich der Frühjahrstagung der rheinisch-westfälischen Industrie hat der Generalsekretär in einem Referat über die Bedeutung der RRU wie folgt Stellung genommen:

„Daß der *Erfolg der Röntgenreihenuntersuchung* hinsichtlich einer intensiven Bekämpfung der Lungentuberkulose größer sein muß, wenn die Untersuchungen in kurzen Abständen durchgeführt werden, haben die Untersuchungen von LIEBSCHNER und die in Mitteldeutschland durchgeführten eindeutig dargetan. Schon ALEXANDER forderte einst die Wiederholung in zweijährigem Abstand als ein Minimum. Leider sind solch kurze Zeitabstände bei der Volksröntgenuntersuchung in der Praxis nirgends erreicht worden, so daß bei einer Wiederholung in 4—5 Jahren von vornherein damit zu rechnen ist, daß auch eine entsprechend größere Anzahl von bisher unbekannten frischen Tuberkulosen entdeckt wird. Gerade wenn man die Erkrankung an Tuberkulose von der konstitutionellen Seite aus sieht, müßte man als Arzt und als Erbforscher zugeben, daß es unmöglich ist, daß tuberkuloseempfängliche Naturen in kurzen Zeitabständen aus der Erbmasse eines Volkes herausgemendelt sein können, so daß man schon nach 10—20 Jahren nicht mehr mit Individuen zu rechnen hat, deren Körper für Tuberkulose leicht empfänglich ist. Das wird umso weniger der Fall sein, als infolge der günstiger gewordenen therapeutischen Erfolge entsprechend mehr tuberkulosehinfällige Menschen, die früher vor dem fortpflanzungsfähigen Alter von der Erkrankung ergriffen und hingerafft worden sind, jetzt als Teil- oder als Ganzgeheilte Gelegenheit haben, ihr ungünstiges konstituionelles Erbe an kommende Generationen weiterzugeben. Auch aus dieser Überlegung, nicht nur vom rein seuchenbekämpfungsmäßigen Standpunkt aus, wird man daher die Fortführung der

Röntgenreihenuntersuchungen bejahen müssen. Daß ihr Wert mit der Höhe der Teilnahme der Bevölkerung an den Untersuchungen erheblich steigt, beweisen die Untersuchungen von ZUTZ, besteht doch der Verdacht, daß sich gerade unter den 20 — 30 % der Bevölkerung, die aus nicht klar aufgedeckten Gründen bei der freiwilligen Röntgenreihenuntersuchung fernbleiben, die Mehrzahl der bis dahin unentdeckten Lungentuberkulosen befindet. Man braucht dabei gar nicht nach Vagabunden und Dirnen zu suchen, die ein Interesse daran haben, ihre Tuberkulose zu verbergen, sondern es gibt eine größere Anzahl scheinbar sozial durchaus geordneter Menschen, die es geflissentlich darauf ablegen, ihre Tuberkulose vor der Öffentlichkeit geheimzuhalten und damit eben zu einer Gefahr für die Mitwelt zu werden. Diese Geheimhaltung ist mitunter nur leichtfertig oder nachlässig z. B. bei alten Männern und Frauen, die jahrelang angeblich an Asthma oder Bronchialkatarrh leiden, in Wirklichkeit aber eine offene Lungentuberkulose haben.

Es kommt also darauf an, daß, wenn in einem Lande Röntgenreihenuntersuchungen auf gesetzlicher Grundlage durchgeführt werden, nicht nur die mit der Durchführung beauftragten Schirmbildärzte, sondern auch sämtliche Verwaltungsstellen und die Ärzteschaft sich in den Dienst der Sache stellen und die Bevölkerung über die Bedeutung dieser Untersuchungen aufklären und unter Bekanntgabe der Ergebnisse eine entsprechende Werbung bei der Bevölkerung betreiben. Für diesen Fall kann ein derartiges Gesetz in der Bevölkerung leben und sogar eine gewisse Volkstümlichkeit besitzen, die ihm im Interesse der Bekämpfung der Tuberkulose und damit der Forderung der gesamten Volksgesundheit zukommen sollte.

Soweit in einem Lande die finanziellen Mittel oder die psychologische Einstellung zur Röntgenreihenuntersuchung der Gesamtbevölkerung fehlen, darf man es trotzdem nicht unterlassen, darauf hinzuweisen, daß der enorme technische Fortschritt des Röntgenverfahrens in Form der Schirmbildaufnahme es ermöglicht, wenigstens die gefährdeten bzw. die gefährdenden Bevölkerungskreise regelmäßigen Untersuchungen zu unterziehen. Es handelt sich dabei um den bekannten Übergang von der allgemeinen zur gezielten Röntgenuntersuchung. Als gefährdeten Bevölkerungskreis haben wir die gesamte Jugend bis nach der Pubertätszeit anzusehen, wobei uns aber statt des aufwendigen Röntgenreihenuntersuchungsverfahrens die einfachere Methode der Anwendung des Tuberkulinkatasters zur Verfügung steht, den man bei dieser Gelegenheit bis zum vollendeten 12. Lebensjahr ohne weiteres empfehlen kann. Es ist bekannt, daß von dieser Lebensaltersstufe ab zunächst beim weiblichen Geschlecht das Auftreten inapperzepter schwerer Lungentuberkulosen beginnt und sich mit dem Eintritt der Pubertät in den folgenden Jahren erheblich steigert. Diese Steigerung betrifft beide Geschlechter, wobei seit etwa 20 Jahren das männliche Geschlecht, wenigstens vom 20. Lebensjahr ab, einen Vorrang besitzt. Diese frühen Formen der Lungentuberkulose sind nur mittels des Röntgenverfahrens rechtzeitig zu erkennen und wie sich aus ihrem unbekannten Beginn und raschen Fortschreiten ergibt, nur dann, wenn die Röntgenuntersuchungen in denkbar kurzen Abständen ausgeführt werden können. Es ist daher auch bei gezielten Untersuchungen zu empfehlen, die jugendliche Bevölkerung wenigstens vom vollendeten 15. bis zum 30. Lebensjahr mit röntgenologischen Reihenuntersuchungen möglichst jährlich zu mustern. Ein größerer Teil dieser Bevölkerung wird, nach Landschaften verschieden, schon heute durch Röntgenreihenuntersuchungen erfaßt, teilweise als Berufs- und Gewerbeschüler, als Oberschüler, als Studenten, als Wehrdienstpflichtige, ferner das gesamte in jugendlichem Alter in den Heilberuf eintretende Personal und die jugendliche Lehrerschaft. Darüberhinaus ist es aber zweckmäßig, wenn bei Lehrlingen und sonstigen aus einem bisher begrenzten Umgangskreis ins Leben hinaustretenden jungen Menschen durch Röntgenreihenuntersuchungen die subjektiv unbemerkte plötzlich eintretende tuberkulöse Erkrankung so früh wie möglich erkannt wird."

Zusammenfassung
(Röntgen-Reihen-Untersuchungen)

In den Ländern der Bundesrepublik wurden im Jahre 1960 rund 5,5 Mill. RRU durchgeführt und dabei ca. 7800 bisher unbekannte Tuberkulosen entdeckt = 14,2 a. 10000 Aufnahmen. Da immer noch über ein Drittel aller Neuerkrankungen für kürzere oder längere Zeit — oder für immer — unbekannt bleibt und die Zahl der Neuerkrankungen auch heute noch hoch ist, muß die Beibehaltung der RRU und ihre Intensivierung empfohlen werden.

Summary: Radiography Examinations

During the year 1960 in the states of the Federal Republic examinations were conducted in approximately 5,5 million persons, and thus about 7 800 so far undiscovered cases of tuberculosis were detected (i. e. 14.2 per 10 000 shots). Until now more than one third of all new tuberculous cases remain unnoticed for a shorter or longer period of time — or for ever. Since their number is still large today, the continuation of radiological field examinations and their intensification must be recommended.

Résumé: Examens radiologiques

En 1960 on a effectué dans les différents pays de la République Fédérale 5,5 millions d'examens radiologiques de contrôle qui ont permis de détecter environ 7 800 cas de tuberculose inconnue (= 14,2 sur 10 000 examens). Puisque plus du tiers des nouvelles atteintes reste inconnu pendant une période plus ou moins longue — ou pour toujours — le maintien et l'extension des examens de contrôle radiologique sont recommandables.

Resumen: Reconocimientos radiográficos

En las provincias de la República Federal fueron realizados en el año 1960 alrededor de 5,5 millones de reconocimientos radiográficos y con ello se descubrieron cerca de 7 800 tuberculosis desconocidas hasta entonces = 14,2 para 100 000 radiografias. Ya que todavía sobre un tercia de todos nuevos casos queda desconocido aún por corto o largo tiempo (o para siempre) y el número de nuevos casos aún todavia hoy es alto, debe recomendarse la perduración del reconocimiento radiográfico y su intensificación.

6. Heilbehandlungstätigkeit der Träger der sozialen Rentenversicherung
(Arbeiter- und Angestelltenversicherung, Knappschaftsversicherung).

Seit über 70 Jahren gehört zu den Aufgaben der sozialen Rentenversicherung die medizinische Rehabilitation. Sie begann mit der Bekämpfung der Tuberkulose.

Auf Grund der Rentenversicherungs-Neuregelungsgesetze von 1957 können die Rentenversicherungsträger außer der medizinischen Rehabilitation auch Berufsförderung und soziale Betreuung gewähren. Sie können also nunmehr Rehabilitation in vollem Umfange dieses Begriffes durchführen, wenn die Erwerbsfähigkeit eines Versicherten oder Rentners infolge einer Erkrankung gefährdet oder gemindert ist und durch solche Maßnahmen voraussichtlich erhalten, wesentlich gebessert oder wiederhergestellt werden kann. Es ist das Ziel der Rehabilitationsmaßnahmen, den erkrankten Versicherten wieder zu befähigen, für sich und seine Familie selbst sorgen zu können. Die Rehabilitationsmaßnahmen für Tuberkulöse haben seit jeher eine bevorzugte Stellung innerhalb der Maßnahmen der Rentenversicherung eingenommen, die dadurch bestätigt wurde, daß das Tuberkulosehilfe-Gesetz von 1959 der Rentenversicherung die Bekämpfung der Tuberkulose als Pflichtaufgabe übertragen hat.

Sind versicherte Rentner, ihre Ehegatten oder ihre Kinder an aktiver behandlungsbedürftiger Tuberkulose erkrankt, so haben die Versicherten und Rentner für sich, für ihre Ehegatten oder für ihre Kinder Anspruch gegen den Rentenversicherungsträger auf Rehabilitationsmaßnahmen wegen dieser Erkrankung. Es handelt sich um einen Anspruch dem Grunde nach. Über Art und Ausmaß der Leistungen muß der Rentenversicherungsträger nach pflichtmäßigem Ermessen entscheiden. Die Rentenversicherung hat eine Heilbehandlung aber auch dann zu gewähren, wenn durch sie die Erwerbsfähigkeit voraussichtlich nicht erhalten, wesentlich gebessert oder wiederhergestellt werden kann. Insoweit gehen u.a. die Maßnahmen wegen Tuberkulose über die Rehabilitationsmaßnahmen der Rentenversicherung wegen anderer Erkrankungen hinaus.

Der Verband Deutscher Rentenversicherungträger hat nun in einer umfangreichen Statistik der Öffentlichkeit einen Überblick über die Leistungen der Rentenversicherungsträger in der Bekämpfung der Tuberkulose gegeben. (Band 13 der Statistik der deutschen Rentenversicherungen der Arbeiter und der Angestellten).

Die Versicherten, Rentner und deren Familienangehörige, die unter dem Schutz der Rentenversicherung stehen, umfassen rund 80 % der gesamten Bevölkerung, so daß die Träger der Rentenversicherung, die im Kampf gegen die Tuberkulose immer in vorderster Linie gestanden haben, auch heute noch den größten Teil der Kosten tragen, die durch die Bekämpfung der Tuberkulose verursacht werden.

Um einen Einblick in dieses Aufgabengebiet der Rentenversicherung zu geben, soll im vorliegenden Jahrbuch eine Übersicht über die wichtigsten Daten aus dem Band 13 der Statistik der deutschen Rentenversicherung gegeben werden, der über die Gesundheitsmaßnahmen der sozialen Rentenversicherung im Jahre 1960 berichtet.

Eine Unterteilung der Heilbehandlungsfälle nach den drei Rentenversicherungszweigen — Rentenversicherung der Arbeiter, Rentenversicherung der Angestellten, Knappschaftliche Rentenversicherung — ist dabei unterblieben. Ebenso bleiben regionale Unterschiede unberücksichtigt.

An allen Heilbehandlungsanträgen der Rentenversicherung, die im Jahre 1960 insgesamt zur Entscheidung standen, ist die Tuberkulose mit 15,6 % beteiligt. 1960 hat es sich um 109 132 Heilbehandlungsanträge wegen Lungentuberkulose und 16 803 Anträge wegen extrapulmonaler Tuberkulose gehandelt. Davon sind 100 451 Anträge bewilligt, 7 677 abgelehnt und 11 348 anderweitig und 6 459 noch nicht erledigt worden. Von den Versicherten haben 1960 57 834 eine stationäre Heilbehandlung wegen Lungen- oder Kehlkopftuberkulose und 9 491 wegen extrapulmonaler Tuberkulose abgeschlossen. Bei den nichtversicherten Erwachsenen (Familienangehörigen) lauten dieselben Zahlen 8 701 bzw. 2 366, bei den Kindern Versicherter 4 985 bzw. 6 085. Bei den Versicherten handelt es sich um 43 919 Männer und 13 915 Frauen mit Erkrankungen an Lungentuberkulose, deren stationäre Heilbehandlung 1960 abgeschlossen worden ist, und um 4 909 Männer und 4 582 Frauen mit Erkrankungen an extrapulmonaler Tuberkulose.

Aus diesen wenigen Zahlen ist erkennbar, daß bei der Lungentuberkulose auch in der stationären Heilbehandlung, ähnlich wie in den Morbiditäts- und Mortalitätsstatistiken, ein erheblicher Überhang beim männlichen Geschlecht besteht, obwohl im letzten Jahrzehnt das Verhältnis beschäftigter bzw. berufstätiger Männer und Frauen sich im Durchschnitt wie 2 zu 1 verhalten hat. Allerdings tritt mit zunehmendem Alter eine stärkere Beteiligung der Männer ein, ein Vorgang, der sich vielleicht in der Erkrankungshäufigkeit an Tuberkulose widerspiegelt, die beim männlichen Geschlecht im Gegensatz zum weiblichen spätestens vom 30. Lebensjahr erheblich ansteigt.

Bei den extrapulmonalen Tuberkuloseformen sind dagegen die Unterschiede bei den Geschlechtern gering, bei manchen Formen überwiegt sogar der Anteil des weiblichen Geschlechts nicht unwesentlich. Interessant ist es, daß bei den Kindern 1960 stationäre Heilbehandlungen wegen extrapulmonaler Tuberkulose häufiger gewesen sind als die wegen Tuberkulose der Atmungsorgane. Die stationären Heilbehandlungsfälle für Kinder wegen Lungen- oder Kehlkopftuberkulose sind allerdings von 1959 auf 1960 eigenartigerweise von 12 401 auf 4 985 abgesunken.

In Tab. 22 wird eine Aufstellung wiedergegeben, in der die durchgeführten stationären Heilbehandlungen für Versicherte, nichtversicherte Erwachsene und Kinder nach Altersstufen aufgeteilt sind:

Bei den Versicherten überwiegen, wenn von dem Verhältnis berufstätiger Männer zu Frauen von 2 zu 1 ausgegangen wird, die Männerheilverfahren von der Altersstufe der über dreißigjährigen an, bei den nichtversicherten Erwachsenen, bei denen es sich zumeist um weibliche Familienangehörige handelt, begreiflicherweise grundsätzlich die Frauenheilverfahren. Daß für nichtversicherte Familienangehörige Heilbehandlungen durch die Versicherungsträger durchgeführt werden, findet seine Begründung u. a. in dem Charakter der Tuberkulose als ansteckender Krankheit: Für die Versicherten besteht in einer Familie besondere Ansteckungsgefahr, wenn sich unter den nichtversicherten Familienangehörigen eine Person mit offener Tuberkulose befindet. Nach Tab. 22 ist der Anteil der Kinder in der mittleren der 3. Altersstufen von 5 — 9 Jahren — sowohl bei der Tuberkulose der Atmungsorgane als auch bei der extrapulmonalen Tuberkulose höher als in der 1. und 3. Altersstufe.

Über die Art der behandelten Tuberkuloseerkrankungen soll, gleichzeitig mit einer Feststellung des Datums der Ersterkennung, eine für die Prognosestellung wichtige Auskunft gegeben werden. Aus Tab. 23 geht hervor, daß 1960 bei den Lungentuberkulosen etwa 1/8 der Männer und 1/6 der Frauen an Erkrankungen gelitten haben, die schon im Zeitraum zwischen 1940 und 1949 ermittelt worden sind, der 5. Teil stammt bei den Männern aus dem Zeitraum 1950/54, bei den Frauen 1/6, bei den Männern etwas über, bei den Frauen unter 25 % aus dem Zeitraum 1955/58. Auf die Jahre 1959 und 1960 entfallen bei den Männern etwas über

Tabelle 22

Insgesamt			bis 19 J.			20—29 J.			30—39 J.			40—49 J.			50—59 J.			über 60 J.			
M.	F.	Insgs.	M.	F.	Insges.	M.	F.	Insgs.	M.	F.	Insgs.	M.	F.	Insgs.	M.	F.	Insgs.	M.	F.	Insgs.	

a) Versicherte

M.	F.	Insgs.	M.	F.	Insges.	M.	F.	Insgs.	M.	F.	Insgs.	M.	F.	Insgs.	M.	F.	Insgs.	M.	F.	Insgs.	
48 828	18 497	67 325	2 032	1 693	3 725	9 134	5 993	15 127	9 133	4 403	13 536	8 180	2 654	10 834	12 438	1 993	14 431	7 911	1 761	9 672	1960
100	100	100	4,2	9,2	5,5	18,7	32,4	22,5	18,7	23,8	20,1	16,7	14,3	16,1	25,5	10,8	21,4	16,2	9,5	14,4	in %

b) nichtversicherte Erwachsene

M.	F.	Insgs.	M.	F.	Insges.	M.	F.	Insgs.	M.	F.	Insgs.	M.	F.	Insgs.	M.	F.	Insgs.	M.	F.	Insgs.	
2 323	8 744	11 067	558	663	1 221	440	1 631	2 071	346	2 204	2 550	324	1 557	1 881	371	1 279	1 650	284	1 410	1 694	1960
100	100	100	24,0	7,6	11,0	18,9	18,7	18,7	14,9	25,2	23,1	14,0	17,8	17,0	16,0	14,6	14,9	12,2	16,1	15,3	in %

c) Kinder

	Insgesamt	Bis 4 J.	5—9 J.	10—14 J.
1960 Lungen- und Kehlkopftuberkulose	4 985	1 437 = 28,8 %	2 041 = 41,0 %	1 507 = 30,2 %
Extrapulmon. Tbk.	6 085	1 753 = 28,8 %	2 686 = 44,2 %	1 646 = 27,0 %

Tabelle 23. *Zeitpunkt der Tuberkulose-Erstfeststellung nach Tuberkuloseform und Geschlecht*

	Männer						Frauen					
	Die Tuberkulose-Erstfeststellung erfolgte in den Jahren:											
	1960	1959	1955—58	1950—54	1940—49	vor 1939	1960	1959	1955—58	1950—54	1940—49	vor 1939
Tbk. d. Atmungsorgane	6857	10885	10611	8316	5448	1710	3115	5003	4019	3453	3063	953
in %	15,6	24,9	24,2	19,0	12,4	3,9	15,9	25,5	20,5	17,6	15,6	4,9
Pleuritis exs.	1088	873	164	128	80	37	798	564	91	68	56	35
in %	45,8	36,8	6,9	5,4	3,5	1,6	49,5	35,0	5,6	4,2	3,5	2,2
Knochen-Gel. Tbk.	248	311	298	165	138	87	182	255	278	161	159	64
in %	19,9	24,9	23,9	13,2	11,1	7,0	16,5	23,2	25,3	14,7	14,5	5,8
Haut- u. Lymphkn. Tbk.	252	177	119	72	60	104	462	315	223	142	154	96
in %	31,3	22,9	15,4	9,3	7,7	13,4	33,1	22,6	16,0	10,2	11,2	6,9
Augentbk.	119	126	144	94	41	27	134	207	157	85	63	33
in %	21,6	22,9	26,2	17,0	7,4	4,9	19,8	30,5	23,2	12,3	9,3	4,9
Urotbk.	276	339	325	138	156	71	253	382	267	120	142	39
in %	21,2	26,0	24,9	10,6	11,9	5,4	21,0	31,7	22,2	9,9	11,9	3,3
Genitaltbk.	140	126	94	45	35	17	256	256	153	123	114	28
in %	30,7	27,6	20,6	9,8	7,6	3,7	27,5	27,5	16,5	13,2	12,3	3,0
sonstige Tbk.	192	223	116	38	41	10	213	246	107	71	59	24
in %	31,0	36,0	18,7	6,1	6,6	1,6	29,6	34,2	14,9	9,9	8,2	3,2
alle Tbk.	9162	13060	11871	8996	5999	2063	5413	7228	5295	4223	3810	1272
in %	17,9	25,6	23,2	17,6	11,7	4,0	19,9	26,5	19,4	15,4	14,0	4,8

2/5, bei den Frauen 4/9 aller Behandlungen, so daß man sagen kann, die frischen Erkrankungsfälle betragen bei beiden Geschlechtern nicht ganz die Hälfte. Daß bei der Pleuritis exsudativa auf tuberkulöser Grundlage die frischen Erkrankungen aus den beiden letzten Kalenderjahren mehr im Vordergrund stehen, ist ohne weiteres aus deren klinischen Erscheinungen zu erklären. Das Verhältnis der gesamten in Tab. 23 gezählten stationären Heilbehandlungen wegen Lungentuberkulose von Männern zu Frauen beträgt 2,25 : 1, bei der Pleuritis exsudativa 1,47 : 1. Diese Erkrankung steht demnach, epidemiologisch gesehen, den Streuungstuberkulosen näher, bei denen, wie alle folgenden Zahlen zeigen, der Anteil der weiblichen Bevölkerung — mit Ausnahme der Knochen-, Gelenk- und der Urotuberkulose, die eine geringe, innerhalb der Zufallsgrenzen liegende Überhöhung beim männlichen Geschlecht aufweisen — höher als der der männlichen. Dies gilt in erster Linie für die Haut-, Lymphknoten- und die Genitaltuberkulose bei der Frau. Bei der letzteren ist anzunehmen, daß die gründlichere neuzeitliche Untersuchung auf tuberkulöse Erkrankungen der inneren Geschlechtsorgane eine Häufung der Befunde ergeben hat.

Viele Erkrankungen an Streuungstuberkulosen können insofern als chronisch betrachtet werden, als diese Erkrankungen, ähnlich wie die Lungentuberkulose, in größerer Zahl schon im Zeitraum 1955/58 in Behandlung gekommen sind. Vor allem gilt das verständlicherweise für die Knochen- und Gelenktuberkulose.

Aus Tab. 24 ist ersichtlich, wie viele Heilverfahren in den einzelnen Krankheitsfällen durchgeführt worden sind. Bei den Männern hat es sich bei der Lungentuberkulose bei rund 1/4 der Heilverfahren um das zweite bzw. dritte und häufigere Heilverfahren gehandelt, bei den Frauen liegen die Zahlen nur wenig niedriger. Bei den übrigen Tuberkuloseformen waren Wiederholungskuren nur bei der Pleuritis exsudativa selten, bei den anderen Tuberkuloseformen waren in durchschnittlich 20 % ein, in durchschnittlich 10 % zwei und bei den Männern in 9,4 % 3 und mehr Heilverfahren erforderlich, bei den Frauen in 6,4 %.

Mit den Fortschritten der Therapie ist zu hoffen, daß sich im Laufe der Jahre die Zahl der Wiederholungskuren erniedrigen wird, wenngleich sich durch Jahrzehnte hindurch nachweisen läßt, daß ein gewisser Prozentsatz der Tuberkulosekranken während des ganzen Lebens mit seiner Krankheit nicht völlig fertig wird. Man konnte diesen Prozentsatz von jeher auf 5 bis 10 % schätzen, er hat sich während der Ära der rein konservativen Ruhebehandlung, der Ära der Kollapstherapie, der großen chirurgischen Behandlung und neuerdings der Chemotherapie nur wenig im Sinne einer Besserung geändert. Die Chemotherapie, einschließlich der Behandlung mit Cortisonen, hat ihre durchschlagenden Erfolge vor allem auf dem Gebiete der Streuungs- und der frisch entzündlichen Erkrankungsformen.

Die Form, in der die Kranken „*sozialmedizinisch gesehen*" aus der stat. Heilbehandlung entlassen worden sind, zeigt Tab. 25.

Die häufige Klage der Heilstättenleiter über die mangelnde Disziplin der Patienten ist in erster Linie bei den Heilverfahren wegen Lungentuberkulose berechtigt. Das nach Chemotherapie verhältnismäßig rasch wiederhergestellte subjektive Wohlbefinden läßt die Kranken nicht selten in alte Gewohnheiten zurückfallen, die dem Heilungsprozeß abträglich sind. Daß unter diesen Kranken viel mehr Männer sind (6,4 % disziplinäre Entlassungen gegen 1,4 % bei den Frauen) ist erklärlich, da die Verstöße gegen die Hausordnung meist Auswirkungen von Alkoholdelikten sind. Man muß indessen zu den disziplinären Entlassungen die Entlassungen „infolge

Tabelle 24. *Anzahl früherer Heilstättenbehandlungen wegen Tuberkulose*

| | Der jetzigen Heilbehandlung gingen ... Heilstättenbehandlungen voraus | | | | | | | | | |
| | Männer | | | | | Frauen | | | | |
	insgesamt	keine	1	2	3 u. mehr	insgesamt	keine	1	2	3 u. mehr
Tbk. der Atmungsorgane	35 713	18 946	8 402	4 044	4 321	13 914	8 329	2 987	1 335	1 263
in %		53	24	11	12		60	21	10	9
Pleuritis exs.	1 907	1 610	232	34	31	1 047	932	100	9	6
in %		84	12	2	2		89	9	1	1
Knochen u. Gelenktbk.	981	574	216	94	97	797	505	162	55	75
in %		58	22	10	10		64	20	7	9
Haut- u. Lymphkn. Tbk.	644	432	111	47	54	974	704	178	48	44
in %		68	17	7	8		72	18	5	5
Augen-Tbk.	353	209	77	37	30	372	244	74	32	22
in %		59	22	10	9		65	20	9	6
Uro-Tbk.	1 017	572	234	119	92	844	491	211	85	57
in %		56	23	12	9		58	25	10	7
Genital-Tbk.	377	243	79	30	25	670	455	136	51	28
in %		64	21	8	7		68	20	8	4
sonstige Tbk.	500	361	88	31	20	504	376	82	23	23
in %		72	18	6	4		74	16	5	5
Tbk. insgesamt	41 492	22 947	9 439	4 436	4 670	19 122	12 036	3 930	1 638	1 518
in %		55	23	11	11		63	20	9	8
extrapulm. Tbk.	5 779	4 001	1 037	392	349	5 208	3 707	943	303	255
in %		69	18	7	6		71	18	6	5

Tabelle 25. *Entlassungsform der Behandlungsfälle im Jahre 1960*

| | Männer | | | | | | | Frauen | | | | | | |
| | Die Heilbehandlung endete: | | | | | | | | | | | | | |
	insges.	regul.	eigenm. Abbruch	vorzeit. gegen ärztl.Rat	diszipl.	Verleg.	Tod	insges.	regul.	eigenm. Abbruch	vorzeit. gegen ärztl.Rat	diszipl.	Verleg.	Tod
Tub. d. Atmungsorgane	37 568	23 740	2 629	2 093	2 634	5 030	1 442	14 502	9 822	1 118	916	259	1 823	564
in %		63,2	7,0	5,6	7,0	13,4	3,8		67,8	7,7	6,2	1,8	12,6	3,9
Pleuritis exs.	1 977	1 461	56	58	87	292	23	1 068	806	39	34	7	175	7
in %		73,9	2,8	2,9	4,4	14,8	1,2		75,4	3,6	3,2	0,7	16,4	0,7
Knochen- u. Gel.tbk.	1 030	790	35	30	20	128	27	827	661	23	15	—	100	28
in %		76,7	3,4	2,9	1,9	12,5	2,6		80,0	2,8	1,8	—	12,0	3,4
Haut- u. Lymphkn.tbk.	669	579	11	10	8	54	7	1 010	873	21	15	1	96	4
in %		86,6	1,6	1,5	1,2	8,1	1,0		86,4	2,1	1,5	0	9,6	0,4
Augentbk.	380	307	13	15	10	34	1	387	320	9	20	1	37	—
in %		80,8	3,4	3,9	2,6	9,0	0,3		82,6	2,3	5,2	0,3	9,6	—
Urotbk.	1 052	825	26	36	18	131	16	875	699	25	25	5	111	10
in %		78,4	2,5	3,4	1,7	12,5	1,5		80,0	2,8	2,8	0,6	12,7	1,1
Genitaltbk.	398	324	7	15	7	45	—	693	585	22	14	3	68	1
in %		81,4	1,8	3,8	1,8	11,2	—		84,5	3,2	2,0	0,4	9,8	0,1
Sonstige Tbk.	522	384	9	14	7	79	29	521	399	16	12	2	72	20
in %		73,5	1,7	2,6	1,4	15,2	5,6		76,7	3,1	2,3	0,4	13,7	3,8
Tuberk. gesamt	43 596	28 410	2 786	2 271	2 791	5 793	1 545	19 883	14 165	1 273	1 051	278	2 482	634
in %		65,2	6,4	5,2	6,4	13,3	3,5		71,2	6,4	5,3	1,4	12,5	3,2
Extrapulm. Tbk.	6 028	4 670	157	178	157	763	103	5 381	4 343	155	135	19	659	70
in %		77,5	2,6	3,0	2,6	12,6	1,7		80,6	2,9	2,5	0,4	12,3	1,3

eigenmächtigen Abbruchs" und „vorzeitig gegen ärztlichen Rat" hinzurechnen, die bei den Frauen zum Teil höher liegen als bei den Männern, so daß der Prozentsatz der ordnungsmäßig abgeschlossenen Heilverfahren bei den Männern 65,2, bei den Frauen 71,2 beträgt. Dabei sind die Heilverfahren von den Männern in 18%, von den Frauen in 13,1% aus „unsachlichen" Gründen (disziplinär, eigenmächtiges Abbrechen, gegen ärztlichen Rat)abgebrochen worden. Infolge Todes wurde die Behandlung bei 3,5% der Männer und 3,2% der Frauen beendet, Zahlen die hinsichtlich des Ernstes einer Erkrankung an Tuberkulose zu denken geben!

Dem sozialmedizinischen Ergebnis der Erwachsenenheilverfahren soll das medizinische

in Tab. 26 und 28 (Männer) sowie
in Tab. 27 und 29 (Frauen)

gegenübergestellt werden. Die Angaben beschränken sich auf die Ergebnisse bei der Tuberkulose der Atmungsorgane.

Bei der Tabelle 26 ist es interessant, daß die Zahl der Heilbehandlungen zwischen dem 34. und 44. Lebensjahr eine gewisse Senkung zeigt, während sie nach dem höheren Lebensalter zu ganz erheblich ansteigt. Diese Erscheinung ist sowohl bei der Arbeiterrenten- als auch bei der Angestellten- und Knappschaftsversicherung nachweisbar. Die Zahl der durchgeführten Heilverfahren entspricht somit etwa dem Anfall von Erkrankungen, wie sie sowohl in den Bestands- als auch in den Neuzugangszahlen nachweisbar sind, auch hinsichtlich der Anteile der Altersgruppen.

Die Deutschen Rentenversicherungen haben sich demnach nicht nur auf die Durchführung aussichtsreicher Heilverfahren beschränkt, sondern das Gesamtbild des Tuberkulosegeschehens im Auge behalten, indem sie in hoher Zahl noch Heilverfahren bei über 55 Jahre alten Männern durchgeführt haben.

Aus den Verlaufsziffern geht hervor, daß die Prognose der Behandlungen vom 30. Lebensjahr an abnimmt, vom 40. Lebensjahr an bis in die höchste Altersgruppe der über 60 Jahre alten schwanken die Verschlechterungszahlen um 25%, noch in dieser Altersstufe konnte mit etwa 57% Besserungen gerechnet werden. Daß andererseits die Verschlechterungen und vor allem die Todesfälle mit zunehmendem Alter steigen, ist nicht erstaunlich. Nahezu die Hälfte aller Todesfälle ist dabei aus „anderen Gründen" eingetreten, d.h. die Kranken sind nicht an ihrer Tuberkulose gestorben.

Wenn man auf der einen Seite die Besserungen, auf der anderen die unveränderten, verschlechterten und durch Tod verlorenen Fälle zusammenzählt, so erhält man folgendes Ergebnis:

Die Tab. 28 zeigt, daß die Prognose in der Jugend weitaus am besten ist, und daß mit zunehmendem Lebensalter nicht nur die Todesfälle, sondern auch die Verschlechterungen mehr als linear zunehmen, eine Erscheinung, die biologisch erklärbar ist, da in den höheren Altersgruppen die Begleiterkrankungen, vor allem Arteriosklerose, Krebs und chronische unspezifische Erkrankungen der Atmungsorgane zunehmen.

Die Heilverfahrenshäufigkeit bei den Frauen entspricht mehr der charakteristischen Morbiditätskurve bei den Frauen. Die jüngeren Gruppen sind prozentual stärker beteiligt als bei den Männern, erst in der höchsten Gruppe der über 60 Jahre alten Frauen steigt die Zahl der durchgeführten Heilverfahren wieder an. Die Prognose liegt bei den Frauen durchweg um einige Prozent günstiger, und zwar, weil sowohl die Zahl der Besserungen als auch die Zahl der unverändert abgeschlossenen Heil-

Tabelle 26. *Tuberkulose der Atmungsorgane — Medizinisches Entlassungsurteil — Männer*

Heilbe-handl. insges.	unver-ändert	ge-bessert	ver-schlech-tert	verstorben		reine Beob.	unver-ändert	ge-bessert	ver-schlech-tert	verstorben		reine Beob.
				an Tbk.	aus and. Gründen					an Tbk.	aus and. Gründen	
	Anzahl						in %					
Rentenversicherung der Arbeiter												
35 713	8 143	24 381	982	911	460	836	23	68	3	3	1	2
Rentenversicherung der Angestellten												
6 259	1 046	4 654	99	289	122	49	16	74	2	5	2	1
Knappschaftliche Rentenversicherung												
1 855	464	1 274	43	47	24	3	25	69	2	3	1	—

Tabelle 27. *Tuberkulose der Atmungsorgane — Medizinisches Entlassungsurteil — Frauen*

Heilbe-handl. insges.	unver-ändert	ge-bessert	ver-schlech-tert	verstorben		reine Beob.	unver-ändert	ge-bessert	ver-schlech-tert	verstorben		reine Beob.
				an Tbk.	aus and. Gründen					an Tbk.	aus and. Gründen	
Rentenversicherung der Arbeiter												
13 914	2 759	10 083	276	378	160	258	20	72	2	3	1	2
Rentenversicherung der Angestellten												
5 104	744	4 113	66	110	38	33	15	80	1	2	1	1
Knappschaftliche Rentenversicherung												
588	131	420	9	15	11	2	22	71	2	3	2	—

verfahren niedriger ist als bei den Männern. Die Verschlechterungen und der prozentuale Anteil der Todesfälle sind etwa gleich hoch, die Unterschiede schwanken im Rahmen von Zufälligkeiten. Der Tab. 28 für die medizinische Prognose bei den Männern wird in Tab. 29 diejenige der Frauen gegenübergestellt: Die Frauenheil-

Tabelle 28. (Männer)

Alter	1 Gebessert	2 Unverändert	3 Verschlechtert, verstorben	4 Beob.	5 1 : 2+3
15 − 19	1459	200	20	25	6,6
20 − 24	3130	598	102	45	4,45
25 − 29	2957	574	194	54	3,85
30 − 34	2911	912	160	84	2,7
35 − 39	2703	907	161	95	2,53
40 − 44	2040	690	106	78	2,56
45 − 49	3165	1068	201	103	2,48
50 − 54	3737	1411	362	143	2,1
55 − 60	3864	1393	500	157	2,0
üb. 60	4343	1900	1165	119	1,4
Zusammen	30309	9653	2971	903	2,4

Tabelle 29. (Frauen)

Alter	1 Gebessert	2 Unverändert	3 Verschlechtert, verstorben	4 Beob.	5 1 : 2+3
15 − 19	1394	147	23	8	8,2
20 − 24	2464	434	47	30	5,1
25 − 29	1904	493	56	25	3,5
30 − 34	1743	511	91	33	2,9
35 − 39	1756	454	113	41	3,1
40 − 44	1056	309	76	22	2,7
45 − 49	1154	285	119	27	2,9
50 − 54	912	236	71	33	3,0
55 − 60	751	217	88	31	2,5
üb. 60	1476	548	379	43	1,6
Zusammen	14616	3634	1063	293	3,1

verfahren sind durchweg, auch bei den verschiedenen Versicherungszweigen, mit günstigerem Erfolg abgeschlossen worden. Dazu trägt der Umstand bei, daß bei den Männerheilverfahren mehr alte Leute erfaßt worden sind und daß die Zahl der disziplinär entlassenen Männer höher war als die der Frauen.

Die für den Erfolg von Heilverfahren wichtige Frage nach dem Zeitraum zwischen Kurbewilligung und Kurbeginn wird in Bd. 13 der Statistik des Verbandes Deutscher Rentenversicherungsträger für die einzelnen Tuberkuloseformen getrennt beantwortet. Die „Schnelleinweisung", vor allem bei der Lungentuberkulose, ist von jeher ein besonderes Anliegen der Tuberkuloseärzte. Sie ist bei der Arbeiterrentenversicherung in 83,5 % der Fälle bei Männern und Frauen erreicht worden. Auch bei den übrigen Tuberkuloseformen hat die Wartezeit nur bei einer Minderzahl von

Erkrankungen mehr als 4 Wochen betragen. Bei der Mehrzahl dieser Tuberkulose-erkrankungen ist aber von vorne herein anzunehmen, daß sie sich schon vor der Heilstätteneinweisung in stationärer Behandlung in Krankenhausabteilungen oder aber in entsprechender fachärztlicher Behandlung befunden haben.

Die Erfolge in der Behandlung der Lungentuberkulose werden neben sonstigen klinischen Bewertungen vor allem am Schwund von Höhlenbildungen (Kavernen) und am Verlust der Ausscheidungen von Tuberkulosebakterien gemessen.

Die vorliegenden Zahlen der Arbeiterrentenversicherung gewähren einen Überblick über mehr als 2 Jahrzehnte und sind deshalb besonders interessant.

Es geht daraus hervor, daß bei den Männern, die 1960 stationär behandelt wurden und deren Tuberkulose bereits seit 1939 oder früher bekannt ist, mehr als 50 % im Jahre 1960 keine Kaverne aufgewiesen haben, bzw. daß das Vorliegen von Kavernen fraglich war. Dasselbe gilt für die Frauen.

Die Erfolge der Therapie sind aus den Spalten 5 und 8 abzulesen. Wenn von 35 713 Kranken 18 559 keine oder nur fragliche Kavernenträger gewesen sind, so müssen 17 154 Männer nachweisbare Kavernen gehabt haben. Bei 5 242 waren bei Abschluß der Heilbehandlung die Kavernen nicht mehr nachweisbar, im Durchschnitt also bei 35 %. Diese Zahl ist seit 1950 angestiegen, sie hat 1959 43,5 % betragen (wenn 1960 wieder eine Senkung auf 23,2 % eingetreten ist, so dürfte das in dem erheblichen Unterschied der absoluten für 1959 und 1960 berichteten Zahlen von 1816 bzw. 528 Kavernenheilungen liegen, dessen Ursache nicht bekannt ist).

Wesentliche Kavernenverkleinerungen sind während der ganzen Berichtszeit, also auch schon vor 1939, bei 10 bis 12 % auffallend konstant angegeben. Die Prozentzahl der unverändert gebliebenen Befunde wird bei sinkender Tendenz 1959 mit 13 und 1960 mit 18 angegeben. Während früher das Auftreten neuer Kavernen während

des Heilverfahrens noch in 3 % der Fälle angegeben wurde, werden in den beiden letzten Jahren nur noch 1 % Verschlechterungen dieser Art verzeichnet.

In der Tabelle für die Frauen zeigen sich im ganzen die gleichen Erscheinungen wie in der für die Männer, auch hier fallen die ungünstigen Ergebnisse im Jahre 1960 besonders auf. Es ist zu vermuten, daß die Berichterstattung in dem erst vor kurzem erschienenen Band für das Jahr 1960 noch nicht so vollständig war wie für das Jahr 1959, in dem eine seit 1950 deutliche Anbahnung zur Besserung der Behandlungserfolge erkennbar ist.

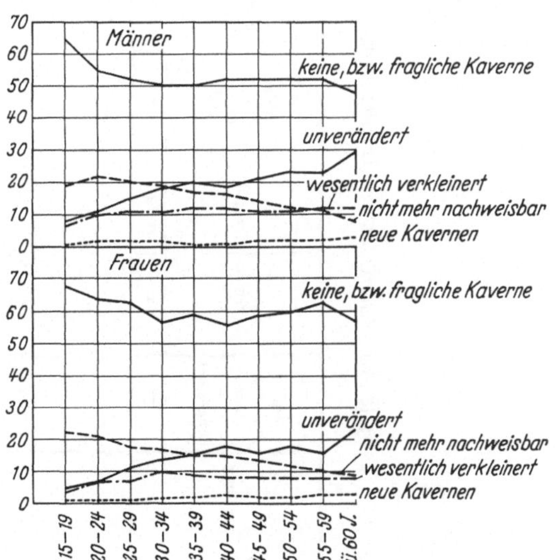

Abb. 43. Entlassungsalter und Kavernenverhalten (prozentuale Verteilung)

Optisch vermitteln die Kurven einen guten Eindruck von dem Verhältnis des Kavernenheilerfolges in Bezug auf das Lebensalter bei Männern und Frauen.

Tabelle 30. *Tuberkulose der Atmungsorgane. Jahr der Tbc-Erstfeststellung und Kavernenverhalten — Männer*

Jahr der Tuberkulose-Erstfeststellung	Heil-behand-lungen insgesamt	Keine Kavernen	fraglich	Kavernen nicht mehr nach-weisbar	wesentlich verkleinert	unver-ändert	Neue Kavernen	Keine Kavernen	fraglich	Kavernen nicht mehr nach-weisbar	wesentlich verkleinert	unver-ändert	Neue Kavernen
				Anzahl						Anteil — vH			
1	2	3	4	5	6	7	8	9	10	11	12	13	14
					Rentenversicherung der Arbeiter								
1960	5 824	2 673	880	528	638	1031	74	46	15	9	11	18	1
1959	8 919	3 703	1045	1816	1065	1191	99	42	12	20	12	13	1
1955 – 1958	8 821	3 348	943	1374	987	1927	242	38	11	15	11	22	3
1950 – 1954	6 882	2 542	762	969	716	1713	180	37	11	14	10	25	3
1940 – 1949	4 219	1 586	503	477	443	1104	106	38	12	11	10	26	3
1939 und früher	1 048	442	132	78	113	265	18	42	13	7	11	25	2
zusammen	35 713	14 294	4 265	5 242	3 962	7 231	719	40	12	15	11	20	2

Tabelle 31: *Tuberkulose der Atmungsorgane. Jahr der Tbc-Erstfestsellung und Kavernenverhalten — Frauen*

Jahr der Tuberkulose-Erstfeststellung	Heil-behand-lungen insgesamt	Keine Kavernen	fraglich	Kavernen			Neue Kavernen	Keine Kavernen	fraglich	Kavernen			Neue Kavernen
				nicht mehr nach-weisbar	wesentlich verkleinert	unver-ändert				nicht mehr nach-weisbar	wesentlich verkleinert	unver-ändert	
					Anzahl						Anteil — vH		
1	2	3	4	5	6	7	8	9	10	11	12	13	14
Rentenversicherung der Arbeiter													
1960	2382	1263	323	261	210	306	19	53	13	11	9	13	1
1959	3526	1843	330	738	326	260	29	53	9	21	9	7	1
1955 — 1958	2893	1432	271	511	191	416	72	49	9	18	7	14	3
1950 — 1954	2499	1181	238	366	195	450	69	47	9	15	8	18	3
1940 — 1949	2004	943	215	244	162	382	58	47	11	12	8	19	3
1939 und früher	610	293	88	66	33	118	12	48	15	11	5	19	2
zusammen	13914	6955	1465	2186	1117	1932	259	50	10	16	8	14	2

Ähnliche Tabellen wie für den Kavernennachweis liegen für den *Bakteriennachweis* bei der Lungentuberkulose vor, die noch ergänzt sind durch Tabellen über den Erfolg der verschiedenen Heilverfahrensmethoden hinsichtlich der Entseuchung. Auch hier werden nur die Ergebnisse der Arbeiterrentenversicherung wiedergegeben, denen die der knappschaftlichen Rentenversicherung entsprechen, während Angaben der Angestelltenversicherung fehlen.

In den Tab. 32 und 33 sind für denselben Berichtsraum wie für den Kavernennachweis die Anteile der an offener Lungentuberkulose leidenden Kranken angegeben. Von den Männern, die vor 1939 als Tuberkulöse bekannt waren, waren 20 %, aus den Jahren 1950 — 1954 24 %, von den tuberkulösen Männern des Jahres 1959 12 % und von denen aus dem Jahr 1960 17 % bei der Aufnahme und bei der Entlassung Tuberkulosebakterien-Ausscheider, 2 % sind während der Kur bakterien-positiv geworden, 20 bis höchstens 28 % haben während der Kur ihre Bakterien verloren (davon Nachweis von 4 — 8 % im Kultur- und Tierversuch), bei 49 bis 56 % konnten nie Tuberkulosebakterien nachgewiesen werden (dabei sind 13 bis 17 % der Fälle im Kultur- und Tierversuch überprüft).

Bei den Frauen hat die Zahl der offentuberkulös aufgenommenen und entlassenen Patienten 7 bis 17 % betragen, wobei aber die Zahl 7 % für das Jahr 1959 eine Ausnahme darstellt. Verlust der Bakterien konnte in 16 bis 26 % der Fälle erzielt werden (davon in 5 bis 9 % im Kultur- und Tierversuch), 58 bis 65 % waren bei Aufnahme und Entlassung bakteriennegativ (davon 13 bis 17 % mittels Kultur- und Tierversuch nachgeprüft).

Tab. 34 und 35 sollen den Einfluß der verschiedenen Behandlungsmethoden hinsichtlich der Entseuchung wiedergeben. Gleichzeitig geben sie ein treffendes Bild über die Verteilung konservativer und aktiver (chirurgischer) Behandlungsmethoden einschließlich der Kollapstherapie.

Die Tab. 33 und 34 enthalten die Zahlen der Arbeiterrentenversicherung, die bei weitem den größten Anteil an der Heilverfahrenstätigkeit hat (rund 4,5 mal so viel wie die beiden anderen Versicherungszweige). Der Anteil der konservativen Heilverfahren hat bei den Männern 85,5, bei den Frauen 86,3 % betragen. Von den chirurgisch behandelten Patienten haben 1960 1420 Männer und 754 Frauen eine Kollapsbehandlung erfahren, bei 1125 Männern und 616 Frauen wurde eine Resektion durchgeführt. Der Prozentsatz operativ behandelter Männer beträgt insgesamt 8,4, der der Frauen 11,2.

Der Großteil der konservativ behandelten männlichen Versicherten fällt natürlich auf „geschlossene" Tuberkulosen, während der Behandlung sind sowohl bei konservativem als bei chirurgischem Verfahren 1 bis 3 % der Patienten bakterienpositiv geworden. Der Verlust der Bakterienausscheidung war mit 45 % bei der Anwendung der Kollapsverfahren sehr günstig, am geringsten bei „keiner" und konservativer Behandlung, namentlich der ohne Tuberkulostatika. Bei den resezierten Kranken gelang er in 46 %.

Die Zahlen bei den Frauen liegen in ähnlicher Höhe, nur die Erfolge bei Anwendung des intrapleuralen Pneumothorax haben lediglich 28 % betragen, bei Resektionen wurde in 45 % Entseuchung erzielt.

In den Tab. 36 und 37 ist das medizinische Entlassungsurteil zu der Entlassungsform in Beziehung gesetzt. Während bei den *Männern* bei regulärer Beendigung der Heilverfahren für alle 3 Versicherungszweige ein unveränderter und verschlechterter

Tabelle 32. *Tuberkulose der Atmungsorgane. Jahr der Tbc-Erstfeststellung und Bakterienverhalten — Männer*

Jahr der Tuberkulose-Erstfeststellung	Heil-behand-lungen ins-gesamt	Untersuchungsergebnisse													
		Keine Unter-suchung	Ø–Ø	Ø–Ø (Kultur, Tier-versuch)	Ø–+	+–Ø	+–Ø (Kultur, Tier-versuch)	+–+	Keine Unter-suchung	Ø–Ø	Ø–Ø (Kultur, Tier-versuch)	Ø–+	+–Ø	+–Ø (Kultur, Tier-versuch)	+–+
		Anzahl							Anteil – vH						
1	2	3	4	5	6	7	8	9	10	11	12	13	14	15	16
		Rentenversicherung der Arbeiter													
1960	5 824	238	2 331	900	128	975	235	1 017	4	40	16	2	17	4	17
1959	8 919	162	3 538	1 482	170	1 783	732	1 052	2	40	16	2	20	8	12
1955 – 1958	8 821	181	3 193	1 334	195	1 460	573	1 885	2	36	15	2	17	7	21
1950 – 1954	6 882	153	2 475	914	142	1 139	411	1 648	2	36	13	2	17	6	24
1940 – 1949	4 219	108	1 506	612	89	658	233	1 013	3	36	14	2	16	5	24
1939 und früher	1 048	22	395	181	33	148	57	212	2	38	17	3	14	6	20
zusammen	35 713	864	13 438	5 423	757	6 163	2 241	6 827	3	38	15	2	17	6	19

Tabelle 33. *Tuberkulose der Atmungsorgane. Jahr der Tbc-Erstfeststellung und Bakterienverhalten — Frauen*

Jahr der Tuberkulose-Erstfeststellung	Heil-behand-lungen ins-gesamt	Untersuchungsergebnisse													
		Keine Unter-suchung	Ø–Ø	Ø–Ø (Kultur, Tier-versuch)	Ø–+	+–Ø	+–Ø (Kultur, Tier-versuch)	+–+	Keine Unter-suchung	Ø–Ø	Ø–Ø (Kultur, Tier-versuch)	Ø–+	+–Ø	+–Ø (Kultur, Tier-versuch)	+–+
				Anzahl							Anteil — vH			
1	2	3	4	5	6	7	8	9	10	11	12	13	14	15	16
						Rentenversicherung der Arbeiter								
1960	2382	97	1072	392	49	325	115	332	4	45	16	2	14	5	14
1959	3526	107	1588	607	57	597	328	242	3	45	17	2	17	9	7
1955 – 1958	2893	109	1382	384	43	372	206	397	4	48	13	1	13	7	14
1950 – 1954	2499	74	1094	372	46	335	150	428	3	44	15	2	13	6	17
1940 – 1949	2004	78	874	301	26	272	112	341	4	43	15	1	14	6	17
1939 und früher	610	23	285	105	4	69	30	94	4	47	17	1	11	5	15
zusammen	13914	488	6295	2161	225	1970	941	1834	4	45	15	2	14	7	13

Tabelle 34. *Tuberkulose der Atmungsorgane. Art der Behandlung und Bakterienverhalten — Männer*

Behandlungsart	Heil-behand-lungen ins-gesamt	Untersuchungsergebnisse													
		Keine Unter-suchung	Ø–Ø	Ø–Ø (Kultur, Tier-versuch)	Ø–+	+–Ø	+–Ø (Kultur, Tier-versuch)	+–+	Keine Unter-suchung	Ø–Ø	Ø–Ø (Kultur, Tier-versuch)	Ø–+	+–Ø	+–Ø (Kultur, Tier-versuch)	+–+
					Anzahl							Anteil — vH			
1	2	3	4	5	6	7	8	9	10	11	12	13	14	15	16
Rentenversicherung der Arbeiter															
Keine Behandlung	1079	106	448	157	29	50	9	280	10	41	14	3	5	1	26
Konservativ ohne Tuberkulostatika	4560	136	3023	726	55	134	39	447	3	66	16	1	3	1	10
Konservativ mit Tuberkulostatika	26996	550	9072	4205	619	5051	1803	5696	2	33	16	2	19	7	21
Intrapleuraler Pneu	735	10	199	84	14	248	81	99	1	27	11	2	34	11	14
Extrapleuraler Pneu	465	4	135	33	4	170	41	78	1	29	7	1	36	9	17
Plastik-Plombe	250	–	75	19	6	83	26	41	–	30	8	2	33	10	17
Resektion	1125	20	350	152	23	305	211	64	2	31	13	2	27	19	6
Drainage	115	3	28	10	1	18	6	49	3	24	9	1	16	5	42
Sonstige pulmonale Operation	181	4	55	25	1	54	18	24	2	30	14	1	30	10	13
Sonstige Operation bei Tbc	207	31	53	12	5	50	7	49	15	26	6	2	24	3	24
zusammen	35713	864	13438	5423	757	6163	2241	6827	3	38	15	2	17	6	19

Tabelle 35. *Tuberkulose der Atmungsorgane. Art der Behandlung und Bakterienverhalten — Frauen*

Behandlungsart	Heil-behandlungen insgesamt	Keine Unter-suchung	$\varnothing-\varnothing$	$\varnothing-\varnothing$ (Kultur, Tier-versuch)	$\varnothing-+$	$+-\varnothing$	$+-\varnothing$ (Kultur, Tier-versuch)	$+-+$	Keine Unter-suchung	$\varnothing-\varnothing$	$\varnothing-\varnothing$ (Kultur, Tier-versuch)	$\varnothing-+$	$+-\varnothing$	$+-\varnothing$ (Kultur, Tier-versuch)	$+-+$
					Anzahl							Anteil — vH			
1	2	3	4	5	6	7	8	9	10	11	12	13	14	15	16
							Rentenversicherung der Arbeiter								
Keine Behandlung	338	33	187	33	9	15	5	56	10	55	10	3	4	1	17
Konservativ ohne Tuberkulostatika	1560	94	1048	224	10	46	14	124	6	67	14	1	3	1	8
Konservativ mit Tuberkulostatika	10450	305	4463	1728	182	1528	721	1523	3	43	16	2	14	7	15
Intrapleuraler Pneu	469	10	258	29	9	85	46	32	2	55	6	2	18	10	7
Extrapleuraler Pneu	173	—	67	13	2	54	23	14	—	39	8	1	31	13	8
Plastik-Plombe	112	13	34	8	3	31	7	16	12	30	7	3	28	6	14
Resektion	616	18	184	104	8	168	110	24	3	30	17	1	27	18	4
Drainage	35	—	6	2	—	7	2	18	—	17	6	—	20	6	51
Sonstige pulmonale Operation	70	—	22	10	—	22	3	13	—	32	14	—	31	4	19
Sonstige Operation bei Tbc	91	15	26	10	2	14	10	14	17	29	11	2	15	11	15
zusammen	13914	488	6295	2161	225	1970	941	1834	4	45	15	2	14	7	13

Tabelle 36. *Tuberkulose der Atmungsorgane. Entlassungsform und medizinisches Entlassungsurteil — Männer*

Entlassungsform bzw. Verhalten während der Kur	Heilbehandlungen insgesamt	unverändert	gebessert	verschlechtert	verstorben an Tuberkulose	verstorben aus anderen Gründen	reine Beobachtung	unverändert	gebessert	verschlechtert	verstorben an Tuberkulose	verstorben aus anderen Gründen	reine Beobachtung
		n			Anzahl					Anteil — vH			
1	2	3	4	5	6	7	8	9	10	11	12	13	14
Entlassungsform					Rentenversicherung der Arbeiter								
regulär	22319	2729	18489	362	5	9	725	12	83	2	—	—	3
eigenmächtiger Abbruch	2529	1102	1293	113	5	7	9	44	51	5	—	—	—
vorzeitig gegen ärztlichen Rat	2015	609	1288	110	2	1	5	30	64	6	—	—	—
disziplinarisch	2573	831	1654	84	—	—	4	32	65	3	—	—	—
verlegt	4906	2850	1651	308	1	3	93	58	34	6	—	—	2
gestorben	1371	22	6	5	898	440	—	2	—	—	66	32	—
zusammen	35713	8143	24381	982	911	460	836	23	68	3	3	1	2
Verhalten während der Kur					Rentenversicherung der Angestellten								
planmäßig durchgeführt	5366	780	4056	78	289	121	42	15	76	1	5	2	1
planm. durchgef., aber undiszipliniert verhalten	41	11	30	—	—	—	—	27	73	—	—	—	—
vorzeitig gegen ärztlichen Rat entlassen	253	90	148	11	—	—	4	36	58	4	—	—	2
disziplinarisch entlassen	204	70	128	3	—	1	2	34	62	2	—	1	1
mit ärztlicher Einwilligung vorzeitig entlassen	395	95	292	7	—	—	1	24	74	2	—	—	—
zusammen	6259	1046	4654	99	289	122	49	17	74	2	4	2	1
Entlassungsform					Knappschaftliche Rentenversicherung								
regulär	1421	301	1093	24	—	—	3	21	77	2	—	—	—
eigenmächtiger Abbruch	100	42	53	5	—	—	—	42	53	5	—	—	—
vorzeitig gegen ärztlichen Rat	78	28	47	3	—	—	—	36	60	4	—	—	—
disziplinarisch	61	29	31	1	—	—	—	47	51	2	—	—	—
verlegt	124	64	50	10	—	—	—	52	40	8	—	—	—
gestorben	71	—	—	—	47	24	—	—	—	—	66	34	—
zusammen	1855	464	1274	43	47	24	3	25	69	2	3	1	—

Tabelle 37. *Tuberkulose der Atmungsorgane. Entlassungsform und medizinisches Entlassungsurteil — Frauen*

Entlassungsform bzw. Verhalten während der Kur	Heil-behand-lungen ins-gesamt	un-verändert	ge-bessert	ver-schlech-tert	verstorben an Tuber-kulose	verstorben aus anderen Gründen	reine Beob-achtung	un-verändert	ge-bessert	ver-schlech-tert	verstorben an Tuber-kulose	verstorben aus anderen Gründen	reine Beob-achtung
					Anzahl					Anteil — vH			
1	2	3	4	5	6	7	8	9	10	11	12	13	14
Entlassungsform							Rentenversicherung der Arbeiter						
regulär	9430	1262	7817	107	13	19	212	14	83	1	—	—	2
eigenmächtiger Abbruch	1048	426	588	33	—	—	1	41	56	3	—	—	1
vorzeitig gegen ärztlichen Rat	856	285	532	35	—	—	4	33	62	4	—	—	1
disziplinarisch	254	73	174	6	—	1	—	29	69	2	—	—	—
verlegt	1788	684	970	93	1	—	40	38	55	5	—	—	2
gestorben	538	29	2	2	364	140	1	6	—	—	68	26	—
zusammen	13914	2759	10083	276	378	160	258	20	72	2	3	1	2
Verhalten während der Kur							Rentenversicherung der Angestellten						
planmäßig durchgeführt	4632	622	3784	47	110	38	31	13	82	1	2	1	1
planm. durchgef., aber undiszipliniert verhalten	10	4	5	1	—	—	—	40	50	10	—	—	—
vorzeitig gegen ärztlichen Rat entlassen	193	58	124	10	—	—	1	30	64	5	—	—	1
disziplinarisch entlassen	39	7	25	7	—	—	—	18	64	18	—	—	—
mit ärztlicher Einwilligung vorzeitig entlassen	230	53	175	1	—	—	1	23	77	—	—	—	—
zusammen	5104	744	4113	66	110	38	33	15	80	1	2	1	1
Entlassungsform							Knappschaftliche Rentenversicherung						
regulär	392	65	321	4	—	—	2	16	82	1	—	—	1
eigenmächtiger Abbruch	70	21	46	3	—	—	—	30	66	4	—	—	—
vorzeitig gegen ärztlichen Rat	60	22	36	2	—	—	—	37	60	3	—	—	—
disziplinarisch	5	3	2	—	—	—	—	60	40	—	—	—	—
verlegt	35	20	15	—	—	—	—	57	43	—	—	—	—
gestorben	26	—	—	—	15	11	—	—	—	—	58	42	—
zusammen	588	131	420	9	15	11	2	22	71	2	3	2	—

Befund in 14, 6 % der Fälle beobachtet worden ist, war das bei Kranken, deren Heilverfahren aus „unsachlichen" Gründen beendet worden ist, in 40 % der Fall. Bei den Frauen betragen dieselben Zahlen 14, 5 bzw. 43, 3 %. Aus diesen Zahlen geht hervor, daß Patienten, denen an der Wiederherstellung ihrer Gesundheit gelegen ist, eindeutig wesentlich bessere Heilungsaussichten haben als solche, die gegen ärztlichen Rat ihren eigenen Empfindungen und Vorstellungen folgen!

Tab. 38 enthält Angaben über die Zahl der Verpflegungstage für Männer und Frauen bei gleichzeitiger Angabe der Art der behandelten Tuberkulose.

Es braucht nicht besonders betont zu werden, daß die Heilbehandlungsdauer bei keiner anderen Krankheit, für die die Rentenversicherungsträger Kosten übernehmen, so lange ist wie bei der Tuberkulose.

Über die stationäre Heilbehandlungsdauer und die Art der Behandlung bei der Lungentuberkulose unterrichtet schließlich noch Tab. 39, aus der hervorgeht, daß die durchschnittliche Behandlungsdauer bei der Anwendung von chirurgischen Verfahren erheblich länger ist. Durchschnittlich werden natürlich die chirurgisch behandelten Erkrankungen von vorne herein auch die klinisch schwereren sein.

Tabelle 38. *Zahl der Verpflegungstage*

	Tbk. d. Atmungsorg.	Pleuritis exudativa	Knochen/ Gelenktbk.	Haut- u. Lymphkn. tbk.	Augentbk.	Urotbk.	Genit. tbk.	sonst. Tbk.
Männer max.	220	169	264	234	317	233	227	205
„ min.	95	81	68	66	68	29	30	57
Frauen max.	233	131	383	130	258	259	200	289
„ min.	105	78	87	65	78	72	65	43
Männer Mittel	157	106	181	89	123	114	107	128
Frauen Mittel	170	115	187	89	123	119	112	126

Tabelle 39. *Behandlungsart und durchschnittliche Anzahl der Verpflegungstage*

	Keine Bhdlg.	konservativ ohne Tuberkulost.	konservativ mit Tuberkulost.	Pneu extrapl.	Pneu intrapl.	Plastik/ Plombe	Res.	Drain.	sonst. pulm. Operationen	sonst. Operationen
RdArb. Männer	42	80	164	205	225	317	238	273	251	186
Zahl der Fälle M.	1 079	4 560	25 996	735	465	250	1 125	115	181	207
RdArb. Frauen	39	170	107	138	223	221	241	351	261	198
Zahl der Fälle Fr.	338	1 560	7 450	469	173	112	616	35	70	91

Dementsprechend sind die Nachweise über die 1960 gemachten Aufwendungen für die Tuberkulosefürsorge und Bekämpfung, wie Tab. 40 zeigt, sehr hoch. In ihnen sind die Ausgaben für die sogen. „Allgemeinen Maßnahmen" im Sinne der §§ 1305, 1306 RVO – §§ 84, 85 RVO – § 97 RKG enthalten. Hierzu kommen namhafte Beträge für die Berufsförderung und auch für Übergangsgeld, das während der Berufsförderung gewährt wird. Für diese Zwecke *der Rehabilitation* sind 1960 allein rund 10 MillionenDM verausgabt worden.

Tabelle 40.

	RdArb.	RdAngest.	knappsch. RV	Rentenvers. insges. 1960	1959
Durchführung der Heilbehandlung					
Stat. Beh. in eig. u. fremd. Heilst.	225 550 508	60 615 871	8 536 031	294 702 410	234 344 639
Stat. Dauerbehandlung	20 338 161	5 754 921	483 892	26 576 974	28 034 036
Ambulante Heilbehandlung	730 654	272 938	69 867	1 073 459	2 161 738
Übergangsgeld bei Heilbehandlung	44 576 753	8 882 523	3 364 446	56 823 722	42 803 407
Durchführung der Berufsförderung					
Stat. Berufsförd. in eig. u. fr. Behandlungsstätten	1 908 992	86 036	25 038	2 020 066	1 120 786
Ambulante Berufsförderung	348 821	75 721	9 470	434 012	309 504
Übergangsgeld bei Berufsförd.	1 100 728	103 835	25 928	1 230 491	801 413
Durchführung nachgeh. Maßnahmen	4 032 899	2 190 963	65 134	6 288 996	2 544 091
Durchführung von allgem. oder Einzelmaßnahmen nach § 1305 RVO, § 84 AVG, § 97 Abs. 1 RKG					
Für nicht in § 1244 a RVO, § 21 a AVG, § 43a RKG gen. Personen	1 302 665	310 648	–	1 613 313	50 636 851
Allgemeine Gesundheitsfürsorge	1 842 046	161 764	7 287	2 011 097	4 925 919
Reinausgaben weniger Reineinnahm.*)	284 144 690	76 769 614	11 342 072	372 256 376	343 652 707

*) Reineinnahmen aus Ersatzleistungen von Trägern der Kranken- und Unfallversicherung, usw.

1960 mußten 26 1/2 Mill. DM für die stationäre Dauerbehandlung aufgewendet werden, d. h. für Tuberkulosekranke, die wegen nur noch geringer Beeinflußbarkeit ihrer offenen Lungentuberkulose zwecks Absonderung von der gesunden Bevölkerung für dauernd in Tuberkulosefachabteilungen ärztlich und wirtschaftlich betreut werden müssen.

Mit einem Gesamtaufwand von 372 1/4 Mill. DM im Jahre 1960 hat die Deutsche Rentenversicherung Leistungen für den Kampf gegen die Tuberkulose und damit für die Gesundheit des ganzen Volkes vollbracht, die mit Recht vollste Anerkennung verdienen.

Zusammenfassung

(Heilbehandlungstätigkeit der Träger der sozialen Rentenversicherung)

Die Gesamtausgabe von rund 372 Millionen DM beweist, daß in einem Land, in dem die Grundsätze einer sachgemäßen Tuberkulosebekämpfung durch Gesetze und Bestimmungen weitgehend geregelt sind, die Tuberkulose auch heute noch eine hohe Belastung für die Volkswirtschaft darstellt. Ein Absinken der hohen Ausgaben ist voraussichtlich erst nach längerer Zeit zu erwarten, da die Kosten der klinischen Behandlungen auch heute noch im Steigen begriffen sind.

Die Rentenversicherungsträger haben sich seit über 70 Jahren immer mit der gleichen Tatkraft und demselben Interesse der Bekämpfung der Tuberkulose gewidmet.

Summary: Tuberculosis and Social Insurance

The total expenditure of approximately 372 millions of DM proves that even in a country, where the principles of adequate measures against tuberculosis have been widely regulated by laws and prescriptions, tuberculosis is still today a heavy burden on the national economy. A decrease in these enormous expenses can be expected only after a somewhat longer period of time, since the costs of clinical treatment still are rising.

The institutions of social insurance have for more than 70 years always devoted the same energy and the same interest to the fight against tuberculosis.

Résumé: Tuberculose et assurances sociales

Une dépense globale de 372 millions de DM prouve que dans un pays où les principes d'une lutte efficace contre la tuberculose sont réglés dans une large mesure par des lois et des décrets, la tuberculose constitue aujourd'hui encore une charge considérable pour l'économie. Pour le proche avenir on ne pourra, selon toute probabilité, escompter aucune diminution des dépenses, puisque le coût du traitement hospitalier augmente toujours.

Les organismes des assurances sociales se sont dévoués depuis 70 ans avec une énergie et un intérêt infaillibles à la lutte contre la tuberculose.

Resumen: La tuberculosis y el seguro social de rentas

El desembolso total de casi 372 millones de marcos comprueba, que en un país en el cual los principios de una correcta lucha antituberculosa están extensamente regulados por leyes y decretos, la tuberculosis representa todavía hoy una pesada carga para la economía del país. Se puede esperar una disminución de los elevados gastos dentro de largo tiempo, ya que los gastos de los tratamientos clinicos tienen todavía hoy tendencia a subir.

El seguro de invalidez se ha dedicado desde hace más de 70 años en la lucha antituberculosa siempre con la misma energia e interés.

7. Stationäre und ambulante Behandlung

Nach Tab. 41 standen i. J. 1960 in 290 Tuberkulose-Anstalten 33 568 Betten für Erwachsene und 5 481 für Kinder zur Verfügung.

Insgesamt handelt es sich um 39 049 Betten, gegenüber 41 717 im Vorjahr. Von dieser Verringerung um 2 668 Betten fallen allein 529 — 20 % auf die Tuberkulosebetten für Kinder in Niedersachsen.

Weiterhin stehen in 382 allgemeinen und sonstigen Krankenhäusern 10 131 Betten für Tuberkulosekranke zur Verfügung, eine Zahl, die um 3 456 niedriger ist als i. J. 1959.

Insgesamt hat sich danach die Zahl der Tuberkulosebetten seit 1959 auf 49 180 — oder um 6 124 = 11 % — verringert. Diese Entwicklung ist berechtigt, solange die Erfassung der Tuberkulosekranken unverändert in der bisherigen Weise erfolgt. Wenn jedoch in einem größeren Land obligatorische RRU eingeführt werden sollten, kann es hinsichtlich der Betten zu einem Engpaß kommen, der wieder längere Wartezeiten zur Folge haben kann.

Soweit Angaben über die Zahl der in stationäre und ambulante Behandlung überwiesenen Personen vorliegen, sind diese in Tab. 42 zusammengestellt.

Betrachtet man die Heilstättenbedürftigkeit als Ausdruck der Schwere der Erkrankung und setzt man voraus, daß für deren Beurteilung objektivere Maßstäbe gültig sind als sie bei der Einreihung in die verschiedenen Diagnosegruppen angelegt zu werden pflegen, dann müßte sich bei ähnlichen epidemiologischen Verhältnissen in den Bundesländern auch hinsichtlich der relativen Zahl der Eingewiesenen eine gewisse Übereinstimmung ergeben, die nur abhängig sein kann von der Art und dem Umfang der Erfassung. Wenn deshalb bei den auf 100 000 E bezogenen Eingewiesenen Unterschiede wie in Tab. 42 auftreten, dann kann für diese ohne Nachprüfung keine Erklärung gegeben werden. Im Saarland sind z. B. 55 Tuberkulöse auf 100 000 E in stationäre Behandlung überwiesen worden, in Rheinland-Pfalz, dem Nachbarland, 182. Daß sich bezüglich des Anteils der Patienten am Bestand der Kranken große Unterschiede ergeben, ist naheliegend, und es kann ohne weiteres angenommen werden, daß ein niedriger Prozentsatz der Heilstätteneinweisungen, wie ihn Hamburg, Bremen und das Saarland aufweisen, mit einem überhöhten Bestand identisch ist.

Die Zahlenangaben über die ambulante Behandlung sind sicher unvollständig, da diese zum Teil mit fast 60 %, zum anderen Teil mit nur 16 % an der Gesamtzahl der Behandlungen beteiligt sind. Nach dem „Geschäftsbericht 1960" der Landesversicherungsanstalt Schleswig-Holstein sind im Jahre 1960 2 367 stationäre Kuren abgeschlossen worden, für welche ein Betrag von DM 13 514 203, — aufgewendet werden mußte = DM 5 709, — je Kur. Die mittlere Kurdauer betrug 255 Tage. Im Jahre 1952 belief sich die Zahl der abgeschlossenen stationären Heilbehandlungen

Tabelle 41. *Planmäßige Tuberkulose-Betten 1960* (nach den Länderstatistiken)

| Land | Tuberkulose-Anstalten | | | | Allgemeine Krankenhäuser | | | |
| | Zahl der Tuberkulose-Anstalten und Heime | | Zahl der planmäßigen Betten | | Zahl aller allgem. und sonstigen Krankenh. mit Tuberkulose-Betten | | Zahl der Tuberkulose-Betten dieser Krankenhäuser | |
	Erwachsene	Kinder	Erwachsene	Kinder	Erwachsene	Kinder	Erwachsene	Kinder
Schleswig-Holstein	8	3	2 181	495	14	3	530	77
Hamburg	—	—	—	—	3	4	167	90
Niedersachsen	49	5	4 957	569	27	3	715	99
Bremen	2	1	298	95	8	2	267	20
Nordrhein-Westfalen	52		5 521	1 046	143		3 659	412
Hessen	23	5	3 497	605	23		424	
Rheinland-Pfalz	14	3	1 549	292	38		799	
Baden-Württemberg	69	8	7 571	1 169	48	—	1 564	—
Bayern	37	7	7 575	1 090	45	11	739	361
Saarland	3	1	419	120	8	2	153	55
Bundesgebiet	290		33 568	5 481	382		10 131	
West-Berlin	5		1 414	80	21		823	239

Tabelle 42. *Zahl der in stationäre und ambulante Behandlung überwiesenen Personen in den Jahren 1959 und 1960*
(nach den Länderstatistiken)

Land	stat. Behandlung		a. 100 000 Einw. 1960	in % des Bestandes Ia—Id	ambul. Behandlung		Behandlung gesamt		stat. Behandlung in %	
	1959	1960			1959	1960	1959	1960	1959	1960
Schleswig-Holstein	3 249	3 422	148	20,0	3 796	1 648	7 045	5 070	46,2	67,5
Hamburg	2 025	1 515	83	6,9	2 974	2 351	4 999	3 866	40,5	39,2
Niedersachsen	6 895	7 531	115	20,5	6 692	5 656	13 587	13 187	50,8	57,2
Bremen	1 184	754	107	11,9	296	232	1 480	986	80,0	76,2
Nordrhein-Westfalen	21 610	23 827	150	23,3	21 162	18 434	42 772	42 261	50,6	56,4
Hessen	5 815	6 034	126	28,1	1 291	1 162	7 106	7 196	81,9	84,0
Rheinland-Pfalz	6 725	6 182	182	26,7	1 783	2 114	8 508	8 296	82,8	74,5
Baden-Württemberg	8 532	?	—	—	—	?	8 532	?	—	—
Bayern	10 805	?	—	—	4 895	?	15 700	?	68,8	—
Saarland	648	581	55	10,0	530	394	1 178	975	55,1	59,6
Bundesgebiet*)	67 488	49 846	—	—	43 419	31 991	110 907	81 837	60,4	61,0
West-Berlin	2 632	2 426	120	8,0	2 993	2 698	5 625	5 124	46,8	47,4

*) ohne Baden-Württemberg und Bayern

auf 5 392 mit durchschnittlichen Kosten von DM 1 704,–. In diesen 8 Jahren ist die Zahl der Kurfälle um 56% gefallen, während die Kosten pro Kur um 235% gestiegen sind. Bei den derzeitigen Verhältnissen würden die 5 392 Kuren im Jahre 1952 DM 30 800 00,– an Kosten verursacht haben statt der tatsächlich aufgewendeten DM 9 187 968,–. Die Kosten pro Kur sind gegenüber 1959 nochmals um 4% gestiegen.

Seit 1955 ist die Zahl der wegen Lungentuberkulose durchgeführten stationären Kuren von 3386 auf 1797 i.J. 1960 zurückgegangen, die wegen Knochen- und sonstiger Tuberkulose von 554 auf 561 geringfügig angestiegen. Letztere waren 1955 mit 14,1%, i.J. 1960 dagegen mit 23,8% an der Gesamtzahl der stationären Kuren wegen Tuberkulose beteiligt.

Im Jahre 1952 sind außer 5 392 stationären Tuberkuloseheilbehandlungen 473 allgemeine Heilbehandlungen durch die LVA Schleswig-Holstein durchgeführt und abgeschlossen worden, insgesamt also 5 865; davon entfallen knapp 92% auf die Tuberkulose. 1960 wurden 7 025 allgemeine Heilbehandlungen und 2 367 Kuren wegen Tuberkulose abgeschlossen, womit der Anteil der Tuberkulosekuren nur noch 25,3% beträgt. In dieser Zeit sind allein Heilbehandlungen wegen Rheuma von 200 auf rund 3 500 angestiegen und beanspruchen damit rund 37% aller Heilbehandlungen. Da für die allgemeinen Heilverfahren die mittlere Kurdauer 32 Tage beträgt gegenüber 255 bei der Tuberkulose, spielt letztere wirtschaftlich aber immer noch die entscheidende Rolle: 66,6% aller Ausgaben für Heilbehandlungen entfallen auf die Tuberkulose.

Nach dem „Rechenschaftsbericht für das Jahr 1960"von SCHWENKENBECHER sind aus der Heilstätte Charlottenhöhe für Erwachsene beiderlei Geschlechts und für Kinder i.J. 1960 444 Patienten entlassen worden, und zwar 301 (= 67,8%)nach planmäßig durchgeführten Heilverfahren, 14 (=3,2%) gegen ärztlichen Rat und 25 (=5,6%) aus disziplinären Gründen. Hierbei handelt es sich meist um unerlaubte Entfernung aus der Heilstätte, um Trunkenheit und Streitigkeiten. Von diesen waren 11 Personen noch ansteckungsfähig. Von 8 erwachsenen Kranken, die ‚gegen ärztlichen Rat' die Heilstätte verließen, waren 4 ansteckungsfähig. 323 Patienten waren negativ bei der Aufnahme und bei der Entlassung, 61 waren positiv beim Eintritt und negativ bei der Entlassung, in 59 Fällen bei der Aufnahme und Entlassung positiv, ein Patient war negativ bei der Aufnahme und positiv bei der Entlassung. Unter der relativ hohen Zahl von Patienten mit positivem Sputum bei der Aufnahme und bei der Entlassung befinden sich auch die, die zur Operation verlegt und jene, die auf eigenen Wunsch und aus disziplinarischen Gründen entlassen wurden. 145 Personen (=32,7%) waren voll arbeits- bzw. schulfähig, 91 (=20,5%) waren arbeitsfähig für leichtere Arbeit am alten Platz oder schulfähig ohne Sport, 153 (=34,5%)waren nicht arbeits- bzw. nicht schulfähig.

Aus den Dr. DORN – Kurheimen (Rehabilitation und Arbeitstherapie) sind 134 Patienten entlassen worden. Von diesen waren 51 unter 6 Monate, 39 6 – 12 Monate, 27 zwischen 12 und 24 Monate und 8 Patienten über 3 Jahre in der Heilstätte. Bei 44 Patienten (=33%)betrug die Kurdauer mehr als 1 Jahr.

Der Beginn der Erkrankung lag bei 14 Patienten weniger als 12 Monate, bei 46 Patienten über 10 Jahre zurück. 93 (69,5%) der Entlassenen waren länger als 4 Jahre lungenkrank.

Vor Aufnahme in die Heilstätte hatten 66 Patienten (=50%) bereits Kuren von insgesamt über 3 Jahre absolviert, darunter 25 Personen je über 5 Jahre.

19 Patienten (14, 1%) wurden wegen vorzeitigem Kurabbruch oder disziplinarisch entlassen.

Bei der Aufnahme waren 36 Patienten TB-positiv und 98 negativ, bei der Entlassung waren 26 positiv und 108 negativ.

Im Rahmen der Arbeitstherapie und der Umschulung wurden über 200 000 Arbeitsstunden geleistet, davon über 65 000 Stunden auf dem Gebiet der Feinmechanik. Die Kurheime wurden in dieser Beziehung von der Industrie dankenswerterweise durch Arbeitszuteilung unterstützt.

Mit der Frage der „Gründe des ungünstigen Verlaufs der Lungentuberkulose" befaßt sich RAMESMAYER (Das Dtsche Ges. wes. 16, 51, 1961) nach Erfahrungen in der Ostzone. Er kommt zu der Schlußfolgerung, daß eine erschreckend große Zahl von Lungentuberkulosen ungünstig, – chronisch-progredient – verläuft und daß diese Fälle als gefährlichste Ansteckungsquelle seuchenhygienisch von größter Bedeutung seien. Allen diesen Fällen ist gemeinsam, daß sie bisher nicht optimal behandelt worden sind. An diesem Versagen sind der Patient, die ärztliche Behandlung und der Fürsorge- und Kontrollapparat gleichermaßen beteiligt.

Nach RAMESMAYER sind die wesentlichen Merkmale des Therapieversagens die nicht genügende Chemotherapie, die mangelnde Energie der Kontroll- und Fürsorgeorgane und die Fragwürdigkeit der unkritisch angewandten und unkontrollierbaren ambulanten Chemotherapie. Eine energische Anfangsbehandlung gerade der minimalen Erstbefunde ist unbedingt notwendig. Die akute Forderung in der praktischen Tuberkulosebekämpfung ist die Ausschöpfung der bereits vorhandenen Möglichkeiten.

Zur Frage der „Einflüsse der neuzeitlichen Therapie auf die Wiederherstellung der Erwerbsfähigkeit des Tuberkulosekranken" äußert sich HOPPE (Dtsche Med. W. schrft. 86, 33, 1961) zusammenfassend folgendermaßen:

„Durch die guten Erfolge der modernen Therapie bei Tuberkulose werden, wie der Vergleich mit anderen chronischen Erkrankungen nach der Rentenstatistik zeigt, immer öfter Tuberkulöse wieder erwerbsfähig, wobei sich aber der ständige Anstieg des Durchschnittsalters der Tuberkulösen therapeutisch wie funktionell ungünstig auswirkt. Die Wiedererlangung der Erwerbsfähigkeit wird anhand einer selektiven Erfassung typischer und gleichartiger Krankheitsfälle überprüft, die aus 3 562 auf Lochkarten erfaßten, aus 5 Heilstätten im Jahre 1957 entlassenen Patienten in drei Gruppen (243, 257 und 148 Kranke) zusammengestellt wurden. Nach 3 Jahren sind bei der 1. Gruppe der geschlossenen und nicht kavernösen, aber aktiven Lungentuberkulose 69% in Arbeit, 26% noch krank und 5% gestorben. Zu der 2. Gruppe gehören die Patienten, bei denen eine Kaverne zum Verschwinden gebracht werden konnte und gleichzeitig der Auswurf auf Tuberkulosebakterien negativ wurde. Hinsichtlich der Erwerbsfähigkeit hatten sie mit 59% Erwerbsfähigen fast den gleichen guten Erfolg wie die Leichtkranken, 38% waren noch krank und 3% starben. Bei den Schwerkranken der 3. Gruppe war eine Kaverne bestehen und das Sputum auf Tuberkulosebakterien positiv geblieben. Bei Heilstättenentlassung war ihre Prognose als schlecht bezeichnet worden. Von ihnen hatten nach drei Jahren 5% eine Tätigkeit aufgenommen, 71% waren noch krank und 24% gestorben. Bei keinem dieser schweren Fälle war eine Resektion oder ein intrapleuraler Pneumothorax versucht worden, nur in einzelnen Fällen ein extrapleuraler. In der zweiten Gruppe der günstig beeinflußten Patienten war in 39 % noch ein Kollapsverfahren angewandt und in 17 % eine Resektion ausgeführt worden. Wenn bei den leichten Fällen 51 % bereits nach sechs Monaten die Arbeit aufgenommen hatten, so waren dies bei den Kranken, die in der Heilstätte noch offen und kavernös gewesen waren, 39 %. Auch waren bei den günstig beeinflußten Fällen die meisten wieder in ihren alten Beruf zurückgegangen. Vorzeitige Arbeitsaufnahme und der unkontrollierte Arbeitsplatz bringen die Gefahr mit sich, daß die günstigen Heilerfolge leichtsinnig wieder aufs Spiel gesetzt werden. Wegen der schnellen Rückbildung der tuberkulösen Prozesse und ihrer Begleitsymptome muten sich die Kranken meistens zuviel zu. Deshalb müssen die Therapeuten und Fürsorgeärzte veranlaßt werden, sich intensiver als bisher um das Arbeitsleben zu kümmern durch rechtzeitige Einleitung berufsfördernder Maßnahmen, die von einem Arbeitstraining oder einer Arbeitsplatz-Überprüfung bis zur kompletten Umschulung reichen können. Anläßlich einer demoskopischen Befragung unter 1 200 früheren Heilstättenpatienten wurde festgestellt, daß 57 % der Tuberkulösen sich bewußt waren, daß sie nicht den ärztlichen empfohlenen Arbeitsplatz inne haben. Davon glaubte wieder die Hälfte nicht, daß sie einen für sie zusagenden Arbeitsplatz finden würde. Wenn ein beruflicher oder sozialer Fortschritt mit einem Berufswechsel verbunden ist, findet sich ein hoher Prozentsatz bereit, die Unannehmlichkeiten einer Umschulung auf sich zu nehmen. Nach dem Willen des Gesetzgebers müssen bei der Wiederherstellung der Tuberkulösen therapeutische und berufsfördernde Maßnahmen nunmehr eng miteinander gekoppelt sein.

Leistungen der öffentlichen Fürsorge

In Ergänzung zu den Ausführungen unter Abschn. 6, in dem die Leistungen der sozialen Rentenversicherungsträger behandelt worden sind, werden die Leistungen der öffentlichen Fürsorge bekannt gegeben:
Wirtschaft und Statistik (8, 1962) enthält darüber die folgenden Angaben, wobei 1960 als „Rumpfjahr", d.h. 3/4 Etatsjahr berechnet ist:
In den Jahren:
1958 erhielten Tuberkulosehilfe 90 300 Personen
1959 erhielten Tuberkulosehilfe 94 100 Personen
1960 erhielten Tuberkulosehilfe 103 200 Personen
Die Aufwendungen haben in der geschlossenen und in der offenen Fürsorge betragen:
1958   offene 73, 6 Mill. geschlossene Fürsorge 44, 7 Mill.
1959   offene 89, 6 Mill. geschlossene Fürsorge 45, 0 Mill.
1960   offene 76, 5 Mill. geschlossene Fürsorge 27, 1 Mill.
Wenn man die Zahlen für 1960 auf 4/4 erhöht, so mußten 1960 rund 100 Mill. in der offenen und in der geschlossenen Fürsorge rund 36 Mill. aufgewendet werden. Der von der öffentlichen Fürsorge betreute Bevölkerungskreis dürfte etwa bei 20 % der Gesamtbevölkerung liegen.
Den Zugängen von 47 900 Personen stehen 1960 41 600 Abgänge gegenüber, so daß also eine noch zunehmende Belastung festzustellen ist.
Dies ist deshalb wichtig, weil allein nach den Erkrankungs- und Sterblichkeitszahlen zu leicht der Eindruck entstehen kann, daß das Tuberkuloseproblem sich mit

statistisch gewonnenen Zahlen erschöpft, und daß dabei übersehen wird, daß die chronische Infektionskrankheit Tuberkulose noch für lange Zeit ein ernster Passivsaldo für die gesamte Volkswirtschaft darstellt.

Die Leistungen der öffentlichen Fürsorge bestimmen sich aus dem Tuberkulosehilfegesetz, das in das am 1. 6. 1962 in Kraft getretene Bundessozialhilfegesetz eingebaut worden ist. Über die Bedeutung dieses Gesetzes hat Ministerialrat SPAHN im Jahrbuch 1960 eingehend berichtet (S. 289).

Zusammenfassung

(Stationäre und ambulante Behandlung)

In der Bundesrepublik waren am 31. 12. 1960 49 180 Betten für Tuberkulosekranke vorhanden, das sind 6 124 weniger als im Vorjahr. Über das Ausmaß der ambulanten Behandlung liegen keine verbindlichen Unterlagen vor, über Ergebnisse der stationären Behandlung wird im Abschnitt Tuberkulose und soziale Rentenversicherung ausführlich berichtet.

Summary: Hospital and ambulatory treatment

On December 31st, 1960, 49 180 beds for tuberculosis patients were available in the Federal Republic, these are 6 124 less than in the previous year. The extent of ambulatory treatment is not reliably recorded. Results of hospital treatment are reported in detail in a chapter about tuberculosis and social insurance.

Résumé: Traitement hospitalier et ambulatoire

Dans la République Fédérale existaient à la date du 31. 12. 1960 49 180 lits pour tuberculeux, c'est à dire 6 124 de moins que l'année précédente. On ne possède pas de chiffres sûrs sur l'importance du traitement ambulatoire. Au chapitre „Tuberculose et sécurité sociale" on trouvera les résultats détaillés du traitement hospitalier.

Resumen: Tratamiento estacionario y ambulatorio

En la República Federal existían el 31. 12. 1960 49 180 camas para enfermos tuberculosos, éstas son cerca de u./n 6 124 menos que en el año anterior. Sobre el alcance del tratamiento ambulatorio no existen bases oficiosas, sobre los resultados del tratamiento estacionario se informará detalladamente en la sección tuberculosis y seguros de rentas.

IV. Die Tuberkulose im Ausland

Mit Rücksicht auf die Forderung, daß die Länder, deren Maßnahmen schon zu größeren Erfolgen geführt haben, die in der Entwicklung befindlichen Länder — vor allem außerhalb von Europa und Nordamerika — ideell und materiell unterstützen sollen, wird in diesem Jahrbuch ein Überblick über den Stand der Tuberkulose in vielen Ländern der Erde gegeben. Die Länder des Ostblocks konnten dabei nicht berücksichtigt werden, da von diesen keine vergleichbaren Unterlagen vorliegen.

Seit etwa 10 Jahren bemüht sich die *Union Internationale contre la Tuberculose* um die Erstellung einer vergleichbaren internationalen Tuberkulosestatistik. Die Commission d'Epidemiologie hatte schon unter dem Vorsitz von ICKERT 1954 umfassende Vorarbeiten geleistet; trotzdem beruhen unsere Kenntnisse der Verhältnisse in den verschiedenen Ländern auf mehr oder weniger vagen Angaben, die letzten Endes in dem Wissen gipfeln, daß die Tuberkulose in den Ländern Südamerikas, Afrikas und Asiens zum Teil verbreitet auftritt. Auch der WHO (Weltgesundheitsorganisation) ist es nicht gelungen, ihre Bemühungen um eine zuverlässige Statistik erfolgreich zu gestalten. Die Ursache beruht nicht nur auf den verschiedenen Auffassungen über Aktivität und Ansteckungsfähigkeit, sondern in erster Linie auf den verschiedenen — und in keinem Falle ausreichenden — Methoden der Erfassung. Eine absolut zuverlässige Morbiditätsstatistik ist nur dann erreichbar, wenn die gesamte Bevölkerung — oder bei Stichprobenerhebungen, eine repräsentative Bevölkerungsgruppe — laufend Untersuchungen unterzogen würde, welche das Vorhandensein einer Tuberkulose eindeutig festzustellen gestatten. Solche Maßnahmen sind aber nicht nur deshalb illusorisch, weil dafür die personellen, materiellen und finanziellen Voraussetzungen fehlen, sie würden auch nicht selten am Widerstand, der Uneinsichtigkeit oder Gleichgültigkeit der Masse der Bevölkerung scheitern. Schon eine Feststellung des Durchseuchungsgrades anhand von Tuberkulinproben ist oft ein Wunschtraum, da vielfach die Pflasterprobe ergebnislos bleibt und eine Intrakutantestung vorgenommen werden müßte. Man hat bisher angenommen, daß die Tuberkulosesterbeziffern als einigermaßen zuverlässiger Gradmesser angesehen werden können. Diese Vermutung hätte dann ihre Berechtigung, wenn sämtliche Verstorbenen seziert würden. In Wirklichkeit sind in fast allen Ländern sicher mehr Tuberkulöse vorhanden und sterben bedeutend mehr an Tuberkulose als die Statistiken dieser Länder ausweisen. Der Abfall der bekannt gewordenen Erkrankungs- und Sterbefälle an Tuberkulose, besonders seit Einführung der Isoniazide hat zu einem Zweckoptimismus geführt, der fehl am Platze ist. Die Tuberkulose ist weder besiegt, noch ist dies für die nächsten Jahre zu erwarten. Diese Feststellung ist deshalb deprimierend, weil die Voraussetzungen und die Möglichkeiten gegeben sind, ihre Ausrottung wenigstens in den hochentwickelten Ländern in relativ kurzer Zeit zu erreichen, wenn man den unbedingt notwendigen Gebrauch davon macht. Man überläßt die Ermittlung der Tuberkulösen häufig dem Zufall und nimmt damit in Kauf, daß z. B. in der Bundesrepublik jährlich noch ca. 60.000 Personen neu an

Tuberkulose erkranken, für welche das Seuchengesetz genauso als Schutz gedacht ist wie für jene, die zufällig von einer Erkrankung verschont bleiben. Der Tod auf der Straße macht Wissenschaftler, Techniker und Parlamente mobil, während der Tod an Tuberkulose mehr oder weniger als Schicksal angesehen wird.

Die Tuberkulose macht nicht vor Zoll- und Landesgrenzen halt. Ihrer Bekämpfung lediglich innerhalb der Landesgrenzen muß deshalb der Erfolg umso mehr versagt bleiben, je umfassender der Strom an Reisenden ist, der diese Grenzen überschreitet, zumal dann, wenn diese aus Ländern kommen, in welchen die Tuberkulose noch verbreitet ist. Die Kenntnis der epidemiologischen Situation nicht nur im Inland sondern auch im Ausland ist deshalb die grundlegende Voraussetzung für alle gegen die Tuberkulose gerichteten Maßnahmen. Mit der Einschränkung, daß es sich nur zum Teil um vergleichbare, sicherlich in allen Fällen um unterste Werte handelt, werden nachstehend Angaben über die Tuberkulose in außerdeutschen Ländern mitgeteilt.

In *Dänemark* wurden 1960 956 Neuerkrankungen an Tuberkulose der Atmungsorgane ermittelt = 20,9 % auf 100.00 E., das sind um 1,3 auf 100.000 weniger als 1959; bei den Männern ist eine Zunahme, bei den Frauen ein stärkerer Abfall erfolgt. Bis zum Jahre 1959 wiesen die Frauen zwischen 5 und 45 Jahren eine etwas größere Erkrankungshäufigkeit auf als die gleichaltrigen Männer, 1960 gilt dies nur noch für die Altersgruppe der 15 — 24 jährigen. 41 % aller Neuerkrankungen der Männer betrafen die 45 — 64 jährigen. Bei 72,9 % der gemeldeten Fälle handelte es sich um ansteckungsfähige Formen. Die Zahl der Neuerkrankungen an extrapulmonaler Tuberkulose belief sich 1960 auf 174 = 3,8 auf 100.000 E. In 104 Fürsorgestellen wurden 1959 938 415 Personen untersucht und 47 042 BCG-Schutzimpfungen vorgenommen. Der Bestand an Personen mit Tuberkulose der Atmungsorgane belief sich am 31.12.1959 auf 8 786 = 193 auf 100 000 (BR. 560,9). Davon entfielen 4 611 Fälle auf Männer und 4 175 auf Frauen. Die Männer sind mit 52,5 % am Bestand beteiligt. Den zahlenmäßig höchsten Bestand weisen die Frauen zwischen 25 und 44 Jahren auf: Rund 50 % des Bestandes entfallen auf diese Altersgruppe, die bei den Männern knapp 39 % des Bestandes in Anspruch nimmt.

Nach den Angaben in Danish Medical Bulletin (Vol. 8, Nr. 6 — 7, Dez. 1961) dürften etwa 700 der Neuerkrankungen infektiöser Natur sein = 15,3 auf 100 000 (BR. 35 je 100 000). Dagegen wurden in Dänemark unter 100 000 E. 5,6 geschlossene Tuberkulosen erfaßt, in der Bundesrepublik jedoch 76. Ein Unterschied in den Zahlenangaben besteht insofern, als in Dänemark die reinen Neuerkrankungen gemeldet werden, in der Bundesrepublik außerdem die Wiedererkrankungen und die Zuzüge. Dänemark verfügt über eine ausgezeichnete Organisation und über reiche Erfahrungen auf dem Gebiet der Tuberkulosebekämpfung. Die Zahl an neuen extrapulmonalen Tuberkulosen beträgt in Dänemark nur etwa ein Fünftel derjenigen in der Bundesrepublik. Während in Deutschland zwischen extrapulmonalen Tuberkulosen und ansteckungsfähigen Lungentuberkulosen ein Verhältnis von etwa 1,8 : 1 besteht, beträgt dieses in Dänemark 0,25 : 1. Möglicherweise macht sich in diesen Unterschieden der Erfolg der in Dänemark schon vor Jahren fast völlig ausgerotteten Rindertuberkulose bemerkbar.

An Tuberkulose aller Formen sind 1960 in Dänemark 191 Personen gestorben = 4,2 auf 100 000 E. Auf die extrapulmonale Tuberkulose entfallen 17 Fälle = 8,9 % der Gesamtzahl. In der Bundesrepublik Deutschland liegt die Tuberkulosemortalität ungefähr viermal so hoch.

Obwohl — oder vielleicht gerade weil — in Dänemark die Tuberkulose wesentlich stärker reduziert worden ist als in der Bundesrepublik, werden dort die Bemühungen, sie auszurotten, intensiviert. Unter diesen Umständen dürfte Dänemark in absehbarer Zeit dieses Ziel erreicht haben, soweit eine völlige Ausrottung überhaupt möglich ist.

In *England und Wales* sind 1960 folgende Neuerkrankungen an Tuberkulose registriert worden: Tuberkulose der Atmungsorgane 21 117 (13 347 Männer, 7 769 Frauen), tuberkulöse Meningitis 199 (100 Männer, 99 Frauen), Tuberkulose anderer Organe 2 661 (1 135 Männer, 1 526 Frauen), insgesamt also 23 977 Neuerkrankungen = 52,3 auf 100 000 E. Leider liegen keine Angaben über die Zahl der ansteckungsfähigen Erkrankungen vor, so daß eine Vergleichsmöglichkeit entfällt. Nach den Angaben in The Registrar Generals Statistical Review of England and Wales for the year 1960 (Her Majesty's Stationary Office, London) beträgt die Mortalität 7,5 auf 100 000 E., während in der Bundesrepublik 1960 eine Tuberkulose-Sterblichkeit von etwa 17,0 auf 100 000 E. ermittelt wurde.

Über die Tuberkulose in einigen *englischen Großstädten* berichtet C. M. SMITH (Chest desease index and abstracts incl. Tuberculosis, Vol. 17, 2, June 1962):

In Birmingham mit rund 1,1 Mill. Einwohnern wurden i. J. 1960 870 Neuerkrankungen an Tuberkulose festgestellt = 80 a. 100 000 E. Bei 30 % der Neuerkrankungen handelt es sich um fremdländische Arbeiter, Studenten usw., deren Tuberkulosemorbidität bedeutend höher liegt als die der einheimischen Bevölkerung. Die Sterblichkeit an Tuberkulose betrug 8 a. 100 000 E. Unter rd. 13 000 Schulkindern von 13 Jahren wurden 8,9 % Mantoux-positive gefunden. Von 70 000 im Laufe der letzten 6—7 Jahre BCG-geimpften Personen waren 4 an Tuberkulose erkrankt.

In Cardiff wurden 69 Neuerkrankungen a. 100 000 E. ermittelt, die Sterblichkeit betrug 12.2 a. 100 000 E. Etwa ein Drittel der Neuerkrankten war Sputum-positiv, etwa 20 % wiesen resistente Stämme auf. Unter den 13 Jahre alten Kindern fanden sich 16,1 % positive Reagenten.

Im Bezirk Cornwall belief sich die Zahl der Neuerkrankungen auf 52,8, die der Sterbefälle auf 6,5 je 100 000 E.

In London County mit 3.2 Mill. Einwohnern wurden 87 Neuerkrankungen auf 100 000 E. ermittelt, während die Sterblichkeit 8 a. 100 000 E. betrug. Besonders hoch war die Morbidität in Glasgow; sie betrug 120 a. 100 000 E., die Sterblichkeit war mit 28 a. 100 000 E. ebenfalls bedeutend höher als in anderen Großstädten. Mit Ausnahme der Frauen zwischen 35 und 55 J. und der Männer von über 65 J. ist in den meisten Altersgruppen eine Abnahme der Morbidität festzustellen.

In Warwickshire County lag die Morbidität bei 44, die Sterblichkeit bei 7. a. 100 000 E.

Cumberland County wies eine Neuerkrankungsquote von 56 a. 100 000 E. auf. In Lancashire County wurden 58 Neuerkrankungen und 7 Sterbefälle a. 100 000 E. ermittelt.

Durch eine X-Ray-Aktion würden 1959 in Liverpool in 4 Wochen 1045 neue Tuberkulosen entdeckt, 1958 handelte es sich um 874, 1960 um 489 Neuerkrankungen. Von letzteren hatten 185 Erwachsene und 57 Jugendliche — letztere aus Altersgründen — nicht an der Vorjahrsaktion teilgenommen. Die Sterblichkeit betrug 11,1 a. 100 000 E.

Morbidität und Mortalität an Tuberkulose sind in den englischen und schottischen Großstädten z. Tl. erheblich niedriger als in den deutschen.

In Acta Tub. Scand. (Vol. XXXVIII, 2. 1960) berichten EKBLORN und FRISK über die Sterblichkeit an pulmonaler Tuberkulose in Krankenhäusern für Geisteskranke in *Finnland*. Die Untersuchungen bezogen sich auf 4 768 Patienten in 5 größeren Anstalten und erstreckten sich auf die Jahre 1920 — 22, 1930 — 32, 1940 — 42, 1950 — 52. Insgesamt handelt es sich um 25 000 Beobachtungsjahre, von welchen 23 676 ausgewertet wurden; diese betrafen Patienten zwischen 20 und 74 Jahren. Die Ergebnisse wurden verglichen mit der Sterblichkeit an Tuberkulose in den Jahren 1920 — 1930, 1931 — 1940, 1941 — 1945, 1946 — 1950 und 1951 — 1955. Patienten, die weniger als ein Jahr in den Anstalten behandelt worden waren, wurden nicht in die Untersuchungen einbezogen. Hier soll auf die Wiedergabe der Entwicklung seit 1931 verzichtet und nur die unterschiedliche Tuberkulosemortalität der verschiedenen Gruppen in der Periode 1951 — 1955 dargestellt werden (Tab. 43).

Tabelle 43. *Sterblichkeit an pulmonaler Tuberkulose der normalen Bevölkerung, aller Patienten in Anstalten für Geisteskranke und der an Schizophrenie Erkrankten in Finnland 1951 — 55 auf je 1 000*

	20—39	40—49	50—59 Männer	60—74	20—74 J.
normale Bevölkerung	0,56	0,94	1,72	2,46	1,06
alle Patienten	5,0	1,5	11,3	7,5	5,9
Schizophrene	5,0	2,1	10,1	3,9	5,2
			Frauen		
normale Bevölkerung	0,41	0,35	0,38	0,70	0,44
alle Patienten	6,0	3,7	4,1	2,2	3,9
Schizophrene	8,5	4,9	6,3	2,3	5,5

In dem betrachteten Zeitraum sind 1 164 der insgesamt 4 767 Patienten verstorben, darunter 378 an Tuberkulose = 32,5 % aller Sterbefälle. Nach Tab. 43 liegt die Tuberkulosemortalität der geisteskranken Männer in Finnland über fünfmal so hoch wie die der normalen Bevölkerung. Die Unterschiede sind am niedrigsten in den Altersgruppen der 40 — 49- und der 60 — 74jährigen, sie sind extrem hoch bei den 20 — 39- und 50 — 59jährigen.

Bei den Frauen liegen die Verhältnisse noch wesentlich ungünstiger: In der Altersklasse der 20 — 39jährigen ergibt sich bei allen Geisteskranken eine fast 15mal so hohe Mortalität an Tuberkulose wie bei den normalen Frauen; die an Schizophrenie Erkrankten haben sogar eine um über 20mal höhere Tuberkulosemortalität. Auch in den Altersklassen von 40 — 59 J. ist diese noch um 10 — 15mal höher. Bei den 60 — 74jährigen Geisteskranken handelt es sich um etwa den dreifachen Wert. Für alle geisteskranken Frauen ergibt sich eine etwa 9 — 13fache Tuberkulosesterblichkeit.

Zwischen 20 und 49 Jahren weisen die geisteskranken Frauen eine zum Teil bedeutend höhere Tuberkulosesterblichkeit auf als die Männer, und auch in den höheren Altersklassen sind die Unterschiede viel geringer als bei der normalen Bevölkerung.

Bezogen auf die normale Bevölkerung ergibt sich für alle geisteskranken Männer eine 5,6mal, für alle Frauen eine 8,9mal höhere Tuberkulosemortalität. Die an Schizophrenie erkrankten Männer weisen eine 4,9mal höhere, die Frauen eine 12,5mal höhere Sterblichkeit an Tuberkulose auf als die geistig gesunden Männer und Frauen. Die Sterblichkeit an Tuberkulose der älteren an Schizophrenie erkrankten Personen nähert sich mehr derjenigen der normalen Bevölkerung, während sie in den jüngeren Altersklassen sehr erheblich davon abweicht. Der Abfall der Tuberkulosemortalität der Geisteskranken von 1931—40 bis 1951—55 ist bedeutend geringer als der der normalen Bevölkerung, womit sich der Unterschied der Sterbeziffern zwischen den beiden Gruppen in diesem Zeitabschnitt erheblich vergrößert hat.

Die ungünstigere Entwicklung der Tuberkulosesterblichkeit der in Anstalten untergebrachten Frauen wird von den Verfassern damit begründet, daß diese Frauen in höherem Maße zu depressiven Reaktionen neigen, wodurch psychosomatisch ihre Widerstandskraft herabgesetzt wird.

In *Frankreich* sind nach einem Bericht von LOTTE und ROUILLON (Bulletin de l'Institut National d'Hygiène Tome 17/2, 1962) 10 086 Personen an Tuberkulose aller Formen gestorben = 22 auf 100 000 E. Auf die Lungentuberkulose entfallen 9 078 Sterbefälle = 20 auf 100 000 E.; 1 008 = 2,2 auf 100 000 E. sind durch extrapulmonale Tuberkulose verursacht. Die Sterblichkeit der Männer ist 2 1/2 mal so hoch wie die der Frauen, und zwar gilt dies für die über 30 Jahre alten Personen; besonders groß ist der Unterschied in den Altersgruppen ab 45 Jahre. Diese Übersterblichkeit der Männer findet sich — wie auch in der Bundesrepublik und anderen Ländern — nur bei der pulmonalen Tuberkulose. In Frankreich lag die Tuberkulosesterblichkeit i. J. 1960 um etwa ein Drittel höher als in der Bundesrepublik.

Während in den ersten drei Quartalen des Jahres 1960 7 313 Sterbefälle an Tuberkulose aller Formen zu verzeichnen waren, wurden einschließlich des dritten Vierteljahres 1961 nur 6 667 solcher Sterbefälle festgestellt.

In Frankreich starben 1960 im Mittel 22 unter 100 000 E. an Tuberkulose. In den einzelnen Städten schwanken die Angaben über die Tuberkulosesterbeziffern zwischen 4,5 in Laon und 42,5 auf 100 000 E. in Lorient. Hierbei mag es sich vielfach um Ungenauigkeiten der Diagnosen der Todesursache handeln, zumal Altersschwäche und unbekannte Ursachen mit zwischen 1,6 % (Montauban) und 43 % (Aixen-Provence) an der Gesamtzahl der Todesursachen beteiligt sind. Von 23 Städten mit mehr als 100 000 E. haben nur 15 befriedigend über die Verteilung der Todesursachen berichtet (maximal 20 % der Sterbefälle durch unbekannte Ursachen und Altersschwäche).

Nach einer brieflichen Auskunft von Dr. S. OLAFSSON sind auf *Island* im Jahre 1951 31 Personen an Tuberkulose gestorben = 20 auf 100 000 E. 1960 belief sich die Zahl der Sterbefälle auf nur noch 5 = 3,0 auf 100 000 E.

Über die Morbiditätsverhältnisse liegen ab 1955 keine zuverlässigen Angaben vor. Es sind jedoch alle neuen Fälle bekannt. Diese werden registriert und gleich aktiv behandelt.

Es wurden nur die Personen mit BCG geimpft, die mit Tuberkulösen in Berührung kamen. Im Durchschnitt handelt es sich um 200—300 Personen.

Durch systematische RRU werden jährlich 15—20 % der gesamten Bevölkerung erfaßt, so daß alle 5—6 Jahre ein voller Durchgang erreicht wird.

Nach einem Bericht von L'ELTORE (Die Tuberkulose-Mortalität in Italien, Lotta contro la Tuberculosi, XXXI, 6—7, 1961) sind in den Jahren von 1933 bis 1959 1 920 238 Personen in *Italien* an Tuberkulose erkrankt (s. Abb. 44). Von über 72 000 Erkrankungen, die i. J. 1933 bei den Fürsorgestellen ermittelt worden waren, fiel die Erkrankungsziffer auf 11,2 je 10 000 E. (rund 50 000 Neuerkrankungen) 1944 und stieg dann rasch an auf 100 000 Fälle, die 1949 festgestellt wurden.

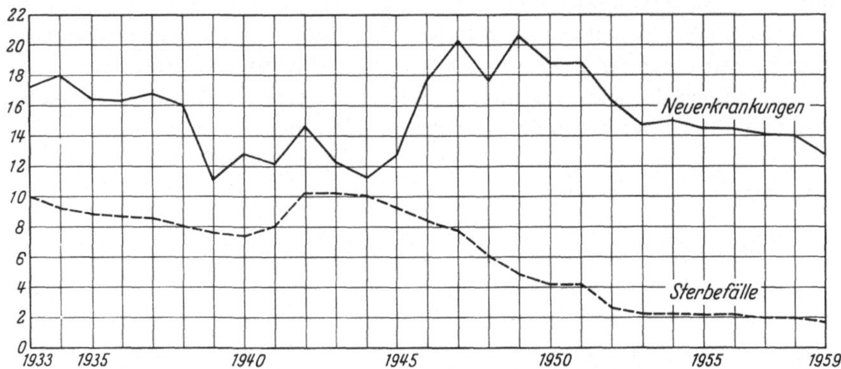

Abb. 44. Morbidität und Mortalität an Tuberkulose in Italien von 1933—1959 auf je 10 000 E.

Der dann beginnende Abfall erfolgt zunächst steil bis zum Jahre 1953. Von da an setzt eine langsame Abnahme der Zahl an Neuerkrankungen ein; 1959 erfolgten 12,9 auf je 10 000 E. (13,8 in der Bundesrepublik). Der Einbruch, den die Zahl der Neuerkrankungen in der Zeit zwischen 1939 und 1945 nach der Darstellung in Abb. 44 aufweist, dürfte auf mangelnde Erfassung in den Kriegsjahren zurückzuführen sein, zumal in diesen Jahren auch die Mortalität höhere Werte erreicht.

Von 1933—1959 sind 757 917 Personen an Tuberkulose, nach Schätzung L'ELTORES weitere 150 000 bis 200 000 Tuberkulöse an anderen Ursachen im Laufe dieser 27 Jahre gestorben. Nach dem Bericht wird mit rund 1 Million Personen gerechnet, die als ehemals oder ,noch Tuberkulosekranke heute noch am Leben sind. Diese Gruppe von inaktiven und aktiven Tuberkulösen stellt eine Gefahr für die Gemeinschaft dar, zumal das Auftreten von Rückfällen relativ häufig zu beobachten und eine endgültige Heilung schwierig festzustellen ist. Auch die geheilten Patienten stellen nach dem Bericht eine potentielle Ansteckungsquelle dar; aus diesem Grunde bleibt die Tuberkulose weiterhin ein ernstes und aktuelles Problem.

L'ELTORE hält es für wichtig, die Möglichkeiten der Fürsorgestellen hinsichtlich der Erfassung und Betreuung der Ex-Patienten zu verbessern und hinsichtlich der möglichen Rückfälle von den Methoden der Chemoprophylaxe nach ZORINI Gebrauch zu machen.

Berücksichtigt man die unbekannt gebliebenen Tuberkulosen, so kann man die Tuberkulose mit einem Eisberg vergleichen, dessen größerer Teil — und damit die größte Gefahr — unter Wasser treibt und uns verborgen ist.

Zur Zeit kommen in Italien auf einen Sterbefall an Tuberkulose 8 Patienten, die in den Fürsorgestellen ermittelt werden. Nach O. CEINO (Die Tuberkulosemortalität in Italien von 1887 bis 1959, Lotta contro la Tuberculosi, XXX, 12, 1960) sind in

Italien in der Zeit von 1887 bis 1959 insgesamt 3 373 308 Personen an Tuberkulose gestorben.

Die *Niederlande* weisen hinsichtlich der Tuberkulose-Morbidität und Mortalität neben Dänemark seit Jahren die günstigsten Verhältnisse von allen europäischen Ländern auf. Nur noch 3% der im Jahre 1960 zwischen 7 und 13 Jahre alten Kinder zeigen eine positive Tuberkulinreaktion (1% der 7jährigen, 4,5% der 13jährigen). Einschließlich der Rückfälle sind 1960 5 688 Erkrankungen bekannt geworden = 49,6 auf 100 000 E. Noch 1952 handelte es sich um 13 825 „neue" Tuberkulosefälle = 133,2 auf 100 000 E. Allein von 1959 bis 1960 belief sich der Abfall der Erkrankungen auf 15,4%. In der Provinz Friesland sind lediglich 29,8 Neuzugänge auf 100 000 E. festgestellt worden, in Drenthe und Limburg dagegen 68,1.

Die Sterblichkeit ist von 200 auf 100 000 1900 über 150 1910, 147 1920, 44 1940 und 19 1950 auf 2,86 1960 gefallen; daran sind die extrapulmonalen Tuberkulosen mit 0,1 auf 100 000 E. beteiligt. Nach Tuberculosis Control in the Netherlands ist die Zahl der Fürsorgestellen von 29 i. J. 1910 auf 122 i. J. 1930 angestiegen und seither konstant geblieben. 1920 wurden rund 1 600 Erstuntersuchungen durchgeführt, 1960 dagegen 215 000. Die Zahl der Neuerkrankungen belief sich 1930 auf 120 je 100 000 E., fiel dann auf 90 1940 und stieg i. J. 1950 auf 160 auf 100 000 E. an, um dann innerhalb von 10 Jahren auf 59 abzufallen. Die Zahl der Sanatoriumsbetten wird mit 30 1900 angegeben. Diese stieg konstant auf 9 100 Betten 1950, um dann auf 6 000 reduziert zu werden.

Unter 1 400 000 Röntgenreihenuntersuchungen 1950 wurden 116 unbekannte Tuberkulosen auf 100 000 Aufnahmen ermittelt. Das Ergebnis sank auf 39 Tuberkulosen auf 100 000 Aufnahmen bei 2 200 000 Untersuchten 1956 und hielt sich in dieser Höhe bis zum Jahre 1959 annähernd konstant. Da heute noch jährlich rund 2 000 000 Röntgenreihenuntersuchungen angestellt werden, beläuft sich der Anteil der damit erfaßten Bevölkerung auf jährlich zwischen 18 und 20%.

Bei den 18 Jahre alten Rekruten sank das Ergebnis der Tuberkulinprüfung von 27% 1952 auf 16% 1960 ab.

20% der Rinder wiesen 1950 eine positive Tuberkulinreaktion auf, 1955 war der Prozentsatz auf 2% gesunken. Seit 1956 gibt es in den Niederlanden keine positiven Reagenten mehr.

In Rotterdam mit rund 750 000 E. lag — im Gegensatz zu den Verhältnissen etwa in Hamburg und Berlin — die Tuberkulose-Sterblichkeit 1953 um etwa ein Sechstel niedriger als in den Niederlanden. Ab 1956 haben sich die Verhältnisse etwas verschoben, und 1960 sind die Sterbeziffern der Männer und Frauen gegenüber dem gesamten Land geringfügig erhöht.

Die Niederlande weisen insofern eine Abweichung gegenüber den Verhältnissen in der Bundesrepublik auf, als dort die Sterblichkeit der Männer nur um knapp die Hälfte höher ist als die der Frauen.

In *Norwegen* (Sunnhetstilstanden og Medisinalforholdene 1959, Oslo 1961) wurden 1959 2 035 neue Erkrankungen an Tuberkulose bekannt, darunter befanden sich 1 212 ansteckungsfähige (bazilläre) und 823 nichtansteckende Fälle. Bei ersteren handelte es sich um 1 032 Neuerkrankungen an Lungentuberkulose = 29 auf 100 000 E. und um 180 ansteckende tuberkulöse Erkrankungen anderer Organe = 5 auf 100 000 E. In diesem Jahre sind in der Bundesrepublik 36,9 Personen unter 100 000 an einer ansteckungsfähigen, davon 29,1 an einer Tuberkulose mit Bakteriennachweis als Neuzugänge registriert worden. Da in Norwegen der Begriff der smitteforenden tuberkulose = bacillary tuberculosis mit dem deutschen Begriff der Tuberkulose mit Bakteriennachweis identisch ist, besteht rein optisch Identität. In Norwegen gehört jedoch in bedeutend größerem Umfange als in Deutschland die bakteriologische Untersuchung des Magensaftes zu den üblichen Methoden.

Unter den bazillären extrapulmonalen Formen spielt die Urogenitaltuberkulose eine entscheidende Rolle.

1956 sind in Norwegen noch 1694 Neuerkrankungen an ansteckender Tuberkulose registriert worden, darunter 1524 (= 44 auf 100000 E.) mit pulmonaler, 170 (= 5 auf 100000 E.) mit extrapulmonaler Tuberkulose. Bis zum Jahre 1959 ist die Zahl der Neuzugänge an bazillärer Lungentuberkulose um ein Drittel (von 1524 auf 1032 — 44 auf 29 je 100000 E.) zurückgegangen, bei den extrapulmonalen Fällen ist eine geringe Zunahme von 170 auf 180 (5 — 5 auf 100000) erfolgt. Der Anteil der bazillären extrapulmonalen Erkrankungen ist von rund 10% 1956 auf 14,8% gestiegen, während er im Zeitraum 1946—1950 nur 5% betrug. Daraus ist zu schließen, daß noch vor etwa 10 Jahren ein großer Teil der Urogenitaltuberkulosen unbekannt geblieben oder unter anderer Diagnose behandelt worden ist.

Über die Entwicklung der Neuerkrankungen an ansteckungsfähiger Tuberkulose in Norwegen von 1946/50 bis 1959 gibt Tab. 44 Auskunft.

Tabelle 44. *Neuerkrankungen an bazillärer Tuberkulose (aller Formen) in Norwegen von 1946/50 bis 1959 nach Alter und Geschlecht auf je 100000 (1946—1955 Mittelwerte)*

	Männer				Frauen			
	1946—50	1951—55	1958	1959	1946—50	1951—55	1958	1959
0—14	11	6	5	4	11	8	6	3
15—19	114	54	17	15	112	50	30	14
20—24	269	121	43	30	238	114	37	30
25—29	257	154	49	41	216	139	34	31
30—39	177	131	75	70	131	97	46	41
40—49	142	101	76	65	80	59	34	33
50—59	130	108	77	83	56	43	30	32
60—69	108	95	71	78	51	43	37	32
70—79	108	95	81	76	51	43	30	21
80 u. mehr	108	95	59	53	51	43	24	23
gesamt	130	84	50	44	92	57	29	24

Im Jahrfünft 1946—1950 waren im Mittel 130 Männer und 92 Frauen auf je 100000 an einer ansteckungsfähigen Tuberkulose neu erkrankt. Bis zum Jahre 1959 hat die Morbidität bei den Männern um 86 auf 100000 M., bei den Frauen um 68 auf 100000 F. abgenommen. Die stärkste Abnahme haben beide Geschlechter in den Altersklassen unter 30 Jahre, und zwar besonders die 15—25 jährigen zu verzeichnen. Oberhalb 30 Jahre verlangsamt sich der Rückgang. In den höheren Altersklassen ist zwischen 1958 und 1959 zum Teil sogar eine leichte Zunahme der Erkrankungsfälle ersichtlich. Die Art der Entwicklung stimmt im allgemeinen mit den Verhältnissen in der Bundesrepublik überein.

Von 1946—1950 entfallen bei den Männern 3, bei den Frauen 2 bazilläre Erkrankungsfälle unter 100 000 auf extrapulmonale Tuberkulosen, ab 1951 handelt es sich bei den Männern um 6, bei den Frauen um 4 solcher Fälle. In besonderem Maße betreffen diese die höheren Altersklassen der Männer.

Der Bestand an Tuberkulösen hat sich von 21 272 (12 137 Männer, 9 135 Frauen) 1946/50 auf 17 359 (10 662 Männer, 6 697 Frauen) im Jahre 1959 verringert = 486 auf 100 000 E. gegenüber 656 auf 100 000 E. in der Bundesrepublik.

An Tuberkulose starben 1959 in Norwegen 218 Personen = 7,8 auf 100 000 E., darunter befanden sich 129 Männer und 60 Frauen, die einer Lungentuberkulose erlegen waren. Auf die extrapulmonale Tuberkulose entfielen 39 Sterbefälle; 28 Männer und 15 Frauen starben an Spätfolgen von inaktiver Lungentuberkulose. In 154 Fällen wird die Tuberkulose als Nebentodesursache erwähnt.

Nach einem Bericht von LINGENS und SCHMIEDEK (Die Tuberkulose-Situation in *Österreich* im Jahre 1960, Mitt. d. Österr. Sanitätsverwaltung, 63, 4, 1962), bestanden in *Österreich* 1960 126 Tuberkulose-Fürsorgestellen (Haupt- und Nebenstellen), von welchen 17 auf die Stadt Wien entfielen. Diese waren mit 168 Ärzten und 351 Fürsorgerinnen besetzt. 58 Ärzte waren hauptamtlich, 110 nebenamtlich tätig. 79 = 47 % der Ärzte waren Lungenfachärzte. Von den Fürsorgestellen wurden 1960 227 576 Durchleuchtungen, 21 635 Großaufnahmen und 90 815 Schirmbilder (Röntgenreihenuntersuchungen) durchgeführt. Bei letzteren wurden 23 Tuberkulosefälle aufgedeckt = 2,5 auf 10 000 Aufnahmen. Die Zahl der von den Fürsorgestellen veranlaßten Sputumuntersuchungen beläuft sich auf 14 207, darunter 13 Magensaftuntersuchungen, 9 990 Kulturen und 98 Tierversuche. Unter 71 078 Tuberkulinprüfungen von Kindern und Jugendlichen waren 12 704 = 17,9 % positiv. Bei 3 962 Erwachsenen belief sich der positive Ausfall der Tuberkulinprüfung auf 3 052 = 77 %. Insgesamt wurden 71 475 BCG-Impfungen vorgenommen, darunter 31 659 an Neugeborenen. Außerdem wurden 3 777 Kinder und Jugendliche nachgeimpft. Die Zahl der BCG-Impfungen von Erwachsenen wird mit 375 angegeben. 1960 standen insgesamt 7 843 Betten für Tuberkulosekranke zur Verfügung = 111,3 auf 100 000 E., oder ein Bett auf 1,6 Offentuberkulöse, bzw. auf 5,8 Personen mit aktiver Tuberkulose. Die Betten waren im Tagesdurchschnitt mit 6 456 Personen belegt, woraus sich eine Ausnutzung der Kapazität von 82,3 % ergibt. Von 1959 bis 1960 ist eine Steigerung der Bettenzahl um rund 500 erfolgt.

1960 standen 158 783 Personen in Betreuung durch die Fürsorgestellen. Dabei handelte es sich sowohl um aktive und inaktive Tuberkulosen als auch um Exponierte und Fälle von ungeklärter Diagnose. Diese Zahl setzt sich aus 79 454 Männern (= 2 419 auf 100 000 M.) und 79 329 Frauen (= 2 107 auf 100 000 F.) zusammen.

Die Zahl der aktiven Tuberkulosen beträgt 45 432 = 644,5 auf 100 000 E., davon waren 25 544 Männer = 777,8 auf 100 000 M. und 19 888 Frauen = 501,7 auf 100 000 F.

Der Bestand an Personen mit ansteckungsfähiger Lungentuberkulose belief sich am 31. 12. 1960 auf 12 219 = 173,2 auf 100 000 E. und ist damit gegenüber den deutschen Verhältnissen (163,1 auf 100 000 E.) geringfügig erhöht. An offentuberkulösen Männern waren 8 533 (= 259,8 auf 100 000 M.), an Frauen 3 686 (= 97,6 auf 100 000 F.) registriert.

1960 wurden 6955 aktive Tuberkulosen neu festgestellt = 98,7 auf 100 000 E. Darunter befanden sich 4097 Männer (= 124,8 auf 100 000 M.) und 2858 Frauen (= 75,9 auf 100 000 F.).

Als neue Offentuberkulöse sind 2423 Personen bekannt geworden = 34,4 auf 100 000 E. (gegenüber 33,0 auf 100 000 E. in der Bundesrepublik). Es handelte sich um 1716 Männer (= 52,3 auf 100 000 M.) und um 707 Frauen (= 18,8 auf 100 000 F.).

Auf die Ic + Id-Fälle kamen in Österreich 64,3 Neuzugänge je 100 000 E. (in der Bundesrepublik 89,5 Ic + Id-Fälle auf 100 000 E.).

In den Altersgruppen von 0 — 24 Jahre sind 259 Neuaufnahmen mit ansteckungsfähiger Lungentuberkulose erfolgt = 10,7 % der Gesamtzahl. In der Bundesrepublik entfallen auf diese Altersklassen 16,5 % der Neuzugänge an Ia + Ib-Fällen. Die hier in Erscheinung tretenden Unterschiede sind beträchtlich.

Von den Fürsorgerinnen wurden i. J. 1960 2382 Offentuberkulöse erstmals besucht. 1581 Kranke (= 66,3 %) hatten kein eigenes Zimmer, 40 (= 1,7 %) besaßen kein eigenes Bett. In 138 Fällen konnte Offentuberkulösen eine neue Wohnung beschafft werden, 37 erhielten ein eigenes Bett.

An Tuberkulose sind 1960 1651 Personen gestorben = 23 auf 100 000 E. Damit ist die Sterblichkeit an Tuberkulose in Österreich beträchtlich höher als in der Bundesrepublik, wo sie i. J. 1960 nur noch 16,2 auf 100 000 E. betragen hat.

An tuberkulöser Meningitis und Miliartuberkulose sind 1960 70 Personen erkrankt und 42 gestorben = 60 %. 1959 betrug die Letalität 42,5 %, 1957 etwa 33 %. Die Verfasser halten die Klärung der Frage für wichtig, ob der steigende Prozentsatz von Behandlungsmißerfolgen auf eine Zunahme primärer Bakterienresistenzen zurückzuführen ist.

Über die Entwicklung der Tuberkulosesituation in Österreich von 1954 — 1960 geben die Angaben in Tab. 45 Auskunft.

Tabelle 45. *Neuaufnahmen und Bestand an Personen mit aktiver Tuberkulose in Österreich von 1954 — 1960, absolut und auf 100 000 (nach Lingens und Schmiedek in Mitt. d. Österr. Sanitätsverwaltung)*

| | Neuaufnahmen | | | | Bestand | | | |
| | Ia + Ib | | Ia — Id | | Ia + Ib | | Ia — Id | |
	abs.	rel.	abs.	rel.	abs.	rel.	abs.	rel.
1954	3256	46,7	11606	166,5	15822	227,0	65440	939,1
1955	3213	46,1	10339	148,2	15269	218,9	62246	892,5
1956	3043	43,6	9632	137,9	14772	211,7	59541	852,5
1957	2865	40,9	9450	135,0	14125	201,8	55749	796,6
1958	2616	37,3	8424	120,0	13191	187,8	51548	734,1
1959	2613	37,1	7727	109,6	12849	182,3	49023	695,5
1960	2423	34,4	6955	98,7	12219	173,3	45432	644,5

Bei den Neuaufnahmen und beim Bestand an Ia — Id-Fällen ist ab 1954 ein stärkerer Rückgang vor allem bei den geschlossenen und den extrapulmonalen Tuberkulosen erfolgt. Die Neuaufnahmen an Ia + Ib-Fällen zeigen 1954/55 praktisch keine Änderung. Diese macht sich erst zwischen 1955 und 1958 stärker bemerkbar. Von 1957 — 58 zeigt sich auch bei den Ic + Id-Fällen ein größerer Rückgang, der sich während der nächsten Jahre wieder verringert. Im gesamten Zeitraum haben die Neu-aufnahmen an Ia + Ib-Fällen um 12,3 auf 100 000 E., die an Ic + Id-Fällen um 55,5 auf 100 000 E. abgenommen. Auch beim Bestand ist der Abfall der ansteckungsfähi-gen Fälle geringer als bei den Ic- und Id-Fällen. Bei den Neuaufnahmen an Ia + Ib-Fällen zeigt sich von 1959—1960 in der Altersgruppe der 15—24jährigen bei den Männern eine sehr geringe Abnahme, bei den Frauen sogar eine Zunahme. Für diese Gruppe wird die Einführung obligatorischer Röntgenreihenuntersuchungen emp-fohlen, zumal diese jungen Menschen „noch nicht einsichtig und diszipliniert genug sind, um bei den ersten Anzeichen einer Erkrankung den Arzt aufzusuchen, zum anderen Teil zu kräftig sind, um überhaupt die Symptome derselben an sich zu be-merken."

Trotz vollständiger Erfassung und Kontrolle der Tuberkulösen und trotz der ge-sicherten Behandlungsmöglichkeiten kommt es immer wieder zu Rezidiven, zu Ver-schlechterungen der Befunde und dazu, daß als geheilt geltende Fälle von neuem an-steckend werden. Der Umfang dieser Fälle geht kaum zurück, die Zahl der Ver-schlechterungen ist gegenüber 1959 gestiegen. Unter 1 723 neuen Ia-Fällen befanden sich 1960 16 Exponierte, 1 707 Personen mit unbekannter Gefährdung und 227 vorher als geheilt bezeichnete Fälle.

Der Rückgang der Neuaufnahmen an Ia + Ib-Fällen ist bei den Frauen absolut und relativ weit stärker als bei den Männern. Er ist am geringsten bei den Männern von über 25 Jahren. FISCHER (Tuberkulosefürsorge heute, Aufgaben und Wege, zit. nach LINGENS) betont, daß dies keineswegs auf einer primär größeren Anfälligkeit des männlichen Geschlechts beruht, zumal kein regelmäßiges Überwiegen der Knaben und jungen Männer bei den Neuerkrankten festzustellen sei. „Wie weit das starke Überwiegen der Männer bei den Erwachsenen darauf zurückzuführen ist, daß sie vollständiger erfaßt werden (bessere Kontrolle durch die Krankenkassen, Betriebs-ärzte, Betriebsreihenuntersuchungen usw.), während die überwiegende Zahl der Hausfrauen viel schwerer zum Arzt zu bringen ist, ließe sich erst durch allgemeine obligatorische Reihenuntersuchungen der Gesamtbevölkerung exakt feststellen. Es kann aber nach den bisherigen Erfahrungen solcher Untersuchungen in anderen Ländern ruhig schon jetzt behauptet werden, daß auch die tatsächliche Zahl der Neu-erkrankungen unter den erwachsenen Männern die unter den Frauen weit übersteigt, ein Zeichen dafür, daß jene im Berufsleben noch immer einer wenig abnehmenden Gefahr der Infektion durch unbekannte Offentuberkulöse ausgesetzt sind, während die Exposition der im engeren Familienkreis lebenden Hausfrau doch weit geringer ist."

Über die Tuberkulose im österreichischen Bundesheer enthält der Bericht folgen-de Angaben: „Für die jungen Männer, insbesondere für die aus weniger durch-seuchten ländlichen Bezirken stammenden, bedeutet auch der Präsenzdienst im Bun-desheer mit seiner relativ großen körperlichen Anstrengung eine erhöhte Gefahr, auf deren Vermeidung ein besonders großes Augenmerk gelegt werden sollte.

Seit Bestehen des Bundesheeres wurden bereits insgesamt 39 Anträge auf Aner-kennung einer Tuberkulose als Wehrdienstbeschädigung positiv entschieden, und zwar sowohl Neuerkrankungen wie Verschlimmerungen einer schon vorher bestan-denen Tuberkulose. Es sind dies, bei einer Zahl von insgesamt 84 832 Jungmännern, die seit Bestehen des Bundesheeres zum Präsenzdienst einberufen wurden, 45,9 auf je 100 000 Soldaten. Bedauerlich ist, daß die Zahl dieser Wehrdienstbeschädigungen bisher ständig angestiegen ist. Im Jahre 1957 wurden 4 solche Versorgungsanträge wegen Tuberkulose bewilligt, 1958 waren es 16 und in der ersten Hälfte des Jahres 1959 bereits 19. Das sind im ersten Halbjahr 1959 fast ein Viertel der insgesamt 83 Versorgungsanträge wegen Wehrdienstbeschädigung überhaupt. Hält diese Entwicklung im gleichen Ausmaß an, so kämen auf 38 Anträge allein für das Jahr 1959 fast doppelt so viel wie 1957 und 1958 zusammen."

Hinsichtlich der Erkrankungshäufigkeit der Exponierten, also der in der Umgebung eines Offentuberkulösen lebenden Personen, liegen Angaben für die Zeit von 1954 bis 1957 vor. 1954 wurden 23 407 Exponierte betreut, von welchen 180 an einer aktiven Tuberkulose aller Formen erkrankten = 768 auf 100 000 Exponierte. Darunter befanden sich 29 Offentuberkulöse = 123,8 auf 100 000 Exponierte. Sämtliche erkrankten exponierten Personen wiesen damit ein 4,6mal so hohes Risiko auf wie die Durchschnittsbevölkerung. 1957 erkrankten 135 von 31 963 Exponierten = 426 auf 100 000 Exponierte. In diesem Jahr lag das Risiko dieses Personenkreises 3,2mal so hoch wie das der sonstigen Bevölkerung. Nachdem jedoch die Zahl der Exponierten und der an Tuberkulose erkrankten besonders gefährdeten Personen in den Jahren 1955—1957 annähernd konstante Werte aufweist, erscheinen die Angaben für 1954 als Ausnahmefall. Auch in der Bundesrepublik Deutschland liegt das Risiko einer Erkrankung an Tuberkulose für die Exponierten etwa dreimal so hoch wie für die übrige Bevölkerung.

In *Schottland* sind nach Report of the Department of Health for Scotland 1960, Part I (Edinbourgh, H. M. St. O. Cmnd. 1320) i. J. 1960 472 Sterbefälle an Tuberkulose erfolgt = 9 auf 100 000 E. Dies bedeutet einen Rückgang um 10 % gegenüber dem Vorjahr.

Die Zahl der Neuerkrankungen i. J. 1960 betrug 3 478 = 67 auf 100 000 E. (Bundesrepublik 122,5).

Die Sterbefälle an extrapulmonaler Tuberkulose sind mit 7 % an der Gesamtzahl beteiligt, 1950 handelte es sich um 12 %.

Während 1953 noch 48 % der Entlaß-Schüler eine positive Tuberkulinreaktion (Hauttest) aufwiesen, waren es 1960 noch 19 %. Es wird mit weiterem Absinken gerechnet.

Durch Mass Radiography wurden 1959 345 498 Personen erfaßt und dabei 621 Tuberkulosen ermittelt = 180 auf 100 000 E. Demgegenüber belaufen sich die Spontanmeldungen auf 3 112 = 60 auf 100 000 E. Überließe man die Entwicklung sich selbst, ohne Maßnahmen wie die MR durchzuführen, dann würde sicherlich kaum mehr als die Hälfte der Tuberkulösen bekannt.

Seit 1953 wurden rund 400 000 Personen mit BCG geimpft, davon über 75 000 i. J. 1959. Erfaßt werden Pflegerinnen, Studenten, Kontaktpersonen, Schulentlassene und andere Gruppen. Die Schulkinder stellten mit 46 000 Impfungen die stärkste Gruppe.

Ende 1960 waren 1 863 Hospitalbetten mit Tuberkulösen belegt (1955 4 856). Nach Scottish Health Statistics 1960 standen 1960 insgesamt 3 677 Betten für pulmonale Tuberkulose zur Verfügung, von welchen 2 415 belegt waren.

Am 31. 12. 1960 waren im Bestand 53 569 Personen mit Tuberkulose registriert = 1 035 auf 100 000 (in der Bundesrepublik 600 auf 100 000). Wahrscheinlich werden in Schottland auch Fälle von inaktiver Tuberkulose mitgezählt.

1960 wurden in *Schweden* 164 650 Erstuntersuchungen vorgenommen. Bei 9 840 Personen wurden 155 717 Kontrolluntersuchungen durchgeführt. Die Zahl der Erstuntersuchungen ist laufend gestiegen, die der Kontrolluntersuchungen hat sich ständig verringert. Bei der Klientel der Fürsorgestellen wurden 320 367 Röntgenuntersuchungen durchgeführt, in 205 235 Fällen erfolgten Röntgenreihenuntersuchungen. Die Zahl der Röntgenaufnahmen belief sich danach auf insgesamt 5 25 602 gegenüber 540 689 im Vorjahr. Auch die Zahl der BCG-Schutzimpfungen, die i. J. 1960 17 494 betrug, hat sich verringert. In 25 590 Fällen erfolgten Untersuchungen auf Tuberkulosebakterien.

Während des Berichtsjahres wurden 4 194 neue Fälle von Tuberkulose ermittelt (= 56 auf 100 000 E.). Die Neuzugänge setzen sich folgendermaßen zusammen:

pulmonale Tuberkulose	2 887 = 39 auf 100 000 E.	
(*davon* offene Lungentuberkulose)	1 026 = 14 ,, ,, ,,	
extrapulmonale Tuberkulose	1 307 = 18 ,, ,, ,,	

4 194 = 57 auf 100 000 E.

Die Masse der Neuerkrankungen — 3 166 = 75,5 % — wurde von Ärzten den Fürsorgestellen überwiesen, 686 = 16,5 % wurden bei Kontroll- bzw. Umgebungsuntersuchungen ausfindig gemacht. Der Rest — 342 = 8,0 % — wurde bei Röntgenreihenuntersuchungen entdeckt.

Von den 4 194 Neuerkrankungen an Tuberkulose aller Formen betreffen 2 190 Männer = 59 auf 100 000 M. und 2 004 Frauen = 5 3 auf 100 000 F. (In der Bundesrepublik wurden i. J. 1959 bei den Männern 180,3, bei den Frauen 109,9 Neuzugänge auf je 100 000 Personen festgestellt). In Schweden sind die Unterschiede der Geschlechter hinsichtlich der Erkrankungshäufigkeit an Tuberkulose danach erheblich kleiner als in der Bundesrepublik. In der Altersverteilung ergibt sich bis zum 39. Jahr ein z. T. erhebliches Überwiegen der Frauen, oberhalb 40 Jahre weisen die Männer höhere Morbidität auf.

An Tuberkulose aller Formen starben 598 Personen = 8,0 auf 100 000 E.

Der Bestand an Tuberkulosekranken belief sich am 31. 12. 1960 auf 5 3 981 Personen = 722 auf 100 000 E. Darunter befinden sich u. a. 3 171 Offentuberkulöse und 8 966 Kranke mit extrapulmonaler Tuberkulose, der Rest betrifft geschlossene Lungentuberkulosen. In dieser Zahl dürften die inaktiven Tuberkulosen und evtl. die Exponierten enthalten sein, da sie sonst gegenüber den Ia + Ib-Fällen unverhältnismäßig hoch wäre. Der Bestand an Offentuberkulösen (= 42 auf 100 000 E.) beträgt nur etwa 1/4 desjenigen in der Bundesrepublik. Ende 1959 wurden in Schweden 5 7 832 Tuberkulöse von den Fürsorgestellen betreut = 776 auf 100 000 E.

Für die Behandlung der Tuberkulösen standen 1960 6 028 Betten zur Verfügung. Innerhalb der letzten 5 Jahre ist der Bestand an Betten um rund 200 verringert worden. Wegen Tuberkulose wurden 6 580 Patienten behandelt, wegen anderer Lungenkrankheiten 7 928.

In der *Schweiz* waren nach einem Bericht von OTT (Blätter gegen die Tuberkulose, 1, 1961) i. J. 1900 von 3,3 Millionen untersuchten Einwohnern 2,475 Millionen = 75 % natürlich infiziert. Die Zahl der Nichtinfizierten belief sich danach auf 825 000. Die Zahl der Infizierten ist — bei einer Zunahme der Bevölkerung um 1,9 Mill. —

um 525 000 angestiegen. Diese 3 Mill. Infizierte stellen ein erhebliches Potential an tuberkulösen Erkrankungsmöglichkeiten dar. OTT empfiehlt den BCG-Impfschutz der Schulkinder, der vor der Schulentlassung stehenden Jugendlichen und der jungen Erwachsenen auf kollektiver Basis und hält die kollektive Röntgendiagnostik mit dem Schirmbild bei den Altersstufen vom Jugendlichen bis zum Greis für indiziert.

Über die Ergebnisse von Rekruten-Impfungen mit BCG berichtet STEINLIN (Bl. gegen die Tbk. 1, 1961). Danach wurden in den Jahren 1958, 1959 und 1960 jeweils rund 2 200 Stellungspflichtige getestet; von diesen reagierten Mantoux-positiv: 1958 48,6 %, 1959 44,5 % und 1960 42,9 %. Von der Gesamtzahl wurden 50,0, 54,0 bzw. 56,3 % schutzgeimpft. Die Zahl der Impfverweigerer betrug 1960 nur 20.

In einem Kollektiv von 19 593 BCG-geimpften Schülern, das BAUMANN 4 Jahre nach der Impfung mit Moro-Patch und Mantoux 10 TE nachtestete, betrug die Zahl der wieder negativ Gewordenen zwischen 8,25 und 39,7 % — im Mittel 21,25 %. Es ergab sich, daß die Dauer der postvakzinalen Allergie in erster Linie von der Qualität der Vakzine, aber auch von der Qualität der biologisch „standardisierten“ Tuberkuline abhängt. (Die Verhältnisse weichen beträchtlich von deutschen Erfahrungen ab; LUTTERBERG schätzt aufgrund seiner Erfahrungen die Dauer des Impfschutzes auf 7 Jahre).

Nach BAUMANN ergibt die intradermale Impfung die größte Zahl von Konvertoren, bei ihr hält auch die Tuberkulinpositivität am längsten an.

In der Schweiz ist nach KAUFMANN (Bl. gegen d. Tbk. 8, 1961) die Zahl der Fürsorgefälle von 94 690 gegenüber dem Vorjahr um 2,8 % abgesunken. Es wurden 20 196 Neuaufnahmen registriert, darunter sind 24,0 % Neuerkrankungen, 3,0 % neuangemeldete Rückfälle, 16,7 % Residuen durchgemachter Erkrankungen und 56,4 % Gefährdete. Unter 5 448 Ersterkrankungen und Rezidiven wurden 1 633 bazilläre Fälle festgestellt = 29,9 %. Weitere 1 058 Ansteckungsgefährliche gehören zur Gruppe der Chroniker. Die Entlassungen setzen sich zusammen aus 75,4 % Nichtmehr-Fürsorgebedürftigen, 6,5 % Entwichenen, 14,3 % Weggezogenen und 3,8 % Verstorbenen. Die Kurfälle machen nur 1/8 sämtlicher Fürsorgefälle aus. Die fürsorgeärztlichen Untersuchungen haben entsprechend dem Rückgang der Patienten abgenommen, desgleichen die Röntgendurchleuchtungen; dagegen ist die Zahl der Schirmbilduntersuchungen bei den kantonalen Ligen von 398 525 auf 465 982 angestiegen. Statt rund 45 000 BCG-Impfungen i. J. 1959 wurden 1960 52 000 angeführt. Der Impferfolg wurde nur bei knapp 15 % der Geimpften kontrolliert. 80,7 % der erfaßten Lungenkranken weisen eine inaktive Lungentuberkulose auf; am häufigsten sind die Residuen postprimärer Lungentuberkulose (46,5 %), dann folgen die Residuen von Primärtuberkulose (35,9 %) und schließlich die Residuen von Pleuritis tuberculosa (12,0 %). Bei den aktiven postprimären Lungentuberkulosen handelt es sich zu 70,8 % um den ersten Krankheitsschub, in 29,2 % um Rezidive. 28,9 % von sämtlichen aktiven postprimären Lungentuberkulosen waren bazillär. Rund 20 % der chronischen Lungentuberkulosen sind bazillär. Der Anteil der kontrollbedürftigen Tuberkulinpositiven ohne sonstigen Befund (überwiegend Kinder und Jugendliche) beläuft sich auf 8,5 % der ärztlich betreuten Fürsorgefälle.

Die Zahl der Schirmbildaufnahmen belief sich i. J. 1958 auf 642 907, i. J. 1959 auf 658 451 und i. J. 1960 auf 875 154. Dabei wurden neue, erstmals behandlungsbedürftige Tuberkulosen gefunden: 1958—608 (95 auf 100 000), 1959—443 (67 auf 100 000) und 1960—494 (56 auf 100 000 E.).

In einem weiteren Aufsatz (Bl. gegen die Tbk., 11, 1961) behandelt KAUFMANN die Kurerfolge bei den 1956—1960 aus schweizerischen Volksheilstätten entlassenen Kranken. Hinsichtlich der Altersgliederung der stationär behandelten Kranken zeigt sich dieselbe Entwicklung wie in Deutschland; 1956 waren z.B. die Männer von 16—25 J. mit 21,9%, die von über 60 Jahren mit 7,6% beteiligt, 1960 belief sich der Anteil der 16—25 jährigen auf 14,3%, bei den über 60 jährigen auf 12,5%. Bei den Frauen liegen die Verhältnisse ähnlich. Wenn die Entwicklung in dieser Form weiter verläuft, so dürfte in wenigen Jahren die Zahl der stationär behandelten Jugendlichen und jungen Erwachsenen zwischen 5 und 10% aller Kurfälle liegen, die der älteren Personen aber auf über 20% angestiegen sein. Die Verschiebung nach den höheren Altersklassen tritt immer deutlicher in Erscheinung. 1956 wurden 2 298 bazilläre Fälle stationär behandelt = 39,0% der Gesamtzahl. Von diesen wurden 327 = 14,2% noch bazillär entlassen, 4,6% sind verstorben. 1960 sind 217 von 1 768 ansteckungsfähigen Patienten bazillär entlassen worden = 12,3%. Verstorben sind 5,6%. Nach dem Bericht von KAUFMANN ist der Anteil schwerer nichttuberkulöser Komplikationen bei den intrathorakalen Tuberkulosen innerhalb der letzten 5 Jahre von 35,0 auf 43,8% angestiegen; dadurch wurde deren Behandlung erschwert und die Kurerfolge ungünstig beeinflußt. In erster Linie vermehrten sich auch Fälle von chronischem Alkoholismus, was nach KAUFMANN mit der Erhöhung des Durchschnittalters der Tuberkulösen zusammenhängt.

Bei 62,9% der Patienten wurde 1956 durch die Heilstättenbehandlung eine Wiederherstellung der Arbeitsfähigkeit erreicht, 1960 waren es 67,7%.

Bei den Primärtuberkulosen und Pleuritiden betrug die mittlere Kurdauer 1956 137 Tage, 1960 121 Tage. Die postprimären Lungentuberkulosen wurden 1956 im Mittel 239, 1960 durchschnittlich 202 Tage stationär behandelt. In derselben Zeit ging die Dauer des Heilstättenaufenthaltes bei den extrapulmonalen Tuberkulosen von 246 auf 193 zurück und entspricht damit ungefähr derjenigen der Personen mit postprimärer Lungentuberkulose.

Hinsichtlich der verschiedenen Lokalisationen der stationär behandelten Tuberkulosen ergibt sich für 1960 folgende Verteilung: Wirbeltuberkulose 14,5%, Knochen- und Gelenktuberkulose 15,5%, Bauchfelltuberkulose 4,9%, Nierentuberkulose 18,9%. Letztere stellt somit eine der wichtigsten extrapulmonalen Tuberkuloseformen dar.

1956 hatten 1 913 Kinder eine Kur von mindestens 4 Wochen absolviert, 1960 noch 1 664. Der Rückgang betrifft vor allem die Bronchialdrüsentuberkulose, während die Lungentuberkulose nur eine Verringerung um etwa 5% aufzuweisen hat. Bei den nichttuberkulösen Erkrankungen ist eine Zunahme um über 10% erfolgt. Die Kurdauer bei intrathorakalen Tuberkulosen ging von 200 auf 181 Tage zurück, die der extrapulmonalen Fälle von 245 auf 179. An diesen Erkrankungen sind die Hals- und Bauchdrüsentuberkulosen mit 56%, die Knochen- und Gelenktuberkulose mit 20% und die Kurfälle nach Meningitis mit 10—12% beteiligt.

Die Kurerfolge von 1956—1960 zeigen nach KAUFMANN kleinere Fortschritte als in dem Jahrfünft von 1952—1956, da das Älterwerden des Krankengutes Behandlung und Heilung erschweren. Im Vordergrund steht die intensive medikamentöse Therapie, während die chirurgischen Eingriffe abgenommen haben. Die Verminderung der mittleren Kurdauer dürfte der Intensivierung der ärztlichen Behandlung zuzuschreiben sein. Der Rückgang der extrapulmonalen Erkrankungen wird als Folge der Ausmerzung der Rindertuberkulose angesehen.

In der Schweiz ist i. J. 1949 durch eine Volksabstimmung die obligatorische Durchführung von Röntgenreihenuntersuchungen abgelehnt worden. Wenn es trotzdem gelungen ist, 1960 mehr als 875 000 Einwohner durch diese Maßnahme zu erfassen (= 16,5 % gegenüber etwa 11,5 % in der Bundesrepublik mit gesetzlich angeordneten RRU in 4 Ländern), dann scheint die Bevölkerung dieser Methode doch aufgeschlossen gegenüberzustehen. Mit Rücksicht auf die Bedeutung, die den RRU als prophylaktischer Maßnahme im Kampf gegen die Tuberkulose zukommt, sollen Ergebnisse und Gesichtspunkte, die sich bei den RRU in der Schweiz herausgestellt haben, (Blätter gegen die Tbk. 1, 1962) ausführlicher behandelt werden.

In 17 von 25 Kantonen werden von bestehenden und nach 1949 neu gegründeten Schirmbildzentralen Röntgenreihenuntersuchungen auf freiwilliger Basis durchgeführt. In der Armee, der Bundesverwaltung und dem Grenzsanitätsdienst ist in den letzten Jahren die Schirmbilduntersuchung eingeführt worden.

Nach HAEFLIGER war für die Jahre 1950 — 1953 mit einer jährlichen primären Infektionserwartung der unter 15jährigen von 1,8 %, bei den 25 — 29jährigen von 6,8 % zu rechnen. Unter diesen Umständen ist immer noch mit einer totalen Tuberkulosedurchseuchung der Bevölkerung bis zum 50. Lebensjahr zu rechnen. Pro Jahr erfolgen zur Zeit noch immer ca. 1 000 Primärinfektionen. Die Tilgung der Volksseuche ist deshalb ein schönes Wort, aber ein fernes Ziel. In diesem Zusammenhang erfüllt das Schirmbild eine große Aufgabe. Auch wenn das gezielte Verfahren beim zentrifugalen und zentripetalen Einsatz von der Infektionsquelle aus (Umgebungsuntersuchungen oder Untersuchung frisch Tuberkulinpositiver) höhere Ergebnisse zeitigen wird als die Untersuchung einer gleich großen Zahl nicht exponierter Gesunder, so kann das ungezielte Schirmbildverfahren das gezielte dann im Ergebnis übertreffen, wenn es große Bevölkerungsteile zu erfassen vermag. Der Einsatz lohnt sich aber dann nicht mehr, wenn die Beteiligung unter 20 % sinkt. Im Kanton Zürich erfolgen die RRU kostenlos. Die öffentliche Hand leistet große Beiträge, die Industrie gestattet die Durchführung während der Arbeitszeit, obwohl durch Arbeitsausfall pro Belegschaftsmitglied aufgrund einer Berechnung Unkosten in Höhe von Fr. 4, — entstehen. Die Methode, bei der BCG-Impfung *sämtliche praktizierenden Ärzte* in die Aktion mit einzubeziehen, hat sich bewährt. Der Träger jeder beanstandeten Aufnahme wird gemeinsam durch einen von der Liga gestellten Lungenfacharzt und den Hausarzt einer kostenlosen Erstdurchleuchtung unterzogen; die Ärzte werden aus öffentlichen Mitteln honoriert. Um einer unnötigen Strahlenbelastung — besonders der Jugendlichen — vorzubeugen, haben Ärztegesellschaft und Tuberkulosefürsorgestellen gemeinsam Empfehlungen zu einem einheitlichen Vorgehen herausgegeben. In der Zeit von 1948 bis 1960 wurden von der kantonalen Schirmbildzentrale Zürich bei einer Beteiligung der Bevölkerung zwischen 43 und 57 % rund 1 Million Aufnahmen gemacht und dabei fast 1 700 aktive Tuberkulosen ermittelt.

Der Bericht von CRAUSAZ (Lausanne) bestätigt die Feststellungen, daß die Beteiligung mit steigendem Alter stark abnimmt. So hatten z. B. 1958 9,1 % aller Frauen an den RRU teilgenommen, und zwar 19,3 % aller unter 17jährigen, 5,0 % der 31 — 60- und nur 1,6 % der über 60jährigen. Unter solchen Umständen sind RRU unrationell, da sich vorwiegend jene Altersgruppen der Untersuchung entziehen, in welchen erfahrungsgemäß die unbekannten Tuberkulosen am häufigsten zu erwarten sind.

Für die *Armee* besteht nach STURM folgende Regelung: Bei der Rekrutierung werden alle Stellungspflichtigen durchleuchtet und der Befund anschließend der ärztlichen Untersuchungskommission mitgeteilt. Die Diensttauglichen werden zu Beginn und am Ende jeder Rekrutenschule (sowohl Rekruten als auch Unteroffiziere und Offiziere) geschirmbildet. Die Aufnahmen werden bei der Eidgen. Militärversicherung vorbildlich archiviert, so daß sie jederzeit verfügbar sind. Die Aufnahmen werden im Format 70 mal 70 ausgeführt. Im 1. Halbjahr 1961 wurden über 36 000 Aufnahmen gemacht. 51 Rekruten mußten nach Hause entlassen werden, bei 50 (25 auf 10 000) bestand Verdacht auf Tuberkulose. Zur Zeit wird die Frage diskutiert, wie weit die bisher übliche Durchleuchtung bei der Rekrutierung durch Schirmbildaufnahmen ersetzt werden soll.

Der bahnärztliche bzw. ärztliche Dienst der allgemeinen Bundesverwaltung führte Ende 1953 eine systematische Tuberkulose-Vorbeugungsaktion beim eidgenössischen Personal ein. Diese bestand nach einem Bericht von SERATI darin, daß die Bediensteten alle drei Jahre eingeladen werden, an einer Schirmbilduntersuchung teilzunehmen. Bei den unter 40jährigen werden Tuberkulinproben gemacht und evtl. BCG-Impfungen vorgenommen. Vor der Dienstaufnahme erfolgt eine vertrauensärztliche Untersuchung einschließlich Röntgenaufnahme. Die Tauglichkeitserklärung schließt das Vorliegen aktiver Tuberkulose aus. Nach klinisch geheilten Schüben wird eine ausreichende Karenzzeit gefordert.

Jeder einzelne Erkrankungsfall wird vom ärztlichen Dienst erfaßt.

Von 1954—1960 wurden bei einer Personenstärke von im Mittel 90 500 Personen zwischen 16 und 65 Jahren 100 000 Mantouxproben und 20 000 BCG-Impfungen durchgeführt. Unter 159 000 Schirmbildaufnahmen wurden 522 Fälle von Lungentuberkulose erfaßt, die Dienstaussetzung zur Folge hatten. Obwohl die periodischen Untersuchungen in einem dreijährigen Turnus erfolgen, wurden — bezogen auf 100 000 Aufnahmen bzw. Bedienstete — durch das Schirmbild mehr Erkrankte ermittelt als durch spontane Meldungen. Unter letzteren waren 40%, unter mit Schirmbild Erfaßten 60% offen. Somit können auch schwere Schübe längere Zeit inapperzept verlaufen.

Von 1950 bis 1954 sank die Morbidität des Personals von 1,5 auf 1,3 je 1 000, von 1954 bis 1959 von 1,3 auf 0,35 je 1 000 Bedienstete.

Auf 10 000 Beobachtungsjahre umgerechnet, sind unter dem eidgenössischen Personal 5 Erkrankungsfälle an Lungentuberkulose zu verzeichnen, davon war ein Patient BCG-geimpft. Zur Frage der Aufnahmetechnik und Strahlenbelastung nimmt GÜNTERT Stellung. Er kommt zu dem Ergebnis, daß die Strahlendosis, die ein Erwachsener bei einer Schirmbildaufnahme auf dem Rücken empfängt, etwa so groß ist wie die natürliche Grundstrahlung während eines Jahres. Um körperliche Schäden zu erzielen, sind Strahlendosen erforderlich, die wenigstens 1 000fach größer sind.

Hinsichtlich der genetischen Bedeutung der Schirmbilduntersuchung stellt GÜNTERT fest, daß in der Schweiz in bewohnten Gegenden die jährliche Grundstrahlung im Mittel 100—150 mr, maximal 220 mr beträgt, und daß eine einmalige Hochtour eine gleich hohe zusätzliche Strahlenbelastung durch Grundstrahlung und kosmische Strahlung ergibt (0,2—0,3 mr) wie beim Schirmbild. Damit sei deren Harmlosigkeit auch in genetischer Hinsicht offenkundig.

In der Schweiz starben 1951 insgesamt 1 680 Personen an Tuberkulose, d. h. 3,5 auf 10 000 E., davon 1 309 an pulmonaler, 371 an extrapulmonaler Tuberkulose. 1960 sind 628 Personen an Tuberkulose gestorben = 1,2 auf 10 000 E., davon entfallen 503 auf die pulmonale und 125 auf die extrapulmonale Tuberkulose, deren Anteil damit von 22 % auf 20 % zurückgegangen ist.

Am 1. 3. 1962 ist in der Schweiz ein Beschluß inkraft getreten, durch den „eine Anpassung an den heutigen Stand der ärztlichen Forschung und an die neuesten Erfahrungen auf dem Gebiet der Tuberkuloseprophylaxe erreicht wird" (Tromp). Danach ist die Voraussetzung zur Erfüllung der Meldepflicht von ansteckungsfähigen Tuberkulosekranken insbesondere erfüllt, wenn bestimmte persönliche oder berufliche Verhältnisse vorliegen, in denen der Tuberkulosekranke lebt. Die Meldepflicht ist somit beim Vorliegen bestimmter — nicht nach freiem Ermessen zu beurteilender Tatbestände zu erfüllen. Diesen Tatbeständen wurde auf ausdrücklichen Wunsch der Fachärzte die Meldepflicht bei ambulanter Behandlung und Hausbehandlung sowie bei Ablehnung einer offensichtlich notwendigen ärztlichen Behandlung und Kontrolle durch den Patienten neu hinzugefügt.

Über die Verhältnisse in *Kanada* liegen keine ausführlichen Angaben vor. Einem Bericht der National Sanitarium Association für 1960 sind Angaben über die Ergebnisse von Tuberkulinproben bei rund 23 000 Einheimischen und 7 142 Einwanderern entnommen, die in Abb. 45 wiedergegeben werden.

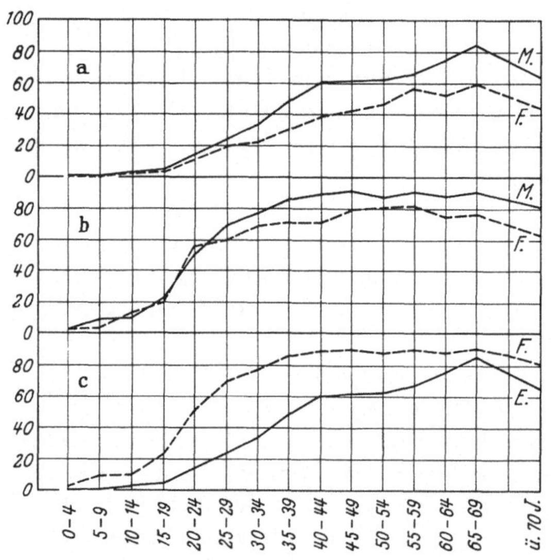

Abb. 45 a—c. Ergebnisse von Tuberkulinprüfungen in Kanada im Jahre 1960
  a) einheimische Bevölkerung, Männer und Frauen
  b) Einwanderer, Männer und Frauen
  c) einheimische (E) und eingewanderte (F) Männer

Es zeigt sich, daß die nicht-kanadischen Bevölkerungsteile eine weit höhere Durchseuchung aufweisen als die einheimische Bevölkerung. Für alle durch diesen Test erfaßten Kanadier ergibt sich eine Quote von 15,1 %, für alle Einwanderer dagegen von 59,0 %. Da an der Untersuchung zu ca. 60 % Kanadier im Alter von 15 — 24 Jahren beteiligt sind, während von den gleichaltrigen Einwanderern nur etwa 22 % beteiligt waren, dürften wohl die in der Abbildung wiedergegebenen Verhältnisse der Wirklichkeit entsprechen, dagegen sind die Angaben von 15,1 % und 59 % unrichtig. Derartige Aussagen haben nur dann eine Berechtigung, wenn die verschiedenen Altersgruppen entsprechend deren Anteil an der Bevölkerung beteiligt sind.

Nach WELLS (Bulletin of the Can. Tub. Ass. 39, 4, 1961) sind im Laufe von 40 Jahren in Kanada 567 000 positiv reagierende Rinder ausgemerzt worden mit dem Ergebnis, daß die bovine Tuberkulose in Kanada auf 0,14 % reduziert werden konnte.

In *New York* wurden i. J. 1960 4 699 Neuerkrankungen an aktiver Tuberkulose gemeldet = 60 auf 100 000 E. (Hamburg: 202,3 auf 100 000 E.). Davon entfielen 2 268 Fälle = 48 % auf die weiße Bevölkerung, die mit 77 % an der Gesamtbevölkerung beteiligt ist. Unter Negern und Chinesen wurden 1 795 Tuberkulosefälle ermittelt = 38 % der Gesamtzahl, obwohl diese Bevölkerungsgruppe nur 14 % der Einwohner der Stadt New York stellt. Auf die Puerto Ricaner (mit 8,7 % an der Bevölkerung beteiligt) entfallen 636 Neuerkrankungen = 14 % aller Fälle. Auf je 100 000 der verschiedenen Rassen bezogen, weisen die Weißen 38, die Puerto Ricaner 94, die Neger und Chinesen 162 Neuerkrankungen auf. Auf die farbige Bevölkerung, die rund 23 % der Bevölkerung ausmacht, kommen insgesamt 52 % aller Neuerkrankungen an Tuberkulose, oder 136 auf je 100 000. Damit ist die Tuberkulosemorbidität der Farbigen in New York 1960 3,6mal so hoch wie die der Weißen. Da der Anteil der Farbigen an der Gesamtbevölkerung ständig steigt, (1953: 16,4 %, 1960: 22,9 %) ist es durchaus möglich, daß der Rückgang der Tuberkulosemorbidität der weißen Bevölkerung langsam abgebremst wird.

1959 wurden 46 Fälle von Meningitis und Miliartuberkulose neu entdeckt, 1960 belief sich die Zahl auf 71 Erkrankungen. Die Steigerung betrifft jedoch ausschließlich die Altersgruppe über 10 Jahre. Wegen aktiver Tuberkulose waren am 31. 12. 1960 8 689 Personen registriert = 1 118 auf 100 000 E. Merkwürdigerweise stimmen bezüglich des Bestandes die Verhältnisse mit Hamburg gut überein, während die Neuerkrankungen erheblich differieren. Dies dürfte in erster Linie einer andersgearteten Erfassung zuzuschreiben sein.

Die Tuberkulose-Mortalität ist gegenüber dem Vorjahr leicht angestiegen (von 786 auf 795 Fälle). Diese Steigerung geht völlig zu Lasten der Farbigen, bei der weißen Bevölkerung ist eine geringfügige Abnahme (2,4 %) festzustellen. Während aber die weiße Bevölkerung mit nur 51 % an den Neuerkrankungen beteiligt ist, beträgt ihr Anteil an den Sterbefällen an Tuberkulose 62 %. Auf 100 neuerkrankte Weiße kommen 20,6 Verstorbene, auf 100 Neger und Chinesen 15,8, auf 100 Puerto Ricaner 5,6. Dies ist aber wohl nur damit zu erklären, daß die Zahl der unbekannt bleibenden oder nicht gemeldeten Kranken bei der weißen Bevölkerung relativ höher ist als bei der farbigen. Anders ist die Diskrepanz zwischen Morbidität und Mortalität der verschiedenen Rassen kaum zu erklären.

Von je 100 000 Einwohnern sind 10 an Tuberkulose gestorben (in Hamburg lag die Sterbeziffer 1959 bei 18,0). Nach Rassen gegliedert handelte es sich um 5 Puerto Ricaner, die damit die niedrigste Sterblichkeit aufweisen, um 8 Weiße und um 25 Neger und Chinesen auf je 100 000. Von 18 Personen, die 1960 an tuberkulöser Meningitis gestorben sind, gehörten 3 der Altersklasse unter 5 Jahren, 2 der von 5 — 9 J. an; der Rest entfällt auf Personen von mehr als 20 J. An allen Formen von Tuberkulose starben 1960 9 Kinder unter 19 Jahren, davon waren 2 Weiße und 7 Neger. Von September 1960 bis Mai 1961 wurden über 64 000 Oberschüler mit Tuberkulin getestet, davon waren 9,4 % positive Reagenten. In Manhattan mit viel farbiger Bevölkerung reagierten 15,7 %, in Brooklyn 6,6 % positiv. Innerhalb der einzelnen Stadtbezirke differierte die Morbiditätsrate zwischen 16 (Maspoth-Forest-Hills, Queens) und 249 auf 100 000 E. (Central Harlem), die Mortalitätsrate zwischen 2 (Westchester, Bronx) und 42 auf 100 000 E. (Central Harlem).

In *Argentinien* wurden nach LUCHA Antituberculosa (25, 1961) unter 16 031 Personen, die durch Abreugraphie erfaßt worden waren, 71 (= 44 auf 10 000) sichere und 64 (= 39 auf 10 000) wahrscheinliche Lungentuberkulosen ermittelt. Bei 1,07 % der Untersuchten wurden Kalkherde festgestellt. Die Zahl der Erkrankungen schwankte zwischen 6 und 239 auf 100 000 Untersuchte.

Nach Epidemiologia de la Tuberculosis en la Republica Argentinia (Buenos Aires) differierte die Zahl der tuberkulinpositiven Schulkinder bei Untersuchungen in den Jahren 1958—1960 zwischen 7 und 35 %. Die 20jährigen Rekruten erwiesen sich i. J. 1958 zwischen 13 und 61 % als positiv. Die Sterblichkeit an Tuberkulose betrug 1958 in den verschiedenen Provinzen 6 bis 93 auf 100 000 E.

Von 92 000 Schulmädchen, die zwischen 1955 und 1958 in der Stadt Buenos Aires auf Tuberkulose untersucht worden waren, wiesen 158 = 17 auf 10 000 eine aktive Tuberkulose auf. In der *Provinz Buenos Aires* starben 1940 87,5 von je 100 000 E. an Tuberkulose. Bis zum Jahre 1957 sank die Sterblichkeit auf 11,6, sie betrug 1958 in der Stadt Buenos Aires 15,3. Im gleichen Jahre ereigneten sich in Hamburg 19,6 sichere Sterbefälle an Tuberkulose auf 100 000 E.

Hongkong wies 1945 eine Bevölkerung von 600 000 Personen auf. Bis zum Jahre 1960 ist diese auf über 3 Millionen angestiegen. 1951 wurden 4 000 Sterbefälle an Tuberkulose festgestellt, davon entfielen über ein Drittel auf Kinder unter 5 Jahren; das waren 8 % aller Todesfälle. 2 % aller Erwachsenen hatten eine aktive Tuberkulose, also ca. 40 000—60 000 Personen. Für diese standen zwei große Ambulatorien und nur 500 Krankenhausbetten zur Verfügung. 1952 waren 36 % der unter 6jährigen und 77 % der Kinder bis zum 14. Lebensjahr tuberkulinpositiv. Mit Hilfe der WHO wurde eine umfassende BCG-Schutzimpfung durchgeführt. 1960 wurden dadurch über 70 % der Neugeborenen erfaßt. Die Erfolge waren eindeutig: Innerhalb weniger Jahre stieg das mittlere Sterbealter der an Tuberkulose Verstorbenen von 25 auf 37 Jahre. Als Folge der Impfungen und der ambulanten Therapie der Tuberkulösen mit Streptomycin und INH ging die Tuberkulose als Sterbeursache vom ersten auf den dritten Platz zurück. Aber immer noch entfallen 20 % der Sterbefälle auf Kinder unter 5 Jahren. 1960 liegt die Tuberkulosemortalität bei etwa 60 auf 100 000 E. Die Lebensbedingungen sind infolge der vielen Flüchtlinge ungünstig, bessern sich aber langsam. Die große Bevölkerungsdichte ist mit eine Ursache für die weite Verbreitung der Tuberkulose, zumal eine Isolierung der Offentuberkulösen nicht möglich ist. (A. S. MODIE: Tuberculosis Trends in Hong Kong a Major Victory for BCG Vaccination, Ind. J. Tub. Vol. VIII, 2, 1961).

Hongkong hat eine junge Bevölkerung, 40 % sind unter 15 J. (Bundesrepublik etwa 21 %), 5 % über 60 J. alt. 952 registrierte Ärzte stehen zur Verfügung. Trotz aller Bemühungen ist die Tuberkulose auch heute noch das Hauptproblem, zumal auf diese auch jetzt noch 10,8 % aller Sterbefälle entfallen. In den letzten 5 Jahren ist die Zahl der Neuerkrankungen an Tuberkulose bei den unter 5jährigen von 1 459 auf 660, an Meningitis von 454 auf 181 gefallen. Die Zahl der Tuberkulosebetten ist bis 1960 auf 1 879 angestiegen (Chest dis. ind. and abstr. Vol. 17, 2, 17/325, 1962). 1959 wurden 14 302 Neuerkrankungen festgestellt und über 70 000 BCG-Impfungen gemacht.

Über die Tuberkulose in *Indien* berichtet PRASAD (British J. of Diseases of the Chest, Oct. 1961), daß diese nach Einführung des Malaria-Ausrottungs-Programmes die Haupttodesursache geworden ist. Mehr als eine halbe Million Inder fallen ihr jährlich zum Opfer. Genaue Angaben über die Morbidität und Mortalität sind nicht verfügbar. Bei einer Untersuchung, die in 6 Zonen (6 Großstädten, 30 Städten und

151 Dörfern) zwischen 1955 und 1958 vorgenommen wurde, konnten rund 290 000 Personen röntgenologisch erfaßt werden. Dabei wurde eine Tuberkulosemorbidität von 1 300 – 2 500 auf 100 000 Personen festgestellt. Größere Unterschiede zwischen Stadt und Land traten nicht auf.

Man schätzt, daß in Indien 2,5 Mill. Personen an einer offenen Tuberkulose leiden. Die Sterblichkeit an Tuberkulose liegt bei ca. 150 auf 100 000 E. Im Jahre 1958 standen nur 28 000 Betten zur Verfügung.

In der Zeit von 1951 – 1960 sind 150 Mill. Tuberkulintestungen und 54 Mill. BCG-Schutzimpfungen erfolgt. Es hat sich herausgestellt, daß die Hausbehandlung der Patienten mit Antibiotikas ebenso wirksam ist wie die in Hospitälern und Sanatorien. Das BCG-Programm soll soweit ausgedehnt werden, daß in den nächsten Jahren ca. 170 Millionen gefährdete Personen — besonders unterhalb 20 Jahren — geimpft werden.

Nach ÄM (12, 1962) wurde in *Indonesien* mit der Tuberkulosebekämpfung von staatlicher Seite erst 1935 begonnen. Ab 1952 begannen Massenuntersuchungen und BCG-Schutzimpfungen. Ein Test von 84 000 Personen ergab 4,15 % (!) aktive Tuberkulose und 5,8 % Verdächtige. 65 – 70 % der Schulkinder in den Städten und etwa 30 % auf dem Land erwiesen sich als tuberkulinpositiv. Die bovine Tuberkulose ist sehr selten, sie tritt nur gelegentlich auf, und zwar bei europäischen Rindern, die Wasserbüffel sind immer tuberkulosefrei. Knochen- und Gelenktuberkulose ist so häufig wie in Europa, dagegen tritt Lymphdrüsentuberkulose selten auf. Dasselbe ist bei der Urogenital- und Miliartuberkulose der Erwachsenen der Fall. Bei Kindern dagegen ist die Miliartuberkulose und die tuberkulöse Meningitis häufiger als in Europa. Sehr selten ist der Lupus. Außergewöhnlich häufig ist der spontane Pneumothorax. Die Kranken werden meist erst dann ermittelt, wenn große Kavernen vorhanden oder schwere Lungenblutungen aufgetreten sind.

Die folgenden Angaben über die Tuberkulose in *Japan* sind dem Bericht Treatment of pulmonary tuberculosis in Japan (Japan Anti-Tuberculosis Ass.) entnommen. 1953 sind annähernd 68 000 Personen an Tuberkulose gestorben = 66,5 auf 100 000 E., 1959 war die Sterblichkeit auf 35,5 auf 100 000 E. (rund 33 000 Fälle) abgesunken. Dieser Rückgang hat wie in anderen Ländern in erster Linie die Kinder und Jugendlichen begünstigt, er verringert sich mit steigendem Alter und geht oberhalb 70 Jahre in einen ebenfalls mit dem Alter zunehmenden Anstieg über, der sich besonders bei den Männern bemerkbar macht. Bis zum 30. Lebensjahr ist die Tuberkulosemortalität der Frauen gegenüber den Männern leicht erhöht, oberhalb 70 J. sind dreimal soviel Männer gestorben wie Frauen. Die Sterblichkeit an extrapulmonaler Tuberkulose beträgt etwa 10 % der Sterblichkeit an Tuberkulose aller Formen, davon entfällt 1/3 auf die tuberkulöse Meningitis. Von 100 000 0 – 4jährigen starben 1959 immer noch 4,3 an dieser Todesursache (in der Bundesrepublik 1,2).

Die Zahl der Neuerkrankungen belief sich 1953 auf rund 507 000 = 583 auf 100 000 E., sie stieg bis 1957 auf 521 000 (572 auf 100 000) absolut an und lag 1959 bei rund 500 000 = 538 auf 100 000. Während demnach die Mortalität 1959 knapp doppelt so hoch war wie in der Bundesrepublik, ergab sich für die Neuerkrankungen ein Verhältnis von 1 : 4,5. Nach der Altersgliederung der Neuerkrankungen entfällt das Maximum der Erkrankungen, ebenfalls wie in anderen Ländern auf die 60 – 70jährigen. In dieser Altersklasse sind rund 1,2 % der Männer (Bundesrepublik 0,24 %) und 0,6 % der Frauen (Bundesrepublik 0,12 %) an Tuberkulose neu erkrankt.

Die Zahl der Tuberkulosebetten hat von 236 000 1955 auf 260 000 1959 zugenommen; von diesen waren 1955 91,3 % und 1959 79,4 % belegt.

In der *Türkei* ist nach SAGLAM (Rapp. sur l'activité de l'Ass. nat. Turque contre la Tuberculose en 1959 à 1960) die Sterblichkeit an Tuberkulose von 1956 bis 1959 in den Städten von 106,0 auf 76,8 auf 100 000 E. gefallen; in Istanbul von 82 auf 25,4.

Die Zahl der Fürsorgestellen beträgt 102, davon sind 65 staatlich, und 37 gehören den lokalen Ligen.

13 000 Tuberkulosebetten stehen zur Verfügung.

Von 1948—1960 wurden 26,7 Mill. Personen mit Tuberkulin getestet und 9,5 Mill. mit BCG geimpft. Die Durchseuchungsrate bei rund 25 Mill. Einwohnern liegt im Mittel bei 56 %, und zwar sind 13 % der 0—6jährigen, 35 % der 7—14jährigen und 86 % der über 20jährigen positive Reagenten.

Über die Tuberkulose in *Afrika* liegen zu spärliche Berichte vor, als daß es möglich wäre, die Verhältnisse in den einzelnen Ländern ausführlich darzustellen. In Tuberculosis in Africa 1960 (Bull. of the Intern. Union against Tuberculosis, Vol. XXX, 2, 1961) weist HEAF darauf hin, daß die nächsten Jahre für die Entwicklung des afrikanischen Kontinents kritisch werden dürften und daß die Gefahr besteht, daß die selbständig gewordenen Länder im Interesse der Konkurrenzfähigkeit auf technischem Gebiet die fundamentalen Gesichtspunkte vernachlässigen, von welchen die Gesundheit und das Wohlergehen der Nationen abhängt. Besonders gilt dies bezüglich der Tuberkulose. Vielleicht seien die Regierungen zu gerne bereit, anzunehmen, daß sich der Kampf gegen die Tuberkulose auf die Verabfolgung von Medikamenten, die Durchführung von Impfungen, die Beschaffung von ein oder zwei transportablen Röntgengeräten und die Bereitstellung einiger Einrichtungen für chirurgische Maßnahmen beschränke.

In manchen Teilen der Welt befinden sich die freiwilligen Tuberkulose-Associationen nach WUNDERLY (Eleventh annual Report, Perth W. A. 1961) an einem Scheideweg. So auch in *Australien*. Man hat den Eindruck, daß die Tuberkulose am Aussterben sei, und es ist schwierig, das Interesse der Bevölkerung an den Maßnahmen wachzuerhalten, die notwendig erscheinen.

1950 sind in Australien mit damals 8,3 Mill. Einwohnern 1 675 an allen Formen von Tuberkulose gestorben = 20,2 auf 100 000. Mit 14,8 Verstorbenen auf 100 000 wurde bereits 1952 ein Wert erreicht, den die Bundesrepublik erst 1960 aufzuweisen hat. Bis zum Jahre 1960 ist die Tuberkulosesterblichkeit auf 4,7 abgefallen.

Die Zahl der Neuzugänge belief sich 1950 auf 4 491 = 54 auf 100 000 E., sie stieg bis 1953 auf 4 979 an = 56 auf 100 000 E. und fiel dann auf 3 582 = 35 auf 100 000 1959 ab. Im folgenden Jahre ist eine Zunahme um rund 500 Kranke auf 4 084 = 39 auf 100 000 E. erfolgt.

Unter rund 1,4 Mill. Röntgenaufnahmen (= 14 % der Gesamtbevölkerung) wurden 938 aktive Tuberkulosen gefunden = 66 auf 100 000. Außerdem wurden 8 800 inaktive Tuberkulosen ermittelt = 620 auf 100 000 E. In Queensland führten die hier erstmalig durchgeführten RRU zur Entdeckung von 370 aktiven Tuberkulosen = 234 auf 100 000 Aufnahmen, während in Victoria mit ausschließlich freiwilligen Untersuchungen nur 49 Tuberkulosen unter 100 000 Aufnahmen ermittelt werden konnten.

Die dem Land für die Bekämpfung und Behandlung der Tuberkulose entstandenen Kosten sind von 2,7 Mill. Pfund 1950/51 über 8,6 Mill. Pfund 1955/56 auf 5,6 Mill.

Pfund 1960/61 angestiegen. Die Zahl der Unterstützungsempfänger (wegen Tuberkulose) ist von 6548 1951 auf 2235 1960 zurückgegangen.

Etwa 7% der *Erkrankungen* wurden erst nach dem Tode ermittelt. In 5 — 10% der Fälle ergab sich das Vorhandensein resistenter Bakterien.

Für die Behandlung der Tuberkulose stehen 3791 Betten zur Verfügung.

Trotz der augenscheinlichen Erfolge im Kampf gegen die Tuberkulose, die zu einer so niedrigen Sterbeziffer geführt haben, wie sie nur wenige Länder aufzuweisen haben, wird es für unerläßlich gehalten, die Anstrengungen zu verstärken, „wenn es dazu nicht bereits zu spät ist."

Zusammenfassung

(Tuberkulose im Ausland)

Maßnahmen zur Bekämpfung einer Krankheit setzen das Wissen um den Umfang ihres Auftretens und ihrer Auswirkungen voraus. Wenn jedoch schon in hochzivilisierten Ländern der Erfassung durch den vielfach symptomlosen Verlauf Grenzen gesetzt sind und ein beträchtlicher Teil der Erkrankungen nicht bekannt ist, um wieviel mehr gilt dies dann für jene Länder, die gerade im Begriff sind, sich mit der Tuberkulose auseinanderzusetzen. Auch die Angaben über die Mortalität, denen man bislang eine ausreichende Zuverlässigkeit unterstellte, vermitteln keine exakte Aussage, da die Feststellung der Todesursache nur zu einem kleinen Teil auf dem Ergebnis von Sektionen beruht.

Kein Zweifel besteht daran, daß das Tuberkulosevorkommen in vielen Ländern der Erde — zum Teil seit Jahrzehnten — rückläufig ist und sich dabei in einzelnen Fällen der Grenze nähert, unterhalb derer die Krankheit als Seuche als überwunden angesehen werden kann.

Solange jedoch noch in anderen Ländern — wie in Indien — jede Minute ein Mensch an Tuberkulose stirbt, ist die Gefahr nicht beseitigt, und solange besteht für die glücklicheren Nationen die Verpflichtung, die Maßnahmen fortzuführen und zu intensivieren, die in diesem Kampf als geeignet befunden worden sind. Dazu gehört auch die ideelle und materielle Unterstützung jener Länder, in welchen dieser Kampf erst beginnt. Die Tuberkulose kann nicht in einem Land allein, sie muß auf der ganzen Erde besiegt werden.

Summary: Tuberculosis in foreign countries

Measures to combat a disease presuppose cognizance of the extent of its incidence and its effects. If, even in highly civilized countries, registration is hampered by a frequent asymptomatic course of the disease, which thus remains concealed, this is the more true for countries who just begin to counteract tuberculosis. Also statistics of mortality, so far believed to be sufficiently reliable, give no exact account, since determination of the cause of death only rarely is confirmed by autopsy.

There is no doubt that tuberculosis in many countries of the world is regressive — partly for decades — and that in a few cases the limit is being approached where the disease is no longer considered epidemic.

But as long as in other countries — for example India — every minute one person dies of tuberculosis, danger is not extinct and the more fortunate nations are obligted to continue and intensify measures which have proved to be effective in this combat. This includes ideal and materialistic support of the countries where this battle just begins. Tuberculosis cannot be conquered in just one country but all over the world.

Résumé: La tuberculose à l'étranger

Les mésures de lutte contre une maladie présupposent la connaissance exacte de l'extension et des effets de l'affection en cause. Si même dans les pays hautement civilisés les possibilités de contrôle de cette maladie qui reste souvent cliniquement latente, sont limitées et qu'une grande partie des atteintes reste inconnue, ceci vaut à fortiori pour les pays qui ne commencent qu'à se débattre avec le problème de la lutte contre la tuberculose. Même les chiffres de mortalité qu'on croyait fidèles jusqu'ici, ñ'ont qu'une valeur relative, puisque les causes de mort ne sont que très rarement vérifiées par autopsie.

Il n'est pas douteux que la fréquence de la tuberculose régresse depuis quelques décades dans de nombreux pays et que dans certaines régions elle s'approche même du seuil au-dessous duquel on peut dire que la maladie est maîtrisée. Mais tant que dans autres pays — aux Indes par exemple — toutes les minutes un homme meurt de tuberculose, le danger persiste et des nations plus avantagées sont dans l'obligation de continuer et de développer les mesures de lutte adéquate. Cette lutte comprend aussi le soutien idéologique et matériel des pays qui ne font que commencer la lutte. La tuberculose ne peut être vaincue dans un pays seul, elle doit l'être partout dans le monde.

Resumen: La tuberculosis en el extranjero

Las medidas para la lucha de una enfermedad condicionan el conocimiento del alcance de su aparición y sus efectos. Cuando ya sin embargo en los paises más civilizados se ha sentado limites para el descubrimiento a través del múltiple curso asintomático y todavía no es conocido una considerable parte de los afectados, tanto más es válido esto para aquellos paises que precisamente están en el comienzo de ocuparse con la tuberculosis. También los datos sobre la mortalidad, que uno largo tiempo concedía una ámplia seguridad no proporcionan declaraciones exactas ya que la comprobación de la causa de muerte solamente en una pequeña parte procede de los resultados de autopsias.

No existe ninguna duda acerca de que la aparición de tuberculosis en muchos paises de la tierra (en parte desde 10 años) ha regresado y que en casos aislados se acerca a la frontera por debajo de la cual puede ser considerada como vencida la enfermedad como; epidemia.

Sin embargo todavía mientras en otros paises (como en la India) cada minuto muere una persona de tuberculosis, no está eliminado el peligro, y tanto tiempo existe para las afortunadas naciones la obligación de continuar y de intensificar làs medidas que se han identificado como apropiadas en esta lucha. A ello pertenece también el apoyo ideal y material a aquellos paises en los cuales aún comienza esta lucha. La tuberculosis no puede ser vencida en un solo pais, ella tiene que ser vencida en toda la tierra.

V. Stand des Tuberkuloseproblems

Im Jahrbuch 1960 sind die Hauptprobleme aufgezählt, die in nächster Zukunft für die Durchführung der Tuberkulosebekämpfung in Deutschland anstehen.

Sie ergeben sich in erster Linie aus der Verschiebung des Tuberkulose-Vorkommens in die höheren Lebensalter, so daß ein französischer Redner, Herr FREOUR, anläßlich des Internationalen Tuberkulose-Kongresses in Toronto gesagt hat, das Alter ist die letzte Bastion, in die sich die Tuberkulose zurückzieht, während der Hauptredner zur Frage der Tuberkulose der älteren Menschen, der russische Forscher SHEBANOV, die Schwierigkeiten aufzeigte, welche der Entdeckung der Lungentuberkulose in den höheren Lebensaltern entgegenstehen. In Deutschland ist dieses Problem ebenfalls durchaus akut, da die Kenntnis des Vorkommens der Alterstuberkulose, bzw. der Betreuung der altgewordenen Tuberkuloseformen für die allgemeine Ärzteschaft noch nicht zum Allgemeingut geworden ist. Viele Patienten werden wegen konkurrierender Alterserkrankungen behandelt, ohne daß beim behandelnden Arzt der Gedanke auftaucht, daß asthmatische Erscheinungen, chronische Bronchitiden und andere Lungenaffektionen tuberkulöser Ätiologie sein können. Infolgedessen wird nur zu oft die genaue klinische Untersuchung unterlassen. Wenn die alten Leute nicht durch Röntgenreihenuntersuchungen erfaßt werden können, ist die Möglichkeit geschaffen, daß Jahre lang unerkannte Infektionsquellen in der Bevölkerung vorhanden sind. Diese Epidemielage wird auch durch Sektionsergebnisse bestätigt, die in Schweden nachgewiesen wurden, und nach Erhebungen des Deutschen Zentralkomitees auch für Deutschland zutreffen, wonach relativ viele Menschen an Tuberkulose sterben, bei denen diese Diagnose im Leben nicht gestellt worden war.

Nach den im Jahre 1961 festgestellten Zahlen trifft die seit Jahrzehnten ermittelte Benachteiligung des männlichen Geschlechts bei der Erkrankung an Lungentuberkulose auch jetzt noch zu. Die sog. Streuungstuberkulose bzw. frisch entzündliche Erkrankungen im jugendlichen Alter kommen dagegen bei beiden Geschlechtern in etwa gleicher Zahl vor. Eine Mittelstellung nimmt, wie in dem Bericht über die Heilverfahrenstätigkeit der Rentenversicherungsträger nachgewiesen wurde, die exsudative Pleuritis ein. Man kann daraus schließen, daß die stärkere physische Belastung der Männer im Erwachsenenalter höchst wahrscheinlich einen entscheidenden Einfluß auf die Erkrankungshäufigkeit und den Tuberkuloseablauf hat, denn die Mehrzahl der Frauen wird in der heutigen Zeit körperlich nicht mehr so beansprucht, wie das noch in den 20er Jahren dieses Jahrhunderts der Fall gewesen war.

Während die Statistiker aufgrund der Morbiditäts- und Mortalitätszahlen in der Theorie ein Ende der Tuberkuloseendemie berechnen zu können glauben, sind die in der Praxis stehenden Ärzte noch nicht der Überzeugung, daß man von einer Überwindung der Erkrankung sprechen kann. Die Mehrzahl der Heilstätten ist auch heute noch mit zum Teil sehr schwer erkrankten Patienten belegt, und — vom wirtschaftlichen Schaden ganz abgesehen — spielt die Krankheit „Tuberkulose" auch heute noch als eine nicht versiegende Quelle der Sorge und des Kummers für viele Menschen eine große Rolle.

Von einer Überwindung der Tuberkulose als Seuche können praktisch nur die Tierärzte sprechen, denen es gelungen ist, im Laufe des letzten Jahrzehnts die Tuberkulose der Haustiere, vor allem der Rinder, auf ein Mindestmaß herabzusetzen, so daß die Hoffnung besteht, daß die Krankheit bei den Haustieren in absehbarer Zeit ausgestorben sein wird.

Diese Änderung der Lage ist so erheblich, daß die Veterinärhochschullehrer darüber klagen, daß ihnen kaum mehr Material zur Verfügung steht, um die Studierenden über die Tiertuberkulose zu belehren. Die Wahrnehmung, daß sanierte Rinderbestände nach einiger Zeit wieder Reagenten aufweisen, ist aufgrund von Forschungen in Südbaden (TRAUTWEIN, NASSAL) zum Teil dahin aufgeklärt worden, daß die Reinfektionen durch das Mycobakterium avium verursacht wurden, das offensichtlich in kleineren Tierbeständen auf dem Land eine gewisse Rolle als Krankheitserreger spielt. Übertragungen auf den Menschen sind — wenn auch nicht sehr häufig — beobachtet worden.

Wenn man in dem Abschnitt über die Leistungen der Rentenversicherungsträger die von Jahr zu Jahr höher werdende finanzielle Belastung durch die Heilbehandlungen und die Nachfürsorge der Tuberkulosekranken nachliest, so ist das zwar weniger auf eine Vermehrung der Erkrankungen und damit der Heilverfahren zurückzuführen, als vor allem auf die Verteuerung der Behandlung des einzelnen Kranken. Sowohl die internistische Behandlung mit antibiotischen Mitteln als auch die in etwa 10 % notwendig werdende chirurgische Behandlung erfordern sehr kostspielige Medikamente und Einrichtungen. Ebenso können die zunehmenden Kosten der Nachfürsorge nicht außer Betracht bleiben, so daß z. B. der öffentlichen Fürsorge im Jahre 1961 an Unkosten nur für die offene Fürsorge und Tuberkulosehilfe 98,9 Mill. DM für Einheimische und 2,9 Mill. DM für Zugewanderte entstanden sind.

Weil nach den geschilderten Verhältnissen die eigene Volkswirtschaft durch die Tuberkulose eine schwere finanzielle Belastung trifft, so darf doch die Methode der Bekämpfung in keiner Weise abgebaut werden. Bekämpfung der Krankheit und Versorgung der Tuberkulösen werden noch auf Jahre hinaus hohe Anforderungen an die Kostenträger, also vor allem an die Länder, den Bund und die Sozialversicherungsträger stellen. Trotzdem wird man grundsätzlich sagen, daß Bestrebungen, den sog. Entwicklungsländern zu helfen, nicht vernachläßigt werden dürfen. Allerdings müssen die Methoden, die hierbei angewendet werden, genau überlegt und ausgewogen sein, damit sie wirklich fruchtbringend sein können.

Zusammenfassung

Mit den jetzt angewandten Methoden der Heilbehandlung ist es möglich, die einzelne Tuberkuloseerkrankung so günstig zu beeinflussen, daß bei der Mehrzahl der Fälle eine Heilung bzw. so weitgehende Besserung erzielt werden kann, daß der Kranke wieder ins Arbeitsleben und in die Gemeinschaft zurückgehen kann.

Ob es gelingt, die Meldepflicht nach dem am 1. 1. 1962 inkraft getretenen BSeuchenG so durchzuführen, wie der Gesetzgeber es vorschreibt, ist zweifelhaft. Wenn die Ärzte die Meldungen pflichtgemäß vornehmen, müßte es möglich sein, die Kranken nahezu vollzählig zur sachgemäßen Behandlung zu bringen.

Die Bekämpfung der Tiertuberkulose ist soweit fortgeschritten, daß bei Einhaltung der gesetzlichen Vorschriften eine erneute Gefährdung der Menschen nicht mehr zu befürchten ist.

Die wirtschaftliche Hauptlast für die Bekämpfung der Tuberkulose, vor allem für die Durchführung der stationären Heilbehandlung, fällt in Deutschland den sozialen Rentenversicherungsträgern zu, für die nichtversicherten Kranken treten in weitem Maße die Landesfürsorgeverbände ein.

Summary: Status of the Tuberculosis Problem

By present methods of treatment it is possible to influence the individual case of tuberculosis so favourably that full recovery or such an improvement can be achieved that the patient is able to resume his professional work and can be reincorporated into the social community.

It is doubtful whether it will be possible to adequately carry through the duty of notification which according to the Federal Law on Epidemics, effective since January 1 st, 1962, has been extended to the active type of tuberculosis of the respiratory organs, of the skin and of other organs. If physicians dutifully report the notifiable cases it should be possible to provide special treatment to nearly all patients.

The combat against animal tuberculosis has advanced so far that no renewed risk to humans need be feared provided that legal prescriptions are being observed.

In Germany the main economic burden of the fight against tuberculosis, particularly the expenses for hospitalisation, is borne by the institutions of social insurance, while expenses for patients who are not insured are paid to a great extent by the state welfare organisations.

Résumé: Etat du problème de la tuberculose

Les méthodes thérapeutiques actuellement utilisées permettent d'agir si heureusement sur les différentes formes de l'infection tuberculeuse qu'on peut obtenir dans la grande majorité des cas une guérison, respectivement une amélioration si prononcée que le malade peut reprendre son activité professionelle et réintégrer la vie sociale.

Il n'est pas sûr que la déclaration obligatoire qui, depuis la mise en vigueur de la loi fédérale contre les épidémies du 1. 1. 1962, a été étendue aux formes actives de la tuberculose des organes respiratoires, de la peau et d'autres organes, puisse être appliquée dans la forme prescrite par le législateur. Si tous les médecins se tenaient à la législation sur la déclaration des maladies, on devrait pouvoir soumettre pratiquement tous les malades à un traitement adéquat.

La lutte contre la tuberculose animale a fait de tels progrès qu'à condition que les prescriptions légales soient respectées, on n'a pas à redouter pour l'homme une nouvelle menace de ce côté.

Le gros des charges financières de la lutte antituberculeuse, et en premier lieu le traitement hospitalier, est porté en Allemagne par les organismes des assurances sociales. Les malades non assurés sont secourus dans une large mesure par l'assistance sociale régionale.

Resumen: Estado del problema de la tuberculosis

Con los métodos terapéuticos actualmente empleados es posible, influenciar tan favorablemente cada caso de tuberculosis, que en la mayoría de ellos se puede lograr una curación, o una gran mejoría, que permite al enfermo vólver de nuevo a su vida de trabajo o a la sociedad.

Se duda el poder realizar como prescribe la ley, la declaración obligatoria de la forma activa de la tuberculosis de las vias respiratorias, de la piel y de otros órganos, según el decreto del 1. 1. 1962 de la ley alemana sobre enfermedades infecciosas. Si los médicos realizasen la declaración de la enfermedad, sería posible practicar un adecuado tratamiento en casi todos los enfermos.

La lucha de la tuberculosis en los animales está tan avanzada, que cumpliendo los decretos que marca la ley no supone peligro alguno para las personas.

La carga económica principal para la lucha de la tuberculosis, sobre todo para la realización del tratamiento hospitalario, cae en Alemania en jurisdicción del seguro social de invalidez, para los enfermos no asegurados entran en acción las cajas de previsión.

VI. Tabellenwerk

Tabelle I. *Mittlere Wohnbevölkerung der Länder der Bundesrepublik*

Land		Insgesamt	0–1	1–5	5–10	10–15	15–20	20–25	25–30	30–35
Schleswig-Holstein	m	1 088 421	18 978	68 514	79 363	81 935	91 440	115 818	69 644	63 801
	w	1 220 988	17 969	65 515	76 386	79 258	85 147	97 005	65 854	68 334
	zus.	2 309 409	36 947	134 029	155 749	161 193	176 587	212 823	135 498	132 135
Hamburg	m	850 483	12 021	42 996	46 668	51 748	65 417	85 229	61 427	56 668
	w	986 475	11 487	40 547	44 217	49 744	63 781	81 287	59 216	61 346
	zus.	1 836 958	23 508	83 543	90 885	101 492	129 198	166 516	120 643	118 014
Niedersachsen	m	3 104 607	58 647	215 084	248 584	240 646	240 825	292 856	212 987	204 722
	w	3 471 530	54 947	202 722	234 943	226 524	228 399	269 519	206 626	217 133
	zus.	6 576 137	113 594	417 806	483 527	467 170	469 224	562 375	419 613	421 855
Bremen	m	332 303	5 510	20 102	21 292	22 237	26 308	32 418	24 919	23 972
	w	371 984	5 295	19 016	20 498	21 537	25 206	31 361	24 452	24 561
	zus.	704 287	10 805	39 118	41 790	43 774	51 514	63 779	49 371	48 533
Nordrhein-Westfalen	m	7 546 385	137 482	519 281	584 601	524 711	550 600	714 258	599 839	593 011
	w	8 306 091	131 317	492 908	556 143	501 244	525 917	675 186	550 137	568 362
	zus.	15 852 476	268 799	1 012 189	1 140 744	1 025 955	1 076 517	1 389 444	1 149 976	1 161 373
Hessen	m	2 255 982	39 326	145 641	165 766	164 375	162 963	208 604	162 439	164 648
	w	2 527 370	37 168	137 606	157 170	156 210	155 098	197 230	151 493	163 367
	zus.	4 783 352	76 494	283 247	322 936	320 585	318 061	405 834	313 932	328 015
Rheinland-Pfalz	m	1 607 255	31 594	124 838	145 312	121 512	111 028	143 030	114 929	118 097
	w	1 803 915	30 706	117 920	137 917	116 368	108 117	139 999	110 387	119 400
	zus.	3 411 170	62 300	242 758	283 229	237 880	219 145	283 029	225 316	237 497
Saarland	m	508 843	49 444		44 739	37 665	34 759	47 018	38 827	38 762
	w	551 650	47 190		43 193	36 337	32 882	45 162	36 667	37 855
	zus.	1 060 493	96 634		87 932	74 002	67 641	92 180	75 494	76 617
Baden-Württemberg	m	3 672 625	72 525	265 648	287 006	260 057	275 088	369 097	291 998	279 737
	w	4 054 234	69 239	251 794	273 764	247 994	263 398	351 510	276 461	272 659
	zus.	7 726 859	141 764	517 442	560 770	508 051	538 486	720 607	568 459	552 396
Bayern	m	4 427 232	85 462	316 176	347 206	335 733	329 024	418 650	321 570	313 049
	w	5 067 707	81 077	300 050	330 432	321 586	318 708	408 453	314 298	326 914
	zus.	9 494 939	166 539	616 226	667 638	657 319	647 732	827 103	635 868	639 963
Bundesgebiet*)	m	25 394 000	472 000	1 757 000	1 971 000	1 841 000	1 888 000	2 426 000	1 897 000	1 854 000
	w	28 362 000	449 000	1 666 000	1 875 000	1 757 000	1 807 000	2 296 000	1 794 000	1 858 000
	zus.	53 756 000	921 000	3 423 000	3 846 000	3 598 000	3 695 000	4 723 000	3 690 000	3 713 000
West-Berlin	m	933 569	10 886	36 976	44 329	50 800	79 618	88 368	58 207	51 474
	w	1 268 672	10 173	34 926	41 388	48 289	76 988	85 925	59 519	61 261
	zus.	2 202 241	21 059	71 902	85 717	99 089	156 606	174 293	117 726	112 735

*) ohne West-Berlin

Deutschland und von West-Berlin nach Alter und Geschlecht im Jahre 1960

35–40	40–45	45–50	50–55	55–60	60–65	65–70	70–75	75–80	80–85	85–90	90 und mehr
58760	43600	64595	73421	72681	58795	45058	36188	24783	14223	5545	1279
81817	64181	89522	93541	84275	76882	64503	49624	33198	18799	7213	1965
140577	107781	154117	166962	156956	135677	109561	85812	57981	33022	12758	3244
51949	39682	57029	65589	64607	50487	37058	29564	19144	9709	2930	561
70415	54507	73404	81788	75078	69065	58435	43368	27619	15051	4983	1137
122364	94189	130433	147377	139685	119552	95493	72932	46763	24760	7913	1698
180824	129457	187963	210053	208578	164185	115952	87540	58157	32932	12118	2497
247030	181187	256285	263837	235145	208546	167061	127178	81466	44120	15228	3634
427854	310644	444248	473890	443723	372731	283013	214718	139623	77052	27346	6131
21257	16197	22522	24330	22665	16436	11783	9446	6397	3282	1021	209
27592	20808	27740	29081	25346	21767	18474	13787	8932	4724	1490	317
48849	37005	50262	53411	48011	38203	30257	23233	15329	8006	2511	526
484138	341039	462657	516070	508852	375826	246802	183721	119506	61586	22405	
625369	452621	607345	643973	570480	475990	372151	271650	167756	85052	32490	
1109507	793660	1070002	1160043	1079332	851816	618953	455371	287262	146638	54895	
145987	102020	141384	159275	154973	118825	83127	62956	42197	22975	7329	1172
189846	138172	186312	200053	180369	155130	124575	92308	60362	32119	10587	2195
335833	240192	327696	359328	335342	273955	207702	155264	102559	55094	17916	3367
101487	69064	95426	106379	104661	79488	54429	39584	27169	14193	4330	705
134958	94349	126678	134441	122127	103849	81555	59338	38295	19694	6384	1433
236445	163413	222104	240820	226788	183337	135984	98922	65464	33887	10714	2138
34162	22902	29869	33945	33887	24477	15065	11232	7333	3568	1035	154
43519	29043	38721	42089	37031	29747	22039	15015	9293	4245	1355	267
77681	51945	68590	76034	70918	54224	37104	26247	16626	7813	2390	421
233682	160682	223494	245013	229481	173019	117153	87503	60396	30537	8916	1593
294888	215315	289611	300130	264012	224147	178247	132200	87200	44765	13990	2910
528570	375997	513105	545143	493493	397166	295400	219703	147596	75302	22906	4503
272802	196531	272311	296090	288718	226972	158552	115605	76872	40915	12681	2313
377531	277206	367967	380878	345914	303338	242893	177076	113520	58120	18260	3486
650333	473737	640278	676968	634632	530310	401445	292681	190392	99035	30941	5799
1584000	1121000	1558000	1731000	1691000	1289000	885000	664000	442000	234000	75000	14000
2092000	1528000	2064000	2170000	1940000	1669000	1330000	982000	628000	327000	106000	23000
3677000	2649000	3622000	3901000	3631000	2958000	2215000	1646000	1070000	561000	181000	37000
43402	39749	63587	81850	83781	67143	50436	40283	25673	12626	3757	624
72759	67310	103524	124986	116385	108901	96953	76418	47683	24971	8391	1922
116161	107059	167111	206836	200166	176044	147389	116701	73356	37597	12148	2546

Tabelle II. *Bestand der an aktiver Tuberkulose Erkrankten in Schleswig-Holstein am 31. 12. 1960 nach Alter und Geschlecht;*
absolute und relative Zahlen auf 100 000 Einwohner
(Entnommen und berechnet aus den Länderstatistiken)

Alter	Geschlecht	Tuberkulose der Atmungsorgane								Tuberkulose anderer Organe												Summe	
		Ia		Ib		Ic		Ia–Ic		Knochen und Gelenke		Peripher. Lymphkn.		Haut		Menin-gitis		Uro-genital		Sonstige		Id gesamt		Ia–Id gesamt	
		abs.	rel.	abs.	rel.	abs.	rel.	abs.	rel.	abs.	rel.	abs.	rel.	abs.	rel.	abs.	rel.	abs.	rel.	abs.	rel.	abs.	rel.	abs.	rel.
0–1	m	1	5,3	—	—	12	63,2	13	68,5	—	—	—	—	—	—	1	5,3	—	—	—	—	1	5,3	14	73,8
	w	—	—	—	—	7	39,0	7	39,0	—	—	—	—	—	—	—	—	—	—	—	—	—	—	7	39,0
	zus.	1	2,7	—	—	19	51,4	20	54,1	—	—	—	—	—	—	1	2,7	—	—	—	—	1	2,7	21	56,8
1–5	m	1	1,5	—	—	238	347,4	239	348,8	2	2,9	9	13,1	—	—	5	7,3	—	—	1	1,5	17	24,8	256	373,6
	w	3	4,6	1	1,5	187	285,4	191	291,5	6	9,2	6	9,2	—	—	5	7,6	—	—	2	3,1	19	29,0	210	320,5
	zus.	4	3,0	1	0,7	425	317,1	430	320,8	8	6,0	15	11,2	—	—	10	7,5	—	—	3	2,2	36	26,9	466	347,7
5–10	m	2	2,5	2	2,5	354	446,1	358	451,1	32	40,3	19	23,9	3	3,8	15	18,9	—	—	6	7,6	75	94,5	433	545,6
	w	7	9,2	—	—	304	398,0	311	407,1	15	19,6	15	19,6	3	3,9	8	10,5	—	—	3	3,9	44	57,6	355	464,7
	zus.	9	5,8	2	1,3	658	422,5	669	429,5	47	30,2	34	21,8	6	3,9	23	14,8	—	—	9	5,8	119	76,4	788	505,9
10–15	m	15	18,3	3	3,7	243	296,6	261	318,5	34	41,5	27	33,0	6	7,3	4	4,9	—	—	12	14,6	83	101,3	344	419,8
	w	9	11,4	1	1,3	224	282,6	234	295,2	20	25,2	26	32,8	3	3,8	8	10,1	2	2,5	12	15,1	71	89,6	305	384,8
	zus.	24	14,9	4	2,5	467	289,7	495	307,1	54	33,5	53	32,9	9	5,6	12	7,4	2	1,2	24	14,9	154	95,5	649	402,6
15–20	m	83	90,8	24	26,2	351	383,9	458	500,9	41	44,8	17	18,6	8	8,7	9	9,8	11	12,0	16	17,5	102	111,5	560	612,4
	w	67	78,7	19	22,3	317	372,3	403	473,3	25	29,4	33	38,8	5	5,9	6	7,0	12	14,0	14	16,4	95	111,6	498	584,9
	zus.	150	84,9	43	24,4	668	378,3	861	487,6	66	37,4	50	28,3	13	7,4	15	8,5	23	13,0	30	17,0	197	111,6	1058	599,2
20–25	m	170	146,8	40	34,5	568	490,4	778	671,7	35	30,2	13	11,2	5	4,3	3	2,6	14	12,1	13	11,2	83	71,7	861	743,4
	w	82	84,5	35	36,1	560	577,3	677	697,9	32	33,0	36	37,1	8	8,2	4	4,1	25	25,8	21	21,6	126	129,9	803	827,8
	zus.	252	118,4	75	35,2	1128	530,0	1455	683,7	67	31,5	49	23,0	13	6,1	7	3,3	39	18,3	34	16,0	209	98,2	1664	781,9
25–30	m	132	189,5	50	71,8	445	639,0	627	900,3	26	37,3	13	18,7	7	10,1	2	2,9	12	17,2	15	21,5	75	107,7	702	1008,0
	w	79	120,0	27	41,0	455	690,9	561	851,9	21	31,9	19	28,9	9	13,7	2	3,0	25	38,0	27	41,0	103	156,4	664	1008,3
	zus.	211	155,7	77	56,8	900	664,2	1188	876,8	47	34,7	32	23,6	16	11,8	4	3,0	37	27,3	42	31,0	178	131,4	1366	1008,1
30–35	m	118	185,0	50	78,4	552	865,2	720	1128,5	20	31,3	8	12,5	8	12,5	—	—	22	34,5	13	20,4	71	111,3	791	1239,8
	w	86	125,9	22	32,2	422	617,6	530	775,6	20	29,3	11	16,1	10	14,6	3	4,4	38	55,6	19	27,8	101	147,8	631	923,4
	zus.	204	154,4	72	54,5	974	737,1	1250	946,0	40	30,3	19	14,4	18	13,6	3	2,3	60	45,4	32	24,2	172	130,2	1422	1076,2

Alter		(1)		(2)		(3)		(4)		(5)		(6)		(7)		(8)		(9)		(10)		(11)		Insgesamt	
35–40	m	154	262,1	63	107,2	528	898,6	745	1267,9	22	37,4	11	18,7	6	10,2	—	—	29	49,4	17	28,9	85	144,7	830	1412,5
	w	69	84,3	37	45,2	448	547,6	554	677,1	23	28,1	15	18,3	6	7,3	1	1,2	20	24,4	19	23,2	84	102,7	638	779,8
	zus.	223	158,6	100	71,2	976	694,3	1299	924,0	45	32,0	26	18,5	12	8,5	1	0,7	49	34,9	36	25,6	169	120,2	1468	1044,3
40–45	m	125	286,7	61	139,9	417	956,4	603	1383,0	16	36,7	7	16,1	5	11,5	—	—	18	41,3	12	27,5	58	133,0	661	1516,1
	w	50	77,9	32	49,9	306	476,8	388	604,5	9	14,0	5	7,8	8	12,5	1	1,6	16	24,9	16	24,9	55	85,7	443	690,2
	zus.	175	162,4	93	86,3	723	670,8	991	919,5	25	23,2	12	11,1	13	12,1	1	0,9	34	31,5	28	26,0	113	104,8	1104	1024,3
45–50	m	195	301,9	87	134,7	596	922,7	878	1359,2	22	34,1	5	7,7	10	15,5	1	1,5	23	35,6	16	24,8	77	119,2	955	1478,4
	w	56	62,6	42	46,9	346	386,5	444	496,0	17	19,0	9	10,1	8	8,9	—	—	14	15,6	14	15,6	62	69,3	506	565,2
	zus.	251	162,9	129	83,7	942	611,2	1322	857,8	39	25,3	14	9,1	18	11,7	1	0,6	37	24,0	30	19,5	139	90,2	1461	948,0
50–55	m	233	317,3	96	130,8	593	807,7	922	1255,8	16	21,8	5	6,8	14	19,1	—	—	16	21,8	15	20,4	66	89,9	988	1345,7
	w	68	72,7	31	33,1	269	287,6	368	393,4	11	11,8	6	6,4	10	10,7	—	—	7	7,5	12	12,8	46	49,2	414	442,6
	zus.	301	180,3	127	76,1	862	516,3	1290	772,6	27	16,2	11	6,6	24	14,4	—	—	23	13,8	27	16,2	112	67,1	1402	839,7
55–60	m	262	360,5	107	147,2	591	813,1	960	1320,8	18	24,8	4	5,5	13	17,9	2	2,8	11	15,1	12	16,5	60	82,6	1020	1403,4
	w	52	61,7	32	38,0	212	251,6	296	351,2	20	23,7	10	11,9	16	19,0	1	1,2	9	10,7	21	24,9	77	91,4	373	442,6
	zus.	314	200,1	139	88,6	803	511,6	1256	800,2	38	24,2	14	8,9	29	18,5	3	1,9	20	12,7	33	21,0	137	87,3	1393	887,5
60–65	m	211	358,9	96	163,3	445	756,9	752	1279,0	10	17,0	2	3,4	12	20,4	—	—	11	18,7	6	10,2	41	69,7	793	1348,8
	w	55	71,5	17	22,1	178	231,5	250	325,2	15	19,5	9	11,7	19	24,7	—	—	2	2,6	10	13,0	55	71,5	305	396,7
	zus.	266	196,1	113	83,3	623	459,2	1002	738,5	25	18,4	11	8,1	31	22,8	—	—	13	9,6	16	11,8	96	70,8	1098	809,3
65–70	m	153	339,6	87	193,1	255	565,9	495	1098,6	12	26,6	5	11,1	7	15,5	—	—	5	11,1	10	22,2	39	86,6	534	1185,1
	w	51	79,1	25	38,8	145	224,8	221	342,6	7	10,9	9	14,0	11	17,1	—	—	2	3,4	8	12,4	37	57,4	258	400,0
	zus.	204	186,2	112	102,2	400	365,1	716	653,5	19	17,3	14	12,8	18	16,4	—	—	7	6,4	18	16,4	76	69,4	792	722,9
70–75	m	109	301,2	66	182,4	151	417,3	326	900,9	6	16,6	1	2,8	4	11,1	—	—	1	2,8	3	8,3	15	41,5	341	942,3
	w	26	52,4	22	44,3	78	157,2	126	253,9	7	14,1	5	10,1	11	22,2	—	—	—	—	7	14,1	30	60,5	156	314,4
	zus.	135	157,3	88	102,5	229	266,9	452	526,7	13	15,1	6	7,0	15	17,5	—	—	1	1,2	10	11,7	45	52,4	497	579,2
75 und	m	80	174,6	51	111,3	122	266,2	253	552,0	8	17,5	2	4,4	7	15,3	—	—	3	6,5	5	10,9	25	54,5	278	606,6
mehr	w	48	78,5	19	31,1	76	124,2	143	233,7	20	32,7	8	13,1	10	16,3	—	—	—	—	6	9,8	44	71,9	187	305,7
	zus.	128	119,6	70	65,4	198	185,0	396	370,1	28	26,2	10	9,3	17	15,9	—	—	3	2,8	11	10,3	69	64,5	465	434,6
Ins-	m	2044	187,8	883	81,1	6461	593,6	9388	862,5	320	29,4	148	13,6	115	10,6	42	3,9	176	16,2	172	15,8	973	89,4	10361	951,9
gesamt	w	808	66,2	362	29,6	4534	371,3	5704	467,2	268	21,9	222	18,2	137	11,2	39	3,2	172	14,1	211	17,3	1049	85,9	6753	553,1
	zus.	2852	123,5	1245	53,9	10995	476,1	15092	653,5	588	25,5	370	16,9	252	10,9	81	3,5	348	15,1	383	16,6	2022	87,6	17114	741,1

Tabelle III. *Bestand der an aktiver Tuberkulose Erkrankten in Hamburg am 31. 12. 1960 nach Alter und Geschlecht; absolute und relative Zahlen auf 100 000 Einwohner* (Entnommen und berechnet aus den Länderstatistiken)

Alter	Geschlecht	Tuberkulose der Atmungsorgane								Tuberkulose anderer Organe												Summe	
		Ia		Ib		Ic		Ia–Ic		Knochen und Gelenke		Peripher. Lymphkn.		Haut		Menin-gitis		Uro-genital		Sonstige		Id gesamt		Ia–Id gesamt	
		abs.	rel.	abs.	rel.	abs.	rel.	abs.	rel.	abs.	rel.	abs.	rel.	abs.	rel.	abs.	rel.	abs.	rel.	abs.	rel.	abs.	rel.	abs.	rel.
0– 1	m	2	16,6	—	—	9	74,8	11	91,5	—	—	—	—	—	—	—	—	—	—	—	—	—	—	11	91,5
	w	—	—	—	—	7	60,9	7	60,9	—	—	1	8,7	—	—	—	—	—	—	—	—	1	8,7	8	69,6
	zus.	2	8,5	—	—	16	68,1	18	76,6	—	—	1	4,3	—	—	—	—	—	—	—	—	1	4,3	19	80,8
1– 5	m	4	9,3	—	—	165	383,8	169	393,1	9	20,9	3	7,0	—	—	1	2,3	—	—	—	—	13	30,2	182	423,3
	w	8	19,7	2	4,9	145	357,7	155	382,3	9	22,2	2	4,9	—	—	1	2,5	—	—	—	—	12	29,6	167	411,9
	zus.	12	14,4	2	2,4	310	371,1	324	387,8	18	21,5	5	6,0	—	—	2	2,4	—	—	—	—	25	29,9	349	417,9
5–10	m	4	8,6	—	—	479	1026,4	483	1035,0	15	32,1	5	10,7	2	4,3	1	2,1	—	—	5	10,7	28	60,0	511	1095,0
	w	7	15,8	1	2,3	429	970,2	437	988,3	20	45,2	9	20,4	—	—	1	2,3	—	—	2	4,5	32	72,4	469	1060,7
	zus.	11	12,1	1	1,1	908	999,1	920	1012,3	35	38,5	14	15,4	2	2,2	2	2,2	—	—	7	7,7	60	66,0	980	1078,3
10–15	m	15	29,0	1	1,9	348	672,5	364	703,4	16	30,9	9	17,4	3	5,8	2	3,9	3	5,8	13	25,1	46	88,9	410	792,3
	w	8	16,1	2	4,0	269	540,8	279	560,9	7	14,1	9	18,1	3	6,0	1	2,0	1	2,0	10	20,1	31	62,3	310	623,2
	zus.	23	22,7	3	3,0	617	607,9	643	633,5	23	22,7	18	17,7	6	5,9	3	3,0	4	3,9	23	22,7	77	75,9	720	709,4
15–20	m	54	82,5	22	33,6	367	561,0	443	677,2	10	15,3	11	16,8	13	19,9	3	4,6	7	10,7	16	24,5	60	91,7	503	768,9
	w	46	72,1	15	23,5	352	551,9	413	647,5	16	25,1	21	32,9	12	18,8	6	9,4	6	9,4	21	32,9	82	128,6	495	776,1
	zus.	100	77,4	37	28,6	719	556,5	856	662,5	26	20,1	32	24,8	25	19,4	9	7,0	13	10,1	37	28,6	142	109,9	998	772,5
20–25	m	104	122,0	47	55,1	583	684,0	734	861,2	16	18,8	10	11,7	10	11,7	—	—	10	11,7	20	23,5	66	77,4	800	938,6
	w	79	97,2	29	35,7	605	744,3	713	877,1	26	32,0	26	32,0	25	30,8	3	3,7	29	35,7	31	38,1	140	172,2	853	1049,4
	zus.	183	109,9	76	45,6	1188	713,4	1447	868,9	42	25,2	36	21,6	35	21,0	3	1,8	39	23,4	51	30,6	206	123,7	1653	992,7
25–30	m	105	170,9	57	92,8	569	926,4	731	1190,0	19	30,9	9	14,7	12	19,5	1	1,6	16	26,0	16	26,0	73	118,8	804	1308,9
	w	76	128,3	39	65,9	633	1069,0	748	1263,2	16	27,0	11	18,6	29	49,0	—	—	29	49,0	23	38,8	108	182,4	856	1445,6
	zus.	181	150,0	96	79,6	1202	996,3	1479	1225,9	35	29,0	20	16,6	41	34,0	1	0,8	45	37,3	39	32,3	181	150,0	1660	1376,0
30–35	m	165	291,2	61	107,6	711	1254,7	937	1653,5	1	1,8	7	12,4	12	21,2	1	1,8	27	47,6	22	38,8	70	123,5	1007	1777,0
	w	108	176,1	45	73,4	672	1095,4	825	1344,8	4	6,5	21	34,2	29	47,3	5	8,2	29	47,3	35	57,1	123	200,5	948	1545,3
	zus.	273	231,3	106	89,8	1383	1171,9	1762	1493,0	5	4,2	28	23,7	41	34,7	6	5,1	56	47,5	57	48,3	193	163,5	1955	1656,6
35–40	m	191	367,7	69	132,8	816	1570,8	1076	2071,3	8	15,4	6	11,5	13	25,0	—	—	20	38,5	19	36,6	66	127,0	1142	2198,3
	w	129	183,2	50	91,0	711	1009,7	890	1263,9	8	11,4	27	38,3	24	34,1	3	4,3	26	36,9	27	38,3	115	163,3	1005	1427,3
	zus.	320	261,5	119	97,3	1527	1247,9	1966	1606,7	16	13,1	33	27,0	37	30,2	3	2,5	46	37,6	46	37,6	181	147,9	2147	1754,6

40—45	m	148	373,0	51	128,5	537	1353,3	736	1854,7	6	15,1	5	12,6	16	40,3	—	—	15	37,8	10	25,2	52	131,0	788	1985,7
	w	98	179,8	32	58,7	414	759,5	544	998,0	2	3,7	12	22,0	30	55,0	—	—	10	18,3	13	23,9	67	122,9	611	1 121,0
	zus.	246	261,2	83	88,1	951	1009,7	1280	1359,0	8	8,5	17	18,0	46	48,8	—	—	25	26,5	23	24,4	119	126,3	1399	1 485,2
45—50	m	276	484,0	106	185,9	869	1 523,8	1251	2 193,6	18	31,6	6	10,5	26	46,6	2	3,5	10	17,5	7	12,3	69	121,0	1320	2 314,6
	w	127	173,0	46	62,7	496	675,7	669	911,4	14	19,6	8	10,9	46	62,7	—	—	16	22,1	19	25,6	103	140,3	772	1 051,7
	zus.	403	309,0	152	116,5	1365	1 046,5	1920	1 472,0	32	24,5	14	10,7	72	55,2	2	1,5	26	19,9	26	19,9	172	131,9	2092	1 603,9
50—55	m	367	559,5	119	181,4	960	1 463,7	1446	2 204,6	8	12,2	5	7,6	30	45,7	2	3,0	10	15,2	25	38,1	80	122,0	1526	2 326,6
	w	106	129,6	39	47,7	408	498,9	553	676,1	26	31,8	12	14,7	58	70,9	1	1,2	7	8,6	17	20,8	121	147,9	674	824,1
	zus.	473	320,9	158	107,2	1 368	928,2	1999	1 356,4	34	23,1	17	11,5	88	59,7	3	2,0	17	11,5	42	28,5	201	136,4	2200	1 492,8
55—60	m	392	606,7	145	224,4	896	1 386,9	1433	2 218,0	20	31,0	2	3,1	32	49,5	1	1,5	8	12,4	14	21,7	77	119,2	1510	2 337,2
	w	73	97,2	31	41,3	315	419,6	419	558,1	2	2,7	5	6,7	44	58,6	1	1,3	3	4,0	19	25,3	74	98,6	493	656,7
	zus.	465	332,9	176	126,0	1211	867,0	1852	1 325,8	22	15,7	7	5,0	76	54,4	2	1,4	11	7,9	33	23,6	151	108,1	2003	1 433,9
60—65	m	298	590,3	119	235,7	648	1 283,5	1065	2 109,5	12	23,8	2	3,9	28	55,5	—	—	12	23,8	18	35,7	72	142,6	1137	2 252,0
	w	79	114,4	28	40,5	226	327,2	333	482,2	—	—	14	20,3	58	84,0	—	—	2	2,9	16	23,2	90	130,3	423	612,5
	zus.	377	315,3	147	123,0	874	731,1	1398	1 169,4	12	10,0	16	13,4	86	71,9	—	—	14	11,7	34	28,4	162	135,5	1560	1 304,9
65—70	m	231	623,3	70	188,9	382	1 030,9	683	1 843,1	1	2,7	—	—	16	43,2	—	—	7	18,9	6	16,2	30	81,0	713	1 924,1
	w	69	118,1	22	37,7	136	232,7	227	388,5	8	13,7	7	12,0	53	90,7	—	—	3	5,1	4	6,8	75	128,3	302	516,8
	zus.	300	314,2	92	96,3	518	542,4	910	942,9	9	9,4	7	7,3	69	72,3	—	—	10	10,5	10	10,5	105	110,0	1015	1 062,9
70—75	m	134	453,3	56	189,4	191	646,1	381	1 288,7	6	20,3	—	—	21	71,0	—	—	2	6,8	1	3,4	30	101,5	411	1 390,2
	w	41	94,5	23	53,0	82	189,1	146	336,7	4	9,2	5	11,5	33	76,1	—	—	3	6,9	6	13,8	51	117,6	197	454,3
	zus.	175	239,9	79	108,3	273	374,3	527	722,6	10	13,7	5	6,9	54	74,0	—	—	5	6,9	7	9,6	81	111,1	608	833,7
75—80	m	51	266,4	26	135,8	70	365,6	147	767,9	4	20,9	2	10,4	13	67,9	—	—	—	—	1	5,2	20	104,5	167	872,3
	w	22	79,7	16	57,9	49	177,4	87	315,0	3	10,9	7	25,3	26	94,1	—	—	—	—	2	7,2	38	137,6	125	452,6
	zus.	73	156,1	42	89,8	119	254,5	234	500,4	7	15,0	9	19,2	39	83,4	—	—	—	—	3	6,4	58	124,0	292	624,4
80—85	m	23	236,9	14	144,2	17	175,1	54	556,2	2	20,6	2	20,6	6	61,8	—	—	—	—	2	20,6	12	123,6	66	679,8
	w	15	99,7	12	79,7	17	112,9	44	292,3	—	—	1	6,6	21	139,5	—	—	—	—	1	6,6	23	152,8	67	445,2
	zus.	38	153,5	26	105,0	34	137,3	98	395,8	2	8,7	3	12,1	27	109,5	—	—	—	—	3	12,1	35	141,4	133	537,2
85 und mehr	m	4	114,6	3	85,9	9	257,8	16	458,3	—	—	1	28,6	3	85,9	—	—	—	—	—	—	4	114,6	20	572,9
	w	4	65,4	2	32,7	4	65,4	10	163,4	1	16,3	4	65,4	5	81,7	—	—	—	—	—	—	10	163,4	20	326,8
	zus.	8	83,2	5	52,0	13	135,3	26	270,5	1	10,4	5	52,0	8	83,2	—	—	—	—	—	—	14	145,7	40	416,2
Insgesamt	m	2568	301,9	966	113,6	8626	1 014,2	12160	1 429,8	171	20,1	85	10,0	256	30,1	14	1,6	147	17,3	195	22,9	868	102,1	13028	1 531,8
	w	1095	111,0	434	44,0	5970	605,2	7499	760,2	166	16,8	202	20,5	496	50,3	22	2,2	164	16,6	246	24,9	1296	131,4	8795	891,6
	zus.	3663	199,4	1400	76,2	14996	794,6	19659	1 070,2	337	18,3	287	15,6	752	40,9	36	2,0	311	16,9	441	24,0	2164	117,8	21823	1 188,0

Tabelle IV. *Bestand der an aktiver Tuberkulose Erkrankten in Niedersachsen am 31. 12. 1960 nach Alter und Geschlecht;*
absolute und relative Zahlen auf 100 000 Einwohner
(Entnommen und berechnet aus den Länderstatistiken)

Alter	Geschlecht	Tuberkulose der Atmungsorgane								Tuberkulose anderer Organe												Summe	
		Ia		Ib		Ic		Ia—Ic		Knochen und Gelenke		Peripher. Lymphkn.		Haut		Menin-gitis		Uro-genital		Sonstige		Id gesamt		Ia—Id gesamt	
		abs.	rel.	abs.	rel.	abs.	rel.	abs.	rel.	abs.	rel.	abs.	rel.	abs.	rel.	abs.	rel.	abs.	rel.	abs.	rel.	abs.	rel.	abs.	rel.
0—1	m	1	1,7	—	—	4	6,8	5	8,6	1	1,7	—	—	—	—	1	1,7	—	—	—	—	2	3,4	7	12,1
	w	—	—	—	—	5	9,1	5	9,1	—	—	—	—	—	—	1	1,8	—	—	—	—	1	1,8	6	11,0
	zus.	1	0,9	—	—	9	7,9	10	8,9	1	0,9	—	—	—	—	2	1,8	—	—	—	—	3	2,7	13	11,6
1—5	m	7	3,3	1	0,5	352	166,3	360	170,1	7	3,3	14	6,6	1	0,5	15	7,1	—	—	—	—	37	17,5	397	187,6
	w	3	1,5	—	—	335	167,9	338	169,4	4	2,0	7	3,5	—	—	7	3,5	—	—	1	0,5	19	9,5	357	179,0
	zus.	10	2,4	1	0,2	687	167,1	698	169,8	11	2,7	21	5,1	1	0,2	22	5,4	—	—	1	0,2	56	13,6	754	183,4
5—10	m	9	3,6	—	—	781	313,1	790	316,7	27	10,8	40	16,0	5	2,0	16	6,4	—	—	11	4,4	99	39,7	898	356,4
	w	7	3,0	1	0,4	663	281,5	671	284,9	28	11,9	47	20,0	4	1,7	27	11,5	3	1,3	8	3,4	117	49,7	788	334,5
	zus.	16	3,3	1	0,2	1444	297,7	1461	301,2	55	11,5	87	17,9	9	1,9	43	8,9	3	0,6	19	3,9	216	44,5	1677	345,8
10—15	m	6	2,6	5	2,1	405	174,1	416	178,9	73	31,4	51	21,9	8	3,4	22	9,5	4	1,7	15	6,4	173	74,4	589	253,3
	w	14	6,4	3	1,4	410	187,0	427	194,8	66	30,1	37	16,9	5	2,3	14	6,4	5	2,3	22	10,0	149	68,0	576	262,7
	zus.	20	4,4	8	1,8	815	180,4	843	186,6	139	30,8	88	19,5	13	2,9	36	8,0	9	2,0	37	8,2	322	71,3	1165	257,9
15—20	m	104	40,7	19	7,4	493	193,0	616	241,2	80	31,3	30	11,7	9	3,5	11	4,3	18	7,0	24	9,4	172	67,4	788	308,6
	w	82	33,8	16	6,6	472	194,5	570	234,9	51	21,0	42	17,3	16	6,6	8	2,9	21	8,7	25	10,3	162	66,8	732	301,7
	zus.	186	37,3	35	7,0	965	193,8	1186	238,1	131	26,3	72	14,5	25	5,0	19	3,6	39	7,8	49	9,8	334	67,1	1520	305,2
20—25	m	267	93,2	50	17,5	916	319,8	1233	430,4	86	30,0	33	11,5	8	2,8	4	1,4	36	12,6	50	17,5	217	75,8	1450	506,2
	w	171	64,4	32	12,0	814	306,4	1017,	382,8	48	18,1	70	26,4	15	5,6	9	3,4	65	24,5	52	19,6	259	97,5	1276	480,3
	zus.	438	79,3	82	14,9	1730	313,3	2250	407,5	134	24,3	103	18,7	23	4,2	13	2,4	101	18,3	102	18,5	476	86,2	2726	493,7
25—30	m	331	159,1	36	17,3	872	419,1	1239	595,5	84	40,4	29	13,9	11	5,3	3	1,4	56	26,9	32	15,4	215	103,3	1454	698,8
	w	198	96,8	34	16,6	827	404,3	1059	517,8	53	25,9	45	22,0	19	9,3	5	2,4	101	49,4	41	10,4	264	129,1	1323	646,8
	zus.	529	128,2	70	17,0	1699	411,8	2298	557,0	137	33,2	74	17,9	30	7,3	8	1,9	157	38,1	73	17,7	479	116,1	2777	673,0
30—35	m	484	238,5	52	25,6	1063	523,9	1599	788,1	77	37,9	25	12,3	12	5,9	10	4,9	100	49,3	57	28,1	281	138,5	1880	926,6
	w	245	111,3	35	15,9	914	415,3	1194	542,6	72	32,7	43	19,5	22	10,0	9	4,1	123	55,9	62	28,2	331	150,4	1525	593,0
	zus.	729	172,4	87	20,6	1977	467,4	2793	660,3	149	35,2	68	16,1	34	8,0	19	4,5	223	52,7	119	28,2	612	144,7	3405	805,0
35—40	m	515	285,1	69	38,2	1048	580,1	1632	903,3	93	51,5	24	13,3	13	7,2	1	0,6	98	54,2	48	26,6	277	153,3	1909	1056,7
	w	298	119,2	40	16,0	948	379,2	1286	514,5	66	26,4	49	19,6	35	14,0	2	0,8	91	36,4	54	21,6	297	118,8	1583	633,3
	zus.	813	188,8	109	25,3	1996	463,5	2918	677,6	159	36,9	73	17,0	48	11,1	3	0,7	189	43,9	102	23,7	574	133,3	3492	810,9

40–45	m	434	325,2	50	38,6	791	611,0	1275	984,9	53	40,9	13	10,0	17	13,1	1	0,8	60	46,3	49	37,9	193	149,1	1468	1134,0
	w	190	104,9	34	18,8	579	319,6	803	443,2	53	29,3	31	17,1	26	14,3	1	0,6	50	27,6	47	25,9	208	114,8	1011	558,0
	zus.	624	200,9	84	27,0	1370	441,0	2078	668,9	106	43,1	44	14,2	43	13,8	2	0,7	110	35,4	96	30,9	401	129,1	2479	798,0
45–50	m	653	347,4	69	36,7	1074	571,4	1796	955,5	78	41,5	17	9,0	28	14,9	–	–	82	43,6	47	25,0	252	134,1	2048	1089,6
	w	224	87,4	39	15,2	646	252,1	909	354,7	59	23,0	33	12,9	43	16,8	–	–	61	23,8	55	21,5	251	97,9	1160	452,6
	zus.	877	197,4	108	24,3	1720	387,1	2705	608,9	137	30,8	50	11,3	71	16,0	–	–	143	32,2	102	23,0	503	113,2	3208	722,1
50–55	m	801	381,3	89	42,4	1192	567,5	2082	991,2	61	29,0	10	4,8	35	16,7	4	1,9	71	33,8	40	19,0	221	105,2	2303	1096,4
	w	162	61,4	40	15,2	542	205,4	744	282,0	60	22,7	27	10,2	56	21,2	1	0,4	38	14,4	35	13,3	217	82,2	961	364,2
	zus.	963	203,2	129	27,2	1734	365,9	2826	596,3	121	25,5	37	7,8	91	19,2	5	1,1	109	23,0	75	15,8	438	92,4	3264	688,8
55–60	m	903	432,9	108	51,8	1209	579,6	2220	1063,4	48	23,0	8	3,8	36	17,3	1	0,5	55	26,4	42	20,1	190	91,1	2410	1155,4
	w	167	71,0	32	13,6	411	174,8	610	259,4	51	21,7	25	10,6	60	25,5	2	0,9	31	13,2	36	15,3	205	87,2	815	346,6
	zus.	1070	241,1	140	31,6	1620	365,1	2830	637,8	99	22,3	33	7,4	96	21,6	3	0,7	86	19,4	78	17,6	395	89,0	3225	726,8
60–65	m	717	436,7	102	62,1	971	591,4	1790	1090,3	38	23,1	9	5,5	32	19,5	1	0,6	35	21,3	24	14,6	139	84,7	1929	1174,9
	w	193	92,5	55	26,4	364	174,5	612	293,5	49	23,5	32	15,3	55	25,4	–	–	29	13,9	35	16,8	200	95,9	812	389,4
	zus.	910	244,1	157	42,1	1335	358,2	2402	644,4	87	23,3	41	11,3	87	23,3	1	0,3	64	17,2	59	15,8	339	91,0	2741	735,4
65–70	m	488	420,9	87	75,0	555	478,6	1130	974,5	26	22,4	8	6,9	18	15,5	1	0,9	16	13,8	16	13,8	85	73,3	1215	1047,8
	w	142	85,0	43	25,7	320	191,5	505	302,3	36	21,5	20	12,0	50	29,9	–	–	16	9,6	12	7,2	134	80,2	639	382,5
	zus.	630	222,6	130	45,9	875	309,2	1635	577,7	62	21,9	28	9,9	68	24,0	1	0,4	32	11,3	28	9,9	219	77,4	1854	655,1
70–75	m	328	374,7	73	83,4	327	373,5	728	831,6	24	27,4	5	5,7	8	9,1	–	–	12	13,7	8	9,1	57	65,1	785	896,7
	w	135	106,2	30	23,6	239	187,9	404	317,7	23	18,1	18	14,2	35	27,5	–	–	4	3,1	15	11,8	95	74,7	499	392,4
	zus.	463	215,6	103	48,0	566	263,6	1132	527,2	47	21,9	23	10,7	43	20,0	–	–	16	7,5	23	10,7	152	70,8	1284	598,0
75–80	m	191	328,4	40	68,8	191	328,4	422	725,6	13	22,4	1	1,7	8	13,8	–	–	7	12,0	3	5,2	32	55,0	454	789,6
	w	100	122,8	26	31,9	126	154,7	252	309,3	12	14,7	16	19,6	23	28,2	–	–	2	2,5	11	13,5	64	78,6	316	387,9
	zus.	291	208,4	66	47,3	317	227,0	674	482,7	25	17,9	17	12,2	31	22,2	–	–	9	6,4	14	10,0	96	68,8	770	551,5
80 und mehr	m	83	174,6	23	48,4	94	197,7	200	420,6	6	12,6	5	10,5	5	10,5	–	–	1	2,1	2	4,2	19	40,0	219	460,6
	w	58	92,1	17	27,0	68	108,0	143	227,0	15	23,8	8	12,7	17	27,0	–	–	–	–	–	–	40	63,5	183	290,6
	zus.	141	127,6	40	36,2	162	146,6	343	310,3	21	19,0	13	11,8	22	19,9	–	–	1	0,9	2	1,8	59	53,4	402	363,7
Insgesamt	m	6322	203,6	873	28,1	12338	397,4	19533	629,2	875	28,2	322	10,4	254	8,2	91	2,9	651	21,0	468	15,1	2661	87,7	22194	714,9
	w	2389	68,8	477	13,7	8683	250,1	11549	332,7	746	21,5	550	15,8	481	13,9	85	2,4	640	18,4	511	14,7	3013	86,8	14562	419,5
	zus.	8711	132,5	1350	20,5	21021	319,7	31082	472,6	1621	24,6	872	13,3	735	11,2	176	2,7	1291	19,6	979	14,9	5674	86,3	36756	558,9

Tabelle V. *Bestand der an aktiver Tuberkulose Erkrankten in Bremen am 31. 12. 1960 nach Alter und Geschlecht;*
absolute und relative Zahlen auf 100 000 Einwohner
(Entnommen und berechnet aus den Länderstatistiken)

Alter	Geschlecht	Tuberkulose der Atmungsorgane								Tuberkulose anderer Organe												Summe	
		Ia		Ib		Ic		Ia–Ic		Knochen und Gelenke		Peripher. Lymphkn.		Haut		Menin-gitis		Uro-genital		Sonstige		Id gesamt		Ia–Id gesamt
		abs.	rel.	abs.	rel.	abs.	rel.	abs.	rel.	abs.	rel.	abs.	rel.	abs.	rel.	abs.	rel.	abs.	rel.	abs.	rel.	abs.	rel.	abs.	rel.
0– 1	m	–	–	–	–	3	54,4	3	54,4	–	–	–	–	–	–	1	18,1	–	–	–	–	1	18,1	4	72,6
	w	–	–	–	–	4	75,5	4	75,5	–	–	–	–	–	–	1	18,9	–	–	–	–	1	18,9	5	94,4
	zus.	–	–	–	–	7	64,8	7	64,8	–	–	–	–	–	–	2	18,5	–	–	–	–	2	18,5	9	83,3
1– 5	m	2	9,9	–	–	54	268,6	56	278,6	1	5,0	1	0,5	–	–	3	14,9	1	5,0	1	5,0	7	34,8	63	313,4
	w	3	15,8	2	10,5	51	268,2	56	294,5	–	–	3	15,8	–	–	3	15,8	–	–	2	10,5	8	42,1	64	336,6
	zus.	5	12,8	2	5,1	105	268,4	102	286,3	1	2,6	4	10,2	–	–	6	15,3	1	2,6	3	7,7	15	38,3	127	324,7
5–10	m	4	18,8	–	–	122	573,0	126	591,8	2	9,4	5	23,5	–	–	6	28,2	1	4,7	2	9,4	16	75,1	142	666,9
	w	1	4,9	2	9,8	116	565,9	119	580,6	6	29,3	5	24,4	–	–	4	19,5	–	–	4	19,5	19	92,7	138	673,2
	zus.	5	12,0	2	4,8	238	569,5	245	586,3	8	19,1	10	23,9	–	–	10	23,9	1	2,4	6	14,4	35	83,8	280	670,0
10–15	m	4	18,0	–	–	111	499,2	115	517,2	18	80,9	3	13,5	–	–	6	27,0	–	–	2	9,0	29	130,4	144	647,6
	w	4	18,6	4	18,6	82	380,7	90	417,9	7	32,5	11	51,1	–	–	5	23,2	1	4,6	2	9,3	26	120,7	116	538,6
	zus.	8	18,3	4	9,1	193	440,9	205	468,3	25	57,1	14	32,0	–	–	11	25,1	1	2,3	4	9,1	55	125,6	260	594,0
15–20	m	18	68,4	4	15,2	75	285,1	97	368,7	14	53,2	4	15,2	1	3,8	1	3,8	6	22,8	2	7,6	28	106,4	125	475,1
	w	16	63,5	4	15,9	117	464,2	137	543,5	8	31,7	8	31,7	–	–	1	4,0	3	11,9	3	11,9	23	91,2	160	634,8
	zus.	34	66,0	8	15,5	192	372,7	234	454,2	22	42,7	12	23,3	1	1,9	2	3,9	9	17,5	5	9,7	51	99,0	285	553,2
20–25	m	34	104,8	10	30,9	168	518,2	212	654,0	12	37,0	3	9,3	–	–	1	3,1	10	30,9	5	15,4	31	95,6	243	749,6
	w	18	57,4	5	15,9	200	637,7	223	711,1	8	25,5	13	41,5	3	9,6	1	3,2	10	31,8	4	12,8	39	124,4	262	835,4
	zus.	52	81,5	15	23,5	368	577,0	435	682,0	20	31,4	16	25,1	3	4,7	2	3,1	20	31,4	9	14,1	70	109,8	505	791,8
25–30	m	39	156,5	16	64,2	222	890,9	277	1111,7	13	52,2	6	24,1	1	4,0	1	4,0	15	60,2	3	20,0	39	156,5	316	1268,1
	w	25	102,2	5	20,4	183	748,4	213	871,1	6	24,5	12	49,1	2	8,2	–	–	20	81,8	6	24,5	46	188,1	259	1059,2
	zus.	64	129,6	21	42,5	405	820,3	490	992,5	19	38,5	18	36,5	3	6,1	1	2,0	35	70,9	9	18,2	85	172,2	575	1164,7
30–35	m	57	237,8	17	70,9	222	926,1	296	1234,8	23	95,9	6	25,0	2	8,4	2	8,4	22	91,8	4	16,7	59	246,1	355	1480,9
	w	39	158,8	7	28,5	205	834,7	251	1021,9	13	52,9	8	32,6	3	12,2	–	–	18	73,3	5	20,4	47	191,4	298	1213,4
	zus.	96	197,8	24	49,5	427	879,8	547	1127,1	36	74,2	14	28,8	5	10,3	2	4,1	40	82,4	9	18,5	106	218,4	653	1345,5
35–40	m	51	239,9	7	32,9	245	1152,6	303	1425,4	13	61,2	6	28,2	1	4,7	1	4,7	19	89,4	8	37,6	48	225,8	351	1651,2
	w	36	130,5	6	21,7	202	732,1	244	884,3	7	25,4	10	36,2	2	7,2	–	–	15	54,4	6	21,7	40	145,0	284	1029,3
	zus.	87	178,1	13	26,6	447	915,1	547	1119,8	20	40,9	16	32,8	3	6,1	1	2,1	34	69,6	14	28,7	88	180,1	635	1299,9

40–45	m	61	376,6	6	37,0	230	1420,1	297	1833,7	8	49,4	3	18,5	1	6,2	1	6,2	13	80,3	6	37,0	32	197,6	329	2031,2
	w	25	120,1	4	19,2	139	668,0	168	607,4	10	48,1	5	24,0	3	14,4	—	—	14	67,3	5	24,0	37	177,8	205	985,2
	zus.	86	232,4	10	27,0	369	997,2	465	1256,6	18	48,6	8	21,6	4	10,8	1	2,7	27	73,0	11	29,7	69	186,5	534	1443,0
45–50	m	70	310,8	6	26,6	225	999,0	301	1336,5	9	40,0	1	4,4	1	4,4	2	6,9	10	44,4	7	31,1	30	133,2	331	1469,7
	w	29	104,5	3	10,8	155	558,8	187	674,1	8	28,8	5	18,0	5	18,0	—	—	12	43,3	11	39,7	41	147,8	228	821,9
	zus.	99	197,0	9	17,9	380	756,0	488	970,9	17	33,8	6	11,9	6	11,9	2	4,0	22	43,8	18	35,8	71	141,3	559	1112,2
50–55	m	114	468,6	7	28,8	234	961,8	355	1459,2	13	53,4	2	8,2	4	16,4	1	4,1	9	37,0	7	28,8	36	148,0	391	1607,1
	w	23	79,1	5	17,2	125	429,9	153	526,1	6	20,6	5	17,2	3	10,3	—	—	5	17,2	11	37,8	30	103,2	183	629,3
	zus.	137	256,6	12	22,5	359	672,1	508	951,1	19	35,6	7	13,1	7	13,1	1	1,9	14	26,2	18	33,7	66	123,5	574	1074,7
55–60	m	98	432,4	3	13,2	213	939,8	314	1385,4	11	48,5	3	13,2	1	4,4	—	—	11	48,5	6	26,5	32	141,2	346	1526,6
	w	18	71,0	3	11,8	75	295,9	96	378,8	7	27,6	3	11,8	5	19,7	—	—	11	43,4	11	43,4	37	146,0	133	524,8
	zus.	116	241,6	6	12,5	288	599,9	410	854,0	18	37,5	6	12,5	6	12,5	—	—	22	45,8	17	35,4	69	143,7	479	997,7
60–65	m	91	553,7	3	18,3	112	681,5	206	1253,3	5	30,4	—	—	1	6,1	—	—	3	18,3	4	24,3	13	79,1	219	1332,4
	w	21	96,5	5	23,0	39	179,2	65	298,6	9	41,3	3	13,8	3	13,8	—	—	4	18,4	9	41,3	28	128,6	93	427,3
	zus.	112	293,2	8	20,9	151	395,3	271	709,4	14	36,6	3	7,9	4	10,5	—	—	7	18,4	13	34,0	41	107,3	312	816,7
65–70	m	47	398,8	6	50,9	85	721,4	138	1171,2	4	33,9	1	8,5	1	8,5	—	—	2	17,0	4	33,9	12	101,8	150	1273,0
	w	17	92,0	3	16,3	37	200,3	57	308,5	6	32,5	4	21,7	4	21,7	—	—	—	—	7	37,9	21	113,7	78	422,2
	zus.	64	211,5	9	29,7	122	403,2	195	644,5	10	33,1	5	16,5	5	16,5	—	—	2	6,6	11	36,4	33	109,1	228	753,5
70–75	m	37	391,7	4	42,3	54	571,7	95	1005,8	5	52,9	—	—	—	—	—	—	2	21,2	2	21,2	9	95,3	104	1100,9
	w	9	65,3	4	29,0	29	210,3	42	304,6	5	36,3	2	14,5	3	21,8	—	—	1	7,3	4	29,0	15	108,8	57	413,4
	zus.	46	198,0	8	34,4	83	357,3	137	589,7	10	43,0	2	8,6	3	12,9	—	—	3	12,9	6	25,8	24	103,3	161	693,0
75–80	m	23	359,6	2	31,3	35	547,1	60	937,9	6	93,8	—	—	—	—	—	—	2	31,3	—	—	8	125,1	68	1063,0
	w	12	134,3	3	33,6	11	123,2	26	291,1	4	44,8	2	22,4	5	56,0	—	—	—	—	2	22,4	13	145,6	39	436,6
	zus.	35	228,3	5	32,6	46	300,1	86	561,0	10	65,2	2	13,0	5	32,6	—	—	2	13,0	2	13,0	21	137,0	107	698,1
80–85	m	18	548,4	1	30,5	15	457,0	34	1036,0	1	30,5	—	—	—	—	—	—	1	30,5	—	—	2	61,0	36	1097,0
	w	8	169,4	—	—	8	169,4	16	338,7	3	63,5	—	—	1	21,2	—	—	1	21,2	2	42,3	7	148,2	23	486,9
	zus.	26	324,8	1	12,5	23	287,3	50	624,5	4	50,0	—	—	1	12,5	—	—	2	25,0	2	25,0	9	112,4	59	736,9
85 und mehr	m	—	—	—	—	1	81,3	1	81,3	—	—	—	—	—	—	—	—	—	—	—	—	—	—	1	81,3
	w	6	332,0	—	—	1	55,3	7	387,4	—	—	—	—	—	—	—	—	—	—	—	—	—	—	7	387,4
	zus.	6	197,6	—	—	2	65,9	8	263,4	—	—	—	—	—	—	—	—	—	—	—	—	—	—	8	263,4
Insgesamt	m	768	231,1	92	27,7	2426	730,1	3286	988,9	158	47,5	44	13,2	14	4,2	26	7,8	127	38,2	63	19,0	432	130,0	3718	1118,9
	w	310	83,3	65	17,5	1779	478,2	2154	579,1	113	30,4	99	26,6	42	11,3	15	4,0	115	30,9	94	25,3	478	128,5	2632	707,6
	zus.	1078	153,1	157	22,3	4205	597,1	5440	772,4	271	38,5	143	20,3	56	8,0	41	5,8	242	34,3	157	22,3	910	129,2	6350	901,6

Tabelle VI. *Bestand der an aktiver Tuberkulose Erkrankten in Nordrhein-Westfalen am 31. 12. 1960 nach Alter und Geschlecht; absolute und relative Zahlen auf 100 000 Einwohner*
(Entnommen und berechnet aus den Länderstatistiken)

| Alter | Geschlecht | Tuberkulose der Atmungsorgane | | | | | | | | Tuberkulose anderer Organe | | | | | | | | | | | | | | Summe | |
| | | Ia | | Ib | | Ic | | Ia–Ic | | Knochen und Gelenke | | Peripher. Lymphkn. | | Haut | | Menin-gitis | | Uro-genital | | Sonstige | | Id gesamt | | Ia–Id gesamt | |
		abs.	rel.	abs.	rel.	abs.	rel.	abs.	rel.	abs.	rel.	abs.	rel.	abs.	rel.	abs.	rel.	abs.	rel.	abs.	rel.	abs.	rel.	abs.	rel.
0– 1	m	—	—	1	0,7	84	61,1	85	61,8	—	—	1	0,7	—	—	5	3,6	—	—	2	1,5	8	5,8	93	67,6
	w	2	1,5	—	—	87	66,3	89	67,8	—	—	—	—	—	—	2	1,5	—	—	3	2,3	5	3,8	94	71,6
	zus.	2	0,7	1	0,4	171	63,6	174	64,7	—	—	1	0,4	—	—	7	2,6	—	—	5	1,9	13	4,8	187	69,6
1– 5	m	17	3,3	9	1,7	1775	341,8	1801	346,8	30	5,8	41	7,9	3	0,6	36	6,9	4	0,8	21	4,0	135	26,0	1936	372,8
	w	17	3,4	7	1,4	1735	352,0	1759	356,9	40	8,1	33	6,7	5	1,0	33	6,7	1	0,2	29	5,9	141	28,6	1900	385,5
	zus.	34	3,4	16	1,6	3510	346,8	3560	351,7	70	6,9	74	7,3	8	0,8	69	6,8	5	0,5	50	4,9	276	27,3	3836	379,0
5–10	m	21	3,6	17	2,9	2790	477,2	2828	483,7	103	17,6	134	22,9	6	1,0	53	9,1	1	0,2	43	7,4	340	58,1	3168	541,9
	w	17	3,1	21	3,8	2373	426,7	2411	433,5	83	14,9	107	19,2	15	2,7	48	8,6	—	—	49	8,8	302	54,3	2713	487,8
	zus.	38	3,3	38	3,3	5163	452,6	5239	459,3	186	16,3	241	21,2	21	1,8	101	8,8	1	0,1	92	8,1	642	56,3	5881	515,5
10–15	m	41	7,8	29	5,5	1213	231,2	1283	244,5	134	25,5	194	37,0	11	2,1	30	5,7	10	1,9	43	8,2	422	80,4	1705	324,9
	w	45	9,0	24	4,8	1336	266,5	1405	280,3	144	28,7	174	34,7	22	4,4	32	6,4	7	1,4	62	12,4	441	88,0	1846	368,3
	zus.	86	8,4	53	5,2	2549	248,5	2688	262,0	278	27,1	368	35,9	33	3,2	62	6,0	17	1,7	105	10,2	863	84,1	3551	346,1
15–20	m	354	64,3	61	11,1	1669	303,1	2084	378,5	222	40,3	165	30,0	22	4,0	25	4,5	48	8,7	78	14,2	560	101,7	2644	480,2
	w	278	52,9	79	15,0	1613	306,7	1970	374,6	183	34,8	235	44,7	44	8,4	20	3,8	41	7,8	118	22,4	641	121,9	2611	496,5
	zus.	632	58,7	140	13,0	3282	304,9	4054	376,6	405	37,6	400	37,2	66	6,1	45	4,2	89	8,3	196	18,2	1201	111,6	5255	488,1
20–25	m	729	102,1	125	17,5	2646	342,5	3300	462,0	208	29,1	121	16,9	36	5,0	11	1,5	94	13,2	138	19,3	608	85,1	3908	547,1
	w	450	66,6	126	18,7	2243	332,2	2819	417,5	149	22,1	247	36,6	66	9,8	22	3,3	101	15,0	176	26,1	761	112,7	3580	530,2
	zus.	1179	84,9	251	18,1	4889	337,5	6119	440,4	357	25,7	368	26,5	102	7,3	33	2,4	195	14,0	314	22,6	1369	98,5	7488	538,0
25–30	m	961	160,2	183	30,5	2588	431,4	3732	622,2	231	38,5	107	17,8	44	7,3	7	1,2	121	20,2	154	25,7	664	110,7	4396	732,9
	w	649	118,0	138	25,1	2355	428,1	3142	571,1	190	34,5	198	36,0	68	12,4	15	2,7	172	31,3	177	32,2	820	149,1	3962	720,2
	zus.	1610	140,0	321	27,9	4943	429,8	6874	597,8	421	36,6	305	26,5	112	9,7	22	1,9	293	25,5	331	28,2	1484	129,0	8358	726,8
30–35	m	1215	204,9	237	40,0	2816	474,9	4268	719,8	212	35,7	94	15,9	58	9,8	10	1,7	203	34,2	142	23,9	719	121,2	4987	841,0
	w	671	118,1	146	25,7	2219	390,4	3036	534,2	223	39,2	194	34,1	97	17,1	15	2,6	265	46,6	201	35,4	995	175,1	4031	709,2
	zus.	1886	162,4	383	33,0	5035	433,5	7304	628,9	435	37,4	288	24,8	155	13,3	25	2,2	468	40,3	343	29,5	1714	147,6	9018	776,5
35–40	m	1429	295,2	244	50,4	2640	545,3	4313	890,9	186	38,4	85	17,6	64	13,2	9	1,9	215	44,4	134	28,6	693	143,1	5006	1034,0
	w	713	114,0	182	29,1	2057	328,9	2952	472,0	221	35,3	154	24,6	119	19,0	14	2,2	256	40,9	195	31,2	959	153,3	3911	625,4
	zus.	2142	193,1	426	38,4	4697	423,3	7265	654,8	407	36,7	239	21,5	183	16,5	23	2,1	471	42,5	329	29,7	1652	148,9	8917	803,7

40–45	m	1178	345,4	202	59,2	2102	616,4	3482	1021,0	178	52,1	58	17,0	65	19,1	8	2,3	178	52,2	123	36,1	610	178,9	4092	1199,9
	w	561	123,9	160	35,3	1467	324,1	2188	483,4	137	30,3	115	25,4	98	21,7	7	1,5	153	33,8	170	37,6	680	150,2	2868	633,6
	zus.	1739	219,1	362	45,6	3569	449,7	5670	714,4	315	39,7	173	21,8	163	20,5	15	1,9	331	41,7	293	36,9	1290	162,5	6960	876,9
45–50	m	1689	365,1	290	62,7	2681	579,5	4660	1007,2	161	34,8	49	10,6	93	20,1	3	0,6	148	32,0	147	31,8	601	129,9	5261	1137,1
	w	536	88,3	121	19,9	1477	243,2	2134	351,4	159	26,2	110	18,1	144	23,7	7	1,2	134	22,1	160	26,3	714	117,6	2848	468,9
	zus.	2225	207,9	411	38,4	4158	388,6	6794	635,0	320	29,9	159	14,9	237	22,1	10	0,9	282	26,4	307	28,7	1315	122,9	8109	757,8
50–55	m	2060	399,2	337	65,3	3115	603,6	5512	1068,1	161	31,2	45	8,7	86	16,7	5	1,0	139	26,9	118	22,9	554	107,3	6066	1175,4
	w	399	62,0	124	19,3	1168	181,4	1691	262,6	139	21,6	80	12,4	136	21,1	5	0,8	111	17,2	156	24,2	627	97,4	2318	360,0
	zus.	2459	212,0	461	39,7	4283	369,2	7203	620,9	300	25,9	125	10,8	222	19,1	10	0,9	250	21,6	274	23,6	1181	101,8	8384	722,7
55–60	m	2069	406,6	344	67,6	3021	593,7	5434	1067,9	139	27,3	18	3,5	79	15,5	2	0,4	101	19,8	85	16,7	424	83,3	5858	1151,2
	w	361	63,3	84	14,7	899	157,6	1344	235,6	113	19,9	65	11,4	144	25,2	3	0,5	64	11,2	134	23,5	523	91,7	1867	327,3
	zus.	2430	225,1	428	39,7	3920	363,2	6778	628,0	252	23,3	83	7,7	223	20,7	5	0,5	165	15,3	219	20,3	947	87,8	7725	715,7
60–65	m	1689	449,4	284	75,6	2271	604,3	4244	1129,2	91	24,2	25	6,7	76	20,2	1	0,3	74	19,7	42	11,2	309	82,2	4553	1211,5
	w	347	72,9	88	18,5	765	160,7	1200	252,1	93	19,5	52	10,9	115	24,2	1	0,2	43	9,0	94	19,7	398	83,6	1598	335,7
	zus.	2036	239,0	372	43,7	3036	356,4	5444	639,1	184	21,6	77	9,0	191	22,4	2	0,2	117	13,7	136	15,9	707	83,0	6151	722,1
65–70	m	817	331,0	174	70,5	1179	477,7	2170	879,2	61	24,7	18	7,3	48	19,4	1	0,4	29	11,8	22	8,9	179	72,5	2349	951,8
	w	231	62,1	57	15,3	551	148,1	839	225,4	57	15,3	38	10,2	83	22,3	—	—	14	3,8	48	12,9	240	64,5	1079	298,9
	zus.	1048	169,3	231	37,3	1730	279,5	3009	486,1	118	19,1	56	9,0	131	21,1	1	0,2	43	6,9	70	11,3	419	67,7	3428	553,8
70–75	m	554	301,5	96	52,3	703	382,6	1353	736,4	45	24,5	4	2,2	36	19,6	—	—	16	8,7	12	6,5	113	61,5	1466	797,9
	w	202	74,4	55	20,2	380	139,9	637	234,5	71	26,1	19	7,0	58	21,4	—	—	12	4,4	33	12,1	193	71,0	830	305,5
	zus.	756	166,0	151	33,2	1083	237,8	1990	437,0	116	25,5	23	5,1	94	20,6	—	—	28	6,1	45	9,9	306	67,2	2296	504,2
75–80	m	258	215,9	49	41,0	293	245,2	600	502,1	27	22,6	3	2,5	24	20,1	—	—	6	5,0	5	4,2	65	54,4	665	556,5
	w	119	70,9	31	18,5	178	106,1	328	195,5	30	17,9	15	8,9	34	20,3	—	—	4	2,4	16	9,5	99	59,0	427	254,5
	zus.	377	131,2	80	27,8	471	164,0	928	323,1	57	19,8	18	6,3	58	20,2	—	—	10	3,5	21	7,3	164	57,1	1092	380,2
80 und mehr	m	92	109,5	23	27,4	101	120,3	216	257,2	12	14,2	3	3,6	9	10,7	—	—	4	4,8	2	2,4	30	35,7	246	292,9
	w	51	43,4	13	11,1	62	52,7	126	107,2	22	18,7	5	4,3	16	13,6	—	—	1	0,9	5	4,3	49	41,7	175	148,9
	zus.	143	71,0	36	17,9	163	80,9	342	169,8	34	16,9	8	4,0	25	12,4	—	—	5	2,5	7	3,5	79	39,2	421	208,9
Insgesamt	m	15173	201,1	2705	35,8	33487	443,7	51365	680,7	2201	29,2	1165	15,4	760	10,1	206	2,7	1391	18,4	1311	17,4	7034	93,2	58399	773,9
	w	5649	68,0	1456	17,5	22965	276,5	30070	362,0	2054	24,7	1841	22,2	1264	15,2	224	2,7	1379	16,6	1826	22,0	8588	103,4	38658	565,4
	zus.	20822	131,3	4161	26,2	56452	356,1	81435	513,7	4255	26,8	3006	19,0	2024	12,8	430	2,7	2770	17,5	3137	19,8	15622	98,5	97057	612,3

Tabelle VII. *Bestand der an aktiver Tuberkulose Erkrankten in Hessen am 31. 12. 1960 nach Alter und Geschlecht;*
absolute und relative Zahlen auf 100 000 Einwohner
(Entnommen und berechnet aus den Länderstatistiken)

Alter	Geschlecht	Tuberkulose der Atmungsorgane								Tuberkulose anderer Organe												Summe	
		Ia		Ib		Ic		Ia–Ic		Knochen und Gelenke		Peripher. Lymphkn.		Haut		Menin-gitis		Uro-genital		Sonstige		Id gesamt		Ia–Id gesamt	
		abs.	rel.	abs.	rel.	abs.	rel.	abs.	rel.	abs.	rel.	abs.	rel.	abs.	rel.	abs.	rel.	abs.	rel.	abs.	rel.	abs.	rel.	abs.	rel.
0– 1	m	1	2,5	—	—	16	40,7	17	43,2	—	—	—	—	—	—	—	—	—	—	—	—	—	—	17	43,2
	w	1	2,7	—	—	10	26,9	11	29,6	—	—	—	—	—	—	—	—	—	—	—	—	—	—	11	29,6
	zus.	2	2,6	—	—	26	34,0	28	36,6	—	—	—	—	—	—	—	—	—	—	—	—	—	—	28	36,6
1– 5	m	8	5,5	—	—	239	164,1	247	169,6	4	2,7	12	8,2	1	0,7	10	6,9	—	—	7	4,8	34	23,3	281	192,9
	w	1	0,7	—	—	231	167,9	232	168,6	1	0,7	10	7,3	—	—	9	6,5	1	0,7	2	1,5	23	16,7	255	185,3
	zus.	9	3,2	—	—	470	165,9	479	169,1	5	1,8	22	7,8	1	0,4	19	6,7	1	0,4	9	3,2	57	20,1	536	189,2
5–10	m	5	3,0	—	—	376	226,8	381	229,8	22	13,3	19	11,5	—	—	14	8,4	—	—	10	6,0	65	39,2	446	269,1
	w	5	3,2	1	0,6	344	218,9	350	222,7	15	9,5	20	12,7	—	—	11	7,0	—	—	10	6,4	56	35,6	406	258,3
	zus.	10	3,1	1	0,3	720	223,0	731	226,4	37	11,5	39	12,1	—	—	25	7,7	—	—	20	6,2	121	37,5	852	263,8
10–15	m	4	2,4	3	1,8	242	147,2	249	151,5	19	11,6	26	15,8	3	1,8	7	4,3	4	2,4	11	6,7	70	42,6	319	194,1
	w	11	7,0	5	3,2	178	113,9	194	124,1	27	17,3	36	23,0	5	3,2	13	8,3	2	1,3	11	7,0	94	60,2	288	184,4
	zus.	15	4,7	8	2,5	420	131,0	443	138,2	46	14,3	62	19,3	8	2,5	20	6,2	6	1,9	22	6,9	164	51,1	607	189,3
15–20	m	68	41,7	10	6,1	261	160,2	339	208,0	25	15,3	13	8,0	2	1,2	12	7,4	5	3,1	19	11,7	76	46,6	415	254,7
	w	41	26,4	13	8,4	236	152,2	290	187,0	30	19,3	30	19,3	7	4,5	6	3,9	9	5,8	25	16,1	107	69,0	397	256,0
	zus.	109	34,3	23	7,2	497	156,3	629	197,8	55	17,3	43	13,5	9	2,8	18	5,7	14	4,4	44	13,8	183	57,5	812	255,3
20–25	m	178	85,3	23	11,0	530	254,1	731	350,4	37	17,7	26	12,5	6	2,9	4	1,9	15	7,2	31	14,9	119	57,0	850	407,5
	w	121	61,3	20	10,1	456	231,2	597	302,6	30	15,2	51	25,9	10	5,1	3	1,5	30	15,2	48	24,3	172	87,2	769	389,9
	zus.	299	73,7	43	10,6	986	243,0	1 328	327,2	67	16,5	77	19,0	16	3,9	7	1,7	45	11,1	79	19,5	291	71,7	1 619	398,9
25–30	m	221	136,1	39	24,0	459	282,6	719	442,6	30	18,5	18	11,1	12	7,4	3	1,8	29	17,9	29	17,9	121	74,5	840	517,1
	w	124	81,9	25	16,5	458	302,3	607	400,7	31	20,5	40	26,4	12	7,9	3	2,0	44	29,0	41	27,1	171	112,9	778	513,6
	zus.	345	109,9	64	20,4	917	292,1	1 326	422,4	61	19,4	58	18,5	24	7,6	6	1,9	73	23,3	70	22,3	292	93,0	1 618	515,4
30–35	m	287	174,3	34	20,7	641	389,3	962	584,3	49	29,8	21	12,8	11	6,7	3	1,8	69	41,9	42	25,5	195	118,4	1 157	702,7
	w	176	107,7	23	14,1	468	286,5	667	408,3	31	19,0	38	23,3	17	10,5	4	2,5	80	49,0	54	33,1	224	137,1	891	545,4
	zus.	463	141,2	57	17,4	1 109	338,1	1 629	496,6	80	24,4	59	18,0	28	8,5	7	2,1	149	45,4	96	29,3	419	127,7	2 048	624,5
35–40	m	337	230,8	46	31,5	605	414,4	988	676,8	52	35,6	13	8,9	11	7,5	1	0,7	67	45,9	51	34,9	195	133,6	1 183	810,4
	w	178	93,8	21	11,1	513	270,2	712	375,0	40	21,1	40	21,1	24	12,6	1	0,5	82	43,2	62	32,7	249	131,2	961	506,2
	zus.	515	153,4	67	19,9	1 118	332,9	1 700	506,2	92	27,4	53	15,8	35	10,4	2	0,6	149	44,4	113	33,6	444	132,2	2 144	638,4

40–45	m	249	244,1	40	39,2	477	467,6	766	750,8	29	28,4	15	14,7	14	13,7	—	—	56	54,9	45	44,1	159	155,9	925	906,7
	w	110	79,6	17	12,3	340	246,1	467	338,0	34	24,6	22	15,9	14	10,1	1	0,7	39	28,2	44	31,8	154	111,5	621	449,4
	zus.	359	149,5	57	23,7	817	340,1	1233	513,3	63	26,2	37	15,4	28	11,7	1	0,4	95	39,6	89	37,1	313	130,3	1546	643,7
45–50	m	357	252,5	45	31,8	639	452,0	1041	736,3	37	26,2	9	6,4	11	7,8	2	1,4	34	24,0	37	26,2	130	91,9	1171	828,2
	w	116	62,3	18	9,7	301	161,6	435	233,5	36	19,3	25	13,4	27	14,5	3	1,6	33	17,7	48	25,8	172	92,3	607	325,8
	zus.	473	144,3	63	19,2	940	286,9	1476	450,4	73	22,3	24	10,4	38	11,6	5	1,5	67	20,4	85	25,9	302	92,2	1778	542,6
50–55	m	467	293,2	56	35,2	689	432,6	1212	760,9	47	29,5	19	11,9	25	15,7	1	0,6	35	22,0	42	26,4	169	106,1	1381	867,1
	w	98	49,0	14	7,0	278	139,0	390	194,9	31	15,5	28	14,0	34	17,0	—	—	25	12,5	49	24,5	167	83,5	557	278,4
	zus.	565	157,2	70	19,5	967	269,1	1602	445,8	78	21,7	47	13,1	59	16,4	1	0,3	60	16,7	91	25,3	336	93,5	1938	539,3
55–60	m	515	332,3	59	38,1	701	452,3	1275	822,7	41	26,5	10	6,5	20	12,9	1	0,6	40	25,8	46	29,7	158	102,0	1433	924,7
	w	106	58,8	25	13,9	231	128,1	362	200,7	39	21,6	22	12,2	33	18,3	1	0,6	18	10,9	41	22,7	154	85,4	516	286,1
	zus.	621	185,2	84	25,0	932	277,9	1637	488,2	80	23,9	32	9,5	53	15,8	2	0,6	58	17,3	87	25,9	312	93,0	1949	581,2
60–65	m	407	342,5	59	49,7	571	480,5	1037	872,7	36	30,3	9	7,6	28	23,6	—	—	29	24,4	22	18,5	124	104,4	1161	977,1
	w	95	61,2	20	12,9	197	126,9	312	201,1	23	14,8	19	12,2	40	25,8	—	—	18	11,6	39	25,1	139	89,6	451	290,7
	zus.	502	183,2	79	28,8	768	280,3	1349	492,4	59	21,5	28	10,3	68	24,8	—	—	47	17,2	61	22,3	263	96,0	1612	588,4
65–70	m	285	342,8	43	51,7	321	386,2	649	780,7	19	22,9	7	8,4	15	18,0	—	—	18	21,7	11	13,2	70	84,2	719	864,9
	w	99	79,5	19	15,3	133	106,8	251	201,4	21	16,9	22	17,7	36	28,9	—	—	9	7,2	19	15,3	107	85,9	358	287,4
	zus.	384	184,8	62	29,9	454	218,6	900	433,3	40	19,3	29	14,9	51	24,6	—	—	27	13,0	30	14,4	177	85,2	1077	518,5
70–75	m	177	281,1	24	38,1	173	274,8	374	594,1	21	33,4	3	4,8	9	14,3	—	—	8	12,7	6	9,5	47	74,7	421	668,7
	w	75	81,2	19	20,6	96	104,0	190	205,8	20	21,7	14	15,2	15	16,2	—	—	3	3,2	20	21,7	72	78,0	262	283,8
	zus.	252	162,3	43	27,7	269	173,3	564	363,2	41	26,4	17	10,9	24	15,5	—	—	11	7,1	26	16,7	119	76,6	683	439,9
75–80	m	69	163,5	19	45,0	83	196,7	171	405,2	12	28,4	1	2,4	8	19,0	—	—	1	2,4	4	9,5	26	61,6	197	466,9
	w	41	67,0	8	13,3	67	111,0	116	192,2	14	23,2	7	11,6	17	28,2	—	—	1	1,7	7	11,6	46	76,2	162	268,4
	zus.	110	107,3	27	26,3	150	146,3	287	279,8	26	25,4	8	7,8	25	24,4	—	—	2	2,0	11	10,7	72	70,2	359	350,1
80–85	m	27	117,5	8	34,8	42	182,8	77	335,1	9	39,2	2	8,7	6	26,1	—	—	—	—	2	8,7	19	82,7	96	417,8
	w	27	84,1	6	18,7	23	71,6	56	174,4	10	31,1	3	9,3	6	18,7	—	—	—	—	4	12,5	23	71,6	79	246,0
	zus.	54	98,0	14	25,4	65	118,0	133	241,4	19	34,5	5	9,1	12	21,8	—	—	—	—	6	10,9	42	76,2	175	317,6
85 und mehr	m	3	35,3	1	11,8	7	82,3	11	129,4	2	23,5	—	—	1	11,8	—	—	—	—	—	—	3	35,3	14	164,7
	w	4	31,3	4	31,3	6	46,9	14	109,5	3	23,5	—	—	1	7,8	—	—	—	—	1	7,8	5	39,1	19	148,6
	zus.	7	33,0	5	23,5	13	61,1	25	117,5	5	23,5	—	—	2	9,4	—	—	—	—	1	4,7	8	37,6	33	155,1
Insgesamt	m	3 665	162,5	509	22,6	7072	313,5	11246	498,5	491	21,8	223	9,9	183	8,1	58	2,6	410	18,2	415	18,4	1780	78,9	13026	577,4
	w	1429	56,6	258	10,2	4566	180,7	6253	247,4	436	17,3	427	16,9	298	11,8	55	2,2	394	15,6	525	20,8	2135	84,5	8388	331,9
	zus.	5 094	106,5	767	16,0	11638	243,3	17499	365,8	927	19,4	650	13,6	481	10,1	113	2,4	804	16,8	940	19,7	3915	81,8	21414	447,7

Tabelle VIII. *Bestand der an aktiver Tuberkulose Erkrankten in Rheinland-Pfalz am 31. 12. 1960 nach Alter und Geschlecht;*
absolute und relative Zahlen auf 100 000 Einwohner
(Entnommen und berechnet aus den Länderstatistiken)

| Alter | Geschlecht | Tuberkulose der Atmungsorgane | | | | | | | | Tuberkulose anderer Organe | | | | | | | | | | | | Summe | |
| | | Ia | | Ib | | Ic | | Ia–Ic | | Knochen und Gelenke | | Peripher. Lymphkn. | | Haut | | Meningitis | | Urogenital | | Sonstige | | Id gesamt | | Ia–Id gesamt | |
		abs.	rel.	abs.	rel.	abs.	rel.	abs.	rel.	abs.	rel.	abs.	rel.	abs.	rel.	abs.	rel.	abs.	rel.	abs.	rel.	abs.	rel.	abs.	rel.
0– 1	m	–	–	–	–	12	38,0	12	38,0	–	–	1	3,2	–	–	–	–	–	–	–	–	1	3,2	13	41,1
	w	–	–	–	–	15	48,9	15	48,9	–	–	–	–	–	–	–	–	–	–	–	–	–	–	15	48,9
	zus.	–	–	–	–	27	43,3	27	43,3	–	–	1	1,6	–	–	–	–	–	–	–	–	1	1,6	28	44,9
1– 5	m	4	3,2	4	3,2	376	301,1	384	307,6	9	7,2	24	19,2	1	0,8	10	8,0	–	–	4	3,2	48	38,4	432	346,0
	w	1	0,8	1	0,8	315	267,1	317	268,8	8	6,8	24	20,4	3	2,5	10	8,5	–	–	2	1,7	47	39,9	364	308,7
	zus.	5	2,1	5	2,1	691	284,6	701	288,8	17	7,0	48	19,8	4	1,6	20	8,2	–	–	6	2,5	95	39,1	796	327,8
5–10	m	5	3,4	6	4,1	696	479,0	707	486,5	31	21,3	55	37,8	6	4,1	21	14,5	–	–	16	11,1	129	88,8	836	575,3
	w	4	2,9	4	2,9	544	394,4	552	400,2	29	21,0	43	31,2	–	–	12	8,7	2	1,5	14	10,2	100	72,5	652	472,7
	zus.	9	3,2	10	3,5	1 240	437,8	1 259	444,5	60	21,2	98	34,6	6	2,1	33	11,7	2	0,7	30	10,6	229	80,9	1 488	525,4
10–15	m	4	3,3	8	6,6	421	346,5	433	356,3	43	35,4	57	46,9	7	5,8	5	4,1	2	1,6	18	14,8	132	108,6	565	464,9
	w	6	5,2	10	8,6	345	296,5	361	310,2	34	29,2	43	37,0	8	6,9	10	8,6	4	3,4	12	10,3	111	95,4	472	405,6
	zus.	10	4,2	18	7,6	766	322,0	794	333,8	77	32,4	100	42,0	15	6,3	15	6,3	6	2,5	30	12,6	243	102,2	1 037	436,0
15–20	m	57	51,3	30	27,0	222	199,9	309	278,3	43	38,7	25	22,5	2	1,8	7	6,3	5	4,5	11	9,9	93	83,8	402	362,1
	w	36	33,3	20	18,5	234	216,4	290	268,2	33	30,5	24	22,2	5	4,6	8	7,4	8	7,4	17	15,7	95	87,9	385	356,1
	zus.	93	42,4	50	22,8	456	208,1	599	273,3	76	34,7	49	22,4	7	3,2	15	6,8	13	5,9	28	12,8	188	85,8	787	359,1
20–25	m	146	102,1	55	38,5	433	302,7	634	443,3	37	25,9	22	15,4	11	7,7	3	2,1	22	15,4	15	10,5	110	76,9	744	520,2
	w	79	56,4	36	25,7	434	310,0	549	392,1	38	27,1	48	34,3	14	10,0	8	5,7	41	29,3	29	20,7	178	127,1	727	519,3
	zus.	225	79,5	91	32,2	867	306,3	1 183	418,0	75	26,5	70	24,7	25	8,8	11	3,9	63	22,3	44	15,5	288	101,8	1 471	519,7
25–30	m	211	183,6	97	84,4	502	436,8	810	704,8	47	40,9	30	26,1	11	9,6	2	1,7	32	27,8	30	26,1	152	132,3	962	837,0
	w	122	110,5	70	63,4	495	448,4	687	622,4	34	30,8	40	36,2	21	19,0	4	3,6	43	39,0	31	28,1	173	156,7	860	779,1
	zus.	333	147,8	167	74,1	997	442,5	1 497	664,4	81	35,9	70	31,1	32	14,2	6	2,7	75	33,3	61	27,1	325	144,2	1 822	808,6
30–35	m	301	254,9	121	102,4	666	563,9	1 088	921,3	51	43,2	26	22,0	10	8,5	3	2,5	76	64,4	26	22,0	192	162,6	1 280	1 083,9
	w	123	103,0	58	48,6	544	455,6	725	607,2	49	41,0	37	31,0	27	22,6	2	1,7	68	57,0	34	28,5	217	181,7	942	788,9
	zus.	424	178,5	179	75,4	1210	509,5	1813	763,4	100	42,1	63	26,5	37	15,6	5	2,1	144	60,6	60	25,3	409	172,2	2222	935,6
35–40	m	289	284,8	119	117,3	712	701,6	1 120	1 103,6	55	54,2	18	17,7	11	10,8	1	1,0	70	69,0	29	28,6	184	181,3	1 304	1 284,9
	w	156	115,6	60	44,5	534	395,7	750	555,7	37	27,4	38	28,2	24	17,8	3	2,2	59	43,7	49	36,3	210	155,6	960	711,3
	zus.	445	188,2	179	75,7	1246	527,0	1870	790,9	92	38,9	56	23,7	35	14,8	4	1,7	129	54,6	78	33,0	394	166,6	2264	957,5

Alter		1		2		3		4		5		6		7		8		9		10		11		12	
40–45	m	286	414,1	103	149,1	584	845,6	973	1408,8	41	59,4	11	15,9	8	11,6	—	—	55	79,6	32	46,3	147	212,8	1120	1621,7
	w	91	96,5	47	49,8	408	432,4	546	578,7	36	38,2	32	33,9	36	38,2	1	1,1	50	53,0	34	36,0	189	200,3	735	779,0
	zus.	377	230,7	150	91,8	992	607,1	1519	929,5	77	47,1	43	26,3	44	26,9	1	0,6	105	64,3	66	40,4	336	205,6	1855	1135,2
45–50	m	319	334,3	149	156,1	689	722,2	1157	1212,5	31	32,5	7	7,3	19	19,9	—	—	56	58,7	31	32,5	144	150,9	1301	1363,4
	w	107	84,5	46	36,3	373	294,4	526	415,2	42	33,2	19	15,0	29	22,9	3	2,4	41	32,4	37	29,2	171	135,0	697	550,2
	zus.	426	191,8	195	87,8	1062	478,2	1683	757,8	73	32,9	26	11,7	48	21,6	3	1,4	97	43,7	68	30,6	315	141,8	1998	899,6
50–55	m	444	417,4	160	150,4	700	658,1	1304	1225,8	38	35,7	10	9,4	27	25,4	—	—	39	36,7	37	34,8	151	141,9	1455	1367,8
	w	83	61,7	59	43,9	295	219,4	437	325,0	51	37,9	16	11,9	39	29,0	1	0,7	32	23,8	33	27,5	172	127,9	609	453,0
	zus.	527	218,8	219	90,9	995	413,2	1741	722,9	89	36,0	26	10,8	66	27,4	1	0,4	71	29,5	70	29,1	323	134,1	2064	857,1
55–60	m	484	462,4	181	172,9	686	655,4	1351	1290,8	28	26,8	8	7,6	19	18,2	—	—	38	36,3	23	22,0	116	110,8	1467	1401,7
	w	67	54,9	51	41,8	254	208,0	372	304,6	34	27,8	21	17,2	42	34,4	—	—	31	25,4	32	26,2	160	131,0	532	435,6
	zus.	551	243,0	232	102,3	940	414,5	1723	759,7	62	27,3	29	12,8	61	26,9	—	—	69	30,4	55	24,3	276	121,7	1999	881,4
60–65	m	399	502,0	142	178,6	521	655,4	1062	1336,1	22	27,7	6	7,5	16	20,1	—	—	22	27,7	15	18,9	81	101,9	1143	1438,0
	w	58	55,9	32	30,8	222	213,8	312	300,4	21	20,2	14	13,5	33	31,8	—	—	6	5,8	27	26,0	101	97,3	413	397,7
	zus.	457	249,3	174	94,9	743	405,3	1374	749,4	43	23,5	20	10,9	49	26,7	—	—	28	15,3	42	22,9	182	99,3	1556	848,7
65–70	m	236	433,6	83	152,5	255	468,5	574	1054,6	27	49,6	3	5,5	5	9,2	—	—	6	11,0	6	11,0	47	86,4	621	1140,9
	w	45	55,2	26	31,9	130	159,4	201	246,5	19	23,3	8	9,8	32	39,2	—	—	13	15,9	9	11,0	81	99,3	282	345,8
	zus.	281	206,6	109	80,2	385	283,1	775	569,9	46	33,8	11	8,1	37	27,2	—	—	19	14,0	15	11,0	128	94,1	903	664,0
70–75	m	117	295,6	67	169,3	119	300,6	303	765,5	16	40,4	1	2,5	1	2,5	—	—	4	10,1	4	10,1	26	65,7	329	831,1
	w	46	75,5	22	37,1	49	82,6	117	195,2	11	18,5	5	8,4	18	30,3	—	—	6	10,1	6	10,1	46	77,5	163	274,7
	zus.	163	164,8	89	90,0	168	169,8	420	424,6	27	27,3	6	6,1	19	19,2	—	—	10	10,1	10	10,1	72	72,8	492	497,4
75–80	m	53	195,1	25	92,0	56	206,1	134	493,2	3	11,0	3	11,0	7	25,8	—	—	3	11,0	2	7,4	18	66,3	152	559,5
	w	20	52,2	12	31,3	22	57,4	54	141,0	3	7,8	5	13,1	11	28,7	—	—	2	5,2	3	7,8	24	62,7	78	203,7
	zus.	73	111,5	37	56,5	78	119,1	188	287,2	6	9,2	8	12,2	18	27,5	—	—	5	7,6	5	7,6	42	64,2	230	351,3
80–85	m	17	119,8	5	35,2	13	91,6	35	246,6	2	14,1	—	—	—	—	—	—	4	28,2	—	—	6	42,3	41	288,9
	w	15	76,2	6	30,5	7	35,5	28	142,2	4	20,3	4	20,3	5	25,4	—	—	2	10,2	—	—	15	76,2	43	218,3
	zus.	32	94,4	11	32,5	20	59,0	63	185,9	6	17,7	4	11,8	5	14,8	—	—	6	17,7	—	—	21	62,0	84	247,9
85 und mehr	m	4	79,4	3	59,6	3	59,6	10	198,6	1	19,9	—	—	—	—	—	—	—	—	1	19,9	2	39,7	12	238,3
	w	1	12,8	—	—	1	12,8	2	25,6	3	38,4	—	—	—	—	—	—	—	—	—	—	3	38,4	5	64,0
	zus.	5	38,9	3	23,3	4	31,1	12	93,4	4	31,1	—	—	—	—	—	—	—	—	1	7,8	5	38,9	17	132,3
Insgesamt	m	3376	210,0	1358	84,5	7666	477,0	12400	771,5	525	32,7	307	19,1	161	10,0	52	3,2	434	27,0	300	18,7	1779	110,7	14179	882,2
	w	1060	58,8	560	31,0	5221	289,4	6841	379,2	486	26,9	421	23,3	347	19,2	62	3,4	408	22,6	369	20,5	2093	116,0	8934	495,3
	zus.	4436	130,0	1918	56,2	12887	377,8	19241	564,1	1011	29,6	728	21,3	508	14,9	114	3,3	842	24,7	669	19,6	3872	113,5	23113	677,6

Tabelle IX. *Bestand der an aktiver Tuberkulose Erkrankten im Saarland am 31. 12. 1960 nach Alter und Geschlecht;*
absolute und relative Zahlen auf 100 000 Einwohner
(Entnommen und berechnet aus den Länderstatistiken)

| Alter | Geschlecht | Tuberkulose der Atmungsorgane | | | | | | | | Tuberkulose anderer Organe | | | | | | | | | | | | Summe | |
| | | Ia | | Ib | | Ic | | Ia–Ic | | Knochen und Gelenke | | Peripher. Lymphkn. | | Haut | | Menin-gitis | | Uro-genital | | Sonstige | | Id gesamt | | Ia–Id gesamt | |
		abs.	rel.	abs.	rel.	abs.	rel.	abs.	rel.	abs.	rel.	abs.	rel.	abs.	rel.	abs.	rel.	abs.	rel.	abs.	rel.	abs.	rel.	abs.	rel.
0–5	m	2	4,0	1	2,0	149	301,4	152	307,4	3	6,1	4	8,1	—	—	3	6,1	—	—	1	2,0	11	22,2	163	329,7
	w	—	—	1	2,1	113	239,5	114	241,6	4	8,5	2	4,2	—	—	6	12,7	—	—	1	2,1	13	27,6	127	269,2
	zus.	2	2,1	2	2,1	262	271,1	266	275,3	7	7,2	6	6,2	—	—	9	9,3	—	—	2	2,1	24	24,8	290	300,1
5–10	m	1	2,2	—	—	196	438,1	197	440,3	7	15,6	9	20,1	—	—	5	11,2	—	—	2	4,5	23	51,4	220	491,7
	w	—	—	—	—	165	382,0	165	382,0	6	13,9	14	32,4	—	—	5	11,6	—	—	—	—	25	57,9	190	439,9
	zus.	1	1,1	—	—	361	410,5	362	411,7	13	14,8	23	26,2	—	—	10	11,4	—	—	2	2,3	48	54,6	410	466,3
10–15	m	2	5,3	—	—	64	169,9	66	175,2	6	15,9	10	26,5	—	—	2	5,3	—	—	1	2,7	19	50,4	85	225,7
	w	2	5,5	1	2,8	56	154,1	59	162,4	4	11,0	16	44,0	—	—	1	2,8	—	—	6	16,5	27	74,3	86	236,7
	zus.	4	5,4	1	1,4	120	162,2	125	168,9	10	13,5	26	35,1	—	—	3	4,1	—	—	7	9,5	46	62,2	171	231,1
15–20	m	25	71,9	11	31,6	106	305,0	142	408,5	9	25,9	14	40,3	—	—	2	5,8	1	2,9	4	11,5	30	86,3	172	494,8
	w	7	21,3	9	27,4	69	209,8	85	258,5	11	33,5	12	36,5	—	—	2	6,1	—	—	6	18,2	31	94,3	116	352,8
	zus.	32	47,3	20	29,6	175	258,7	227	335,6	20	29,6	26	38,4	—	—	4	5,9	1	1,5	10	14,8	61	90,2	288	425,8
20–25	m	38	80,8	22	46,8	155	329,7	215	457,3	7	14,9	6	12,8	—	—	2	4,3	1	2,1	5	10,6	21	44,7	236	501,9
	w	31	68,6	26	57,6	152	336,6	209	462,8	10	22,1	16	35,4	1	2,2	3	6,6	2	4,4	15	33,2	47	104,1	256	566,9
	zus.	69	74,9	48	52,1	307	333,0	424	460,0	17	18,4	22	23,9	1	1,1	5	5,4	3	3,3	20	21,7	68	73,8	492	533,7
25–30	m	51	131,4	13	33,5	142	365,7	206	530,6	6	15,5	7	18,0	2	5,2	2	5,2	3	7,7	10	25,8	30	77,3	236	607,8
	w	28	76,4	9	24,5	110	300,0	147	400,9	17	46,4	17	46,4	1	2,7	1	2,7	11	30,0	11	30,0	58	158,2	205	559,1
	zus.	79	104,6	22	29,1	252	333,8	353	470,2	23	30,5	24	31,8	3	3,9	3	3,9	14	18,5	21	27,8	88	116,6	441	584,2
30–35	m	66	170,3	31	80,0	145	347,1	242	624,3	15	38,7	11	28,4	1	2,6	—	—	6	15,5	13	33,5	46	118,7	288	743,0
	w	29	76,6	34	89,8	93	245,7	156	412,1	15	39,6	11	29,1	—	—	—	—	6	15,8	21	55,5	53	140,0	209	552,1
	zus.	95	124,0	65	84,8	238	310,6	398	519,5	30	39,2	22	28,7	1	1,3	—	—	12	15,7	34	44,4	99	129,2	497	648,7
35–40	m	64	187,3	27	79,0	125	365,9	216	632,3	12	35,1	3	8,8	—	—	—	—	7	20,5	12	35,1	34	99,5	250	731,8
	w	37	85,0	30	68,9	96	220,6	163	374,5	8	18,4	9	20,4	1	2,3	—	—	4	9,2	12	27,6	34	78,1	197	452,7
	zus.	101	130,0	57	73,4	221	284,5	379	487,9	20	25,7	12	15,4	1	1,3	—	—	11	14,2	24	30,9	68	87,5	447	575,4
40–45	m	57	248,9	28	122,3	96	419,2	181	790,3	5	21,8	1	4,4	2	8,7	1	4,4	3	13,1	8	34,9	20	87,3	201	877,6
	w	18	62,0	11	37,9	43	148,1	72	247,9	9	31,0	6	20,7	3	10,3	1	3,4	4	13,8	10	34,4	33	113,6	105	361,5
	zus.	75	144,4	39	75,1	139	267,6	253	487,1	14	27,0	7	13,5	5	9,6	2	3,9	7	13,5	18	34,7	53	102,0	306	589,1

Alter																										
45–50	m	90	301,3	52	174,1	144	482,1	286	957,5	13	43,5	1	3,3	3	10,0	—	—	5	16,7	15	50,2	37	123,9	323	1081,4
	w	28	72,3	14	36,1	48	124,0	90	232,4	14	36,1	7	18,1	6	15,5	—	—	1	2,6	7	18,1	35	90,4	125	322,8
	zus.	118	172,0	66	96,2	192	279,9	376	548,2	27	39,4	8	11,7	9	13,1	—	—	6	8,7	22	32,1	72	105,0	448	653,2
50–55	m	185	545,0	67	197,4	203	598,0	455	1340,4	9	26,5	4	17,8	—	—	—	—	5	14,7	16	47,1	34	100,2	489	1440,6
	w	24	57,0	12	28,5	42	99,8	78	185,3	16	38,0	4	9,5	3	7,1	—	—	—	—	8	19,0	31	73,7	109	259,0
	zus.	209	274,9	79	103,9	245	322,2	533	701,0	25	32,9	8	10,5	3	3,9	—	—	5	6,6	24	31,6	65	85,5	598	786,5
55–60	m	212	625,6	58	173,7	147	433,8	417	1230,6	10	29,5	—	—	2	5,9	—	—	5	14,8	15	44,3	32	94,5	449	1325,0
	w	18	48,6	19	51,3	49	132,3	86	232,2	4	10,8	7	18,9	3	8,1	—	—	—	—	9	24,3	23	62,1	109	294,3
	zus.	230	324,3	77	108,6	196	276,4	503	709,3	14	19,7	7	9,9	5	7,1	—	—	5	7,1	24	33,8	55	77,6	558	786,8
60–65	m	123	502,5	51	208,4	95	388,1	269	1099,0	7	28,6	1	4,1	1	4,1	—	—	1	4,1	8	32,7	18	73,5	287	1172,5
	w	12	40,3	16	53,8	32	107,6	60	201,7	6	20,2	2	6,7	1	3,4	—	—	1	3,4	5	16,8	15	50,4	75	252,1
	zus.	135	249,0	67	123,6	127	234,2	329	606,7	13	24,0	3	5,5	2	3,7	—	—	2	3,7	13	24,0	33	60,9	362	667,6
65–70	m	69	458,0	24	159,3	51	338,5	144	955,9	2	13,3	2	13,3	—	—	—	—	2	13,3	1	6,6	7	46,5	151	1002,3
	w	23	104,4	14	63,5	24	108,9	61	276,8	3	13,6	3	13,6	5	22,7	—	—	1	4,5	4	18,1	16	72,6	77	349,4
	zus.	92	248,0	38	102,4	75	202,1	205	552,5	5	13,5	5	13,5	5	13,5	—	—	3	8,1	5	13,5	23	62,0	228	614,5
70–75	m	52	463,0	21	187,0	34	302,7	107	952,6	3	26,7	—	—	—	—	—	—	2	17,8	1	8,9	6	53,4	113	1006,1
	w	10	66,6	10	66,6	11	73,3	31	206,5	4	26,6	—	—	4	26,6	—	—	—	—	1	6,7	9	59,9	40	266,4
	zus.	62	236,2	31	118,1	45	171,4	138	525,8	7	26,7	—	—	4	15,2	—	—	2	7,6	2	7,6	15	57,1	153	582,9
75–80	m	20	272,7	10	136,4	21	286,4	51	695,5	2	27,3	—	—	1	13,6	—	—	—	—	—	—	3	40,9	54	736,4
	w	6	64,6	6	64,6	5	53,8	17	182,9	1	10,8	—	—	—	—	—	—	—	—	—	—	1	10,8	18	193,7
	zus.	26	156,4	16	96,2	26	156,4	68	409,0	3	18,0	—	—	1	6,0	—	—	—	—	—	—	4	24,1	72	433,1
80–85	m	5	140,1	7	196,2	5	140,1	17	476,5	1	28,0	—	—	—	—	—	—	—	—	—	—	1	28,0	18	504,5
	w	4	94,2	1	23,6	1	23,6	6	141,3	1	23,6	—	—	1	23,6	—	—	—	—	—	—	2	47,2	8	188,5
	zus.	9	115,2	8	102,4	6	76,8	23	294,4	2	25,6	—	—	1	12,8	—	—	—	—	—	—	3	38,4	26	332,8
85 und mehr	m	1	84,1	1	84,1	—	—	2	168,2	—	—	—	—	—	—	—	—	—	—	—	—	—	—	2	168,2
	w	—	—	—	—	1	61,7	1	61,7	—	—	—	—	1	61,7	—	—	—	—	—	—	—	—	2	123,3
	zus.	1	35,6	1	35,6	1	35,6	3	106,7	—	—	—	—	1	35,6	—	—	—	—	—	—	—	—	4	142,3
Insgesamt	m	1063	208,9	424	83,3	1878	369,1	3365	661,3	117	23,0	73	14,3	12	2,4	17	3,3	41	8,1	112	22,0	372	73,1	3737	734,4
	w	277	50,2	213	38,6	1110	201,2	1600	290,0	133	24,1	126	22,8	30	5,4	19	3,4	30	5,4	116	21,0	454	82,3	2054	372,3
	zus.	1340	126,4	637	60,1	2988	281,8	4965	468,2	250	23,6	199	18,8	42	4,0	36	3,4	71	6,7	228	21,5	826	77,9	5791	546,1

Tabelle X. *Bestand der an aktiver Tuberkulose Erkrankten in Baden-Württemberg am 31.12. 1960 nach Alter und Geschlecht; absolute und relative Zahlen auf 100 000 Einwohner* (Entnommen und berechnet aus den Länderstatistiken)

Alter	Geschlecht	Tuberkulose der Atmungsorgane								Tuberkulose anderer Organe												Summe	
		Ia		Ib		Ic		Ia–Ic		Knochen und Gelenke		Peripher. Lymphkn.		Haut		Menin-gitis		Uro-genital		Sonstige*)		Id gesamt		Ia–Id gesamt	
		abs.	rel.	abs.	rel.	abs.	rel.	abs.	rel.	abs.	rel.	abs.	rel.	abs.	rel.	abs.	rel.	abs.	rel.	abs.	rel.	abs.	rel.	abs.	rel.
0– 1	m	1	1,4	—	—	6	8,3	7	9,7	—	—	1	1,4	—	—	—	—	—	—	—	—	1	1,4	8	11,0
	w	—	—	—	—	9	13,0	9	13,0	—	—	—	—	—	—	1	1,4	—	—	1	1,4	2	2,9	11	15,9
	zus.	1	0,7	—	—	15	10,6	16	11,3	—	—	1	0,7	—	—	1	0,7	—	—	1	0,7	3	2,1	19	13,4
1– 5	m	15	5,6	2	0,8	522	196,5	539	202,9	9	3,4	14	5,3	—	—	12	4,5	—	—	8	3,0	43	16,2	582	219,1
	w	12	4,8	—	—	442	175,5	454	180,3	4	1,6	11	4,4	2	0,8	18	7,1	—	—	8	3,2	43	17,1	497	197,4
	zus.	27	5,2	2	0,4	964	186,3	993	191,9	13	2,5	25	4,8	2	0,4	30	5,8	—	—	16	3,1	86	16,6	1079	208,5
5–10	m	11	3,8	—	—	894	311,5	905	315,3	39	13,6	41	14,3	2	0,7	11	3,8	—	—	18	6,3	111	38,7	1016	354,0
	w	18	6,6	1	0,4	782	285,6	801	292,6	16	5,8	50	18,3	6	2,2	21	7,7	—	—	14	5,1	107	39,1	908	331,7
	zus.	29	5,2	1	0,2	1676	298,9	1706	304,3	55	9,8	91	16,2	8	1,4	32	5,7	—	—	32	5,7	218	38,9	1924	343,1
10–15	m	19	7,3	—	—	526	202,3	545	209,6	38	14,6	57	21,9	4	1,5	10	3,8	—	—	31	11,9	140	53,8	685	263,4
	w	21	8,5	5	2,0	527	212,5	553	223,0	37	14,9	53	21,4	2	0,8	10	4,0	—	—	17	6,9	119	48,0	672	271,0
	zus.	40	7,9	5	1,0	1053	207,3	1098	216,1	75	14,8	110	21,7	6	1,2	20	3,9	—	—	48	9,4	259	51,0	1357	267,1
15–20	m	138	50,2	15	5,5	536	194,8	689	250,5	43	15,6	31	11,3	1	0,4	12	4,4	—	—	46	16,7	133	48,3	822	298,8
	w	84	31,9	14	5,3	544	206,5	642	243,7	41	15,6	53	20,1	8	3,0	8	3,0	—	—	54	20,5	164	62,3	806	306,0
	zus.	222	41,2	29	5,4	1080	200,6	1331	247,2	84	15,6	84	15,6	9	1,7	20	3,7	—	—	100	18,6	297	55,2	1628	302,3
20–25	m	365	98,9	34	9,2	1157	313,5	1556	421,6	70	19,0	35	9,5	9	2,4	4	1,1	—	—	98	26,6	216	58,5	1772	480,1
	w	213	60,6	34	9,7	1066	303,3	1313	373,5	54	15,4	83	23,6	13	3,7	5	1,4	—	—	143	40,7	298	84,8	1611	458,3
	zus.	578	80,2	68	9,4	2223	308,5	2869	398,1	124	17,2	118	16,4	22	3,1	9	1,2	—	—	241	33,4	514	71,3	3383	469,5
25–30	m	451	154,5	43	14,7	1089	372,9	1583	542,1	57	19,5	38	13,0	7	2,4	4	1,4	—	—	126	43,2	232	79,5	1815	621,6
	w	212	76,7	31	11,2	1023	370,0	1266	457,9	65	23,5	67	24,2	10	3,6	8	2,9	—	—	177	64,0	327	118,3	1593	576,2
	zus.	663	116,6	74	13,0	2112	371,5	2849	501,2	122	21,5	105	18,5	17	3,0	12	2,1	—	—	303	53,3	559	98,3	3408	599,5
30–35	m	556	198,8	49	17,5	1123	401,4	1728	617,7	69	24,7	27	9,7	8	2,9	5	1,8	—	—	201	71,9	310	110,8	2038	728,5
	w	241	88,4	30	11,0	1000	366,8	1271	476,2	63	23,1	65	23,8	22	8,1	3	1,1	—	—	183	67,1	336	123,2	1607	589,4
	zus.	797	144,3	79	14,3	2123	384,3	2999	542,9	132	23,9	92	16,7	30	5,4	8	1,4	—	—	384	69,5	646	116,9	3645	659,9
35–40	m	553	236,6	74	31,7	1107	473,7	1734	742,0	75	32,1	33	14,1	9	3,9	4	1,7	—	—	200	85,6	321	137,4	2055	879,4
	w	248	84,1	41	13,9	942	319,4	1231	417,4	72	24,4	71	24,1	26	8,8	2	0,7	—	—	238	80,7	409	138,7	1640	556,1
	zus.	801	151,5	115	21,8	2049	387,6	2965	560,9	147	27,8	104	19,7	35	6,6	6	1,1	—	—	438	82,9	730	138,1	3695	699,1

Alter																									
40–45	m	403	250,8	63	39,2	788	490,4	1254	780,4	54	33,6	13	8,1	12	7,5	1	0,6	–	–	128	79,7	208	129,4	1462	909,9
	w	167	77,6	33	15,3	641	297,7	841	390,6	56	26,0	26	12,1	27	12,5	3	1,4	–	–	166	77,1	278	129,1	1119	519,7
	zus.	570	151,6	96	25,5	1429	380,1	2095	557,2	110	29,3	39	10,4	39	10,4	4	1,1	–	–	294	78,2	486	129,3	2581	686,4
45–50	m	719	321,7	86	28,5	1070	478,8	1875	838,9	66	29,5	12	5,4	20	8,9	2	0,9	–	–	154	68,9	254	113,6	2129	952,6
	w	197	68,0	36	12,4	648	223,7	881	304,2	68	23,5	38	13,1	24	8,3	1	0,3	–	–	124	42,8	255	88,0	1136	392,3
	zus.	916	178,5	122	23,8	1718	334,8	2756	537,1	134	26,1	50	9,7	44	8,6	3	0,6	–	–	278	54,2	509	99,2	3265	636,3
50–55	m	839	342,4	119	48,6	1221	498,3	2179	889,3	60	24,5	15	6,1	21	8,6	1	0,4	–	–	141	57,5	238	97,1	2417	986,5
	w	200	66,6	37	12,3	515	171,6	752	250,6	53	17,7	49	16,3	29	9,7	2	0,7	–	–	114	38,0	247	82,3	999	332,9
	zus.	1039	190,6	156	28,6	1736	318,4	2931	537,7	113	20,7	64	11,7	50	9,2	3	0,6	–	–	255	46,8	485	89,0	3416	626,6
55–60	m	923	402,2	134	58,4	1220	531,6	2277	992,2	62	27,0	15	6,5	28	12,2	1	0,4	–	–	99	43,1	205	89,3	2482	1081,6
	w	172	65,1	32	12,1	401	151,9	605	229,2	44	16,7	29	11,0	43	16,3	1	0,4	–	–	108	40,9	225	85,2	830	314,4
	zus.	1095	221,9	166	33,6	1621	328,5	2882	584,0	106	21,5	44	8,9	71	14,4	2	0,4	–	–	207	41,9	430	87,1	2312	671,1
60–65	m	738	426,5	138	79,8	891	515,0	1767	1021,3	36	20,8	6	3,5	22	12,7	–	–	–	–	66	38,1	130	75,1	1897	1096,4
	w	133	59,3	48	21,3	372	166,0	553	246,7	48	21,4	28	12,5	22	9,8	–	–	–	–	62	27,7	160	71,4	713	318,1
	zus.	871	219,3	186	46,8	1263	318,0	2320	584,1	84	21,1	34	8,6	44	11,1	–	–	–	–	128	32,2	290	73,0	2610	657,2
65–70	m	419	357,7	63	53,8	558	476,3	1040	887,7	24	20,5	8	6,8	9	7,7	1	0,9	–	–	31	26,5	73	62,3	1113	950,0
	w	126	70,7	53	29,7	276	154,8	455	255,3	39	21,9	26	14,6	23	12,9	–	–	–	–	43	24,1	131	73,5	586	328,8
	zus.	545	184,5	116	39,3	834	282,3	1495	506,1	63	21,3	34	11,5	32	10,8	1	0,3	–	–	74	25,1	204	69,1	1699	575,2
70–75	m	303	346,3	56	64,0	328	374,8	687	785,1	24	27,4	3	3,4	10	11,4	–	–	–	–	22	25,1	59	67,4	746	852,5
	w	114	86,2	29	21,9	201	152,0	344	260,2	30	22,7	12	9,1	17	12,9	–	–	–	–	34	25,7	93	70,3	437	330,6
	zus.	417	189,8	85	38,7	529	240,8	1031	469,3	54	24,6	15	6,8	27	12,3	–	–	–	–	56	25,4	152	69,2	1183	538,5
75–80	m	156	258,3	26	43,0	169	279,8	351	581,2	12	19,9	4	6,6	7	11,6	–	–	–	–	14	23,2	37	61,3	388	642,4
	w	60	68,8	26	29,8	113	129,6	199	228,2	17	19,5	11	12,6	12	13,8	–	–	–	–	14	16,1	54	61,9	253	434,3
	zus.	216	146,3	52	35,2	282	191,1	550	372,6	29	19,7	15	10,2	19	12,9	–	–	–	–	28	19,0	91	61,7	641	290,1
80 und mehr	m	88	141,3	12	29,2	66	160,8	136	331,3	11	26,8	1	2,4	2	4,9	–	–	–	–	6	14,6	20	48,7	156	380,1
	w	47	76,2	11	17,8	62	100,5	120	194,6	14	22,7	5	8,1	9	14,6	–	–	–	–	9	14,6	37	60,0	157	254,6
	zus.	105	102,2	23	22,4	128	124,6	256	249,2	25	24,3	6	5,8	11	10,7	–	–	–	–	15	14,6	57	55,5	313	304,7
Insgesamt	m	6667	181,5	914	24,9	13271	361,3	20852	567,7	749	20,4	354	4,6	171	4,7	68	1,9	–	–	1389	37,8	2731	74,4	23583	642,1
	w	2265	55,9	461	11,4	9564	235,9	12290	303,1	721	17,8	677	16,7	295	7,3	83	2,0	–	–	1509	37,2	3285	81,0	15575	384,2
	zus.	8932	115,6	1375	17,8	22835	295,5	33142	428,9	1470	19,0	1031	13,3	466	6,0	151	2,0	–	–	2898	37,5	6016	77,9	39158	506,8

*) einschl. Urogenitaltuberkulose

Tabelle XI. *Bestand der an aktiver Tuberkulose Erkrankten in Bayern am 31. 12. 1960 nach Alter und Geschlecht;*
absolute und relative Zahlen auf 100 000 Einwohner
(Entnommen und berechnet aus den Länderstatistiken)

| Alter | Geschlecht | Tuberkulose der Atmungsorgane | | | | | | | | Tuberkulose anderer Organe | | | | | | | | | | | | | | Summe | |
| | | Ia | | Ib | | Ic | | Ia–Ic | | Knochen und Gelenke | | Peripher. Lymphkn. | | Haut | | Menin-gitis | | Uro-genital | | Sonstige | | Id gesamt | | Ia–Id gesamt | |
		abs.	rel.	abs.	rel.	abs.	rel.	abs.	rel.	abs.	rel.	abs.	rel.	abs.	rel.	abs.	rel.	abs.	rel.	abs.	rel.	abs.	rel.	abs.	rel.
0– 1	m	1	1,2	–	–	28	32,8	29	33,9	1	1,2	1	1,2	–	–	1	1,2	–	–	1	1,2	4	4,7	33	38,6
	w	–	–	–	–	28	34,5	28	34,5	–	–	1	1,2	–	–	1	1,2	–	–	–	–	2	2,5	30	37,0
	zus.	1	0,6	–	–	56	33,6	57	34,2	1	0,6	2	1,2	–	–	2	1,2	–	–	1	0,6	6	3,6	63	37,8
1– 5	m	3	0,9	–	–	695	219,8	698	220,8	15	4,7	40	12,7	1	0,3	20	6,3	–	–	1	0,3	77	24,4	775	245,1
	w	2	0,7	–	–	644	214,6	646	215,3	10	3,3	19	6,3	1	0,3	20	6,7	–	–	2	0,7	52	17,3	698	232,6
	zus.	5	0,8	–	–	1339	217,3	1344	218,1	25	4,1	59	9,6	2	0,3	40	6,5	–	–	3	0,5	129	20,9	1473	239,0
5–10	m	4	1,2	2	0,6	974	280,5	980	282,3	49	14,1	100	28,8	10	2,9	21	6,0	1	0,3	7	2,0	188	54,1	1168	336,4
	w	5	1,5	1	0,3	890	269,3	896	271,2	53	16,0	80	24,2	3	0,9	12	3,6	–	–	5	1,5	153	46,3	1049	317,5
	zus.	9	1,3	3	0,4	1864	275,1	1876	276,8	102	15,1	180	26,6	13	1,9	33	4,9	1	0,1	12	1,8	341	50,3	2217	327,2
10–15	m	7	2,1	2	0,6	511	152,2	520	154,9	82	24,4	70	20,8	5	1,5	9	2,7	4	1,2	13	3,9	183	54,5	703	209,4
	w	18	5,6	3	0,9	403	125,3	424	131,8	56	17,4	63	19,6	10	3,1	14	4,4	5	1,6	16	5,0	164	51,0	588	182,8
	zus.	25	3,8	5	0,8	914	139,0	944	143,6	138	21,0	133	20,2	15	2,3	23	3,5	9	1,4	29	4,4	347	52,8	1291	196,4
15–20	m	128	38,9	14	4,3	457	138,9	599	182,1	49	14,9	22	6,7	5	1,5	9	2,7	20	6,1	8	2,4	113	34,3	712	216,4
	w	132	41,4	20	6,3	480	150,6	632	198,3	32	10,0	42	13,2	6	1,9	8	2,5	14	4,4	10	3,1	112	35,1	744	233,4
	zus.	260	40,1	34	5,2	937	144,7	1231	190,0	81	12,5	64	9,9	11	1,7	17	2,6	34	5,2	18	2,8	225	34,7	1456	224,8
20–25	m	358	85,5	48	11,5	828	197,8	1234	294,8	53	12,7	19	4,5	10	2,4	7	1,7	31	7,4	11	2,6	131	31,3	1365	326,0
	w	242	59,2	37	9,1	853	208,8	1132	277,1	32	7,8	51	12,5	11	2,7	11	2,7	39	9,5	35	8,6	179	43,8	1311	321,0
	zus.	600	72,5	85	10,3	1681	203,2	2366	286,1	85	10,3	70	8,5	21	2,5	18	2,2	70	8,5	46	5,6	310	37,5	2676	323,5
25–30	m	443	137,8	45	14,0	862	268,1	1350	419,8	44	13,7	26	8,1	9	2,8	1	0,3	36	11,2	14	4,4	130	40,4	1480	460,2
	w	274	87,2	41	13,0	856	272,4	1171	372,6	47	15,0	45	14,3	13	4,1	6	1,9	49	15,6	24	7,6	184	58,5	1355	431,1
	zus.	717	112,8	86	13,5	1718	270,2	2521	396,5	91	14,3	71	11,2	22	3,5	7	1,1	85	13,4	38	6,0	314	49,4	2835	445,8
30–35	m	627	200,3	68	21,7	1149	357,0	1844	589,0	67	21,4	21	6,7	12	3,8	1	0,3	94	30,0	19	6,1	214	68,4	2058	657,4
	w	311	95,1	33	10,1	990	302,8	1334	408,1	52	15,9	57	17,4	14	4,3	5	1,5	84	25,7	24	7,3	236	72,2	1570	480,2
	zus.	938	146,6	101	15,8	2139	334,2	3178	496,6	119	18,6	78	12,2	26	4,1	6	0,9	178	27,8	43	6,7	450	70,3	3628	566,9
35–40	m	750	274,9	83	30,4	1185	434,4	2018	739,7	70	25,7	17	6,2	18	6,6	1	0,4	116	42,5	22	8,1	244	89,4	2262	829,2
	w	338	89,5	57	15,1	979	259,3	1374	363,9	48	12,7	49	13,0	21	5,6	2	0,5	91	24,1	39	10,3	250	66,2	1624	430,1
	zus.	1088	167,3	140	21,5	2164	332,8	3392	521,6	118	18,1	66	10,1	39	6,0	3	0,5	207	31,8	61	9,4	494	75,9	3886	597,5

Alter																									
40–45	m	580	295,1	82	41,7	922	469,1	1584	806,0	45	22,9	18	9,2	12	6,1	1	0,5	64	32,6	22	11,2	162	82,4	1746	888,4
	w	262	94,5	44	15,9	620	223,7	926	334,0	49	17,7	21	7,6	24	8,6	1	0,4	51	18,4	20	7,2	166	59,9	1092	393,9
	zus.	842	177,7	126	26,6	1542	325,5	2510	529,8	94	19,8	39	8,2	36	7,6	2	0,4	115	24,3	42	8,9	328	69,2	2838	599,1
45–50	m	1063	390,4	135	49,6	1427	534,0	2625	964,0	72	26,4	8	2,9	19	7,0	4	1,5	48	17,6	34	12,5	185	67,9	2810	1031,9
	w	283	76,9	60	16,3	820	222,8	1163	316,1	57	15,5	40	10,9	46	12,5	4	1,1	34	9,2	36	9,8	217	59,0	1380	375,0
	zus.	1346	210,2	195	30,5	2247	350,9	3788	591,6	129	20,1	48	7,5	65	10,2	8	1,2	82	12,8	70	10,9	402	62,8	4190	654,4
50–55	m	1310	442,4	214	72,3	1724	582,3	3248	1097,0	61	20,6	10	3,4	24	8,1	1	0,3	54	18,2	17	5,7	167	56,4	3415	1153,4
	w	300	78,8	54	14,2	760	199,5	1114	292,5	59	15,5	30	7,9	48	12,6	4	1,1	33	8,7	33	8,7	207	54,3	1321	346,8
	zus.	1610	237,8	268	39,6	2484	366,9	4362	644,3	120	17,7	40	5,9	72	10,6	5	0,7	87	12,9	50	7,4	374	55,2	4736	699,6
55–60	m	1490	516,1	200	69,3	1909	661,2	3599	1246,5	74	25,6	11	3,9	26	9,0	1	0,3	46	15,9	17	5,9	175	60,6	3774	1307,2
	w	291	84,1	77	22,3	762	220,3	1130	326,7	67	19,4	33	9,5	62	17,9	6	1,7	30	8,7	29	8,4	227	65,6	1357	392,3
	zus.	1781	280,6	277	43,6	2671	420,9	4729	745,2	141	22,2	44	6,9	88	13,9	7	1,1	76	12,9	46	7,2	402	63,3	5131	808,5
60–65	m	1277	562,6	259	114,1	1469	647,2	3005	1324,0	57	25,1	12	5,3	31	13,7	4	1,8	34	15,9	12	5,3	150	66,1	3155	1390,0
	w	290	95,6	82	27,0	704	232,1	1076	354,7	77	25,4	28	9,2	50	16,5	2	0,7	30	9,9	18	5,9	205	67,6	1281	422,3
	zus.	1567	295,5	341	64,3	2173	409,8	4081	769,5	134	25,3	40	7,5	81	15,3	6	1,1	64	12,1	30	5,7	355	66,9	4436	836,5
65–70	m	732	461,7	161	101,5	933	588,5	1826	1151,7	35	22,1	5	3,2	15	9,5	—	—	22	13,9	10	6,3	87	54,9	1913	1206,5
	w	245	100,9	85	35,0	580	238,8	910	374,7	59	24,3	22	9,1	45	18,5	1	0,4	14	5,8	17	7,0	158	65,0	1068	439,7
	zus.	977	243,4	246	61,3	1513	376,9	2736	681,5	94	23,4	27	6,7	60	14,9	1	0,2	36	9,0	27	6,7	245	61,0	2981	742,6
70–75	m	433	374,6	136	117,6	582	503,4	1151	995,6	22	19,0	2	1,7	14	12,1	—	—	11	9,5	2	1,7	51	44,1	1202	1039,6
	w	241	136,1	85	48,0	430	242,8	756	426,9	47	26,5	18	10,2	32	18,1	1	0,6	8	4,5	10	5,6	116	65,5	872	492,1
	zus.	674	230,3	221	75,5	1012	345,8	1907	651,6	69	23,6	20	6,8	46	15,7	1	0,3	19	6,5	12	4,1	167	57,1	2074	708,6
75–80	m	273	355,1	98	127,5	306	398,1	677	880,7	13	16,9	1	1,3	10	13,0	—	—	3	3,9	5	6,5	32	41,6	709	922,3
	w	134	118,0	51	44,9	239	210,5	424	373,5	22	19,4	10	8,8	24	21,1	1	0,9	3	2,6	4	3,5	64	56,4	488	429,9
	zus.	407	213,8	149	78,3	545	286,3	1101	578,3	35	18,4	11	5,8	34	17,9	1	0,5	6	3,2	9	4,7	96	50,4	1197	628,7
80 und mehr	m	110	203,1	54	99,7	162	299,2	326	602,1	6	11,1	1	1,8	5	9,2	—	—	4	7,4	3	5,5	19	35,1	345	637,1
	w	48	62,2	26	33,7	110	142,6	184	238,5	14	18,1	3	3,9	8	10,4	—	—	2	2,6	1	1,3	28	36,3	212	274,8
	zus.	158	120,3	80	60,9	272	207,2	510	388,4	20	15,2	4	3,9	13	9,9	—	—	6	4,6	4	3,9	47	35,8	557	424,2
Insgesamt	m	9589	216,6	1601	36,2	16123	364,2	27313	616,9	815	18,4	384	8,7	226	5,1	81	1,8	588	13,3	218	4,9	2312	52,2	29625	669,2
	w	3416	67,4	756	14,9	11148	220,0	15320	302,3	781	15,4	612	12,1	418	8,2	99	2,0	487	9,6	323	6,4	2720	53,7	18040	356,0
	zus.	13005	136,9	2357	24,8	27271	287,2	42633	449,0	1596	16,8	996	10,5	644	6,8	180	1,9	1075	11,3	541	5,7	5032	53,0	47665	502,0

206

Tabelle XII. *Bestand der an·aktiver Tuberkulose Erkrankten in Berlin-West am 31. 12. 1960 nach Alter und Geschlecht;*
absolute und relative Zahlen auf 100 000 Einwohner
(Entnommen und berechnet aus den Länderstatistiken)

| Alter | Geschlecht | Tuberkulose der Atmungsorgane | | | | | | | | Tuberkulose anderer Organe | | | | | | | | | | | | Summe | |
| | | Ia | | Ib | | Ic | | Ia–Ic | | Knochen und Gelenke | | Peripher. Lymphkn. | | Haut | | Menin-gitis | | Uro-genital | | Sonstige | | Id gesamt | | Ia–Id gesamt | |
		abs.	rel.	abs.	rel.	abs.	rel.	abs.	rel.	abs.	rel.	abs.	rel.	abs.	rel.	abs.	rel.	abs.	rel.	abs.	rel.	abs.	rel.	abs.	rel.
0– 5	m	17	35,5	11	23,0	246	514,0	274	572,3	2	4,2	6	12,5	—	—	5	10,4	—	—	2	4,2	15	31,3	289	603,8
	w	11	24,4	9	20,0	184	408,0	204	452,3	3	6,7	6	13,3	1	2,2	2	4,4	1	2,2	6	13,3	19	42,1	223	494,5
	zus.	28	30,0	20	21,5	430	463,6	478	514,2	5	5,4	12	12,9	1	1,1	7	7,5	1	1,1	8	8,6	34	36,6	512	550,8
5–15	m	25	26,3	8	8,4	490	515,1	523	549,8	31	32,6	30	31,5	4	4,2	7	7,4	2	2,1	20	21,0	94	98,8	617	648,6
	w	26	29,0	14	15,6	478	533,0	518	577,6	25	27,8	40	44,6	3	3,3	24	26,8	1	1,1	30	33,5	123	137,2	641	714,8
	zus.	51	27,6	22	11,9	968	523,8	1041	563,3	56	30,3	70	37,9	7	3,8	31	15,8	3	1,6	50	27,1	217	117,4	1258	680,7
15–20	m	66	82,9	10	12,6	328	412,0	404	507,4	37	46,5	28	35,2	5	6,3	7	8,8	4	5,0	13	16,3	94	118,1	498	625,5
	w	64	83,1	10	13,0	432	561,1	506	657,2	28	36,4	20	26,0	9	11,7	4	5,2	4	5,2	18	23,4	83	107,8	589	765,0
	zus.	130	83,0	20	12,8	760	485,3	910	581,1	65	41,5	48	30,7	14	8,9	11	6,7	8	5,1	31	19,8	177	113,0	1087	694,1
20–25	m	146	165,2	11	12,4	610	690,3	767	868,0	25	28,3	9	10,2	4	4,5	2	2,3	7	7,9	9	10,2	56	63,4	823	931,3
	w	138	160,6	17	19,8	722	840,3	877	1020,7	19	22,1	31	36,1	11	12,8	—	—	18	20,9	21	24,4	100	116,4	977	1137,0
	zus.	284	162,9	28	16,1	1332	764,2	1644	943,2	44	25,2	40	22,9	15	8,6	2	1,1	25	14,3	30	17,2	156	89,5	1800	1032,7

25–30	m	207	355,6	15	25,8	752	1291,9	974	1673,3	16	27,5	12	20,6	2	3,4	—	—	9	15,5	7	12,0	46	79,0	1020	1752,4
	w	156	262,1	25	42,0	923	1550,8	1104	1854,9	22	37,0	21	35,3	8	13,4	—	—	30	50,4	13	21,8	94	157,9	1198	2012,8
	zus.	363	308,3	40	34,0	1675	1422,8	2078	1765,1	38	32,3	33	28,0	10	8,5	—	—	39	33,1	20	17,0	140	118,9	2218	1884,0
30–40	m	567	597,6	38	40,1	1612	1699,1	2217	2336,7	26	27,4	8	8,4	5	5,3	1	1,1	47	49,5	18	19,0	105	110,7	2322	2447,4
	w	486	362,0	33	24,6	1981	1478,1	2500	1865,4	41	30,6	26	19,4	18	13,4	2	1,5	50	37,3	34	25,4	171	127,6	2671	1993,0
	zus.	1053	460,0	71	31,0	3593	1569,7	4717	2060,8	67	29,3	34	14,9	23	10,0	3	1,3	97	42,4	52	22,7	276	120,6	4993	2181,3
40–50	m	759	734,5	40	38,7	1783	1725,4	2582	2498,6	33	31,9	6	5,8	17	16,5	2	1,9	25	24,2	26	25,2	109	105,5	2691	2604,1
	w	440	257,6	34	19,9	1579	924,3	2053	1201,8	39	22,8	29	17,0	27	15,8	—	—	30	17,6	25	14,6	150	87,8	2203	1289,6
	zus.	1199	437,3	74	27,0	3362	1226,2	4635	1690,6	72	26,3	35	12,8	44	16,0	2	0,7	55	20,1	51	18,6	259	94,5	4894	1785,6
50–60	m	1555	938,8	84	50,7	3002	1812,5	4641	2802,0	43	26,0	7	4,2	13	7,8	—	—	30	18,1	21	12,7	114	68,8	4755	2870,8
	w	440	182,3	30	12,4	1537	636,8	2007	831,5	58	24,0	31	12,8	45	18,6	—	—	30	12,4	35	14,5	199	82,4	2206	913,9
	zus.	1995	490,2	114	28,0	4539	1115,2	6648	1663,4	101	25,0	38	9,3	58	14,3	—	—	60	14,7	56	13,8	313	77,0	6961	1710,4
60 und mehr	m	1497	746,5	81	40,4	2664	1328,4	4242	2115,3	42	20,9	11	5,5	27	13,5	1	0,5	33	16,5	21	10,5	135	67,3	4377	2182,6
	w	528	144,6	51	14,0	1468	401,9	2047	560,5	98	26,8	31	8,5	67	18,3	2	0,5	19	5,2	42	11,5	259	70,9	2306	631,4
	zus.	2025	357,9	132	23,3	4132	730,3	6289	1111,6	140	24,7	42	7,4	94	16,6	3	0,5	52	9,2	63	11,1	394	69,6	6683	1181,2
Insgesamt	m	4839	518,3	298	31,9	11487	1230,4	16624	1780,7	255	27,3	117	12,5	77	8,2	25	2,7	157	16,8	137	14,7	768	82,3	17392	1863,0
	w	2289	180,4	223	17,6	9304	733,4	11816	931,4	333	26,2	235	18,5	189	14,8	34	2,7	183	14,4	224	17,7	1198	94,4	13014	1025,8
	zus.	7128	323,7	521	23,7	20791	944,1	28440	1291,4	588	26,7	352	16,0	266	12,1	59	2,7	340	15,4	361	16,4	1966	89,3	30406	1380,7

Tabelle XIII.

Bestand der an aktiver Tuberkulose Erkrankten am 31. 12. 1960 im Bundesgebiet ohne Berlin
(nach Angaben des Statistischen Bundesamtes, Wiesbaden)

Altersgruppen von ... bis unter ... Jahren	Tuberkulose der Atmungsorgane								Tuberkulose			
	ansteckend (offen)						nicht ansteckend (aktiv geschlossen)		anderer Organe		aller Formen	
	mit Bakterien		ohne Bakterien		insgesamt							
	männlich	weiblich	männlich	weiblich	männlich	weiblich	männlich	weiblich	männlich	weiblich	männlich	weiblich
Anzahl der Erkrankten												
unter 1 Jahr	8	3	1	—	9	3	181	175	18	12	208	190
1 bis ,, 5 Jahren	60	47	17	12	79	64	4 558	4 195	422	377	5 059	4 636
5 ,,, ,, 10 ,,	62	70	27	30	93	103	7 662	6 610	1 074	955	8 829	7 668
10 ,, ,, 15 ,,	113	134	51	54	168	196	4 084	3 830	1 297	1 233	5 549	5 259
15 ,, ,, 20 ,,	1 011	773	206	205	1 239	998	4 537	4 434	1 367	1 512	7 143	6 944
20 ,, ,, 25 ,,	2 355	1 468	444	375	2 843	1 866	7 784	7 383	1 602	2 199	12 229	11 448
25 ,, ,, 30 ,,	2 906	1 762	563	414	3 524	2 206	7 750	7 395	1 731	2 254	13 005	11 855
30 ,, ,, 35 ,,	3 819	1 990	703	426	4 596	2 462	9 088	7 527	2 157	2 663	15 841	12 652
35 ,, ,, 40 ,,	4 282	2 166	794	518	5 134	2 726	9 011	7 430	2 147	2 647	16 292	12 803
40 ,, ,, 45 ,,	3 460	1 547	680	410	4 207	1 986	6 944	4 957	1 641	1 867	12 792	8 810
45 ,, ,, 50 ,,	5 361	1 674	1 019	422	6 456	2 128	9 414	5 310	1 779	2 021	17 649	9 459
50 ,, ,, 55 ,,	6 706	1 440	1 257	410	8 084	1 878	10 631	4 402	1 716	1 865	20 431	8 145
55 ,, ,, 60 ,,	7 250	1 307	1 336	383	8 687	1 711	10 593	3 609	1 469	1 705	20 749	7 025
60 ,, ,, 65 ,,	5 859	1 262	1 250	386	7 203	1 674	7 994	3 099	1 077	1 391	16 274	6 164
65 ,, ,, 70 ,,	3 430	1 031	792	344	4 275	1 395	4 574	2 332	629	1 000	9 478	4 727
70 ,, ,, 75 ,,	2 207	890	595	295	2 845	1 198	2 662	1 595	413	720	5 918	3 513
75 ,, ,, 80 ,, 80 Jahre und älter	1 578	824	498	293	2 120	1 146	1 881	1 257	403	690	4 404	3 093
Insgesamt[1])	50 467	18 388	10 233	4 977	61 560	23 740	109 348	75 540	20 942	25 111	191 850	124 391
Verhältniszahlen auf 100 000 Einwohner der jeweiligen Altersgruppe												
unter 1 Jahr	1,7	0,7	0,2	—	1,9	0,7	38,6	39,2	3,8	2,7	44,3	42,5
1 bis ,, 5 Jahren	3,5	2,9	1,0	0,7	4,5	3,9	260,7	253,1	24,1	22,7	289,3	279,7
5 ,, ,, 10 ,,	3,2	3,8	1,4	1,6	4,8	5,5	391,5	354,9	54,9	51,3	451,1	411,7
10 ,, ,, 15 ,,	6,3	7,8	2,8	3,1	9,2	11,2	223,7	219,7	71,0	70,7	304,0	301,6
15 ,, ,, 20 ,,	54,7	43,7	11,1	11,6	66,0	55,6	241,8	247,0	72,9	84,2	380,7	386,7
20 ,, ,, 25 ,,	98,9	65,2	18,6	16,7	117,8	81,8	322,6	323,5	66,4	96,3	506,8	501,6
25 ,, ,, 30 ,,	156,1	100,4	30,2	23,6	187,0	124,1	411,3	415,9	91,9	126,8	690,1	666,8
30 ,, ,, 35 ,,	209,4	109,1	38,6	23,4	249,1	133,3	492,5	408,7	116,9	144,2	858,4	685,1
35 ,, ,, 40 ,,	276,2	105,7	51,2	25,3	326,9	131,3	573,7	358,0	136,7	127,5	1 037,2	616,9
40 ,, ,, 45 ,,	318,1	104,1	62,5	27,6	381,2	131,8	629,2	328,9	148,7	123,9	1 159,0	584,6
45 ,, ,, 50 ,,	353,6	83,0	67,2	20,9	419,5	104,1	611,8	259,7	115,6	98,9	1 146,9	462,7
50 ,, ,, 55 ,,	396,7	67,8	74,4	19,3	471,3	87,2	619,8	204,5	100,0	86,6	1 191,1	378,4
55 ,, ,, 60 ,,	438,3	68,8	80,8	20,2	517,8	88,9	631,4	187,5	87,6	88,6	1 236,8	365,0
60 ,, ,, 65 ,,	464,8	77,3	99,2	23,6	563,8	101,1	625,7	187,2	84,3	84,0	1 273,8	372,4
65 ,, ,, 70 ,,	397,1	79,3	91,7	26,4	488,0	105,7	522,1	176,7	71,8	75,8	1 081,8	358,2
70 ,, ,, 75 ,,	340,1	92,6	91,7	30,7	431,6	122,9	404,1	163,6	62,7	73,8	898,4	360,3
75 ,, ,, 70 ,, 80 Jahre und älter	212,0	77,9	66,9	27,7	280,5	106,7	248,9	117,0	53,3	64,2	582,7	287,9
Insgesamt[1])	203,0	66,2	41,2	17,9	244,3	84,4	434,0	268,4	83,1	89,2	761,5	442,0

[1]) Ohne kreisfreie Stadt Wuppertal.

Tabelle XIV. *Bestand der an extrapulmonaler Tuberkulose Erkrankten im Bundesgebiet am 31. 12. 1960*
(Entnommen und berechnet aus den Länderstatistiken)

| Alter | Geschlecht | Tuberkulose anderer Organe | | | | | | | | | | | |
| | | Knochen und Gelenke | | Peripher. Lymphkn. | | Haut | | Menin-gitis | | Sonstige einschl. Urogenit. | | Id gesamt | |
		abs.	rel.	abs.	rel.	abs.	rel.	abs.	rel.	abs.	rel.	abs.	rel.
0 — 1	m	2	0,4	4	0,8	—	—	9	1,9	3	0,6	18	3,8
	w	—	—	2	0,5	—	—	6	1,4	4	0,9	12	2,7
1 — 5	m	89	5,1	162	9,3	7	0,4	115	6,6	49	2,8	422	24,1
	w	86	5,2	117	7,0	11	0,7	112	6,7	51	3,1	377	22,7
5 — 10	m	327	16,7	427	21,8	34	1,7	163	8,3	123	6,3	1074	54,9
	w	271	14,6	390	20,9	31	1,7	149	8,0	114	6,2	955	51,3
10 — 15	m	463	25,3	504	27,6	47	2,6	97	5,3	186	10,2	1297	71,0
	w	402	23,1	468	26,8	58	3,3	108	6,2	197	11,2	1233	70,7
15 — 20	m	536	28,6	332	17,7	63	3,4	91	4,9	345	18,4	1367	72,9
	w	430	23,9	500	27,8	103	5,7	72	4,0	407	22,6	1512	84,2
20 — 25	m	561	23,3	288	11,9	95	3,9	39	1,6	619	25,6	1602	66,4
	w	427	18,7	641	28,1	166	7,3	69	3,0	896	39,3	2199	96,3
25 — 30	m	557	29,6	283	15,0	116	6,2	26	1,4	749	39,8	1731	91,9
	w	480	27,0	494	27,8	184	10,4	44	2,5	1052	59,2	2254	126,8

30—35	m	584	31,7	246	13,3	134	7,3	35	1,9	1158	62,7	2157	116,9
	w	542	29,3	485	26,3	241	13,1	46	2,5	1350	73,0	2663	144,2
35—40	m	586	37,3	216	13,8	146	9,3	18	1,1	1181	75,2	2147	136,7
	w	530	25,5	462	22,2	282	13,6	28	1,3	1345	64,6	2647	127,5
40—45	m	435	39,4	144	13,0	152	13,8	13	1,2	897	81,2	1641	148,7
	w	395	26,2	275	18,3	269	17,8	16	1,6	912	60,4	1867	123,9
45—50	m	507	33,0	115	7,5	230	14,9	16	1,4	911	59,0	1779	115,6
	w	474	23,2	294	14,4	378	18,5	18	0,9	857	41,9	2021	98,9
50—55	m	474	27,6	125	7,3	266	15,5	15	0,9	836	48,7	1716	100,0
	w	452	20,9	257	12,5	416	19,2	14	0,6	726	33,6	1865	86,6
55—60	m	451	26,9	79	4,7	256	15,3	9	0,5	674	40,2	1469	87,6
	w	381	19,8	220	11,4	452	23,5	15	0,8	637	33,1	1705	88,6
60—65	m	314	24,6	72	5,6	247	19,3	6	0,5	438	34,3	1077	84,3
	w	341	20,6	201	12,1	396	24,0	3	0,2	450	27,2	1391	84,0
65—70	m	211	24,0	57	6,5	134	15,3	3	0,4	224	25,6	629	71,8
	w	255	19,3	159	12,1	342	25,8	1	0,1	243	18,5	1000	75,8
70—75	m	172	26,1	19	2,9	103	15,6	–	–	119	18,1	413	62,7
	w	222	22,8	98	10,1	226	23,2	1	0,1	173	17,7	720	73,8
75 und	m	153	20,3	32	4,2	122	16,1	–	–	96	12,7	403	53,3
mehr	w	216	20,0	114	10,6	253	23,5	1	0,1	106	9,9	690	64,2
Ins-	m	6422	25,5	3105	12,4	2152	8,6	655	2,6	8608	34,2	20942	83,1
gesamt	w	5904	21,0	5177	18,4	3808	13,5	703	2,5	9519	33,8	25111	89,2

Tabelle XV. *Bestätigte Neuzugänge an aktiver Tuberkulose in Schleswig-Holstein im Jahre 1960 nach Alter und Geschlecht;*
absolute und relative Zahlen auf 100 000 Einwohner
(Entnommen und berechnet aus den Länderstatistiken)

| Alter | Geschlecht | Tuberkulose der Atmungsorgane | | | | | | | | Tuberkulose anderer Organe | | | | | | | | | | | | Summe | |
| | | Ia | | Ib | | Ic | | Ia–Ic | | Knochen und Gelenke | | Peripher. Lymphkn. | | Haut | | Menin-gitis | | Uro-genital | | Sonstige | | Id gesamt | | Ia–Id gesamt | |
		abs.	rel.	abs.	rel.	abs.	rel.	abs.	rel.	abs.	rel.	abs.	rel.	abs.	rel.	abs.	rel.	abs.	rel.	abs.	rel.	abs.	rel.	abs.	rel.
0– 1	m	–	–	–	–	6	31,6	6	31,6	–	–	–	–	–	–	1	5,3	–	–	–	–	1	5,3	7	36,9
	w	–	–	–	–	7	39,1	7	39,1	–	–	–	–	–	–	1	5,6	–	–	–	–	1	5,6	8	44,7
	zus.	–	–	–	–	13	35,3	13	35,3	–	–	–	–	–	–	2	5,4	–	–	–	–	2	5,4	15	40,7
1– 5	m	1	1,5	1	1,5	121	176,7	123	179,6	2	2,9	5	7,3	–	–	1	1,5	–	–	–	–	8	11,6	131	191,2
	w	1	1,5	2	3,0	77	117,7	80	122,2	1	1,5	3	4,6	–	–	3	4,6	–	–	–	–	7	10,7	87	132,8
	zus.	2	1,5	3	2,2	198	147,7	203	151,4	3	2,2	8	6,0	–	–	4	3,0	–	–	–	–	15	11,2	218	162,6
5–10	m	1	1,3	–	–	151	190,1	152	191,4	10	12,6	7	8,8	–	–	3	3,8	–	–	2	2,5	22	27,7	174	219,1
	w	2	2,6	–	–	92	120,3	94	123,0	1	1,3	5	6,5	1	1,3	1	1,3	–	–	3	3,9	11	14,4	105	137,5
	zus.	3	1,9	–	–	243	155,8	246	157,7	11	7,1	12	7,7	1	0,7	4	2,6	–	–	5	3,2	33	21,2	279	178,9
10–15	m	5	6,1	2	2,4	73	79,1	80	97,7	5	6,1	8	9,8	2	2,4	–	–	–	–	3	3,7	18	22,0	98	119,7
	w	1	1,3	1	1,3	79	99,8	81	102,3	5	6,3	12	15,1	–	–	3	3,8	2	2,5	3	3,8	25	31,6	106	133,8
	zus.	6	3,7	3	1,9	152	94,4	161	100,0	10	6,2	20	12,4	2	1,2	3	1,9	2	1,2	6	3,7	43	26,7	204	126,7
15–20	m	28	30,6	12	13,1	89	97,4	129	141,1	8	8,7	5	5,5	3	3,3	2	2,2	5	5,5	5	5,5	28	30,7	157	171,8
	w	16	18,8	5	5,9	92	108,0	113	132,7	3	3,5	17	20,0	–	–	1	1,2	2	2,3	6	7,1	29	34,1	142	166,8
	zus.	44	24,9	17	9,6	181	102,5	242	137,0	11	6,2	22	12,5	3	1,7	3	1,7	7	4,0	11	6,2	57	32,3	299	169,3
20–25	m	31	26,7	18	15,5	128	110,5	177	152,8	5	4,3	4	3,5	–	–	–	–	6	5,2	6	5,2	21	18,1	198	170,9
	w	31	31,9	17	17,5	126	129,8	174	179,2	4	4,1	12	12,4	3	3,1	1	1,0	4	4,1	9	9,3	33	34,0	207	213,2
	zus.	62	29,1	35	16,4	254	119,3	351	164,8	9	4,2	16	7,5	3	1,4	1	0,5	10	4,7	15	7,0	54	25,4	405	190,3
25–30	m	33	47,4	13	18,7	90	129,3	136	195,4	4	5,7	3	4,3	1	1,4	–	–	3	4,3	4	5,7	15	21,6	151	217,0
	w	18	27,4	6	9,1	100	151,9	124	188,4	8	12,2	3	4,6	3	4,6	1	1,5	12	18,3	4	6,1	31	47,1	155	235,5
	zus.	51	37,6	19	14,0	190	140,2	260	191,8	12	8,8	6	4,4	4	3,0	1	0,7	15	11,1	8	5,9	46	33,9	306	225,7
30–35	m	32	50,2	12	18,8	57	89,3	101	158,3	7	11,0	2	3,1	–	–	–	–	4	6,3	3	4,7	16	25,1	117	183,4
	w	18	26,4	5	7,3	54	79,1	77	112,8	4	5,9	3	4,4	1	1,5	–	–	13	19,0	6	8,8	27	39,6	104	152,4
	zus.	50	37,9	17	12,9	111	84,1	178	134,9	11	8,3	5	3,8	1	0,8	–	–	17	12,9	9	6,8	43	32,6	221	167,5

35—40	m	36	61,2	16	27,2	80	136,0	132	224,4	4	6,8	4	6,8	1	1,7	—	—	9	15,3	6	10,2	24	40,8	156	265,2
	w	18	22,0	7	8,6	84	102,7	109	133,3	5	6,1	4	4,9	1	1,2	1	1,2	5	6,1	4	4,9	20	24,5	129	157,8
	zus.	54	38,4	23	16,4	164	116,7	241	171,5	9	6,4	8	5,7	2	1,4	1	0,7	14	10,0	10	7,1	44	31,3	285	202,8
40—45	m	18	41,3	13	29,8	51	117,1	82	188,2	2	4,6	3	6,9	—	—	—	—	2	4,6	1	2,3	8	18,4	90	206,6
	w	12	18,7	9	14,0	35	54,5	56	87,2	1	1,6	2	3,1	3	4,7	—	—	1	1,6	4	6,2	11	17,1	67	104,3
	zus.	30	27,8	22	20,4	86	79,7	138	127,9	3	2,8	5	4,6	3	2,8	—	—	3	2,8	5	4,6	19	17,6	157	145,5
45—50	m	43	66,5	26	40,2	81	125,3	150	232,0	5	7,7	—	—	2	3,1	1	1,5	8	12,4	1	1,5	17	26,3	167	258,3
	w	12	13,4	9	10,1	49	54,8	70	78,3	4	4,5	1	1,1	—	—	—	—	6	6,7	4	4,5	15	16,8	85	95,1
	zus.	55	35,7	35	22,7	130	84,4	220	142,8	9	5,8	1	0,6	2	1,3	1	0,6	14	9,1	5	3,2	32	20,8	252	163,6
50—55	m	45	61,3	27	36,8	97	132,2	169	230,3	4	5,4	1	1,4	4	5,4	—	—	2	2,7	2	2,7	13	17,7	182	248,0
	w	14	15,0	10	10,7	48	51,4	72	77,0	1	1,1	3	3,2	2	2,1	—	—	4	4,3	1	1,1	11	11,8	83	88,8
	zus.	59	35,3	37	22,2	145	86,8	241	144,3	5	3,0	4	2,4	6	3,6	—	—	6	3,6	3	1,8	24	14,4	265	158,7
55—60	m	58	79,8	23	31,6	108	148,5	189	259,9	5	6,9	1	1,4	1	1,4	—	—	4	5,5	4	5,5	15	20,6	204	280,5
	w	11	13,1	4	4,7	34	40,4	49	58,2	4	4,7	4	4,7	2	2,4	—	—	1	1,2	7	8,3	18	21,4	67	79,6
	zus.	69	44,0	27	17,2	142	90,5	238	151,7	9	5,7	5	3,2	3	1,9	—	—	5	3,2	11	7,0	33	21,0	271	172,7
60—65	m	58	98,7	25	42,5	89	151,3	172	292,5	5	8,5	—	—	1	1,7	—	1,7	4	6,8	—	—	10	17,0	182	309,5
	w	17	22,1	4	5,2	36	46,8	57	74,1	2	2,6	2	2,6	2	2,6	—	—	2	2,6	5	6,5	13	16,9	70	91,0
	zus.	75	55,3	29	21,4	125	92,2	229	168,9	7	5,2	2	1,5	3	2,2	1	0,8	6	4,4	5	3,7	23	17,0	252	185,9
65—70	m	31	68,9	9	20,0	56	124,4	96	213,3	1	2,2	1	2,2	3	6,7	—	—	—	—	3	6,7	8	17,8	104	231,1
	w	16	24,8	2	3,1	28	43,4	46	71,3	2	3,1	4	6,2	3	4,6	—	—	1	1,5	1	1,5	11	17,1	57	88,4
	zus.	47	42,9	11	10,0	84	76,7	142	129,6	3	2,7	5	4,6	6	5,5	—	—	1	0,9	4	3,6	19	17,3	161	146,9
70—75	m	24	66,3	12	33,1	25	69,1	61	168,5	1	2,8	—	—	—	—	—	—	1	2,8	1	2,8	3	8,3	64	176,8
	w	8	16,1	7	14,1	12	24,2	27	54,4	1	2,0	1	2,0	2	4,0	1	2,0	—	—	2	4,0	7	14,1	34	68,5
	zus.	32	37,3	19	22,1	37	43,1	88	102,5	2	2,3	1	1,2	2	2,3	1	1,2	1	1,2	3	3,5	10	11,6	98	114,1
75 und mehr	m	29	63,3	5	10,9	18	39,3	52	113,5	—	—	1	2,2	4	8,7	—	—	—	—	—	—	5	10,9	57	124,4
	w	19	31,0	—	—	16	26,1	35	57,1	3	4,9	5	8,2	3	4,9	—	—	1	1,6	2	3,3	14	22,9	49	80,0
	zus.	48	44,9	5	4,7	34	31,8	87	81,4	3	2,8	6	5,6	7	6,5	—	—	1	0,9	2	1,9	19	17,8	106	99,2
Insgesamt	m	473	43,4	214	19,6	1 320	121,2	2 007	184,2	68	6,2	45	4,1	22	2,0	8	0,7	48	4,4	41	3,8	232	21,3	2 239	205,5
	w	214	17,4	88	7,1	969	78,8	1 271	103,3	49	4,0	81	6,6	26	2,1	13	1,1	54	4,4	61	5,0	284	23,1	1 555	126,4
	zus.	687	29,8	302	13,1	2 289	99,2	3 278	142,1	117	5,1	126	5,4	48	2,1	21	0,9	102	4,4	102	4,4	516	22,4	3 794	164,5

Tabelle XVI. *Bestätigte Neuzugänge an aktiver Tuberkulose in Hamburg im Jahre 1960 nach Alter und Geschlecht; absolute und relative Zahlen auf 100 000 Einwohner* (Entnommen und berechnet aus den Länderstatistiken)

Alter	Geschlecht	Tuberkulose der Atmungsorgane								Tuberkulose anderer Organe													Summe	
		Ia		Ib		Ic		Ia—Ic		Knochen und Gelenke		Peripher. Lymphkn.		Haut		Menin-gitis		Uro-genital		Sonstige		Id gesamt		Ia—Id gesamt	
		abs.	rel.	abs.	rel.	abs.	rel.	abs.	rel.	abs.	rel.	abs.	rel.	abs.	rel.	abs.	rel.	abs.	rel.	abs.	rel.	abs.	rel.	abs.	rel.
0—1	m	1	8,4	—	—	8	67,1	9	75,5	—	—	—	—	—	—	—	—	—	—	—	—	—	—	9	75,5
	w	—	—	—	—	6	52,9	6	52,9	—	—	1	8,8	—	—	—	—	—	—	—	—	1	8,8	7	61,7
	zus.	1	4,3	—	—	14	60,2	15	64,5	—	—	1	4,3	—	—	—	—	—	—	—	—	1	4,3	16	68,8
1—5	m	2	4,8	—	—	67	159,2	69	164,7	—	—	2	4,8	—	—	—	—	—	—	—	—	2	4,8	71	169,4
	w	1	2,5	—	—	73	184,7	74	187,2	—	—	2	5,1	—	—	—	—	—	—	—	—	2	5,1	76	192,3
	zus.	3	3,7	—	—	140	171,9	143	175,6	—	—	4	4,9	—	—	—	—	—	—	—	—,	4	4,9	147	180,5
5—10	m	1	2,1	—	—	128	273,9	129	276,1	—	—	2	4,3	—	—	—	—	—	—	2	4,3	4	8,6	133	284,6
	w	1	2,3	—	—	127	286,8	128	289,0	—	—	4	9,0	—	—	—	—	—	—	—	—	4	9,0	132	298,1
	zus.	2	2,2	—	—	255	280,2	257	282,4	—	—	6	6,6	—	—	—	—	—	—	2	2,2	8	8,8	265	291,2
10—15	m	6	11,6	—	—	98	189,9	104	201,5	—	—	2	3,9	—	—	1	1,9	—	—	2	3,9	5	9,7	109	211,2
	w	4	8,1	2	4,0	83	167,1	89	179,2	—	—	3	6,0	—	—	—	—	1	2,0	4	8,1	8	16,1	97	195,3
	zus.	10	9,9	2	2,0	181	178,7	193	190,5	—	—	5	4,8	—	—	1	1,0	1	1,0	6	5,9	13	12,8	206	200,2
15—20	m	22	32,3	13	19,1	117	171,6	152	222,9	2	3,0	1	1,5	1	1,5	1	1,5	1	1,5	9	13,2	15	22,0	167	244,9
	w	15	22,5	12	18,0	94	141,0	121	181,5	6	9,0	5	7,5	1	1,5	1	1,5	1	1,5	3	4,5	17	25,5	138	207,0
	zus.	37	27,4	25	18,5	211	156,5	273	202,4	8	6,0	6	4,4	2	1,5	2	1,5	2	1,5	12	8,9	32	23,7	305	226,2
20—25	m	29	35,0	18	21,7	125	151,0	172	207,7	—	—	6	7,2	1	1,2	—	—	5	6,0	7	8,5	19	22,9	191	230,6
	w	19	23,8	10	12,5	110	138,0	139	174,3	3	3,8	5	6,3	3	3,8	1	1,3	10	12,5	9	11,3	31	38,9	170	213,2
	zus.	48	29,5	28	17,2	235	144,6	311	191,3	2	1,8	11	6,8	4	2,5	1	0,6	15	9,2	16	9,8	50	30,8	361	222,1
25—30	m	23	39,2	14	23,9	99	168,8	136	232,0	3	5,1	3	5,1	—	—	—	—	8	13,6	3	5,1	17	29,0	153	260,9
	w	15	25,9	5	8,6	83	143,6	103	178,2	—	—	4	6,9	—	—	—	—	11	19,0	3	5,2	18	31,1	121	209,3
	zus.	38	32,6	19	16,3	182	156,3	239	205,3	3	2,6	7	6,0	—	—	—	—	19	16,3	6	5,2	35	30,1	274	235,3
30—35	m	34	60,8	16	28,6	89	159,1	139	248,5	2	3,6	1	1,8	—	—	1	1,8	12	21,5	5	8,9	21	37,5	160	286,0
	w	13	20,8	6	9,6	72	115,5	91	145,9	2	3,2	6	9,6	—	—	3	4,8	5	8,0	9	14,4	25	40,1	116	186,0
	zus.	47	39,7	22	18,6	161	136,1	230	194,4	4	3,4	7	5,9	—	—	4	3,4	17	14,4	14	11,8	46	38,9	276	233,3
35—40	m	38	72,4	10	19,0	84	160,0	132	251,4	1	1,9	1	1,9	1	1,9	—	—	5	9,5	7	13,3	15	28,6	147	279,9
	w	19	26,4	6	8,3	72	100,1	97	134,9	2	2,8	8	11,1	—	—	1	1,4	9	12,5	4	5,6	24	33,4	121	168,2
	zus.	57	45,8	16	12,9	156	125,4	229	184,0	3	2,4	9	7,2	1	0,8	1	0,8	14	11,3	11	8,8	39	31,3	268	215,4

Alter																									
40–45	m	25	65,4	12	31,4	71	185,7	108	282,5	—	—	1	2,6	—	—	—	—	1	2,6	3	7,8	5	13,1	113	295,6
	w	13	24,9	4	7,7	41	78,7	58	111,3	—	—	—	—	—	—	—	—	2	3,8	4	7,7	6	11,5	64	122,8
	zus.	38	42,1	16	17,7	112	124,0	166	183,8	—	—	1	1,1	—	—	—	—	3	3,3	7	7,7	11	12,2	177	195,9
45–50	m	38	64,6	16	27,2	107	181,8	161	273,6	1	1,7	1	1,7	—	—	1	1,7	3	5,1	1	1,7	7	11,9	168	285,5
	w	6	7,8	6	7,9	46	60,9	58	76,8	2	2,6	4	5,3	3	4,0	—	—	4	5,3	6	7,9	19	25,2	77	102,0
	zus.	44	32,8	22	16,4	153	113,9	219	163,0	3	2,2	5	3,7	3	2,2	1	0,7	7	5,2	7	5,2	26	19,4	245	182,4
50–55	m	48	72,5	27	40,8	124	187,2	199	300,5	—	—	1	1,5	3	4,5	—	—	2	3,0	7	10,6	13	19,6	212	320,1
	w	5	6,1	7	8,6	51	62,6	63	77,3	—	—	3	3,7	2	2,5	—	—	2	2,5	3	3,7	10	12,3	73	89,6
	zus.	53	35,0	34	23,1	175	118,5	262	177,4	—	—	4	2,7	5	3,4	—	—	4	2,7	10	6,8	23	15,6	285	192,9
55–60	m	60	93,2	26	40,4	133	206,5	219	340,0	8	12,4	1	1,6	1	1,6	1	1,6	6	9,3	4	6,2	21	32,6	240	372,6
	w	9	12,1	3	4,0	39	52,3	51	68,5	5	6,7	2	2,7	1	1,3	—	—	2	2,7	7	9,4	17	22,8	68	91,3
	zus.	69	49,7	29	20,9	172	123,8	270	194,4	13	9,4	3	2,2	2	1,4	1	0,7	8	5,8	11	7,9	38	27,4	308	221,7
60–65	m	42	85,1	13	26,3	91	184,5	146	295,9	4	8,1	1	2,0	—	—	—	—	2	4,1	2	4,1	9	18,2	155	314,2
	w	15	21,8	3	4,4	30	43,6	48	68,8	—	—	5	7,3	1	1,5	—	—	—	—	5	7,3	11	16,0	59	85,8
	zus.	57	48,3	16	13,5	121	102,5	194	164,3	4	3,4	6	5,1	1	0,8	—	—	2	1,7	7	5,9	20	16,9	214	181,2
65–70	m	31	83,5	18	48,5	49	131,9	98	263,9	2	5,4	—	—	1	2,7	—	—	—	—	3	8,1	6	16,2	104	280,0
	w	15	26,0	3	5,2	19	32,9	37	64,1	4	6,9	1	1,7	3	5,2	—	—	1	1,7	2	3,5	11	19,1	48	83,2
	zus.	46	48,5	21	22,1	68	71,7	135	142,3	6	6,3	1	1,1	4	4,2	—	—	1	1,1	5	5,3	17	17,9	152	160,2
70–75	m	24	81,3	8	27,1	30	101,6	62	210,0	1	3,4	1	3,4	—	—	—	—	—	—	—	—	2	6,8	64	216,8
	w	10	23,6	6	14,1	14	33,0	30	70,7	2	4,7	2	4,7	2	4,7	—	—	2	4,7	2	4,7	10	23,6	40	94,3
	zus.	34	47,3	14	19,5	44	61,2	92	127,9	3	4,2	3	4,2	2	2,8	—	—	2	2,8	2	2,8	12	16,7	104	144,6
75–80	m	14	73,4	3	15,7	14	73,4	31	162,5	3	15,7	2	10,5	—	—	—	—	—	—	—	—	5	26,2	36	188,7
	w	9	33,1	1	3,7	9	33,1	19	69,9	3	11,0	2	4,7	—	—	—	—	—	—	1	3,7	6	22,1	25	92,0
	zus.	23	49,7	4	8,6	23	49,7	50	108,1	6	13,0	4	8,6	—	—	—	—	—	—	1	2,2	11	23,8	61	131,9
80–85	m	5	52,0	2	20,8	3	31,2	10	104,0	1	10,4	1	10,4	—	—	—	—	—	—	—	—	2	20,8	12	124,8
	w	5	33,9	4	27,2	—	—	9	61,1	—	—	—	—	—	—	—	—	—	—	1	6,8	1	6,8	10	67,9
	zus.	10	41,1	6	24,6	3	12,3	19	78,1	1	4,1	1	4,1	—	—	—	—	—	—	1	4,1	3	12,3	22	90,4
85 und mehr	m	2	58,3	—	—	3	87,5	5	145,9	—	—	—	—	—	—	—	—	—	—	—	—	—	—	5	145,9
	w	4	67,4	1	16,8	1	16,8	6	101,0	—	—	—	—	—	—	—	—	—	—	—	—	—	—	6	101,0
	zus.	6	64,1	1	10,7	4	42,7	11	117,4	—	—	—	—	—	—	—	—	—	—	—	—	—	—	11	117,4
Insgesamt	m	445	52,6	196	23,2	1 440	170,2	2081	246,0	28	3,3	27	3,2	8	0,9	5	0,6	45	5,3	55	6,5	168	19,9	2249	265,8
	w	178	18,1	79	8,0	970	98,6	1227	124,7	29	2,9	57	5,8	16	1,6	6	0,6	50	5,1	63	6,4	221	22,5	1448	147,2
	zus.	623	34,0	275	15,0	2410	131,7	3308	180,8	57	3,1	84	4,6	24	1,3	11	0,6	95	5,2	118	6,4	389	21,3	3697	202,1

Tabelle XVII. *Bestätigte Neuzugänge an aktiver Tuberkulose in Niedersachsen im Jahre 1960 nach Alter und Geschlecht;*
absolute und relative Zahlen auf 100 000 Einwohner
(Entnommen und berechnet aus den Länderstatistiken)

Alter	Geschlecht	Tuberkulose der Atmungsorgane								Tuberkulose anderer Organe												Summe	
		Ia		Ib		Ic		Ia—Ic		Knochen und Gelenke		Peripher. Lymphkn.		Haut		Menin-gitis		Uro-genial		Sonstige		Id gesamt		Ia—Id gesamt	
		abs.	rel.	abs.	rel.	abs.	rel.	abs.	rel.	abs.	rel.	abs.	rel.	abs.	rel.	abs.	rel.	abs.	rel.	abs.	rel.	abs.	rel.	abs.	rel.
0—1	m	2	3,5	—	—	13	22,5	15	25,9	—	—	—	—	—	—	1	1,7	—	—	1	1,7	2	3,4	17	29,3
	w	—	—	—	—	11	20,3	11	20,3	—	—	—	—	—	—	—	—	—	—	1	1,8	1	1,8	12	22,1
	zus.	2	1,8	—	—	24	21,4	26	23,2	—	—	—	—	—	—	1	0,9	—	—	2	1,8	3	2,7	29	25,8
1—5	m	—	—	—	—	143	67,6	143	67,6	5	2,4	7	3,3	1	0,5	1	0,5	—	—	—	—	14	6,6	157	74,2
	w	—	—	—	—	150	75,2	150	75,2	3	1,5	3	1,5	—	—	3	1,5	—	—	—	—	9	4,5	159	79,7
	zus.	—	—	—	—	293	71,3	293	71,3	8	1,9	10	2,4	1	0,2	4	1,0	—	—	—	—	23	5,6	316	76,8
5—10	m	—	—	1	0,4	274	109,9	275	110,2	3	1,2	13	5,2	1	0,4	5	2,0	—	—	2	0,8	24	9,6	299	119,8
	w	4	1,7	1	0,4	217	92,9	222	95,0	5	2,1	8	3,4	1	0,4	1	0,4	1	0,4	3	1,3	19	8,1	241	103,1
	zus.	4	0,8	2	0,4	491	101,2	497	102,5	8	1,6	21	4,3	2	0,4	6	1,2	1	0,2	5	1,0	43	8,9	540	111,3
10—15	m	7	3,0	2	0,9	131	56,3	140	60,2	8	3,4	17	7,3	2	0,9	3	1,3	—	—	3	1,3	33	14,2	173	74,5
	w	6	2,7	1	0,5	114	52,0	121	55,2	6	2,7	9	4,1	2	0,9	3	1,4	2	0,9	7	3,2	29	13,2	150	68,4
	zus.	13	2,9	3	0,7	245	54,3	261	57,8	14	3,1	26	5,8	4	0,9	6	1,3	2	0,4	10	2,2	62	13,7	323	71,6
15—20	m	36	14,1	10	3,9	174	68,2	220	86,2	16	6,3	8	3,1	1	0,4	4	1,6	10	3,9	11	4,3	50	19,6	270	105,8
	w	32	13,1	12	4,9	172	70,4	216	88,4	6	2,5	13	5,3	—	—	3	1,2	7	2,9	11	4,5	40	16,4	256	104,7
	zus.	68	13,6	22	4,4	346	69,8	436	87,5	22	4,4	21	4,2	1	0,2	7	1,4	17	3,4	22	4,4	90	18,0	526	105,4
20—25	m	84	29,4	29	10,1	266	93,0	379	132,5	16	5,6	9	3,1	1	0,3	2	0,7	8	2,8	19	6,6	55	19,2	434	151,8
	w	42	15,8	15	5,7	223	84,2	280	105,7	6	2,3	22	8,4	3	1,1	3	1,1	21	7,9	22	8,4	77	29,1	357	134,8
	zus.	126	22,9	44	8,0	489	88,8	659	119,3	22	4,0	31	5,6	4	0,7	5	0,9	29	5,3	41	7,4	132	23,9	791	143,2
25—30	m	71	34,2	15	7,2	177	85,1	263	126,5	6	2,9	10	4,8	3	1,4	4	1,9	13	6,2	6	2,9	42	20,2	305	146,6
	w	47	23,0	15	7,4	170	83,3	232	113,7	9	4,4	7	3,4	3	1,5	3	1,5	22	10,8	12	6,0	56	27,4	288	141,2
	zus.	118	28,6	30	7,3	347	84,3	495	120,0	15	3,6	17	4,1	6	1,5	7	1,7	35	8,5	18	4,4	98	23,8	593	143,8
30—35	m	73	36,1	18	8,9	163	80,7	254	125,6	8	4,0	5	2,5	2	1,0	2	1,0	24	11,9	16	7,9	57	28,2	311	153,8
	w	54	24,5	7	3,2	137	62,3	198	90,1	11	5,0	16	7,1	1	0,5	3	1,4	32	14,5	20	9,1	83	37,7	281	127,8
	zus.	127	30,2	25	5,9	300	71,1	452	107,2	19	4,5	21	5,0	3	0,7	5	1,2	56	13,3	36	8,4	140	33,2	592	140,2
35—40	m	77	42,8	21	11,7	170	94,3	268	148,8	4	2,2	6	3,3	—	—	2	1,1	20	11,1	7	3,9	39	21,7	307	170,6
	w	37	14,8	14	5,6	153	61,5	204	81,9	9	3,6	14	5,6	4	1,6	—	—	13	5,2	12	4,8	52	20,9	256	102,8
	zus.	114	26,5	35	8,1	323	75,2	472	109,8	13	3,0	20	4,7	4	0,9	2	0,5	33	7,7	19	4,4	91	21,4	563	131,1

40–45	m	60	48,0	15	12,0	136	108,7	211	168,8	8	6,4	4	3,2	—	—	—	—	10	8,0	7	5,6	29	23,2	240	192,0
	w	29	16,6	13	7,4	87	49,7	129	73,7	6	3,4	4	2,3	—	—	—	—	16	9,1	10	5,7	36	20,6	165	94,3
	zus.	89	29,7	28	9,3	223	77,7	340	113,3	14	4,7	8	2,7	—	—	—	—	26	8,7	17	5,7	65	21,6	405	135,0
45–50	m	104	53,6	23	11,8	185	95,4	312	160,7	10	5,2	5	2,6	—	—	—	—	12	6,2	13	6,7	40	20,6	352	181,3
	w	24	9,2	12	4,6	117	44,7	153	58,4	5	1,9	10	3,8	6	2,3	2	0,8	15	5,7	11	4,2	49	18,7	202	77,1
	zus.	128	28,0	35	7,7	302	66,1	465	101,8	15	3,3	15	3,3	6	1,3	2	0,4	27	5,9	24	5,3	89	19,5	554	121,3
50–55	m	114	53,8	28	13,2	252	118,8	394	186,0	14	6,6	1	0,5	2	0,9	2	0,9	14	6,6	14	6,6	47	22,2	441	208,0
	w	18	6,9	10	3,8	89	34,1	117	44,8	7	2,7	12	4,6	2	0,8	—	—	10	3,8	8	3,1	39	15,0	156	59,8
	zus.	132	27,9	38	8,0	341	72,1	511	108,0	21	4,4	13	2,7	4	0,8	2	0,4	24	5,1	22	4,7	86	18,2	597	126,0
55–60	m	147	71,0	36	17,4	260	125,6	443	213,9	7	3,4	4	1,9	2	1,0	2	1,0	13	6,3	13	6,3	41	19,8	484	233,7
	w	37	15,9	10	4,3	72	30,9	119	51,0	8	3,4	10	4,3	7	3,0	1	0,4	4	1,7	8	3,4	38	16,3	157	67,3
	zus.	184	41,8	46	10,4	332	75,4	562	127,3	15	3,4	14	3,2	9	2,0	3	0,7	17	3,9	21	4,8	79	18,0	641	145,3
60–65	m	106	66,6	39	24,5	210	132,3	355	223,1	7	4,4	3	1,9	2	1,3	1	0,6	6	3,8	7	4,4	26	16,4	381	239,5
	w	34	16,5	14	6,8	99	48,1	147	71,4	12	5,8	9	4,4	4	1,9	—	—	4	1,9	9	4,4	38	18,4	185	89,8
	zus.	140	38,3	53	14,5	309	84,5	502	137,3	19	5,2	12	3,3	6	1,6	1	0,3	10	2,7	16	4,4	64	17,5	566	154,8
65–70	m	81	71,0	23	20,2	124	108,8	228	200,0	4	3,5	5	4,4	1	0,9	—	—	7	6,1	3	2,6	20	17,5	248	217,8
	w	36	21,9	13	7,9	65	39,5	114	79,5	9	5,5	8	4,9	4	2,4	—	—	5	3,0	3	1,8	29	17,7	143	97,1
	zus.	117	41,9	36	12,9	189	67,7	342	122,5	13	4,7	13	4,7	5	1,8	—	—	12	4,3	6	2,2	49	17,6	391	140,1
70–75	m	70	80,4	18	20,7	63	72,3	151	173,4	8	9,2	1	1,1	—	—	—	—	2	2,3	1	1,1	12	13,8	163	187,3
	w	32	25,6	9	7,2	58	46,4	99	79,2	6	4,8	5	4,0	1	0,8	—	—	3	2,4	1	0,8	16	12,8	115	92,0
	zus.	102	48,1	27	12,7	121	57,1	250	117,9	14	6,6	6	2,8	1	0,5	—	—	5	2,4	2	0,9	28	13,2	278	131,1
75–80	m	37	63,9	8	13,8	35	60,4	80	138,4	2	3,5	1	1,7	1	1,7	—	—	2	3,5	1	1,7	7	12,1	87	150,5
	w	35	43,8	4	5,0	35	43,8	74	92,6	—	—	8	10,0	2	2,5	—	—	—	—	5	6,3	15	18,8	89	111,2
	zus.	72	52,1	12	8,7	70	50,7	154	111,6	2	1,5	9	6,5	3	2,2	—	—	2	1,4	6	4,3	22	15,9	176	127,5
80–85	m	24	50,6	3	6,3	20	42,2	47	99,0	3	6,3	3	6,3	—	—	—	—	—	—	—	—	6	12,6	53	111,6
	w	20	32,2	2	3,2	7	11,3	29	46,6	1	1,6	3	4,8	—	—	—	—	—	—	—	—	4	6,4	33	53,1
	zus.	44	40,3	5	4,6	27	24,8	76	69,6	4	3,7	6	5,5	—	—	—	—	—	—	—	—	10	9,2	86	78,8
Ins-gesamt	m	1093	35,4	289	9,4	2796	90,5	4178	135,2	129	4,2	102	3,3	19	0,6	29	0,9	141	4,6	124	4,0	544	17,6	4722	152,8
	w	487	14,1	152	4,4	1976	57,5	2615	75,7	109	3,2	161	4,7	40	1,2	22	0,6	155	4,5	143	4,1	630	18,2	3245	93,9
	zus.	1580	24,1	441	6,7	4772	72,7	6793	103,5	238	3,6	263	4,0	59	0,9	51	0,8	296	4,5	267	4,1	1174	17,9	7967	121,4

Tabelle XVIII. *Bestätigte Neuzugänge an aktiver Tuberkulose in Bremen im Jahre 1960 nach Alter und Geschlecht;*
absolute und relative Zahlen auf 100 000 Einwohner
(Entnommen und berechnet aus den Länderstatistiken)

| Alter | Geschlecht | Tuberkulose der Atmungsorgane | | | | | | | | Tuberkulose anderer Organe | | | | | | | | | | | | | | Summe | |
| | | Ia | | Ib | | Ic | | Ia–Ic | | Knochen und Gelenke | | Peripher. Lymphkn. | | Haut | | Menin-gitis | | Uro-genital | | Sonstige | | Id gesamt | | Ia–Id gesamt | |
		abs.	rel.	abs.	rel.	abs.	rel.	abs.	rel.	abs.	rel.	abs.	rel.	abs.	rel.	abs.	rel.	abs.	rel.	abs.	rel.	abs.	rel.	abs.	rel.
0–1	m	–	–	–	–	1	18,5	1	18,5	–	–	–	–	–	–	–	–	–	–	–	–	–	–	1	18,5
	w	–	–	–	–	2	38,8	2	38,8	–	–	–	–	–	–	1	19,4	–	–	–	–	1	19,4	3	58,2
	zus.	–	–	–	–	3	28,4	3	28,4	–	–	–	–	–	–	1	9,5	–	–	–	–	1	9,5	4	37,9
1–5	m	–	–	–	–	28	143,9	28	143,9	–	–	3	15,4	–	–	1	5,1	–	–	–	–	4	20,6	32	164,4
	w	–	–	–	–	22	118,9	22	118,9	–	–	1	5,4	–	–	2	10,8	–	–	–	–	3	16,2	25	135,1
	zus.	–	–	–	–	50	131,7	50	131,7	–	–	4	10,5	–	–	3	7,9	–	–	–	–	7	18,4	57	150,1
5–10	m	–	–	–	–	16	75,5	16	75,5	–	–	1	4,7	–	–	–	–	–	–	–	–	1	4,7	17	80,2
	w	–	–	–	–	13	64,0	13	64,0	–	–	1	4,9	–	–	–	–	–	–	–	–	1	4,9	14	68,9
	zus.	–	–	–	–	29	69,9	29	69,9	–	–	2	4,8	–	–	–	–	–	–	–	–	2	4,8	31	74,7
10–15	m	–	–	–	–	10	45,9	10	45,9	2	9,2	4	18,4	–	–	–	–	–	–	–	–	6	27,5	16	73,4
	w	2	9,4	–	–	10	47,1	12	56,5	1	4,7	2	9,4	–	–	–	–	1	4,7	–	–	4	18,8	16	75,4
	zus.	2	4,6	–	–	20	46,5	22	51,1	3	7,0	6	13,9	–	–	–	–	1	2,3	–	–	10	23,2	32	74,4
15–20	m	5	18,3	–	–	20	73,1	25	91,4	3	11,0	2	7,3	–	–	1	3,7	2	7,3	–	–	8	29,2	33	120,6
	w	1	3,8	1	3,8	16	60,8	18	68,4	1	3,8	1	3,8	–	–	–	–	4	15,2	–	–	6	22,8	24	91,2
	zus.	6	11,2	1	1,9	36	67,1	43	80,1	4	7,5	3	5,6	–	–	1	1,9	6	11,2	–	–	14	26,1	57	106,2
20–25	m	5	15,8	4	12,7	50	158,2	59	186,6	2	6,3	2	6,3	–	–	–	–	1	3,2	2	6,3	7	22,1	66	208,8
	w	5	16,3	8	26,1	28	91,3	41	133,7	1	3,3	2	6,5	–	–	–	–	3	9,8	1	3,3	7	22,8	48	156,6
	zus.	10	16,1	12	19,3	78	125,2	100	160,6	3	4,8	4	6,4	–	–	–	–	4	6,4	3	4,8	14	22,5	114	183,0
25–30	m	14	58,1	2	8,3	22	91,3	38	157,7	1	4,2	–	–	–	–	–	–	4	16,6	1	4,2	6	24,9	44	182,6
	w	5	21,0	3	12,6	19	79,8	27	113,4	1	4,2	3	12,6	–	–	–	–	4	16,8	1	4,2	9	37,8	36	151,2
	zus.	19	39,7	5	10,4	41	85,6	65	135,7	2	4,2	3	6,3	–	–	–	–	8	16,7	2	4,2	15	31,3	80	167,0
30–35	m	9	38,4	3	12,8	26	111,0	38	162,3	–	–	1	4,3	–	–	–	–	4	17,1	–	–	5	21,4	43	183,6
	w	3	12,1	2	8,1	11	44,5	16	64,8	1	4,0	1	4,0	–	–	–	–	3	12,1	–	–	5	20,2	21	85,0
	zus.	12	24,9	5	10,4	37	76,9	54	112,2	1	2,1	2	4,2	–	–	–	–	7	14,5	–	–	10	20,8	64	133,0
35–40	m	11	51,5	2	9,4	23	107,8	36	168,7	2	9,4	–	–	–	–	–	–	6	28,1	1	4,7	9	42,2	45	210,9
	w	2	7,2	1	3,6	13	46,5	16	57,2	2	7,2	1	3,6	2	7,2	–	–	4	14,3	–	–	9	32,2	25	89,4
	zus.	13	26,4	3	6,1	36	73,0	52	105,5	4	8,1	1	2,0	2	4,1	–	–	10	20,3	1	2,0	18	36,5	70	142,0

Alter	Geschl.	n₁	v₁	n₂	v₂	n₃	v₃	n₄	v₄	n₅	v₅	n₆	v₆	n₇	v₇	n₈	v₈	n₉	v₉	n₁₀	v₁₀	n₁₁	v₁₁	n₁₂	v₁₂
40–45	m	7	45,2	4	25,8	14	90,4	25	161,4	1	6,5	1	6,5	—	—	—	—	—	—	1	6,5	3	19,4	28	180,7
	w	1	5,0	1	5,0	7	35,3	9	45,4	1	5,0	2	10,1	—	—	—	—	4	20,2	—	—	7	35,3	16	80,8
	zus.	8	22,7	5	14,2	21	59,5	34	96,4	2	5,7	3	8,5	—	—	—	—	4	11,3	1	2,8	10	28,3	44	124,6
45–50	m	7	30,3	3	13,0	17	73,7	27	117,0	2	8,7	—	—	1	4,3	—	—	5	21,7	1	4,3	9	39,0	36	156,0
	w	6	21,3	—	—	7	24,8	13	46,0	1	3,5	2	7,1	—	—	—	—	4	14,2	—	—	7	24,8	20	70,8
	zus.	13	25,3	3	5,8	24	46,8	40	78,0	3	5,8	2	3,9	1	1,9	—	—	9	17,5	1	1,9	16	31,2	56	109,1
50–55	m	10	41,4	2	8,2	27	110,9	39	160,2	3	12,3	—	—	2	8,2	—	—	6	24,6	—	—	11	45,2	50	205,3
	w	3	10,4	1	3,5	8	27,8	12	41,8	2	7,0	—	—	1	3,5	—	—	4	13,9	—	—	7	24,4	19	66,1
	zus.	13	24,5	3	5,7	35	65,9	51	96,1	5	9,4	—	—	3	5,7	—	—	10	18,8	—	—	18	33,9	69	130,0
55–60	m	15	67,4	—	—	21	94,4	36	161,9	—	—	1	4,5	—	—	—	—	1	4,5	—	—	2	9,0	38	170,9
	w	1	4,0	—	—	8	32,1	9	36,1	—	—	5	20,0	—	—	—	—	—	—	2	8,0	7	28,0	16	64,1
	zus.	16	33,0	—	—	29	61,5	45	95,4	—	—	6	12,7	—	—	—	—	1	2,1	2	4,2	9	19,0	54	114,4
60–65	m	16	100,5	3	18,8	17	106,7	36	226,0	2	12,6	—	—	—	—	—	—	2	12,6	—	—	4	25,1	40	251,1
	w	3	14,5	1	4,7	5	23,3	9	41,9	1	4,7	1	4,7	—	—	—	—	3	14,0	—	—	5	23,3	14	65,2
	zus.	19	50,8	4	10,7	22	58,8	45	120,3	3	8,0	1	2,7	—	—	—	—	5	13,4	—	—	9	24,1	54	144,4
65–70	m	3	25,5	1	8,5	6	51,0	10	85,1	1	8,5	—	—	—	—	—	—	2	17,0	—	—	3	25,5	13	110,6
	w	1	5,5	—	—	3	16,5	4	22,0	1	5,5	2	11,0	—	—	—	—	—	—	—	—	3	16,5	7	38,5
	zus.	4	13,4	1	3,3	9	30,1	14	46,8	2	6,7	2	6,7	—	—	—	—	2	6,7	—	—	6	20,0	20	66,8
70–75	m	3	31,7	—	—	3	31,7	6	63,4	—	—	1	10,6	1	10,6	—	—	—	—	—	—	2	21,1	8	84,6
	w	7	51,6	—	—	5	36,9	12	88,5	1	7,4	1	7,4	—	—	—	—	1	7,4	—	—	3	22,2	15	110,7
	zus.	10	43,5	—	—	8	34,8	18	78,2	1	4,3	2	8,7	1	4,3	—	—	1	4,3	—	—	5	21,7	23	99,9
75–80	m	2	31,4	—	—	3	47,1	5	78,6	—	—	—	—	—	—	—	—	—	—	—	—	—	—	5	78,6
	w	2	22,8	1	11,4	—	—	3	34,2	—	—	4	45,5	—	—	—	—	—	—	—	—	4	45,5	7	79,7
	zus.	4	26,4	1	6,6	3	19,8	8	52,8	—	—	4	26,8	—	—	—	—	—	—	—	—	4	26,4	12	79,2
80–85	m	1	30,5	—	—	2	61,1	3	91,6	—	—	—	—	—	—	—	—	—	—	—	—	—	—	3	91,6
	w	—	—	—	—	—	—	—	—	—	—	—	—	—	—	—	—	—	—	1	21,5	1	21,5	1	21,5
	zus.	1	12,6	—	—	2	25,2	3	37,8	—	—	—	—	—	—	—	—	—	—	1	12,6	1	12,6	4	50,4
85 und mehr	m	—	—	—	—	—	—	—	—	—	—	—	—	—	—	—	—	—	—	—	—	—	—	—	—
	w	1	57,2	—	—	—	—	1	57,2	—	—	—	—	—	—	—	—	—	—	—	—	—	—	1	57,2
	zus.	1	33,9	—	—	—	—	1	33,9	—	—	—	—	—	—	—	—	—	—	—	—	—	—	1	33,9
Insgesamt	m	108	32,8	24	7,3	306	90,0	438	133,2	19	5,8	16	4,9	4	1,2	2	0,6	33	10,0	6	1,8	80	24,3	518	157,5
	w	43	11,7	19	5,2	177	48,0	239	64,8	14	3,8	29	7,9	3	0,8	3	0,8	35	9,5	5	1,4	89	24,1	328	88,9
	zus.	151	21,6	43	6,2	483	67,8	677	97,0	33	4,7	45	6,5	7	1,0	5	0,7	68	9,7	11	1,6	169	24,2	846	121,3

Tabelle XIX. *Bestätigte Neuzugänge an aktiver Tuberkulose in Nordrhein-Westfalen im Jahre 1960 nach Alter und Geschlecht; absolute und relative Zahlen auf 100 000 Einwohner*
(Entnommen und berechnet aus den Länderstatistiken)

| Alter | Geschlecht | Tuberkulose der Atmungsorgane | | | | | | | | Tuberkulose anderer Organe | | | | | | | | | | | | | | Summe | |
| | | Ia | | Ib | | Ic | | Ia–Ic | | Knochen und Gelenke | | Peripher. Lymphkn. | | Haut | | Menin- gitis | | Uro- genital | | Sonstige | | Id gesamt | | Ia–Id gesamt | |
		abs.	rel.	abs.	rel.	abs.	rel.	abs.	rel.	abs.	rel.	abs.	rel.	abs.	rel.	abs.	rel.	abs.	rel.	abs.	rel.	abs.	rel.	abs.	rel.
0–1	m	2	1,5	1	0,7	41	29,9	44	32,1	–	–	1	0,7	–	–	3	2,2	–	–	3	2,2	7	5,1	51	37,2
	w	2	1,5	–	–	53	40,6	55	42,1	–	–	–	–	–	–	1	0,8	–	–	4	3,1	5	3,8	60	45,9
	zus.	4	1,5	1	0,4	94	35,1	99	37,0	–	–	1	0,4	–	–	4	1,5	–	–	7	2,6	12	4,5	111	41,5
1–5	m	6	1,2	–	–	621	121,8	627	123,0	10	2,0	14	2,7	1	0,2	13	2,5	1	0,2	2	0,4	41	8,0	668	131,0
	w	11	2,3	1	0,2	539	111,3	551	113,8	17	3,5	12	2,5	3	0,5	9	1,9	–	–	6	1,2	47	9,7	598	123,5
	zus.	17	1,7	1	0,1	1160	116,7	1178	118,5	27	2,7	26	2,6	4	0,4	22	2,2	1	0,1	8	0,8	88	8,9	1266	127,3
5–10	m	5	0,9	2	0,3	578	99,8	585	101,0	13	2,2	27	4,7	1	0,2	15	2,6	–	–	7	1,2	63	10,9	648	111,9
	w	10	1,8	1	0,2	509	92,4	520	94,4	12	2,2	15	2,7	3	0,5	9	1,6	–	–	9	1,6	48	8,7	568	103,1
	zus.	15	1,3	3	0,3	1087	96,2	1105	97,8	25	2,2	42	3,7	4	0,4	24	2,1	–	–	16	1,4	111	9,8	1216	107,6
10–15	m	16	3,2	2	0,4	240	47,3	258	50,9	14	2,8	34	6,7	2	0,4	4	0,8	1	0,2	9	1,8	64	12,6	322	63,5
	w	10	2,1	4	0,8	215	44,3	229	47,2	13	2,7	34	7,0	4	0,8	6	1,2	2	0,4	8	1,6	67	13,8	296	60,9
	zus.	26	2,6	6	0,6	455	45,8	487	49,0	27	2,7	68	6,8	6	0,6	10	1,0	3	0,3	17	1,7	131	13,2	618	62,2
15–20	m	114	19,6	23	3,9	302	51,9	439	75,4	18	3,1	20	3,4	2	0,3	5	0,9	15	2,6	14	2,4	74	12,7	513	88,1
	w	78	14,0	16	2,9	304	54,7	398	71,7	17	3,1	44	7,9	6	1,0	5	0,9	11	2,0	27	4,9	110	19,8	508	91,5
	zus.	192	16,9	39	3,4	606	53,3	837	73,6	35	3,1	64	5,6	8	0,7	10	0,9	26	2,3	41	3,6	184	16,2	1021	89,7
20–25	m	259	36,9	42	6,0	475	67,7	776	110,6	26	3,7	25	3,6	6	0,9	7	1,0	22	3,1	25	3,6	111	15,8	887	126,4
	w	137	20,6	34	5,1	458	68,8	629	94,5	21	3,2	53	8,0	10	1,5	3	0,5	35	5,3	35	5,3	157	23,6	786	118,1
	zus.	396	29,0	76	5,6	933	68,2	1405	102,8	47	3,4	78	5,7	16	1,2	10	0,7	57	4,2	60	4,4	268	19,6	1673	122,4
25–30	m	263	44,7	43	7,3	364	61,8	670	113,8	19	3,2	18	3,1	5	0,8	1	0,2	33	5,6	24	4,1	100	17,0	770	130,8
	w	141	26,0	30	5,5	357	65,8	528	97,8	24	4,4	36	6,6	4	0,7	3	0,6	44	8,1	31	5,7	142	26,2	670	123,4
	zus.	404	35,7	73	6,5	721	63,7	1198	105,9	43	3,8	54	4,8	9	0,8	4	0,4	77	6,8	55	4,9	242	21,4	1440	127,2
30–35	m	263	45,5	45	7,8	409	70,7	717	124,0	13	2,2	20	3,5	4	0,7	3	0,5	44	7,6	33	5,7	117	20,2	834	144,3
	w	149	26,0	25	4,4	311	54,3	485	84,7	15	2,6	32	5,6	6	1,0	2	0,3	60	10,5	34	5,9	149	26,1	634	110,7
	zus.	412	35,8	70	6,1	720	62,6	1202	104,5	28	2,4	52	4,5	10	0,9	5	0,4	104	9,0	67	5,8	266	23,1	1468	127,6
35–40	m	258	53,9	41	8,6	400	83,5	699	145,9	27	5,6	8	1,7	6	1,3	3	0,6	46	9,6	30	6,3	120	25,1	819	171,0
	w	148	23,5	26	4,1	290	46,1	464	73,8	18	2,9	24	3,8	11	1,7	5	0,8	59	9,4	36	5,7	153	24,3	617	98,2
	zus.	406	36,7	67	6,0	690	62,3	1163	105,0	45	4,1	32	2,9	17	1,5	8	0,7	105	9,5	66	6,0	273	24,6	1436	129,6

40–45	m	230	70,0	32	9,7	282	85,9	544	165,6	12	3,7	11	3,3	6	1,8	—	—	31	9,4	18	5,5	78	23,7	622	189,4
	w	103	23,6	16	3,7	159	36,5	278	63,8	14	3,2	13	3,0	6	1,4	2	0,5	44	10,1	23	5,3	102	23,4	380	87,2
	zus.	333	43,6	48	6,3	441	57,7	822	107,5	26	3,4	24	3,1	12	1,6	2	0,3	75	9,8	41	5,4	180	23,6	1002	131,1
45–50	m	330	69,6	52	11,0	476	100,4	858	180,9	21	4,4	8	1,7	3	0,6	—	—	37	7,8	18	3,8	87	18,3	945	199,3
	w	90	14,5	15	2,4	219	35,3	324	52,2	13	2,1	14	2,3	9	1,4	6	1,0	30	4,8	25	4,0	97	15,6	421	67,8
	zus.	420	38,4	67	6,1	695	63,5	1182	107,9	34	3,1	22	2,0	12	1,0	6	0,5	67	6,1	43	3,9	184	16,8	1366	124,7
50–55	m	419	80,4	67	12,9	566	108,6	1052	201,8	24	4,6	3	0,6	7	1,3	—	—	33	6,3	11	2,1	78	15,0	1130	216,8
	w	89	13,9	16	2,5	180	28,1	285	44,6	11	1,7	21	3,3	15	2,3	3	0,5	19	2,9	16	2,5	85	13,3	370	57,9
	zus.	508	43,8	83	7,2	746	64,3	1337	115,2	35	3,0	24	2,1	22	1,9	3	0,3	52	4,5	27	2,3	163	14,0	1500	129,2
55–60	m	476	94,4	96	19,0	586	116,3	1158	229,7	16	3,2	5	1,0	4	0,8	2	0,4	27	5,4	19	3,8	73	14,5	1231	244,2
	w	64	11,4	8	1,4	151	26,8	223	39,6	12	2,1	12	2,1	2	0,4	—	—	14	2,5	14	2,5	54	9,6	277	49,1
	zus.	540	50,6	104	9,7	737	69,9	1381	129,3	28	2,6	17	1,6	6	0,6	2	0,2	41	3,8	33	3,1	127	11,9	1508	141,2
60–65	m	370	101,8	69	19,0	442	121,6	881	242,4	16	4,4	2	0,6	4	1,1	1	0,3	19	5,2	9	2,5	51	14,0	932	256,4
	w	75	16,0	11	2,4	116	24,8	202	43,2	10	2,1	10	2,1	8	1,7	—	—	13	2,8	13	2,8	54	11,5	256	54,7
	zus.	445	53,5	80	9,6	558	67,1	1083	130,2	26	3,1	12	1,4	12	1,4	1	0,1	32	3,8	22	2,6	105	12,6	1188	142,9
65–70	m	219	89,8	29	11,9	187	76,7	435	178,4	6	2,5	8	3,3	1	0,4	1	0,4	7	2,9	2	0,8	25	10,3	460	188,6
	w	68	18,6	13	3,6	79	21,6	160	43,8	17	4,7	9	2,5	4	1,1	—	—	4	1,1	4	1,1	38	10,4	198	54,2
	zus.	287	47,1	42	6,9	266	43,7	595	97,6	23	3,8	17	2,8	5	0,8	1	0,2	11	1,8	6	1,0	63	10,3	658	108,0
70–75	m	152	82,7	24	13,1	97	52,8	273	148,5	7	3,8	—	—	2	1,1	—	—	5	2,7	3	1,6	17	9,2	290	157,8
	w	66	24,7	11	4,1	63	23,6	140	52,4	12	4,5	4	1,5	4	1,5	—	—	4	1,5	6	2,2	30	11,2	170	63,6
	zus.	218	48,3	35	7,8	160	35,5	413	91,5	19	4,2	4	0,9	6	1,3	—	—	9	2,0	9	2,0	47	10,4	460	102,0
75–80	m	75	63,1	10	8,4	59	49,6	144	121,1	—	—	—	—	1	0,8	—	—	2	1,7	2	1,7	5	4,2	149	125,3
	w	49	29,7	3	1,8	40	24,3	92	55,8	8	4,9	4	2,4	5	3,0	1	0,6	1	0,6	1	0,6	20	12,1	112	67,9
	zus.	124	43,7	13	4,6	99	34,9	236	83,2	8	2,8	4	1,4	6	2,1	1	0,4	3	1,1	3	1,1	25	8,8	261	92,0
80 und mehr	m	30	36,1	3	3,6	16	19,3	49	59,0	6	7,2	—	—	2	2,4	—	—	1	1,2	—	—	9	10,8	58	69,8
	w	21	18,3	4	3,5	11	9,6	36	31,3	3	2,6	3	2,6	3	2,6	—	—	—	—	3	2,6	12	10,4	48	41,8
	zus.	51	25,8	7	3,5	27	13,6	85	42,9	9	4,5	3	1,5	5	2,5	—	—	1	0,5	3	1,5	21	10,6	106	53,5
Insgesamt	m	3487	46,6	581	7,8	6141	82,0	10209	136,4	248	3,3	204	2,7	57	0,8	58	0,8	324	4,3	229	3,1	1120	15,0	11329	151,4
	w	1311	15,9	234	2,8	4054	49,1	5599	67,8	237	2,9	340	4,1	103	1,2	55	0,7	340	4,1	295	3,6	1370	16,6	6969	84,4
	zus.	4798	30,5	815	5,2	10195	64,8	15808	100,4	485	3,1	544	3,5	160	1,0	113	0,7	664	4,2	524	3,3	2490	15,8	18298	116,2

Tabelle XX. *Bestätigte Neuzugänge an aktiver Tuberkulose in Hessen im Jahre 1960 nach Alter und Geschlecht; absolute und relative Zahlen auf 100 000 Einwohner* (Entnommen und berechnet aus den Länderstatistiken)

Alter	Geschlecht	Tuberkulose der Atmungsorgane								Tuberkulose anderer Organe												Summe	
		Ia		Ib		Ic		Ia–Ic		Knochen und Gelenke		Peripher-Lymphkn.		Haut		Menin-gitis		Uro-genital		Sonstige*)		Id gesamt		Ia–Id gesamt	
		abs.	rel.	abs.	rel.	abs.	rel.	abs.	rel.	abs.	rel.	abs.	rel.	abs.	rel.	abs.	rel.	abs.	rel.	abs.	rel.	abs.	rel.	abs.	rel.
0–15	m	6	1,2	1	0,2	313	61,9	320	63,3	8	1,6	20	4,0	1	0,2	11	2,2	–	–	10	2,0	50	9,9	370	73,1
	w	6	1,3	2	0,4	290	60,5	298	62,1	15	3,4	18	3,8	–	–	17	3,5	–	–	13	2,7	63	13,1	361	75,3
	zus.	12	1,2	3	0,3	603	61,2	618	62,7	23	2,3	38	3,9	1	0,2	28	2,8	–	–	23	2,3	113	11,5	731	74,2
15 und mehr	m	743	43,1	172	10,0	1121	65,9	2036	118,1	82	4,8	47	2,7	28	1,6	14	0,8	–	–	214	12,4	385	22,3	2421	140,4
	w	299	14,7	82	4,8	730	35,9	1111	54,7	60	3,0	105	5,2	37	1,8	12	0,6	–	–	260	12,8	474	23,3	1585	78,0
	zus.	1042	27,7	254	6,8	1851	49,3	3147	83,8	142	3,8	152	4,0	65	1,7	26	0,7	–	–	474	12,6	859	22,9	4006	106,7
Ins-gesamt	m	749	33,6	173	7,8	1434	64,3	2356	105,7	90	4,0	67	3,0	29	1,3	25	1,1	–	–	224	10,0	435	19,5	2791	125,2
	w	305	12,1	84	3,3	1020	40,6	1409	56,1	75	3,0	123	4,9	37	1,5	29	1,2	–	–	273	10,9	537	21,4	1946	77,5
	zus.	1054	22,2	257	5,4	2454	51,8	3765	79,4	165	3,5	190	4,0	66	1,4	54	1,1	–	–	497	10,5	972	20,5	4737	99,9

*) einschl. Urogenitaltuberkulose

224

Tabelle XXI. *Bestätigte Neuzugänge an aktiver Tuberkulose in Rheinland-Pfalz am 31. 12. 1960 nach Alter und Geschlecht;*
absolute und relative Zahlen auf 100 000 Einwohner
(Entnommen und berechnet aus den Länderstatistiken)

| Alter | Geschlecht | Tuberkulose der Atmungsorgane | | | | | | | | Tuberkulose anderer Organe | | | | | | | | | | | | Summe | |
| | | Ia | | Ib | | Ic | | Ia–Ic | | Knochen und Gelenke | | Peripher. Lymphkn. | | Haut | | Menin-gitis | | Uro-genital | | Sonstige | | Id gesamt | | Ia–Id gesamt | |
		abs.	rel.	abs.	rel.	abs.	rel.	abs.	rel.	abs.	rel.	abs.	rel.	abs.	rel.	abs.	rel.	abs.	rel.	abs.	rel.	abs.	rel.	abs.	rel.
0– 1	m	—	—	1	3,2	12	37,8	13	41,0	—	—	1	3,2	—	—	—	—	—	—	—	—	1	3,2	14	44,1
	w	—	—	—	—	7	23,1	7	23,1	—	—	—	—	—	—	2	6,6	—	—	—	—	2	6,6	9	29,7
	zus.	—	—	1	1,6	19	30,6	20	32,2	—	—	1	1,6	—	—	2	3,2	—	—	—	—	3	4,8	23	37,1
1– 5	m	5	4,0	2	1,6	142	114,5	149	120,2	2	1,6	8	6,5	1	0,8	2	1,6	—	—	2	1,6	15	12,1	164	132,3
	w	3	2,6	—	—	118	100,7	121	103,3	2	1,7	4	3,4	1	0,8	1	0,8	—	—	—	—	8	6,8	129	110,1
	zus.	8	3,3	2	0,8	260	107,8	270	112,0	4	1,7	12	5,0	2	0,8	3	1,2	—	—	2	0,8	23	9,5	293	121,5
5–10	m	3	2,1	6	4,1	214	147,7	223	153,9	5	3,5	19	13,1	1	0,7	8	5,5	—	—	3	2,1	36	24,8	259	178,8
	w	—	—	4	2,9	181	131,6	185	134,5	5	3,6	11	8,0	2	1,5	2	1,5	—	—	1	0,7	21	15,3	206	149,8
	zus.	3	1,1	10	3,5	395	139,9	408	144,5	10	3,5	30	10,6	3	1,1	10	3,5	—	—	4	1,4	57	20,2	465	164,7
10–15	m	2	1,7	6	5,2	149	129,4	157	136,3	8	6,9	11	9,5	1	0,9	3	2,6	1	0,9	5	4,3	29	25,2	186	161,5
	w	5	4,5	7	6,3	106	95,7	118	106,5	9	8,1	15	13,5	2	1,8	3	2,7	1	0,9	4	3,6	34	30,7	152	137,2
	zus.	7	3,1	13	5,8	255	112,8	275	121,7	17	7,5	26	11,5	3	1,3	6	2,7	2	0,9	9	4,0	63	27,9	338	149,6
15–20	m	26	22,0	9	7,6	45	38,0	80	67,6	13	11,0	6	5,1	2	1,7	1	0,8	5	4,2	1	0,8	28	23,7	108	91,3
	w	12	10,4	5	4,3	66	57,3	83	72,1	3	2,6	5	4,3	2	1,7	1	0,9	—	—	10	8,6	21	18,2	104	90,4
	zus.	38	16,3	14	6,0	111	47,6	163	69,8	16	6,9	11	4,7	4	1,7	2	0,9	5	2,1	11	4,7	49	21,0	212	90,8
20–25	m	55	39,3	11	7,9	87	62,1	153	109,3	10	7,1	8	5,7	3	2,1	—	—	5	3,6	6	4,3	32	22,9	185	132,1
	w	30	21,8	10	7,3	78	56,8	118	85,9	10	7,3	17	12,4	3	2,2	1	0,7	4	2,9	12	8,7	47	34,2	165	120,1
	zus.	85	30,6	21	7,6	165	59,5	271	97,7	20	7,2	25	9,0	6	2,2	1	0,4	9	3,2	18	6,5	79	28,5	350	126,2
25–30	m	55	48,3	25	22,0	71	62,4	151	132,7	17	14,9	9	7,9	2	1,8	3	2,6	8	7,0	7	6,2	46	40,4	197	173,2
	w	41	37,4	7	6,4	69	63,0	117	106,8	4	3,7	14	12,8	5	4,6	1	0,9	19	17,3	8	7,3	51	46,6	168	153,4
	zus.	96	43,0	32	14,3	140	62,7	268	120,0	21	9,4	23	10,3	7	3,1	4	1,8	27	12,1	15	6,7	97	43,4	365	163,4
30–35	m	83	71,3	24	20,6	90	77,3	197	169,1	3	2,6	10	8,6	3	2,6	—	—	13	11,2	9	7,7	38	32,6	235	201,8
	w	21	17,4	7	5,8	79	65,3	107	88,4	10	8,3	9	7,4	3	2,5	—	—	13	10,7	9	7,4	44	36,4	151	124,8
	zus.	104	43,8	31	13,2	169	71,2	304	128,0	13	5,5	19	8,0	6	2,5	—	—	26	10,9	18	7,6	82	34,5	386	162,5
35–40	m	59	58,6	23	22,8	89	88,4	171	169,8	9	8,9	2	2,0	2	2,0	—	—	13	12,9	8	7,9	34	33,8	205	203,6
	w	28	20,6	11	8,1	62	45,6	101	74,3	6	4,4	4	2,9	3	2,2	1	0,7	17	12,5	10	7,4	41	30,2	142	104,5
	zus.	87	36,8	34	14,4	151	63,8	272	115,0	15	6,3	6	2,5	5	2,1	1	0,4	30	12,7	18	7,6	75	31,7	347	146,7

15 Tuberkulose-Jahrbuch 1961

Alter																									
40–45	m	49	73,6	16	24,0	53	79,6	118	177,3	4	6,0	1	1,5	1	1,5	–	–	8	12,0	2	3,0	16	24,0	134	201,3
	w	13	14,3	8	8,8	51	56,3	72	79,5	2	2,2	7	7,7	2	2,2	1	1,1	8	8,8	7	7,7	27	29,7	99	109,3
	zus.	62	39,4	24	15,3	104	66,2	190	120,9	6	3,8	8	5,1	3	1,9	1	0,6	16	10,2	9	5,7	43	27,4	233	148,2
45–50	m	69	70,1	26	26,4	88	89,5	183	186,0	4	4,1	3	3,0	1	1,0	–	–	11	11,2	8	8,1	27	27,4	210	213,5
	w	27	20,8	11	8,5	45	34,6	83	63,8	7	5,4	4	3,1	2	1,5	–	–	9	6,9	7	5,4	29	22,3	112	86,1
	zus.	96	42,0	37	16,2	133	58,2	266	116,5	11	4,8	7	3,1	3	1,3	–	–	20	8,8	15	6,6	56	24,5	322	141,0
50–55	m	92	85,6	30	27,9	94	87,5	216	201,1	5	4,7	1	0,9	1	0,9	–	–	9	8,4	6	5,6	22	20,5	238	221,6
	w	9	6,7	9	6,7	40	29,9	58	43,3	2	1,5	5	3,7	2	1,5	–	–	2	1,5	7	5,2	18	13,4	76	56,8
	zus.	101	41,9	39	16,2	134	55,5	274	113,6	7	2,9	6	2,5	3	1,2	–	–	11	4,6	13	5,4	40	16,6	314	130,1
55–60	m	109	105,0	27	26,0	122	117,6	258	248,6	3	2,9	–	–	3	2,9	–	–	4	3,9	5	4,8	15	14,5	273	263,1
	w	9	7,5	10	8,3	28	23,2	47	38,9	6	5,0	10	8,3	–	–	–	–	6	5,0	11	9,1	33	27,3	80	66,3
	zus.	118	52,6	37	16,5	150	66,8	305	135,8	9	4,0	10	4,5	3	1,3	–	–	10	4,5	16	7,1	48	21,4	353	157,2
60–65	m	88	114,2	26	33,7	63	81,8	177	229,7	4	5,2	3	3,9	1	1,3	–	–	2	2,6	1	1,3	11	14,3	188	244,0
	w	15	14,7	3	2,9	28	27,4	46	45,0	3	2,9	3	2,9	3	2,9	–	–	1	1,0	2	2,0	12	11,7	58	56,8
	zus.	103	57,5	29	16,2	91	50,8	223	124,4	7	3,9	6	3,3	4	2,2	–	–	3	1,7	3	1,7	23	12,8	246	137,3
65–70	m	40	74,6	19	35,4	38	70,9	97	181,0	5	9,3	1	1,9	–	–	–	–	1	1,9	2	3,7	9	16,8	106	197,8
	w	13	16,3	3	3,8	10	12,5	26	32,5	3	3,8	3	3,8	2	2,5	1	1,3	1	1,3	2	2,5	12	15,0	38	47,5
	zus.	53	39,7	22	16,5	48	35,9	123	92,1	8	6,0	4	3,0	2	1,5	1	0,7	2	1,5	4	3,0	21	15,7	144	107,8
70–75	m	39	98,3	5	12,6	25	63,0	69	174,0	1	2,5	–	–	–	–	–	–	1	2,5	–	–	2	5,0	71	179,0
	w	12	20,4	2	3,4	8	13,6	22	37,5	1	1,7	1	1,7	2	3,4	–	–	1	1,7	1	1,7	6	10,2	28	47,7
	zus.	51	51,8	7	7,1	33	33,5	91	92,5	2	2,0	1	1,0	2	2,0	–	–	2	2,0	1	1,0	8	8,0	99	100,6
75–80	m	20	73,5	7	25,7	8	29,4	35	128,5	1	3,7	3	11,0	1	3,7	–	–	2	7,3	1	3,7	8	29,4	43	157,9
	w	12	31,7	1	2,6	3	7,9	16	42,3	2	5,9	3	7,0	2	5,3	–	–	–	–	–	–	7	18,5	23	60,8
	zus.	32	49,2	8	12,3	11	16,9	51	78,4	3	4,6	6	9,2	3	4,6	–	–	2	3,1	1	1,5	15	23,1	66	101,4
80–85	m	11	74,7	–	–	3	20,4	14	95,0	–	–	–	–	–	–	–	–	–	–	–	–	–	–	14	95,0
	w	6	30,7	–	–	2	10,2	8	40,9	1	5,1	1	5,1	1	5,1	–	–	–	–	–	–	3	15,3	11	56,3
	zus.	17	50,3	–	–	5	14,8	22	65,1	1	3,0	1	3,0	1	3,0	–	–	–	–	–	–	3	9,0	25	74,0
85 und mehr	m	3	61,2	–	–	–	–	3	61,2	–	–	–	–	–	–	–	–	–	–	1	20,4	1	20,4	4	81,6
	w	–	–	–	–	–	–	–	–	1	13,2	–	–	–	–	–	–	–	–	–	–	1	13,2	1	13,2
	zus.	3	24,1	–	–	–	–	3	24,1	1	8,0	–	–	–	–	–	–	–	–	1	8,0	2	16,0	5	40,2
Insgesamt	m	808	50,6	263	16,5	1393	87,2	2464	154,2	94	5,9	86	5,4	23	1,4	17	1,1	83	5,2	67	4,2	370	23,2	2834	177,4
	w	256	14,3	98	5,5	981	54,6	1335	74,3	77	4,3	116	6,5	37	2,1	14	0,8	82	4,6	91	5,1	417	23,2	1752	97,6
	zus.	1064	31,4	361	10,6	1374	70,0	3799	111,9	171	5,0	202	6,0	60	1,8	31	0,9	165	4,9	158	4,7	787	23,2	4586	135,1

Tabelle XXII. *Bestätigte Neuzugänge an aktiver Tuberkulose im Saarland im Jahre 1960 nach Alter und Geschlecht; absolute und relative Zahlen auf 100 000 Einwohner*
(Entnommen und berechnet aus den Länderstatistiken)

| Alter | Geschlecht | Tuberkulose der Atmungsorgane | | | | | | | | Tuberkulose anderer Organe | | | | | | | | | | | | | | Summe | |
| | | Ia | | Ib | | Ic | | Ia–Ic | | Knochen und Gelenke | | Peripher. Lymphkn. | | Haut | | Meningitis | | Urogenital | | Sonstige | | Id gesamt | | Ia–Id gesamt | |
		abs.	rel.	abs.	rel.	abs.	rel.	abs.	rel.	abs.	rel.	abs.	rel.	abs.	rel.	abs.	rel.	abs.	rel.	abs.	rel.	abs.	rel.	abs.	rel.
0–5	m	2	4,1	—	—	52	106,9	54	111,1	1	2,1	—	—	—	—	—	—	—	—	3	6,2	4	8,2	58	119,3
	w	—	—	—	—	47	101,4	47	101,4	1	2,2	—	—	—	—	1	2,2	—	—	—	—	2	4,3	49	105,7
	zus.	2	2,1	—	—	99	104,2	101	106,4	2	2,1	—	—	—	—	1	1,1	—	—	3	3,2	6	6,3	107	112,7
5–10	m	—	—	—	—	81	181,7	81	181,7	3	6,7	1	2,2	—	—	1	2,3	—	—	2	4,5	7	15,7	88	197,4
	w	—	—	—	—	72	167,5	72	167,5	—	—	4	9,3	—	—	—	—	1	2,3	1	2,3	6	14,0	78	181,5
	zus.	—	—	—	—	153	174,7	153	174,7	3	3,4	5	5,7	—	—	1	1,1	1	1,1	3	3,4	13	14,8	166	189,6
10–15	m	1	2,8	—	—	28	78,3	29	81,1	1	2,8	3	8,4	—	—	1	2,8	—	—	1	2,8	6	16,8	35	97,9
	w	—	—	1	2,9	22	63,9	23	66,8	—	—	2	5,8	—	—	3	8,7	—	—	—	—	5	14,5	28	81,3
	zus.	1	1,4	1	1,4	50	71,3	52	74,1	1	1,4	5	7,1	—	—	4	5,7	—	—	1	1,4	11	15,6	63	89,8
15–20	m	9	24,5	4	10,9	23	62,7	36	98,2	1	2,7	2	5,5	—	—	2	5,5	1	2,7	1	2,7	7	19,1	43	117,3
	w	2	5,8	2	5,8	17	49,0	21	60,5	—	—	5	14,4	—	—	2	5,8	—	—	—	—	7	20,2	28	80,7
	zus.	11	15,4	6	8,4	40	56,1	57	79,9	1	1,4	7	9,8	—	—	4	5,6	1	1,4	1	1,4	14	19,6	71	99,5
20–25	m	14	30,3	2	4,3	42	90,8	58	125,4	1	2,2	1	2,2	—	—	2	4,3	—	—	2	4,3	6	13,0	64	138,4
	w	6	13,5	3	6,7	38	85,2	47	105,4	1	2,2	3	6,7	—	—	1	2,2	3	6,7	7	15,7	15	33,6	62	139,1
	zus.	20	22,0	5	5,5	80	88,1	105	115,6	2	2,2	4	4,4	—	—	3	3,3	3	3,3	9	9,9	21	23,1	126	138,7
25–30	m	13	34,1	3	7,9	25	65,5	41	107,5	4	10,5	2	5,2	—	—	1	2,6	2	5,2	3	7,9	12	31,5	53	139,0
	w	6	16,6	2	5,5	16	44,4	24	66,5	4	11,1	7	19,4	—	—	1	2,8	6	16,6	4	11,1	22	61,0	46	127,5
	zus.	19	25,6	5	6,7	41	55,3	65	87,6	8	10,8	9	12,1	—	—	2	2,7	8	10,8	7	9,4	34	45,8	99	133,4
30–35	m	24	63,4	9	23,8	22	58,1	55	145,3	4	10,6	2	5,3	—	—	—	—	3	7,9	—	—	9	23,8	64	169,0
	w	3	7,9	3	7,9	17	44,6	23	60,4	3	7,9	5	13,1	—	—	—	—	3	7,9	6	15,8	17	44,6	40	105,0
	zus.	27	35,6	12	15,8	39	51,4	78	102,7	7	9,2	7	9,2	—	—	—	—	6	7,9	6	7,9	26	34,2	104	136,9
35–40	m	14	41,5	2	5,9	22	65,2	38	112,6	2	5,9	2	5,9	—	—	—	—	2	5,9	—	—	6	17,8	44	130,3
	w	8	18,5	3	6,9	20	46,2	31	71,6	—	—	2	4,6	—	—	1	2,3	1	2,3	—	—	4	9,2	35	80,8
	zus.	22	28,6	5	6,5	42	54,5	69	89,5	2	2,6	4	5,2	—	—	1	1,3	3	3,9	—	—	10	13,0	79	102,5
40–45	m	10	45,6	3	13,7	14	63,8	27	123,1	—	—	1	4,6	—	—	—	—	—	—	2	9,1	3	13,7	30	136,8
	w	1	3,6	—	—	10	35,9	11	39,4	—	—	—	—	—	—	1	3,6	1	3,6	1	3,6	3	10,8	14	50,2
	zus.	11	22,1	3	6,0	24	48,2	38	76,3	—	—	1	2,0	—	—	1	2,0	1	2,0	3	6,0	6	12,0	44	88,3

45–50	m	19	61,7	6	19,5	21	68,2	46	119,5	3	9,7	–	–	–	–	–	–	1	3,2	1	3,2	5	16,2	51	165,7
	w	6	15,1	1	2,5	14	35,1	21	52,7	2	5,0	1	2,5	1	2,5	–	–	–	–	1	2,5	5	12,5	26	65,2
	zus.	25	35,4	7	9,9	35	49,6	67	94,9	5	7,1	1	1,4	1	1,4	–	–	1	1,4	2	2,8	10	14,2	77	109,0
50–55	m	42	122,0	8	23,2	31	90,1	81	235,3	2	5,8	1	2,9	1	2,9	–	–	4	11,6	–	–	8	23,2	89	258,5
	w	2	4,8	2	4,8	8	19,1	12	28,7	1	2,4	–	–	–	–	–	–	1	2,4	2	4,8	4	9,6	16	38,3
	zus.	44	57,7	10	13,1	39	51,1	93	122,0	3	3,9	1	1,3	1	1,3	–	–	5	6,6	2	2,6	12	15,7	105	137,7
55–60	m	44	131,2	11	32,8	34	101,4	89	265,4	1	3,0	1	3,0	1	3,0	–	–	–	–	2	6,0	5	14,9	94	280,3
	w	3	8,2	2	5,5	7	19,2	12	32,8	1	2,7	2	5,5	–	–	–	–	–	–	–	–	3	8,2	15	41,1
	zus.	47	67,1	13	18,6	41	58,5	101	144,2	2	2,9	3	4,3	1	1,4	–	–	–	–	2	2,9	8	11,4	109	155,6
60–65	m	34	144,0	1	4,2	25	105,9	60	254,1	2	8,5	2	8,5	–	–	–	–	3	12,7	–	–	7	29,6	67	183,8
	w	1	3,4	2	6,9	7	24,0	10	34,3	–	–	1	3,4	–	–	–	–	1	3,4	–	–	2	6,9	12	41,1
	zus.	35	66,4	3	5,7	32	60,6	70	132,6	2	3,8	3	5,7	–	–	–	–	4	7,6	–	–	9	17,1	79	149,7
65–70	m	17	114,1	1	6,7	9	60,4	27	181,2	1	6,7	–	–	–	–	–	–	–	–	–	–	1	6,7	28	187,9
	w	6	28,0	1	4,7	2	9,3	9	42,0	–	–	–	–	1	4,7	–	–	–	–	1	4,7	2	9,3	11	51,3
	zus.	23	63,3	2	5,5	11	30,3	36	99,1	1	2,8	–	–	1	2,8	–	–	–	–	1	2,8	3	8,3	39	107,3
70–75	m	20	179,0	2	17,9	5	44,7	27	241,6	1	8,9	–	–	1	8,9	–	–	–	–	–	–	2	17,9	29	259,3
	w	3	20,3	1	6,8	2	13,5	6	40,5	–	–	–	–	1	6,8	–	–	–	–	–	–	1	6,8	7	47,3
	zus.	23	88,5	3	11,5	7	26,9	33	127,0	1	3,8	–	–	2	7,7	–	–	–	–	–	–	3	11,5	36	138,5
75–80	m	8	108,8	–	–	3	40,8	11	149,7	–	–	–	–	–	–	–	–	–	–	–	–	–	–	11	149,7
	w	1	11,1	1	11,1	–	–	2	22,2	–	–	–	–	–	–	–	–	–	–	–	–	–	–	2	22,2
	zus.	9	54,9	1	6,1	3	18,3	13	79,4	–	–	–	–	–	–	–	–	–	–	–	–	–	–	13	79,4
80–85	m	1	28,0	–	–	1	28,0	2	55,9	–	–	–	–	–	–	–	–	–	–	–	–	–	–	2	55,9
	w	2	47,4	–	–	–	–	2	47,4	–	–	–	–	–	–	–	–	–	–	–	–	–	–	2	47,4
	zus.	3	38,5	–	–	1	12,8	4	51,3	–	–	–	–	–	–	–	–	–	–	–	–	–	–	4	51,3
85 und mehr	m	–	–	–	–	–	–	–	–	–	–	–	–	–	–	–	–	–	–	–	–	–	–	–	–
	w	1	64,5	–	–	–	–	1	64,5	–	–	–	–	–	–	–	–	–	–	–	–	–	–	1	64,5
	zus.	1	37,2	–	–	–	–	1	37,2	–	–	–	–	–	–	–	–	–	–	–	–	–	–	1	37,2
Insgesamt	m	272	54,0	52	10,3	438	86,9	762	151,2	27	5,4	18	3,6	3	0,6	7	1,4	16	2,2	17	3,4	88	17,5	850	168,6
	w	51	9,3	24	4,4	299	54,7	374	68,4	13	2,4	32	5,9	3	0,5	10	1,8	17	2,1	23	4,2	98	17,9	472	86,3
	zus.	323	30,7	76	7,2	737	70,1	1136	108,1	40	3,8	50	4,8	6	0,6	17	1,6	33	3,1	40	2,8	186	17,7	1322	125,8

Tabelle XXIII. *Bestätigte Neuzugänge an aktiver Tuberkulose in Baden-Württemberg im Jahre 1960 nach Alter und Geschlecht;*
absolute und relative Zahlen auf 100 000 Einwohner
(Entnommen und berechnet aus den Länderstatistiken)

| Alter | Geschlecht | Tuberkulose der Atmungsorgane | | | | | | | | Tuberkulose anderer Organe | | | | | | | | | | | | | | Summe | |
| | | Ia | | Ib | | Ic | | Ia–Ic | | Knochen und Gelenke | | Peripher. Lymphkn. | | Haut | | Menin-gitis | | Uro-genital | | Sonstige*) | | Id gesamt | | Ia–Id gesamt | |
		abs.	rel.	abs.	rel.	abs.	rel.	abs.	rel.	abs.	rel.	abs.	rel.	abs.	rel.	abs.	rel.	abs.	rel.	abs.	rel.	abs.	rel.	abs.	rel.
0–15	m	16	1,8	1	0,1	904	104,3	921	106,2	19	2,2	45	5,2	—	—	15	1,7	—	—	22	2,5	101	11,6	1022	117,9
	w	16	1,9	2	0,2	759	92,0	777	94,2	11	1,3	42	5,1	6	0,7	31	3,8	—	—	15	1,8	105	12,7	882	106,9
	zus.	32	1,9	3	0,2	1663	98,3	1698	100,4	30	1,8	87	5,1	6	0,4	46	2,7	—	—	37	2,2	206	12,2	1904	112,5
15 und mehr	m	1180	42,8	244	8,9	2578	93,6	4002	145,3	138	5,0	87	3,2	30	1,1	25	0,9	—	—	371	13,5	651	23,6	4653	168,9
	w	434	13,6	110	3,4	1768	55,3	2312	72,3	135	4,2	224	7,0	47	1,5	22	0,7	—	—	430	13,5	858	26,8	3170	99,2
	zus.	1614	27,1	354	5,9	4346	73,0	6314	106,1	273	4,6	311	5,2	77	1,3	47	0,8	—	—	801	13,5	1509	25,4	7823	131,5
Ins-gesamt	m	1196	33,0	245	6,8	3482	96,1	4923	135,9	157	4,3	132	3,6	30	0,8	40	1,1	—	—	393	10,9	752	20,8	5675	156,7
	w	450	11,2	112	2,8	2527	62,8	3089	76,8	146	3,6	266	6,6	53	1,3	53	1,3	—	—	445	11,1	963	24,0	4052	100,8
	zus.	1646	21,5	357	4,7	6009	78,6	8012	104,8	303	4,0	398	5,2	83	1,1	93	1,2	—	—	838	11,0	1715	22,4	9727	127,3

*) einschl. Urogenitaltbk.

Tabelle XXIV. *Bestätigte Neuzugänge an aktiver Tuberkulose in Bayern im Jahre 1960 nach Alter und Geschlecht;*
absolute und relative Zahlen auf 100 000 Einwohner
(Entnommen und berechnet aus den Länderstatistiken)

| Alter | Geschlecht | Tuberkulose der Atmungsorgane | | | | | | | | Tuberkulose anderer Organe | | | | | | | | | | | | | | Summe | |
| | | Ia | | Ib | | Ic | | Ia–Ic | | Knochen und Gelenke | | Peripher. Lymphkn. | | Haut | | Menin-gitis | | Uro-genital | | Sonstige | | Id gesamt | | Ia–Id gesamt | |
		abs.	rel.	abs.	rel.	abs.	rel.	abs.	rel.	abs.	rel.	abs.	rel.	abs.	rel.	abs.	rel.	abs.	rel.	abs.	rel.	abs.	rel.	abs.	rel.
0–15	m	5	0,5	1	0,1	1053	98,8	1059	99,4	24	2,3	74	6,9	3	0,3	24	2,3	1	0,3	14	1,3	142	13,3	1201	112,7
	w	14	1,4	3	0,3	862	84,9	879	86,6	16	1,6	50	4,9	6	0,6	26	2,6	3	0,1	4	0,4	103	10,1	982	96,7
	zus.	19	0,9	4	0,2	1915	92,0	1938	93,1	40	1,9	124	6,0	9	0,4	50	2,4	4	0,2	18	0,9	245	11,8	2183	104,9
15 und mehr	m	1683	50,6	487	14,7	2957	89,0	5127	154,3	134	4,0	53	1,6	35	1,1	19	0,6	154	4,6	72	2,2	467	14,0	5594	168,3
	w	639	15,9	226	5,6	1972	49,0	2837	70,5	149	3,7	186	4,6	52	1,3	36	0,9	126	3,1	93	2,3	642	16,0	3479	86,4
	zus.	2322	31,6	713	9,7	4929	67,1	6964	108,4	283	3,9	239	3,3	87	1,2	55	0,7	280	3,8	165	2,3	1109	15,1	9073	123,5
Ins-gesamt	m	1688	38,5	488	11,1	4010	91,4	6186	141,0	158	3,6	127	2,9	38	0,9	43	1,0	157	3,6	86	2,0	609	13,9	6795	154,8
	w	653	13,0	229	4,5	2834	56,2	3716	73,7	165	3,3	236	4,7	58	1,2	62	1,2	127	2,5	97	1,9	745	14,8	4461	88,5
	zus.	2341	24,8	717	7,6	6844	72,6	9902	105,0	323	3,4	363	3,8	96	1,0	105	1,1	284	3,0	183	1,9	1354	14,4	11256	119,4

Tabelle XXV. *Bestätigte Neuzugänge an aktiver Tuberkulose in West-Berlin am 31. 12. 1960 nach Alter und Geschlecht;*
absolute und relative Zahlen auf 100 000 Einwohner
(Entnommen und berechnet aus den Länderstatistiken)

Alter	Geschlecht	Tuberkulose der Atmungsorgane								Tuberkulose anderer Organe												Summe	
		Ia		Ib		Ic		Ia–Ic		Knochen und Gelenke		Peripher. Lymphkn.		Haut		Menin-gitis		Uro-genital		Sonstige		Id gesamt		Ia–Id gesamt	
		abs.	rel.	abs.	rel.	abs.	rel.	abs.	rel.	abs.	rel.	abs.	rel.	abs.	rel.	abs.	rel.	abs.	rel.	abs.	rel.	abs.	rel.	abs.	rel.
0– 1	m	–	–	–	–	7	65,5	7	65,5	–	–	–	–	–	–	–	–	–	–	–	–	–	–	7	65,5
	w	1	9,9	1	9,9	6	59,7	8	79,5	–	–	–	–	–	–	–	–	–	–	–	–	–	–	8	79,5
	zus.	1	4,8	1	4,8	13	62,7	15	72,3	–	–	–	–	–	–	–	–	–	–	–	–	–	–	15	72,3
1– 5	m	1	2,8	8	22,8	119	332,1	128	357,2	–	–	1	2,8	–	–	1	2,8	–	–	–	–	2	5,6	130	362,8
	w	–	–	7	20,8	94	279,8	101	300,6	2	6,0	2	6,0	–	–	1	3,0	1	3,0	4	11,9	10	29,8	111	330,4
	zus.	1	1,4	15	21,6	213	306,8	229	329,8	2	2,9	3	4,3	–	–	2	2,9	1	1,4	4	5,8	12	17,3	241	347,1
5–10	m	5	10,9	1	2,2	103	225,3	109	238,4	2	4,4	5	10,9	1	2,2	1	2,2	–	–	3	6,6	12	26,2	121	264,7
	w	3	7,0	4	9,3	106	246,6	113	262,4	2	4,7	6	14,0	–	–	2	4,7	–	–	3	7,0	13	30,3	126	293,1
	zus.	8	9,0	5	5,6	209	235,6	222	250,3	4	4,5	11	12,4	1	1,1	3	3,4	–	–	6	6,8	25	28,2	247	278,1
10–15	m	1	2,0	3	5,9	50	99,1	54	107,0	1	2,0	3	5,9	–	–	–	–	1	2,0	–	–	5	9,9	59	117,0
	w	3	6,2	5	10,4	43	89,4	51	106,0	–	–	3	6,2	–	–	2	4,2	–	–	4	8,3	9	18,7	60	124,7
	zus.	4	4,1	8	8,1	93	94,4	105	106,5	1	1,0	6	6,1	–	–	2	2,0	1	1,0	4	4,1	14	14,2	119	120,8
15–20	m	18	21,7	10	12,1	111	133,8	139	167,5	5	6,0	7	8,4	1	1,2	1	1,2	1	1,2	8	4,8	19	22,9	158	190,4
	w	13	16,1	14	17,4	91	113,0	118	146,6	3	3,7	4	5,0	3	3,7	1	1,2	5	6,2	4	9,9	24	29,8	142	176,4
	zus.	31	19,0	24	14,7	202	123,6	257	157,2	8	4,9	11	6,7	4	2,4	2	1,2	6	3,7	12	7,3	43	26,3	300	183,5
20–25	m	36	42,2	9	10,6	119	139,6	164	192,5	–	–	9	10,6	–	–	–	–	4	4,7	–	–	13	15,3	177	207,7
	w	31	37,0	15	17,9	94	112,2	140	167,2	5	6,0	17	20,3	–	–	–	–	5	6,0	2	2,4	29	34,6	169	201,8
	zus.	67	39,6	24	14,2	213	126,0	304	179,9	5	3,0	26	15,4	–	–	–	–	9	5,3	2	1,2	42	24,9	346	204,7
25–30	m	27	48,3	17	30,5	86	154,1	130	233,0	2	3,6	3	5,4	–	–	–	–	2	3,6	3	5,4	10	17,9	140	250,9
	w	30	52,0	14	24,2	114	197,4	158	273,6	5	8,7	6	10,4	4	6,9	1	1,7	7	12,1	1	1,7	24	41,6	182	315,2
	zus.	57	50,2	31	27,3	200	176,1	288	253,6	7	6,2	9	7,9	4	3,5	1	0,9	9	7,9	4	3,5	34	29,9	322	283,6
30–35	m	35	68,4	14	27,4	94	183,7	143	279,5	–	–	4	7,8	1	2,0	–	–	7	13,7	3	5,9	15	29,3	158	308,8
	w	35	55,1	15	23,9	93	148,1	143	227,7	4	6,4	7	11,1	3	4,8	–	–	5	8,0	1	1,6	20	31,8	163	259,5
	zus.	70	61,4	29	25,4	187	164,1	286	251,0	4	3,5	11	9,7	4	3,5	–	–	12	10,5	4	3,5	35	30,7	321	281,7
35–40	m	38	85,5	11	24,7	72	162,0	121	272,2	1	2,2	–	–	2	4,5	–	–	4	9,0	1	2,2	8	18,0	129	290,2
	w	27	35,9	10	13,3	105	139,5	142	188,6	2	2,7	3	4,0	1	1,3	1	1,3	6	8,0	5	6,6	18	23,9	160	212,5
	zus.	65	54,3	21	17,5	177	147,8	263	219,7	3	2,5	3	2,5	3	2,5	1	0,8	10	8,4	6	5,0	26	21,7	289	241,4

Alter																									
40–45	m	32	82,2	11	28,3	76	195,2	119	305,7	1	2,6	—	—	2	5,1	—	—	1	2,6	2	5,1	6	15,4	125	321,1
	w	20	30,4	11	16,7	79	120,2	110	167,4	2	3,0	2	3,0	1	1,5	—	—	1	1,5	2	3,0	8	12,2	118	179,5
	zus.	52	49,7	22	21,0	155	148,1	229	218,8	3	2,9	2	1,9	3	2,9	—	—	2	1,9	4	3,8	14	13,4	243	232,2
45–50	m	65	97,6	14	21,0	138	207,3	217	325,9	2	3,0	—	—	—	—	—	—	1	1,5	1	1,5	4	6,0	221	231,9
	w	33	30,7	15	14,0	94	87,5	142	132,2	4	3,7	4	3,7	3	2,8	—	—	3	2,8	1	0,9	15	14,0	157	146,2
	zus.	98	56,3	29	16,7	232	133,3	359	206,3	6	3,4	4	2,3	3	1,7	—	—	4	2,3	2	1,1	19	10,9	378	217,2
50–55	m	86	102,9	28	33,5	195	233,4	309	369,8	1	1,2	—	—	1	1,2	—	—	4	4,8	3	3,6	9	10,8	318	380,6
	w	25	20,0	9	7,2	86	68,9	120	96,1	3	2,4	3	2,4	4	3,2	—	—	2	1,6	—	—	12	9,6	132	105,7
	zus.	111	53,3	37	17,8	281	134,8	429	205,8	4	1,9	3	1,4	5	2,4	—	—	6	2,9	3	1,4	21	10,1	450	215,9
55–60	m	90	108,0	29	34,8	193	231,5	312	374,4	3	3,6	1	1,2	1	1,2	—	—	1	1,2	4	4,8	10	12,0	322	386,3
	w	27	23,3	10	8,6	105	90,8	142	122,8	5	4,3	2	1,7	2	1,7	—	—	5	4,3	4	3,5	18	15,6	160	138,3
	zus.	117	58,8	39	19,6	298	149,7	454	128,1	8	4,0	3	1,5	3	1,5	—	—	6	3,0	8	4,0	28	14,1	482	242,2
60–65	m	82	124,3	20	30,3	161	244,2	263	398,8	4	6,1	1	1,5	1	1,5	—	—	3	4,5	—	—	9	13,6	272	412,5
	w	22	20,2	5	4,6	74	67,9	101	92,6	4	3,7	6	5,5	3	2,8	—	—	1	0,9	—	—	14	12,8	115	105,5
	zus.	104	59,4	25	14,3	235	134,5	364	208,0	8	4,6	7	4,0	4	2,3	—	—	4	2,3	—	—	23	13,1	387	221,2
65–70	m	45	88,6	14	27,6	60	118,0	119	234,2	3	5,9	2	3,9	2	3,9	1	2,0	1	2,0	—	—	9	17,7	128	251,9
	w	21	21,8	12	12,4	40	41,5	73	75,7	4	4,1	3	3,1	2	2,1	—	—	1	1,0	1	1,0	11	11,4	84	87,1
	zus.	66	44,8	26	17,7	100	67,9	192	130,4	7	4,8	5	3,4	4	2,7	1	0,7	2	1,4	1	0,7	20	13,6	212	144,0
70–75	m	51	126,6	11	27,3	41	101,8	103	255,7	2	5,0	—	—	—	—	—	—	1	2,5	2	5,0	5	12,4	108	268,1
	w	24	31,9	4	5,3	32	42,5	60	79,7	6	8,0	1	1,3	2	2,7	—	—	—	—	—	—	9	12,0	69	91,6
	zus.	75	64,9	15	13,0	73	63,2	163	141,0	8	6,9	1	0,9	2	1,7	—	—	1	0,9	2	1,7	14	12,1	177	153,1
75–80	m	31	121,4	3	11,7	24	94,0	58	227,1	1	3,9	1	3,9	1	3,9	—	—	—	—	—	—	3	11,7	61	238,8
	w	15	32,2	6	12,9	20	43,0	41	88,1	4	8,6	1	8,6	—	—	—	—	1	2,1	2	4,3	8	17,2	49	105,2
	zus.	46	63,8	9	12,5	44	61,0	99	137,3	5	6,9	2	6,9	1	1,4	—	—	1	1,4	2	2,8	11	15,3	110	152,6
80 und	m	8	48,1	5	30,1	7	42,1	20	120,4	1	6,0	—	—	—	—	—	—	—	—	—	—	1	6,0	21	126,4
mehr	w	12	34,8	2	5,8	10	29,0	24	69,7	2	5,8	1	2,9	1	2,9	—	—	—	—	1	2,9	5	14,5	29	84,2
	zus.	20	39,2	7	13,7	17	33,3	44	86,2	3	5,9	1	2,0	1	2,0	—	—	—	—	1	2,0	6	11,7	50	97,9
Ins-	m	651	69,7	208	22,3	1656	177,3	2515	269,3	29	3,1	37	4,0	13	1,4	4	0,4	31	3,3	26	2,8	140	15,0	2655	284,3
gesamt	w	342	26,9	159	12,5	1286	101,2	1787	140,7	57	4,5	71	5,6	29	2,3	8	0,6	43	3,4	39	3,1	247	19,4	2034	160,1
	zus.	993	45,1	367	16,7	2942	133,5	4302	195,2	86	3,9	108	4,9	42	1,9	12	0,5	74	3,4	65	2,9	387	17,6	4689	212,7

232

Tabelle XXVI. *Bestätigte Neuzugänge an aktiver Tuberkulose in den Ländern Schleswig-Holstein, Hamburg, Bremen, Niedersachsen, Nordrhein-Westfalen, Saarland und Rheinland-Pfalz im Jahre 1960 absolut und auf 100 000 Einwohner*
(Entnommen und berechnet aus den Länderstatistiken)

Alter	Geschlecht	Tuberkulose der Atmungsorgane										Tuberkulose anderer Organe													Summe	
		Ia		Ib		Ia+Ib		Ic		Ia–Ic		Knochen und Gelenke		Peripher. Lymphkn.		Haut		Meningitis		Urogenital		Sonstige		Id gesamt		Ia–Id gesamt	
		abs.	rel.	abs.	rel.	abs.	rel.	abs.	rel.	abs.	rel.	abs.	rel.	abs.	rel.	abs.	rel.	abs.	rel.	abs.	rel.	abs.	rel.	abs.	rel.	abs.	rel.
0–1	m	7	2,5	2	0,7	9	3,3	83	30,2	92	33,5	—	—	2	0,7	—	—	5	1,8	—	—	4	1,4	11	4,0	103	37,5
	w	2	0,8	—	—	2	0,8	87	33,2	89	34,0	—	—	1	0,4	—	—	5	1,9	—	—	5	1,9	11	4,2	100	38,2
	zus.	9	1,7	2	0,4	11	2,1	170	31,6	181	33,7	—	—	3	0,6	—	—	10	1,9	—	—	9	1,5	22	4,1	203	37,8
1–5	m	14	1,4	3	0,3	17	1,7	1172	113,7	1189	115,4	20	1,9	39	3,8	3	0,3	18	1,7	1	0,1	7	0,6	88	8,5	1277	123,9
	w	16	1,6	3	0,3	19	1,9	1025	105,0	1044	107,0	24	2,5	25	2,5	4	0,4	19	1,9	—	—	6	0,6	78	8,0	1122	115,0
	zus.	30	1,5	6	0,3	36	1,8	2197	109,8	2233	111,6	44	2,2	64	3,2	7	0,4	37	1,8	1	0,1	13	0,6	166	8,3	2399	119,9
5–10	m	10	0,9	9	0,8	19	1,6	1442	123,2	1461	124,8	34	2,9	70	6,0	3	0,3	32	2,7	—	—	18	1,5	157	13,4	1618	138,2
	w	17	1,5	6	0,5	23	2,0	1211	108,7	1234	110,7	23	2,1	48	4,3	7	0,6	13	1,2	2	0,2	17	1,5	110	9,9	1344	120,6
	zus.	27	1,2	15	0,7	42	1,8	2653	116,2	2695	118,0	57	2,5	118	5,1	10	0,5	45	2,0	2	0,1	35	1,5	267	11,7	2962	129,7
10–15	m	37	3,4	12	1,1	49	4,5	729	67,5	778	72,0	38	3,5	79	7,3	7	0,6	12	1,1	2	0,2	23	2,1	161	14,9	939	86,9
	w	28	2,7	16	1,6	44	4,3	629	61,0	673	65,3	34	3,3	77	7,5	8	0,8	18	1,7	9	0,9	26	2,5	172	16,7	845	82,0
	zus.	65	3,1	28	1,3	93	4,4	1358	64,3	1451	68,7	72	3,4	156	7,4	15	0,7	30	1,4	11	0,5	49	2,3	333	15,8	1784	84,5
15–20	m	240	21,4	71	6,3	311	27,7	770	68,8	1081	96,5	61	5,5	44	3,9	9	0,8	16	1,4	39	3,5	41	3,7	210	18,8	1291	115,3
	w	156	14,6	53	5,0	209	19,6	761	71,2	970	90,8	36	3,4	90	8,4	9	0,8	13	1,2	25	2,3	57	5,3	230	21,5	1200	112,3
	zus.	396	18,1	124	5,7	520	23,8	1531	69,9	2051	93,6	97	4,4	134	6,1	18	0,8	29	1,3	64	2,9	98	4,5	440	20,1	2491	113,8
20–25	m	477	33,3	124	8,6	601	42,0	1173	82,1	1774	124,0	60	4,2	55	3,8	11	0,8	11	0,8	47	3,3	67	4,7	251	17,5	2025	141,5
	w	270	20,2	97	7,2	367	27,4	1061	79,2	1428	106,6	46	3,4	114	8,5	22	1,6	10	0,8	80	6,0	95	7,1	367	27,4	1795	134,0
	zus.	747	26,9	221	8,0	968	34,9	2234	80,6	3202	115,6	106	3,8	169	6,1	33	1,2	21	0,8	127	4,6	162	5,8	618	22,3	3820	137,9
25–30	m	472	42,0	115	10,2	587	52,2	848	75,5	1435	127,6	54	4,8	45	4,0	11	1,0	9	0,8	71	6,3	48	4,3	238	21,2	1673	148,8
	w	273	25,9	68	6,5	341	32,4	814	77,3	1155	110,0	50	4,7	74	7,0	15	1,4	9	0,9	118	11,2	63	6,0	329	31,2	1484	141,2
	zus.	745	34,2	183	8,4	928	42,6	1662	76,2	2590	118,9	104	4,8	119	5,4	26	1,2	18	0,8	189	8,7	111	5,1	567	26,0	3157	144,9
30–35	m	518	47,1	127	11,5	645	58,6	856	77,8	1501	136,4	37	3,4	41	3,7	9	0,8	6	0,5	104	9,4	66	6,0	263	23,9	1764	160,3
	w	261	23,8	55	5,0	316	28,8	681	62,1	997	90,9	46	4,2	72	6,6	11	1,0	8	0,7	129	11,8	84	7,7	350	31,9	1347	122,8
	zus.	779	35,4	182	8,3	961	43,7	1537	70,0	2498	113,7	83	3,9	113	4,9	20	0,9	14	0,76	233	10,7	150	6,8	613	27,9	3111	141,6

35–40	m	493	52,8	115	12,3	608	65,1	868	93,0	1476	158,1	49	5,3	23	2,5	10	1,1	5	0,5	101	10,8	59	6,3	247	26,5	1723	184,6
	w	260	21,1	67	5,5	327	26,6	694	56,4	1021	83,0	42	3,4	57	4,6	21	1,7	9	0,7	108	8,8	66	5,4	303	24,6	1324	107,6
	zus.	753	34,8	182	8,4	935	43,2	1562	72,2	2497	115,4	91	4,2	80	3,7	31	1,4	14	0,7	209	9,6	125	5,8	550	25,4	3047	140,8
40–45	m	399	60,4	95	14,4	494	74,7	621	93,8	1115	168,4	27	4,1	22	3,3	7	1,0	—	—	52	7,9	34	5,1	142	21,5	1257	189,9
	w	172	19,2	51	5,7	223	24,9	390	43,5	613	68,3	24	2,7	28	3,1	11	1,2	4	0,4	76	8,5	49	5,5	192	21,4	805	89,7
	zus.	571	36,6	146	9,4	717	46,0	1011	64,8	1728	110,8	51	3,3	50	3,2	18	1,2	4	0,3	128	8,2	83	5,3	334	21,4	2062	132,2
45–50	m	610	66,3	152	16,5	762	82,8	975	106,0	1737	188,8	46	5,0	17	1,8	7	0,8	2	0,2	77	8,4	43	4,7	192	20,9	1929	209,7
	w	171	14,0	54	4,4	225	18,4	497	40,7	722	59,2	34	2,8	36	2,9	21	1,7	8	0,7	68	5,6	54	4,4	221	18,1	943	77,3
	zus.	781	36,5	206	9,6	987	46,1	1472	68,8	2459	114,9	80	3,7	53	2,5	28	1,3	10	0,5	145	6,8	97	4,5	413	19,3	2872	134,1
50–55	m	770	74,8	189	18,4	959	93,2	1191	115,6	2150	208,8	52	5,0	8	0,8	20	1,9	2	0,2	70	6,8	40	3,9	192	18,6	2342	227,5
	w	140	10,9	55	4,3	195	15,2	424	32,9	619	48,1	24	1,9	44	3,4	24	1,9	3	0,2	42	3,2	37	2,9	174	13,5	793	61,6
	zus.	910	39,2	244	10,5	1154	49,7	1615	69,7	2769	119,4	76	3,3	52	2,2	44	1,9	5	0,2	112	4,8	77	3,3	366	15,8	3135	135,2
55–60	m	909	89,5	220	21,7	1129	111,2	1264	124,5	2393	235,7	40	3,9	13	1,3	12	1,2	5	0,5	55	5,4	46	4,5	172	16,9	2565	252,6
	w	134	11,6	37	3,2	171	14,8	339	29,5	510	44,3	36	3,1	45	3,9	12	1,1	1	0,1	27	2,3	49	4,3	170	14,8	680	59,1
	zus.	1043	48,1	257	11,9	1300	60,0	1603	73,9	2903	134,0	76	3,5	58	2,7	24	1,1	6	0,3	82	3,8	95	4,4	342	15,8	3245	149,8
60–65	m	714	92,7	176	22,9	890	115,6	937	121,7	1827	237,2	40	5,2	11	1,4	8	1,0	2	0,3	38	4,9	19	2,5	118	15,3	1945	252,5
	w	160	16,2	38	3,9	198	20,2	321	32,6	519	52,6	28	2,8	31	3,1	18	1,8	—	—	24	2,4	34	3,4	135	13,7	654	66,3
	zus.	874	49,8	214	12,2	1088	62,0	1258	71,7	2346	133,7	68	3,9	42	2,4	26	1,5	2	0,1	62	3,5	53	3,0	253	14,4	2599	148,1
65–70	m	422	80,2	100	19,0	522	99,2	469	89,2	991	188,4	20	3,8	15	2,9	6	1,0	1	0,2	17	3,2	13	2,5	72	13,6	1063	202,0
	w	155	19,8	35	4,5	190	24,3	206	26,3	396	50,5	36	4,6	27	3,4	17	2,2	1	0,1	12	1,5	13	1,7	106	13,5	502	64,0
	zus.	577	44,1	135	10,3	712	54,4	675	51,5	1387	105,9	56	4,3	42	3,2	23	1,8	2	0,1	29	2,2	26	2,0	178	13,6	1565	119,5
70–75	m	332	83,7	69	17,4	401	101,1	248	62,5	649	163,5	19	4,8	3	0,8	4	1,0	—	—	9	2,3	5	1,3	40	10,1	689	173,6
	w	138	23,8	36	6,2	174	30,0	162	27,9	336	57,9	23	4,0	14	2,5	12	2,1	1	0,2	11	1,9	12	2,1	73	12,6	409	70,5
	zus.	470	48,0	105	10,7	575	58,8	410	41,9	985	100,8	42	4,3	17	1,7	16	1,6	1	0,1	20	2,0	17	1,7	113	11,6	1098	112,4
75 und mehr	m	262	57,4	41	9,0	303	66,4	188	41,2	491	107,5	16	3,5	11	2,5	9	2,0	—	—	7	1,6	5	1,1	48	10,5	539	118,0
	w	187	29,4	22	3,5	209	32,9	124	19,5	333	52,4	22	3,5	33	5,2	16	2,5	1	0,2	2	0,3	14	2,2	88	13,8	421	66,2
	zus.	449	41,1	63	5,8	512	46,9	312	28,5	824	75,4	38	3,5	44	4,0	25	2,3	1	0,1	9	0,8	19	1,7	136	12,4	960	87,8
Zusammen	m	6686	44,4	1620	10,8	8306	55,2	13834	91,9	22140	147,2	613	4,1	498	3,3	136	0,9	126	0,8	690	4,6	538	3,6	2602	17,3	24742	164,5
	w	2540	15,8	693	4,3	3233	20,1	9426	58,7	12659	78,8	528	3,3	816	5,1	228	1,4	123	0,7	733	4,6	681	4,2	3109	19,3	15768	98,1
	zus.	9226	29,1	2213	7,3	11539	36,4	23260	73,3	34799	109,6	1141	3,6	1314	4,1	364	1,1	249	0,8	1423	4,6	1219	3,8	5711	18,0	40510	127,6

Tabelle XXVII. *Allgemeine Sterblichkeit und Sterblichkeit an Tuberkulose in Schleswig-Holstein im Jahre 1959*

Nr. des dtsch. T.U.V. 1950	Todesursachen	G	Insgesamt		0–1		1–5		5–10	
			abs.	rel.	abs.	rel.	abs.	rel.	abs.	rel.
00,01	Tuberkulose der	m	248	22,9	–	–	2	3,0	–	–
	Atmungsorgane	w	91	7,5	–	–	–	–	–	–
		zus.	339	14,7	–	–	2	1,5	–	–
02	Tuberkulose der	m	2	0,2	–	–	–	–	1	1,3
	Hirnhäute des ZNS	w	2	0,2	1	5,6	–	–	–	–
	u. Miliartbk.	zus.	4	0,2	1	2,7	–	–	1	0,6
03	Tuberkulose sonstiger	m	13	1,2	–	–	1	1,5	1	1,3
	Organe	w	8	0,7	–	–	–	–	–	–
		zus.	21	0,9	–	–	1	0,8	1	0,6
02+03	Tuberkulose der	m	15	1,4	–	–	1	1,5	2	2,5
	Hirnhäute usw. +	w	10	0,8	1	5,6	–	–	–	–
	anderer Organe	zus.	25	1,1	1	2,7	1	0,8	2	1,3
00–03	Tuberkulose	m	263	24,3	–	–	3	4,5	2	2,5
	insgesamt	w	101	8,3	1	5,6	–	–	–	–
		zus.	364	15,8	1	2,7	3	2,3	2	1,3
0–9	Alle Todesursachen	m	14 280	1 319,8	663	3 548,5	93	138,7	52	65,3
	insgesamt	w	13 380	1 099,2	492	2 776,7	72	112,5	22	28,6
		zus.	27 660	1 203,0	1 155	3 162,8	165	125,9	74	47,3

Tabelle XXVII.

Nr. des dtsch. T.U.V. 1950	Todesursachen	G	45–50		50–55		55–60		60–65	
			abs.	rel.	abs.	rel.	abs.	rel.	abs.	rel.
00,01	Tuberkulose der	m	16	24,0	28	37,8	30	41,5	44	76,6
	Atmungsorgane	w	5	5,4	10	10,8	7	8,3	8	10,5
		zus.	21	13,3	38	22,8	37	23,7	52	38,9
02	Tuberkulose der	m	–	–	–	–	–	–	–	–
	Hirnhäute, des ZNS	w	–	–	–	–	–	–	–	–
	u. Miliartbk.	zus.	–	–	–	–	–	–	–	–
03	Tuberkulose sonstiger	m	1	1,5	–	–	2	2,8	2	3,5
	Organe	w	–	–	–	–	2	2,4	1	1,3
		zus.	1	0,6	–	–	4	2,6	3	2,2
02+03	Tuberkulose der	m	1	1,5	–	–	2	2,8	2	3,5
	Hirnhäute usw. + TbK	w	–	–	–	–	2	2,4	1	1,3
	anderer Organe	zus.	1	0,6	–	–	4	2,6	3	2,2
00–03	Tuberkulose	m	17	25,5	28	37,8	32	44,3	46	80,0
	insgesamt	w	5	5,4	10	10,8	9	10,7	9	11,8
		zus.	22	13,9	38	22,8	41	26,3	55	41,1
0–9	Alle Todesursachen	m	351	525,6	649	873,3	1 016	1 401,6	1 344	2 331,7
	insgesamt	w	321	348,3	471	506,5	648	770,0	960	1 256,0
		zus.	672	422,8	1 120	669,3	1 664	1 063,0	2 304	1 719,2

auf 100 000 Einwohner nach Alter und Geschlecht; absolute und relative Zahlen
(Angaben des Statistischen Landesamtes Schleswig-Holstein)

10–15		15–20		20–25		25–30		30–35		35–40		40–45	
abs.	rel.	abs.	rel.	abs.	rel.	abs.	rel.	abs.	rel.	abs.	rel.	abs.	rel.
1	1,2	–	–	4	3,6	5	7,4	11	17,5	10	17,0	5	11,8
–	–	1	1,1	3	3,2	4	6,2	7	10,1	9	10,8	3	4,9
1	0,6	1	0,5	7	3,4	9	6,8	18	13,6	19	13,3	8	7,7
–	–	–	–	–	–	–	–	–	–	–	–	–	–
–	–	–	–	–	–	–	–	–	–	–	–	–	–
–	–	–	–	–	–	–	–	–	–	–	–	–	–
1	1,2	–	–	–	–	–	–	–	–	–	–	1	2,4
–	–	–	–	–	–	–	–	–	–	–	–	–	–
1	0,6	–	–	–	–	–	–	–	–	–	–	1	1,0
1	1,2	–	–	–	–	–	–	–	–	–	–	1	2,4
–	–	–	–	–	–	–	–	–	–	–	–	–	–
1	0,6	–	–	–	–	–	–	–	–	–	–	1	1,0
2	2,5	–	–	4	3,6	5	7,4	11	17,5	10	17,0	6	14,2
–	–	1	1,1	3	3,2	4	6,2	7	10,1	9	10,8	3	4,9
2	1,3	1	0,5	7	3,4	9	6,8	18	13,6	19	13,3	9	8,7
50	62,5	94	97,3	176	156,6	108	160,5	104	165,6	143	242,4	140	331,8
15	19,3	56	62,3	63	66,6	54	83,9	85	122,2	135	162,0	148	239,7
65	41,2	150	80,4	239	115,9	162	123,1	189	142,1	278	194,6	288	276,1

(Fortsetzung)

65–70		70–75		75–80		80–85		85–90		90 und mehr unbekannt	
abs.	rel.	abs.	rel.	abs.	rel.	abs.	rel.	abs.	rel.	abs.	rel.
30	66,9	26	71,9	16	64,9	11	77,0	8	147,2	1	79,9
7	11,0	8	16,4	12	36,7	5	26,8	2	28,6	–	–
37	34,0	34	40,0	28	48,8	16	48,6	10	80,4	1	31,6
–	–	–	–	–	–	1	7,0	–	–	–	–
–	–	1	2,0	–	–	–	–	–	–	–	–
–	–	1	1,2	–	–	1	3,0	–	–	–	–
1	2,2	1	2,8	–	–	1	7,0	1	18,4	–	–
2	3,1	–	–	2	6,1	1	5,4	–	–	–	–
3	2,8	1	1,2	2	3,5	2	6,1	1	8,0	–	–
1	2,2	1	2,8	–	–	2	14,0	1	18,4	–	–
2	3,1	1	2,0	2	6,1	1	5,4	–	–	–	–
3	2,8	2	2,4	2	3,5	3	9,1	1	8,0	–	–
31	69,1	27	74,7	16	64,9	13	91,0	9	165,6	1	79,9
9	14,1	9	18,4	14	42,8	6	32,2	2	28,6	–	–
40	36,8	36	42,3	30	52,3	19	57,7	11	88,5	1	31,6
1 553	3 452,6	1 945	5 367,0	2 140	8 661,1	2 026	14 151,7	1 159	21 269,5	474	37 779,6
1 394,	2 178,6	1 889	3 852,1	2 304	7 029,9	2 250	12 031,5	1 376	19 597,2	625	32 549,6
2 947	2 704,6	3 834	4 495,9	4 444	7 731,0	4 276	12 947,9	2 535	20 328,1	1 099	34 617,8

Tabelle XXVIII. *Allgemeine Sterblichkeit und Sterblichkeit an Tuberkulose in Hamburg im Jahre 1960*

Nr. des dtsch. T.U.V. 1950	Todesursachen	G	Insgesamt		0–1		1–5		5–10	
			abs.	rel.	abs.	rel.	abs.	rel.	abs.	rel.
00,01	Tuberkulose der	m	199	23,5	–	–	–	–	–	–
	Atmungsorgane	w	81	8,2	–	–	–	–	–	–
		zus.	280	15,3	–	–	–	–	–	–
02	Tuberkulose der	m	3	0,4	–	–	–	–	–	–
	Hirnhäute und	w	3	0,3	–	–	1	2,5	–	–
	des ZNS	zus.	6	0,3	–	–	1	1,2	–	–
03	Tuberkulose anderer	m	5	0,6	–	–	–	–	–	–
	Organe	w	3	0,3	–	–	–	–	–	–
		zus.	8	0,4	–	–	–	–	–	–
02+03	Tuberkulose der	m	8	1,0	–	–	–	–	–	–
	Hirnhäute usw. +	w	6	0,6	–	–	1	2,5	–	–
	Tbk. anderer Organe	zus.	14	0,8	–	–	1	1,2	–	–
00–03	Tuberkulose	m	207	24,5	–	–	–	–	–	–
	insgesamt	w	87	8,8	–	–	1	2,5	–	–
		zus.	294	16,1	–	–	1	1,2	–	–
0–9	Allgemeine Todes-	m	12 336	1 458,7	357	2 994,8	42	100,2	32	68,5
	ursachen insgesamt	w	11 052	1 123,6	262	2 309,2	40	101,2	12	27,0
		zus.	23 388	1 278,2	619	2 660,4	82	100,7	44	48,3

Tabelle XXVIII.

Nr. des dtsch. T.U.V. 1950	Todesursachen	G	45–50		50–55		55–60		60–65	
			abs.	rel.	abs.	rel.	abs.	rel.	abs.	rel.
00,01	Tuberkulose der	m	9	15,3	19	28,7	28	43,5	33	66,9
	Atmungsorgane	w	7	9,3	3	3,7	7	9,4	4	5,8
		zus.	16	11,9	22	14,9	35	25,2	37	31,3
02	Tuberkulose der	m	–	–	–	–	1	1,6	–	–
	Hirnhäute und	w	1	1,3	–	–	–	–	–	–
	des ZNS	zus.	1	0,7	–	–	1	0,7	–	–
03	Tuberkulose anderer	m	1	1,7	–	–	1	1,6	–	–
	Organe	w	–	–	1	1,2	–	–	–	–
		zus.	1	0,7	1	0,7	1	0,7	–	–
02+03	Tuberkulose der	m	1	1,7	–	–	2	3,1	–	–
	Hirnhäute usw. +	w	1	1,3	1	1,2	–	–	–	–
	Tbk. anderer Organe	zus.	2	1,5	1	0,7	2	1,4	–	–
00–03	Tuberkulose	m	10	17,0	19	28,7	30	46,6	33	66,9
	insgesamt	w	8	10,6	4	4,9	7	9,4	4	5,8
		zus.	18	13,4	23	15,6	37	26,6	37	31,3
0–9	Allgemeine Todes-	m	343	582,9	633	955,8	1 112	1 726,5	1 375	2 787,1
	ursachen insgesamt	w	273	361,5	407	499,5	612	821,5	941	1 368,5
		zus.	616	458,5	1 040	704,1	1 724	1 241,1	2 316	1 961,1

auf 100 000 Einwohner nach Alter und Geschlecht; absolute und relative Zahlen
(Angaben des Statistischen Landesamtes)

10–15		15–20		20–25		25–30		30–35		35–40		40–45	
abs.	rel.	abs.	rel.	abs.	rel.	abs.	rel.	abs.	rel.	abs.	rel.	abs.	rel.
–	–	–	–	1	1,2	3	5,1	4	7,2	10	19,0	9	23,5
–	–	–	–	2	2,5	4	6,9	2	3,2	9	12,5	6	11,5
–	–	–	–	3	1,8	7	6,0	6	5,1	19	15,3	15	16,6
–	–	–	–	–	–	–	–	–	–	–	–	2	5,2
–	–	–	–	–	–	–	–	–	–	–	–	–	–
–	–	–	–	–	–	–	–	–	–	–	–	2	2,2
–	–	–	–	–	–	–	–	–	–	–	–	–	–
–	–	–	–	–	–	–	–	–	–	–	–	–	–
–	–	–	–	–	–	–	–	–	–	–	–	–	–
–	–	–	–	–	–	–	–	–	–	–	–	2	5,2
–	–	–	–	–	–	–	–	–	–	–	–	–	–
–	–	–	–	–	–	–	–	–	–	–	–	2	2,2
–	–	–	–	1	1,2	3	5,1	4	7,2	10	19,0	11	28,8
–	–	–	–	2	2,5	4	6,9	2	3,2	9	12,5	6	11,5
–	–	–	–	3	1,8	7	6,0	6	5,1	19	15,3	17	18,8
18	34,9	64	93,9	100	120,8	86	146,7	80	143,0	143	272,3	138	361,0
14	28,2	27	36,0	44	55,2	36	62,3	77	123,5	112	155,7	125	239,9
32	31,6	91	67,5	144	88,6	122	104,8	157	132,7	255	204,9	263	291,1

(Fortsetzung)

65–70		70–75		75–80		80–85		85–90		90 und mehr unbekannt	
abs.	rel.	abs.	rel.	abs.	rel.	abs.	rel.	abs.	rel.	abs.	rel.
33	80,8	18	61,0	18	94,3	10	104,0	4	138,3	–	–
6	10,4	8	18,9	7	25,8	13	88,3	2	41,4	1	90,7
39	41,4	26	36,1	25	54,1	23	94,5	6	77,6	1	61,1
–	–	–	–	–	–	–	–	–	–	–	–
–	–	1	2,4	–	–	–	–	–	–	–	–
–	–	1	1,4	–	–	–	–	–	–	–	–
1	2,7	–	–	–	–	2	20,8	–	–	–	–
–	–	–	–	1	3,7	1	6,8	–	–	–	–
1	1,1	–	–	1	2,2	3	12,3	–	–	–	–
1	2,7	–	–	–	–	2	20,8	–	–	–	–
–	–	1	2,4	1	3,7	1	6,8	–	–	–	–
1	1,1	1	1,4	1	2,2	3	12,8	–	–	–	–
34	91,5	18	61,0	18	94,3	12	124,9	4	138,3	–	–
6	10,4	9	21,2	8	29,4	14	95,1	2	41,4	1	90,7
40	42,2	27	37,5	26	56,2	26	106,8	6	77,6	1	61,1
1 566	4 216,6	1 827	6 189,2	1 867	9 784,6	1 567	16 300,8	762	26 348,6	224	41 791,0
1 254	2 172,6	1 629	3 840,3	1 881	6 923,6	1 814	12 316,7	1 048	21 670,4	444	40 290,3
2 820	2 972,9	3 456	4 804,1	3 748	8 104,0	3 381	13 890,1	1 810	23 421,3	668	40 781,5

Tabelle XXIX. *Allgemeine Sterblichkeit und Sterblichkeit an Tuberkulose in Niedersachsen im Jahre 1960*

Nr. des dtsch. T.U.V. 1950	Todesursachen	G	Insgesamt		0–1		1–5		5–10	
			abs.	rel.	abs.	rel.	abs.	rel.	abs.	rel.
00,01	Tuberkulose der	m	633	20,5	2	3,5	–	–	1	0,4
	Atmungsorgane	w	268	7,7	–	–	–	–	–	–
		zus.	901	13,7	2	1,8	–	–	1	0,2
02	Tuberkulose der	m	7	0,2	–	–	1	0,5	–	–
	Hirnhäute und	w	11	0,3	1	1,8	–	–	–	–
	des ZNS	zus.	18	0,3	1	0,9	1	0,2	–	–
03	Tuberkulose	m	24	0,8	–	–	–	–	–	–
	anderer Organe	w	27	0,8	–	–	–	–	–	–
		zus.	51	0,8	–	–	–	–	–	–
02+03	Tuberkulose der	m	31	1,0	–	–	1	0,5	–	–
	Hirnhäute usw. +	w	38	1,1	1	1,8	–	–	–	–
	Tbk. anderer Organe	zus.	69	1,1	1	0,9	1	0,2	–	–
00–03	Tuberkulose	m	664	21,5	2	3,5	1	0,5	1	0,4
	insgesamt	w	306	8,8	1	1,8	–	–	–	–
		zus.	970	14,8	3	2,7	1	0,2	1	0,2
0–9	Allgemeine Todes-	m	38 616	1 248,9	1 944	3 354,7	313	147,9	164	65,7
	ursachen insgesamt	w	36 875	1 064,5	1 449	2 670,1	254	127,3	111	47,1
		zus.	75 491	1 151,5	3 393	3 023,6	567	137,9	275	56,7

Tabelle XXIX.

Nr. des dtsch. T.U.V. 1950	Todesursachen	G	45–50		50–55		55–60		60–65	
			abs.	rel.	abs.	rel.	abs.	rel.	abs.	rel.
00,01	Tuberkulose der	m	40	20,6	67	31,6	105	50,5	100	62,5
	Atmungsorgane	w	21	8,0	17	6,5	23	9,8	28	13,6
		zus.	61	13,3	84	17,7	128	29,0	128	35,0
02	Tuberkulose der	m	–	–	1	0,5	–	–	2	1,3
	Hirnhäute und	w	1	0,4	1	0,4	–	–	–	–
	des ZNS	zus.	1	0,2	2	0,4	–	–	2	0,5
03	Tuberkulose	m	1	0,5	1	0,5	1	0,5	4	2,5
	anderer Organe	w	1	0,5	–	–	1	0,4	6	2,9
		zus.	2	0,4	1	0,2	2	0,5	10	2,7
02+03	Tuberkulose der	m	1	0,5	2	0,9	1	0,5	6	3,8
	Hirnhäute usw. +	w	2	0,8	1	0,4	1	0,4	6	2,9
	Tbk. anderer Organe	zus.	3	0,7	3	0,6	2	0,5	12	3,3
00–03	Tuberkulose	m	41	21,1	69	32,5	106	51,0	106	66,3
	insgesamt	w	23	8,7	18	6,9	24	10,3	34	16,5
		zus.	64	14,0	87	18,4	130	29,4	140	38,2
0–9	Allgemeine Todes-	m	1 015	522,8	1 874	883,0	3 137	1 508,9	3 935	2 460,8
	ursachen insgesamt	w	987	375,5	1 361	520,3	1 806	772,1	2 736	1 326,2
		zus.	2 002	438,1	3 235	682,8	4 943	1 118,9	6 671	1 821,6

auf 100 000 Einwohner nach Alter und Geschlecht; absolute und relative Zahlen
(Angaben des Statistischen Landesamtes)

10–15		15–20		20–25		25–30		30–35		35–40		40–45	
abs.	rel.	abs.	rel.	abs.	rel.	abs.	rel.	abs.	rel.	abs.	rel.	abs.	rel.
–	–	2	0,8	3	1,0	10	4,8	23	11,3	20	11,1	23	18,4
–	–	–	–	4	1,5	11	5,4	16	7,3	19	7,6	7	4,0
–	–	2	0,4	7	1,3	21	5,1	39	9,2	39	9,1	30	10,0
–	–	1	0,4	–	–	–	–	–	–	–	–	–	–
2	0,9	–	–	3	1,1	–	–	1	0,5	1	0,4	–	–
2	0,4	1	0,2	3	0,5	–	–	1	0,2	1	0,2	–	–
–	–	–	–	1	0,3	–	–	1	0,5	1	0,6	2	1,6
–	–	–	–	1	0,4	1	0,5	1	0,5	2	0,8	–	–
–	–	–	–	2	0,4	1	0,2	2	0,5	3	0,7	2	0,7
–	–	1	0,4	1	0,3	–	–	1	0,5	1	0,6	2	1,6
2	0,9	–	–	4	1,5	1	0,5	2	0,9	3	1,2	–	–
2	0,4	1	0,2	5	0,9	1	0,2	3	0,7	4	0,9	2	0,7
–	–	3	1,2	4	1,4	10	4,8	24	11,8	21	11,6	25	20,0
2	0,9	–	–	8	3,0	12	5,9	18	8,2	22	8,8	7	4,0
2	0,4	3	0,6	12	2,2	22	5,3	42	9,9	43	10,0	32	10,7
114	49,0	339	132,7	571	199,3	428	205,7	401	197,6	456	252,4	428	342,0
59	26,9	137	56,5	183	68,9	196	95,8	262	119,1	420	168,0	392	223,6
173	38,3	476	95,6	754	136,6	624	151,2	663	156,7	876	203,4	820	272,9

(Fortsetzung)

65–70		70–75		75–80		80–85		85–90		90 und mehr unbekannt	
abs.	rel.	abs.	rel.	abs.	rel.	abs.	rel.	abs.	rel.	abs.	rel.
88	76,6	64	73,3	44	75,9	31	93,5	7	59,1	3	124,8
26	15,8	38	30,2	32	39,8	17	38,8	8	54,0	1	28,1
114	40,8	102	47,9	76	54,9	48	62,3	15	56,3	4	67,2
2	1,7	–	–	–	–	–	–	–	–	–	–
1	0,6	–	–	–	–	–	–	–	–	–	–
3	1,1	–	–	–	–	–	–	–	–	–	–
4	3,5	4	4,6	1	1,7	2	6,0	1	8,4	–	–
3	1,8	4	3,2	4	5,0	2	4,6	–	–	1	28,1
7	2,5	8	3,8	5	3,6	4	5,2	1	3,8	1	16,8
6	5,2	4	4,6	1	1,7	2	6,0	1	8,4	–	–
4	2,4	4	3,2	4	5,0	2	4,6	–	–	1	28,1
10	3,6	8	3,8	5	3,6	4	5,2	1	3,8	1	16,8
94	81,8	68	77,9	45	77,6	33	99,6	8	67,5	3	124,8
30	18,2	42	33,4	36	44,8	19	43,3	8	54,0	2	56,3
124	44,4	110	51,7	81	58,5	52	67,5	16	60,0	5	83,9
4 437	3 860,9	5 063	5 802,3	5 448	9 394,7	4 931	14 876,2	2 686	22 659,0	932	38 768,7
4 001	2 431,5	5 375	4 278,5	6 412	7 976,3	6 052	13 793,1	3 379	22 817,2	1 303	36 673,2
8 438	3 019,3	10 438	4 903,0	11 860	8 570,7	10 983	14 259,2	6 065	22 746,9	2 235	37 518,9

Tabelle XXX. *Allgemeine Sterblichkeit und Sterblichkeit an Tuberkulose in Bremen im Jahre 1960*

Nr. des dtsch. T.U.V. 1950	Todesursachen	G	Insgesamt		0–1		1–5		5–10	
			abs.	rel.	abs.	rel.	abs.	rel.	abs.	rel.
00,01	Tuberkulose der	m	60	18,2	–	–	–	–	–	–
	Atmungsorgane	w	19	5,2	–	–	–	–	–	–
		zus.	79	11,3	–	–	–	–	–	–
02	Tuberkulose der	m	1	0,3	–	–	–	–	–	–
	Hirnhäute und	w	2	0,5	–	–	1	5,4	–	–
	des ZNS	zus.	3	0,4	–	–	1	2,6	–	–
03	Tuberkulose	m	4	1,2	–	–	–	–	–	–
	anderer Organe	w	1	0,3	–	–	–	–	–	–
		zus.	5	0,7	–	–	–	–	–	–
02+03	Tuberkulose der	m	5	1,5	–	–	–	–	–	–
	Hirnhäute usw. +	w	3	0,8	–	–	1	5,4	–	–
	Tbk. anderer Organe	zus.	8	1,1	–	–	1	2,6	–	–
00–03	Tuberkulose	m	65	19,8	–	–	–	–	–	–
	insgesamt	w	22	6,0	–	–	1	5,4	–	–
		zus.	87	12,5	–	–	1	2,6	–	–
0–9	Allgemeine Todes-	m	4 193	1 275,1	169	3 123,3	27	138,7	14	66,1
	ursachen insgesamt	w	3 797	1 029,7	138	2 677,0	28	151,3	6	29,5
		zus.	7 990	1 145,4	307	2 905,5	55	144,9	20	48,2

Tabelle XXX.

Nr. des dtsch. T.U.V. 1950	Todesursachen	G	45–50		50–55		55–60		60–65	
			abs.	rel.	abs.	rel.	abs.	rel.	abs.	rel.
00,01	Tuberkulose der	m	4	17,3	3	12,3	12	54,0	13	81,6
	Atmungsorgane	w	1	3,5	1	3,5	1	4,0	3	14,0
		zus.	5	9,7	4	7,5	13	27,5	16	42,8
02	Tuberkulose der	m	–	–	–	–	–	–	–	–
	Hirnhäute und	w	1	3,5	–	–	–	–	–	–
	des ZNS	zus.	1	1,9	–	–	–	–	–	–
03	Tuberkulose	m	–	–	1	4,1	1	4,5	1	6,3
	anderer Organe	w	–	–	–	–	–	–	–	–
		zus.	–	–	1	1,9	1	2,2	1	2,7
02+03	Tuberkulose der	m	–	–	1	4,1	1	4,5	1	6,3
	Hirnhäute usw. +	w	1	3,5	–	–	–	–	–	–
	Tbk. anderer Organe	zus.	1	1,9	1	1,9	1	2,2	1	2,7
00–03	Tuberkulose	m	4	17,3	4	16,4	13	58,5	14	87,9
	insgesamt	w	2	7,1	1	3,5	1	4,0	3	14,0
		zus.	6	11,7	5	9,4	14	29,7	17	45,5
0–9	Allgemeine Todes-	m	121	524,4	213	874,7	354	1 591,7	425	2 668,3
	ursachen insgesamt	w	95	336,5	150	522,0	198	793,7	326	1 461,9
		zus.	216	421,0	363	683,8	552	1 169,8	751	1 981,5

auf 100 000 Einwohner nach Alter und Geschlecht; absolute und relative Zahlen
(Angaben des Statistischen Landesamtes)

10–15		15–20		20–25		25–30		30–35		35–40		40–45	
abs.	rel.	abs.	rel.	abs.	rel.	abs.	rel.	abs.	rel.	abs.	rel.	abs.	rel.
—	—	—	—	—	—	1	4,2	—	—	5	23,4	—	—
—	—	—	—	—	—	1	4,2	2	8,1	2	7,2	—	—
—	—	—	—	—	—	2	4,2	2	4,2	7	14,2	—	—
—	—	—	—	—	—	1	4,2	—	—	—	—	—	—
—	—	—	—	—	—	—	—	—	—	—	—	—	—
—	—	—	—	—	—	1	2,1	—	—	—	—	—	—
—	—	—	—	—	—	—	—	1	4,3	—	—	—	—
—	—	—	—	—	—	—	—	—	—	—	—	—	—
—	—	—	—	—	—	—	—	1	2,1	—	—	—	—
—	—	—	—	—	—	1	4,2	1	4,3	—	—	—	—
—	—	—	—	—	—	—	—	—	—	—	—	—	—
—	—	—	—	—	—	1	2,1	1	2,1	—	—	—	—
—	—	—	—	—	—	2	8,3	1	4,3	5	23,4	—	—
—	—	—	—	—	—	1	4,2	2	8,1	2	7,2	—	—
—	—	—	—	—	—	3	6,3	3	6,2	7	14,2	—	—
4	18,4	23	84,0	39	123,4	33	137,0	29	123,8	45	210,9	47	303,4
3	14,1	8	30,4	11	35,9	32	134,4	29	117,4	49	176,2	44	222,1
7	16,3	31	57,8	50	80,3	65	135,7	58	120,5	94	190,6	91	257,8

(Fortsetzung)

65–70		70–75		75–80		80–85		85–90		90 und mehr unbekannt	
abs.	rel.	abs.	rel.	abs.	rel.	abs.	rel.	abs.	rel.	abs.	rel.
9	76,6	5	52,9	4	62,9	3	91,6	1	99,6	—	—
1	5,5	3	22,1	1	11,4	2	43,0	1	69,8	—	—
10	33,4	8	34,8	5	33,0	5	63,0	2	82,1	—	—
—	—	—	—	—	—	—	—	—	—	—	—
—	—	—	—	—	—	—	—	—	—	—	—
—	—	—	—	—	—	—	—	—	—	—	—
—	—	—	—	—	—	—	—	—	—	—	—
—	—	1	7,4	—	—	—	—	—	—	—	—
—	—	1	4,4	—	—	—	—	—	—	—	—
—	—	—	—	—	—	—	—	—	—	—	—
—	—	1	7,4	—	—	—	—	—	—	—	—
—	—	1	4,4	—	—	—	—	—	—	—	—
9	76,6	5	52,9	4	62,9	3	91,6	1	99,6	—	—
1	5,5	4	29,5	1	11,4	2	43,0	1	69,8	—	—
10	33,4	9	39,1	5	33,0	5	63,0	2	82,1	—	—
508	4 320,7	632	6 681,5	618	9 712,3	550	16 793,9	264	26 294,8	78	40 414,5
397	2 184,6	560	4 131,9	622	7 082,7	662	14 221,3	319	22 276,5	130	41 009,5
905	3 079,3	1 192	5 179,9	1 240	8 187,5	1 212	15 283,7	583	23 932,7	208	40 784,4

Tabelle XXXI. *Allgemeine Sterblichkeit und Sterblichkeit an Tuberkulose in Nordrhein-Westfalen im Jahre 1960*

Nr. des dtsch. T.U.V. 1950	Todesursachen	G	Insgesamt		0–1		1–5		5–10	
			abs.	rel.	abs.	rel.	abs.	rel.	abs.	rel.
00,01	Tuberkulose der	m	1917	25,6	1	0,7	2	0,2	–	–
	Atmungsorgane	w	532	6,4	–	–	1	0,4	2	0,4
		zus.	2449	15,6	1	0,4	3	0,3	2	0,2
02	Tuberkulose der	m	34	0,5	3	1,0	5	0,3	2	0,3
	Hirnhäute und	w	26	0,3	4	1,0	5	0,4	2	0,4
	des ZNS	zus.	60	0,4	7	1,0	10	0,4	4	0,4
03	Tuberkulose	m	55	0,7	–	–	–	–	1	0,2
	anderer Organe	w	77	0,9	–	–	1	0,2	–	–
		zus.	1132	0,8	–	–	1	0,1	1	0,1
02+03	Tuberkulose der	m	89	1,2	3	2,1	5	1,0	3	0,5
	Hirnhäute usw. +	w	103	1,2	4	3,1	6	1,2	2	0,4
	Tbk. anderer Organe	zus.	192	1,2	7	2,6	11	1,1	5	0,5
00–03	Tuberkulose	m	2006	26,8	4	2,9	16	1,2	3	0,5
	insgesamt	w	635	7,7	4	3,1	8	1,7	4	0,7
		zus.	2641	16,8	8	3,0	14	1,4	7	0,6
0–9	Allgemeine Todes-	m	93424	1248,2	5918	4319,5	766	150,2	388	67,0
	ursachen insgesamt	w	81802	990,7	4359	3337,1	581	120,0	240	43,6
		zus.	175226	1113,1	10277	3840,0	1347	135,5	628	55,6

Tabelle XXXI.

Nr. des dtsch. T.U.V. 1950	Todesursachen	G	45–50		50–55		55–60		60–65	
			abs.	rel.	abs.	rel.	abs.	rel.	abs.	rel.
00,01	Tuberkulose der	m	121	25,5	240	46,0	352	69,8	340	93,5
	Atmungsorgane	w	40	6,4	39	6,1	39	6,9	44	9,4
		zus.	161	14,7	279	25,1	391	36,6	384	46,2
02	Tuberkulose der	m	1	0,2	1	0,2	4	0,8	–	–
	Hirnhäute und	w	1	0,2	2	0,3	2	0,4	1	0,2
	des ZNS	zus.	2	0,2	3	0,3	6	0,6	1	0,1
03	Tuberkulose	m	10	2,1	4	0,8	11	2,2	4	1,1
	anderer Organe	w	6	1,0	5	0,8	7	1,2	7	1,5
		zus.	16	1,5	9	0,8	18	1,7	11	1,3
02+03	Tuberkulose der	m	11	2,3	5	1,0	15	3,0	4	1,1
	Hirnhäute usw. +	w	7	1,1	7	1,1	9	1,6	8	1,7
	Tbk. anderer Organe	zus.	18	1,6	12	1,0	24	2,2	12	1,4
00–03	Tuberkulose	m	132	27,8	245	47,0	367	72,8	344	94,6
	insgesamt	w	47	7,6	46	7,2	48	8,5	52	11,1
		zus.	179	16,3	291	26,1	415	38,9	396	47,6
0–9	Allgemeine Todes-	m	2687	566,6	5213	1000,1	8850	1755,7	10573	2908,6
	ursachen insgesamt	w	2367	381,2	3482	544,1	4870	863,9	6792	1441,3
		zus.	5054	461,5	8695	749,1	13720	1284,9	17365	2088,4

auf 100 000 Einwohner nach Alter und Geschlecht; absolute und relative Zahlen
(Angaben des Statistischen Landesamtes)

10–15		15–20		20–25		25–30		30–35		35–40		40–45	
abs.	rel.	abs.	rel.	abs.	rel.	abs.	rel.	abs.	rel.	abs.	rel.	abs.	rel.
–	–	1	0,2	16	2,3	30	5,1	60	10,4	78	16,3	65	19,8
1	0,2	–	–	14	2,1	21	3,9	33	5,8	58	9,2	38	8,7
1	0,1	1	0,1	30	2,2	51	4,5	93	8,1	136	12,3	103	13,5
1	0,2	2	0,5	5	0,7	1	0,2	1	0,2	2	0,4	1	0,3
–	–	3	0,4	1	0,2	2	0,4	–	–	1	0,2	1	0,2
1	0,1	5	0,4	6	0,4	3	0,3	1	0,1	3	0,3	2	0,3
–	–	–	–	–	–	2	0,3	4	0,7	3	0,6	1	0,3
–	–	2	0,4	2	0,3	1	0,2	4	0,7	1	0,2	3	0,7
–	–	2	0,2	2	0,1	3	0,3	8	0,7	4	0,4	4	0,5
1	0,2	3	0,5	5	0,7	3	0,5	5	0,9	5	1,0	2	0,6
–	–	4	0,7	3	0,5	3	0,6	4	0,7	2	0,3	4	0,9
1	0,1	7	0,6	8	0,6	6	0,5	9	0,8	7	0,6	6	0,8
1	0,2	4	0,7	21	3,0	33	5,6	65	11,3	83	17,3	67	20,4
1	0,2	4	0,7	17	2,6	24	4,4	37	6,5	60	9,5	42	9,6
2	0,2	8	0,7	38	2,8	57	5,0	102	8,8	143	12,9	109	14,3
243	47,9	727	124,6	1271	181,1	1067	181,2	1106	191,3	1241	259,1	1168	355,6
115	23,7	272	49,0	392	58,9	472	87,0	638	111,4	1198	190,6	1057	242,5
358	36,1	999	87,8	1663	121,6	1539	136,0	1744	151,6	2439	220,2	2225	291,1

(Fortsetzung)

65–70		70–75		75–80		80–85		85 und älter	
abs.	rel.	abs.	rel.	abs.	rel.	abs.	rel.	abs.	rel.
238	97,6	188	102,3	118	99,2	57	92,7	11	50,8
56	15,3	70	26,2	42	25,5	22	26,3	11	35,1
294	48,3	258	57,2	160	56,4	79	54,5	22	41,6
–	–	1	0,5	3	2,5	–	–	–	–
1	0,3	–	–	–	–	1	1,2	–	–
1	0,2	1	0,2	3	1,1	1	0,7	–	–
4	1,6	4	2,2	5	4,2	1	1,6	1	4,6
13	3,6	12	4,5	6	3,6	4	4,8	3	9,6
17	2,8	16	3,5	11	3,9	5	3,4	4	7,6
4	1,6	5	2,7	8	6,7	1	1,6	1	4,6
14	3,8	12	4,5	6	3,6	5	6,0	3	9,6
18	3,0	17	3,8	14	4,9	6	4,1	4	7,6
242	99,2	193	105,0	126	105,9	58	94,4	12	55,5
70	19,2	82	30,7	48	29,1	27	32,3	14	44,7
312	51,2	275	61,0	174	61,3	85	58,6	26	49,1
10811	4432,6	12371	6730,8	12489	10501,0	10303	16764,0	6227	28798,4
9352	2559,2	12304	4601,4	13598	8249,8	11710	14015,2	8003	25567,1
20163	3309,1	24675	5468,9	26087	9193,1	22013	15180,2	14230	26887,9

244

Tabelle XXXII. *Allgemeine Sterblichkeit und Sterblichkeit an Tuberkulose in Hessen im Jahre 1960*

Nr. des dtsch. T.U.V. 1950	Todesursachen	G	Insgesamt		0–1		1–5		5–10	
			abs.	rel.	abs.	rel.	abs.	rel.	abs.	rel.
00,01	Tuberkulose der	m	418	18,8	–	–	–	–	–	–
	Atmungsorgane	w	146	5,8	–	–	–	–	–	–
		zus.	564	11,9	–	–	–	–	–	–
02	Tuberkulose der	m	11	0,5	–	–	2	1,4	–	–
	Hirnhäute und des ZNS	w	9	0,4	–	–	–	–	–	–
		zus.	20	0,4	–	–	2	0,7	–	–
03	Tuberkulose	m	17	0,8	–	–	–	–	–	–
	anderer Organe	w	20	0,8	–	–	1	0,7	–	–
		zus.	37	0,8	–	–	1	0,4	–	–
02+03	Tuberkulose der	m	28	1,3	–	–	2	1,4	–	–
	Hirnhäute usw. +	w	29	1,2	–	–	1	0,7	–	–
	Tbk. anderer Organe	zus.	57	1,2	–	–	3	1,1	–	–
00–03	Tuberkulose	m	446	20,0	–	–	2	1,4	–	–
	insgesamt	w	175	7,0	–	–	1	0,7	–	–
		zus.	621	13,1	–	–	3	1,1	–	–
0–9	Allgemeine Todes-	m	28090	1259,7	1407	3619,0	185	129,7	87	52,5
	ursachen insgesamt	w	26515	1056,1	1035	2819,7	137	101,6	51	32,4
		zus.	54605	1151,9	2442	3230,8	322	116,0	138	42,7

Tabelle XXXII.

Nr. des dtsch. T.U.V. 1950	Todesursachen	G	45–50		50–55		55–60		60–65	
			abs.	rel.	abs.	rel.	abs.	rel.	abs.	rel.
00,01	Tuberkulose der	m	26	17,9	44	27,4	83	54,1	73	63,4
	Atmungsorgane	w	8	4,2	8	4,0	15	8,4	14	9,2
		zus.	34	10,1	52	14,5	98	29,5	87	32,5
02	Tuberkulose der	m	1	0,7	–	–	1	0,7	–	–
	Hirnhäute und des ZNS	w	–	–	–	–	–	–	1	0,7
		zus.	1	0,3	–	–	1	0,3	1	0,4
03	Tuberkulose	m	3	2,1	3	1,9	–	–	2	1,7
	anderer Organe	w	–	–	2	1,0	–	–	1	0,7
		zus.	3	0,9	5	1,4	–	–	3	1,1
02+03	Tuberkulose der	m	4	2,8	3	1,9	1	0,7	2	1,7
	Hirnhäute usw. +	w	–	–	2	1,0	–	–	2	1,3
	Tbk. anderer Organe	zus.	4	1,2	5	1,4	1	0,3	4	1,5
00–03	Tuberkulose	m	30	20,7	47	29,3	84	54,3	75	65,1
	insgesamt	w	8	4,2	10	5,0	15	8,4	16	10,5
		zus.	38	11,3	57	15,9	99	29,8	91	34,0
0–9	Allgemeine Todes-	m	739	509,1	1447	901,8	2251	1467,3	2967	2575,0
	ursachen insgesamt	w	661	346,0	1007	506,7	1451	813,1	2132	1394,9
		zus.	1400	416,4	2454	683,2	3702	1116,6	5099	1902,2

auf 100 000 Einwohner nach Alter und Geschlecht; absolute und relative Zahlen
(Angaben des Statistischen Landesamtes)

10–15		15–20		20–25		25–30		30–35		35–40		40–45	
abs.	rel.	abs.	rel.	abs.	rel.	abs.	rel.	abs.	rel.	abs.	rel.	abs.	rel.
–	–	1	0,6	1	0,5	2	1,3	16	9,9	20	13,8	14	14,4
1	0,7	–	–	–	–	4	2,7	7	4,2	13	6,8	11	8,4
1	0,3	1	0,3	1	0,3	6	2,0	23	7,1	33	9,8	25	11,0
1	0,6	1	0,6	–	–	1	0,6	1	0,6	1	0,7	–	–
1	0,7	2	1,2	1	0,5	–	–	2	1,2	2	1,0	–	–
2	0,6	3	0,9	1	0,3	1	0,3	3	0,9	3	0,9	–	–
–	–	–	–	–	–	1	0,6	–	–	1	0,7	–	–
1	0,7	–	–	–	–	–	–	1	0,6	–	–	1	0,8
1	0,3	–	–	–	–	1	0,3	1	0,3	1	0,3	1	0,4
1	0,6	1	0,6	–	–	2	1,3	1	0,6	2	1,4	–	–
2	1,3	2	1,2	1	0,5	–	–	3	1,8	2	1,0	1	0,8
3	1,0	3	0,9	1	0,3	2	0,7	4	1,2	4	1,2	1	0,4
1	0,6	2	1,2	1	0,5	4	2,6	17	10,5	22	15,2	14	14,4
3	2,0	2	1,2	1	0,5	4	2,7	10	6,1	15	7,8	12	9,1
4	1,3	4	1,2	2	0,5	8	2,6	27	8,3	37	11,0	26	11,4
73	46,0	234	136,6	356	177,5	223	142,4	275	170,5	315	217,9	305	314,5
38	25,2	82	50,1	92	48,0	134	89,9	214	129,6	322	167,2	305	232,4
111	35,9	316	94,3	448	114,2	357	116,8	489	149,8	637	189,0	610	267,3

(Fortsetzung)

65–70		70–75		75–80		80–85		85–90		90 und mehr unbekannt	
abs.	rel.	abs.	rel.	abs.	rel.	abs.	rel.	abs.	rel.	abs.	rel.
51	62,1	41	65,1	18	42,7	23	100,4	5	70,3	–	–
28	22,9	13	14,3	14	23,5	8	25,2	2	19,7	–	–
79	38,6	54	35,1	32	31,5	31	56,7	7	40,5	–	–
–	–	2	3,2	–	–	–	–	–	–	–	–
–	–	–	–	–	–	–	–	–	–	–	–
–	–	2	1,3	–	–	–	–	–	–	–	–
1	1,2	3	4,8	1	2,4	2	8,7	–	–	–	–
5	4,1	2	2,2	3	5,0	3	9,5	–	–	–	–
6	2,9	5	3,3	4	3,9	5	9,2	–	–	–	–
1	1,2	5	7,9	1	2,4	2	8,7	–	–	–	–
5	4,1	2	2,2	3	5,0	3	9,5	–	–	–	–
6	2,9	7	4,6	4	3,9	5	9,2	–	–	–	–
52	63,3	46	73,1	19	45,1	25	109,2	5	70,3	–	–
33	27,0	15	16,5	17	28,6	11	34,6	2	19,7	–	–
85	41,6	61	39,7	36	35,4	36	65,9	7	40,5	–	–
3 195	3 887,3	3 898	6 190,4	4 126	9 795,6	3 689	16 109,9	1 799	25 281,1	519	46 010,6
2 940	2 405,5	3 929	4 325,1	4 625	7 767,2	4 418	13 911,5	2 190	21 544,5	752	36 293,4
6 135	3 001,3	7 827	5 088,0	8 751	8 607,6	8 107	14 832,5	3 989	23 083,2	1 271	39 718,8

Tabelle XXXIII. *Allgemeine Sterblichkeit und Sterblichkeit an Tuberkulose in Rheinland-Pfalz im Jahre 1960*

Nr. des dtsch. T.U.V. 1950	Todesursachen	G	Insgesamt		0—1		1—5		5—10	
			abs.	rel.	abs.	rel.	abs.	rel.	abs.	rel.
00,01	Tuberkulose der	m	427	26,7	—	—	—	—	—	—
	Atmungsorgane	w	125	7,0	—	—	1	0,9	—	—
		zus.	552	16,3	—	—	1	0,4	—	—
02	Tuberkulose der	m	14	0,9	1	3,2	4	3,2	1	0,7
	Hirnhäute und	w	5	0,3	1	3,3	1	0,9	1	0,7
	des ZNS	zus.	19	0,6	2	3,2	5	2,1	2	0,7
03	Tuberkulose	m	12	0,8	—	—	—	—	—	—
	anderer Organe	w	12	0,7	—	—	—	—	—	—
		zus.	24	0,7	—	—	—	—	—	—
02+03	Tuberkulose der	m	26	1,6	1	3,2	4	3,2	1	0,7
	Hirnhäute usw. +	w	17	0,9	1	3,3	1	0,9	1	0,7
	Tbk. anderer Organe	zus.	43	1,3	2	3,2	5	2,1	2	0,7
00—03	Tuberkulose	m	453	28,4	1	3,2	4	3,2	1	0,7
	insgesamt	w	142	7,9	1	3,3	2	1,7	1	0,7
		zus.	595	17,5	2	3,2	6	2,5	2	0,7
0—9	Allgemeine Todes-	m	20 596	1 289,0	1 391	4 386,2	176	142,0	98	67,6
	ursachen insgesamt	w	18 937	1 054,5	978	3 226,3	134	114,4	65	47,3
		zus.	39 533	1 164,9	2 369	3 819,4	310	128,6	163	57,7

Tabelle XXXIII.

Nr. des dtsch. T.U.V. 1950	Todesursachen	G	45—50		50—55		55—60		60—65	
			abs.	rel.	abs.	rel.	abs.	rel.	abs.	rel.
00,01	Tuberkulose der	m	35	35,6	42	39,1	72	69,4	78	101,2
	Atmungsorgane	w	13	10,0	10	7,5	8	6,6	13	12,7
		zus.	48	21,0	52	21,6	80	35,6	91	50,8
02	Tuberkulose der	m	—	—	—	—	2	1,9	2	2,6
	Hirnhäute und	w	—	—	—	—	—	—	1	1,0
	des ZNS	zus.	—	—	—	—	2	0,9	3	1,7
03	Tuberkulose	m	3	3,0	1	0,9	—	—	1	1,3
	anderer Organe	w	—	—	—	—	1	0,8	1	1,0
		zus.	3	1,3	1	0,4	1	0,4	2	1,1
02+03	Tuberkulose der	m	3	3,0	1	0,9	2	1,9	3	5,9
	Hirnhäute usw. +	w	—	—	—	—	1	0,8	2	2,0
	Tbk. anderer Organe	zus.	3	1,3	1	0,4	3	1,3	5	2,8
00—03	Tuberkulose	m	38	38,6	43	40,0	74	71,3	81	105,1
	insgesamt	w	13	10,0	10	7,5	9	7,5	15	14,7
		zus.	51	22,3	53	22,0	83	37,0	96	53,6
0—9	Allgemeine Todes-	m	616	626,2	1 160	1079,9	1 799	1 733,8	2 119	2 750,1
	ursachen insgesamt	w	503	386,8	706	527,5	1 023	847,2	1 561	1 528,1
		zus.	1119	489,9	1 866	773,4	2 822	1 256,9	3 680	2 053,5

*) Einschließlich 2 unbekannt (1 m, 1 w)

auf 100 000 Einwohner nach Alter und Geschlecht; absolute und relative Zahlen
(Angaben des Statistischen Landesamtes)

10–15		15–20		20–25		25–30		30–35		35–40		40–45	
abs.	rel.	abs.	rel.	abs.	rel.	abs.	rel.	abs.	rel.	abs.	rel.	abs.	rel.
—	—	—	—	2	1,4	12	10,5	12	10,3	17	16,9	13	19,5
—	—	1	0,9	2	1,5	2	1,8	6	5,0	8	5,9	7	7,7
—	—	1	0,4	4	1,4	14	6,3	18	7,6	25	10,6	20	12,7
1	0,9	—	—	2	1,4	—	—	—	—	—	—	—	—
—	—	—	—	—	—	—	—	—	—	—	—	—	—
1	0,4	—	—	2	0,7	—	—	—	—	—	—	—	—
—	—	1	0,8	—	—	1	0,9	1	0,9	1	1,0	—	—
—	—	—	—	1	0,7	—	—	—	—	1	0,7	—	—
—	—	1	0,4	1	0,4	1	0,4	1	0,4	2	0,8	—	—
1	0,9	1	0,9	2	1,4	1	0,9	1	0,9	1	1,0	—	—
—	—	—	—	1	0,7	—	—	—	—	1	0,7	—	—
1	0,4	1	0,4	3	1,1	1	0,4	1	0,4	1	0,8	—	—
1	0,9	1	0,8	4	2,9	13	11,4	13	11,2	18	17,9	13	19,5
—	—	1	0,9	3	2,2	2	1,8	6	5,0	9	6,6	7	7,7
1	0,4	2	0,9	7	2,5	15	6,7	19	8,0	27	11,4	20	12,7
65	56,4	151	127,7	300	214,3	230	202,2	225	193,2	267	265,1	248	372,6
34	30,7	78	67,8	109	79,3	109	99,5	168	138,8	246	181,1	234	258,3
99	43,8	229	98,1	409	147,4	339	151,8	393	165,5	513	216,9	482	306,7

(Fortsetzung)

65–70		70–75		75–80		80–85		85–90		90 und mehr unbekannt	
abs.	rel.	abs.	rel.	abs.	rel.	abs.	rel.	abs.	rel.	abs.	rel.
56	104,5	44	111,0	33	121,2	10	67,9	1	23,5	—	—
17	21,3	7	11,9	16	42,3	11	56,3	2	32,2	1	74,3
73	54,6	51	51,8	49	75,3	21	62,2	3	28,7	1	50,2
—	—	—	—	1	3,7	—	—	—	—	—	—
1	1,3	—	—	—	—	—	—	—	—	—	—
1	0,7	—	—	1	1,5	—	—	—	—	—	—
2	3,7	—	—	—	—	1	6,8	—	—	—	—
2	2,5	2	3,4	1	2,6	2	10,2	—	—	1	74,3
4	3,0	2	2,0	1	1,5	3	8,9	—	—	1	50,2
2	3,7	—	—	1	3,7	1	6,8	—	—	—	—
3	3,8	2	3,4	1	2,6	2	10,2	—	—	1	74,3
5	3,7	2	2,0	2	3,1	3	8,9	—	—	1	50,2
58	108,2	44	111,0	34	124,9	11	74,7	1	23,5	—	—
20	25,0	9	15,3	17	44,9	13	66,5	2	32,2	2	148,6
78	58,4	53	53,9	51	78,4	24	71,0	3	28,7	2	100,4
2335	4356,2	2632	6636,9	2901	10654,1	2438	16549,0	1163	27339,0	282	43655,3
2022	2528,2	2782	4738,6	3308	8741,6	2955	15111,5	1467	23642,2	456	33878,2
4357	3261,7	5414	5503,9	6209	9541,9	5393	15962,1	2630	25145,8	738*)	37048,2

Tabelle XXXIV. *Allgemeine Sterblichkeit und Sterblichkeit an Tuberkulose im Saarland im Jahre 1960*

Nr. des dtsch. T.U.V. 1950	Todesursachen	G	Insgesamt		0–1		1–5		5–10	
			abs.	rel.	abs.	rel.	abs.	rel.	abs.	rel.
00,01	Tuberkulose der Atmungsorgane	m	150	29,8	–	–	–	–	–	–
		w	30	5,5	–	–	–	–	–	–
		zus.	180	17,1	–	–	–	–	–	–
02	Tuberkulose der Hirnhäute und des ZNS	m	1	0,2	1	9,6	–	–	–	–
		w	–	–	–	–	–	–	–	–
		zus.	1	0,1	1	5,0	–	–	–	–
03	Tuberkulose anderer Organe	m	4	0,8	–	–	–	–	–	–
		w	3	0,5	–	–	–	–	–	–
		zus.	7	0,7	–	–	–	–	–	–
02+03	Tuberkulose der Hirnhäute usw. + Tbk. anderer Organe	m	5	1,0	1	9,6	–	–	–	–
		w	3	0,5	–	–	–	–	–	–
		zus.	8	0,8	1	5,0	–	–	–	–
00–03	Tuberkulose insgesamt	m	155	30,8	1	9,6	–	–	–	–
		w	33	6,0	–	–	–	–	–	–
		zus.	188	17,9	1	5,0	–	–	–	–
0–9	Allgemeine Todesursachen insgesamt	m	6 084	1 207,0	452	4 349,1	37	96,8	41	92,0
		w	4 839	885,0	339	4 364,5	42	114,8	17	39,6
		zus.	10 923	1 039,4	791	4 356,3	79	105,6	58	66,2

Tabelle XXXIV.

Nr. des dtsch. T.U.V. 1950	Todesursachen	G	45–50		50–55		55–60		60–65	
			abs.	rel.	abs.	rel.	abs.	rel.	abs.	rel.
00,01	Tuberkulose der Atmungsorgane	m	7	22,7	26	75,5	36	107,4	22	93,2
		w	3	7,5	2	4,8	2	5,5	4	13,7
		zus.	10	14,2	28	36,7	38	54,2	26	49,3
02	Tuberkulose der Hirnhäute und des ZNS	m	–	–	–	–	–	–	–	–
		w	–	–	–	–	–	–	–	–
		zus.	–	–	–	–	–	–	–	–
03	Tuberkulose anderer Organe	m	–	–	–	–	–	–	–	–
		w	–	–	1	2,4	–	–	–	–
		zus.	–	–	1	1,3	–	–	–	–
02+03	Tuberkulose der Hirnhäute usw. + Tbk. anderer Organe	m	–	–	–	–	–	–	–	–
		w	–	–	1	2,4	–	–	–	–
		zus.	–	–	1	1,3	–	–	–	–
00–03	Tuberkulose insgesamt	m	7	22,7	26	75,5	36	107,4	22	93,2
		w	3	7,5	3	7,2	2	5,5	4	13,7
		zus.	10	14,2	29	38,0	38	54,2	26	49,3
0–9	Allgemeine Todesursachen insgesamt	m	195	633,7	407	1 182,3	665	1 983,1	704	2 981,8
		w	138	346,2	238	569,1	325	889,7	447	1 532,5
		zus.	333	471,5	645	845,9	990	1 413,0	1 151	2 180,8

auf 100 000 Einwohner nach Alter und Geschlecht; absolute und relative Zahlen
(Angaben des Statistischen Landesamtes)

| 10–15 | | 15–20 | | 20–25 | | 25–30 | | 30–35 | | 35–40 | | 40–45 | |
abs.	rel.	abs.	rel.	abs.	rel.	abs.	rel.	abs.	rel.	abs.	rel.	abs.	rel.
1	2,8	–	–	–	–	2	5,2	4	10,6	3	8,9	8	36,5
–	–	–	–	1	2,2	2	5,5	2	5,3	1	2,3	2	7,2
1	1,4	–	–	1	1,1	4	5,4	6	7,9	4	5,2	10	20,1
–	–	–	–	–	–	–	–	–	–	–	–	–	–
–	–	–	–	–	–	–	–	–	–	–	–	–	–
–	–	–	–	–	–	–	–	–	–	–	–	–	–
–	–	–	–	–	–	–	–	1	2,6	1	3,0	–	–
–	–	–	–	–	–	1	2,8	–	–	–	–	–	–
–	–	–	–	–	–	1	1,3	1	1,3	1	1,3	–	–
–	–	–	–	–	–	–	–	1	2,6	1	3,0	–	–
–	–	–	–	–	–	1	2,8	–	–	–	–	–	–
–	–	–	–	–	–	1	1,3	1	1,3	1	1,3	–	–
1	2,8	–	–	–	–	2	5,2	5	13,2	4	11,8	8	36,5
–	–	–	–	1	2,2	3	8,3	2	5,3	1	2,3	2	7,2
1	1,4	–	–	1	1,1	5	6.7	7	9,2	5	6,5	10	20,1
18	50,4	57	155,5	107	23,1	82	215,0	83	219,2	95	281,4	97	442,2
7	20,3	20	57,6	28	6,3	42	116,5	39	102,4	64	147,8	66	236,6
25	35,6	77	107,9	135	14,9	124	167,1	122	160,6	159	206,4	163	327,2

(Fortsetzung)

| 65–70 | | 70–75 | | 75–80 | | 80–85 | | 85–90 | | 90 und mehr unbekannt | |
abs.	rel.	abs.	rel.	abs.	rel.	abs.	rel.	abs.	rel.	abs.	rel.
13	87,2	17	152,1	10	130,1	1	279,1	–	–	–	–
4	18,7	3	20,3	4	44,3	–	–	–	–	–	–
17	46,8	20	77,0	14	85,5	1	128,3	–	–	–	–
–	–	–	–	–	–	–	–	–	–	–	–
–	–	–	–	–	–	–	–	–	–	–	–
–	–	–	–	–	–	–	–	–	–	–	–
1	6,7	–	–	1	13,6	–	–	–	–	–	–
–	–	–	–	1	11,2	–	–	–	–	–	–
1	2,8	–	–	2	12,2	–	–	–	–	–	–
1	6,7	–	–	1	13,6	–	–	–	–	–	–
–	–	–	–	1	11,2	–	–	–	–	–	–
1	2,8	–	–	2	12,2	–	–	–	–	–	–
14	93,9	17	152,1	11	149,7	1	279,7	–	–	–	–
4	18,7	3	20,3	5	55,4	–	–	–	–	–	–
18	49,5	20	77,0	16	97,7	1	128,3	–	–	–	–
634	4 254,5	737	6 595,1	801	10 898,0	579	16 195,8	242	24 444,4	51	34 228,2
574	2 678,1	695	4 692,5	736	8 147,9	663	15 718,3	275	21 219,7	84	33 070,9
1 208	3 324,6	1 432	5 510,7	1 537	9 381,7	1 242	15 937,4	517	22 615,9	135	33 498,8

Tabelle XXXV. *Allgemeine Sterblichkeit und Sterblichkeit an Tuberkulose in Baden-Württemberg im Jahre 1960*

Nr. des dtsch. T.U.V. 1950	Todesursache	G	Insgesamt		0–1*)		1–5		5–10	
			abs.	rel.	abs.	rel.	abs.	rel.	abs.	rel.
00,01	Tuberkulose der Atmungsorgane	m	735	20,3	1	1,4	–	–	–	–
		w	263	6,5	1	1,5	2	0,8	–	–
		zus.	998	13,1	2	1,4	2	0,4	–	–
02	Tuberkulose der Hirnhäute und des ZNS	m	14	0,4	2	2,8	1	0,4	–	–
		w	16	0,4	2	2,9	2	0,8	–	–
		zus.	30	0,4	4	2,9	3	0,6	–	–
03	Tuberkulose anderer Organe	m	48	1,3	–	–	–	–	–	–
		w	32	0,8	–	–	–	–	–	–
		zus.	80	1,0	–	–	–	–	–	–
02 + 03	Tuberkulose der Hirnhäute usw. + Tbk. anderer Organe	m	62	1,7	2	2,8	1	0,4	–	–
		w	48	1,2	2	2,9	2	0,8	–	–
		zus.	110	1,4	4	2,9	3	0,6	–	–
00–03	Tuberkulose insgesamt	m	797	22,0	3	4,2	1	0,4	–	–
		w	311	7,7	3,	4,4	4	1,6	–	–
		zus.	1 108	14,5	6	4,3	5	1,0	–	–
0–9	Allgemeine Todesursachen insgesamt	m	41 749	1 152,6	2 483	3 473,6	348	133,8	184	64,7
		w	40 502	1 007,3	1 917	2 820,3	268	108,9	86	31,7
		zus.	82 251	1 076,2	4 400	3 155,2	616	121,7	270	48,6

Tabelle XXXV.

Nr. des dtsch. T.U.V. 1950	Todesursache	G	45–50		50–55		55–60		60–65	
			abs.	rel.	abs.	rel.	abs.	rel.	abs.	rel.
00,01	Tuberkulose der Atmungsorgane	m	54	23,5	79	32,2	106	46,7	135	80,3
		w	16	5,4	34	11,5	17	6,5	27	12,2
		zus.	70	13,3	113	20,9	123	25,2	162	41,7
02	Tuberkulose der Hirnhäute und des ZNS	m	–	–	1	0,4	1	0,4	–	–
		w	2	0,7	–	–	–	–	1	0,5
		zus.	2	0,4	1	0,2	1	0,2	1	0,3
03	Tuberkulose anderer Organe	m	2	0,9	5	2,0	11	4,7	4	2,4
		w	1	0,3	4	1,3	1	0,4	1	0,5
		zus.	3	0,6	9	1,7	12	2,5	5	1,3
02 + 03	Tuberkulose der Hirnhäute usw. + Tbk. anderer Organe	m	2	0,9	6	2,4	12	5,3	4	2,4
		w	3	1,0	4	1,3	1	0,4	2	0,9
		zus.	5	0,9	10	1,8	13	2,7	6	1,5
00–03	Tuberkulose insgesamt	m	56	24,3	85	34,7	118	52,0	139	82,7
		w	19	6,4	38	12,8	18	6,9	29	13,1
		zus.	75	14,2	123	22,7	136	27,9	168	43,2
0–9	Allgemeine Todesursachen insgesamt	m	1 160	504,1	2 088	852,2	3 423	1 508,9	4 230	2 517,2
		w	1 108	373,6	1 567	527,8	2 130	818,3	2 998	1 357,6
		zus.	2 268	430,6	3 655	674,5	5 553	1 139,9	7 228	1 858,7

*) auf 100 000 Lebendgeborene

auf 100 000 Einwohner nach Alter und Geschlecht; absolute und relative Zahlen
(Angaben des Statistischen Landesamtes)

10–15		15–20		20–25		25–30		30–35		35–40		40–45	
abs.	rel.	abs.	rel.	abs.	rel.	abs.	rel.	abs.	rel.	abs.	rel.	abs.	rel.
–	–	1	0,3	7	2,0	16	5,7	27	10,0	39	16,9	27	17,7
–	–	2	0,7	7	2,0	8	3,0	10	3,7	18	6,0	8	3,9
–	–	3	0,5	14	2,0	24	4,3	37	6,8	57	10,8	35	9,8
–	–	3	1,0	2	0,6	–	–	–	–	1	0,4	–	–
1	0,4	2	0,7	–	–	1	0,4	1	0,4	2	0,7	–	–
1	0,2	5	0,9	2	0,3	1	0,2	1	0,2	3	0,6	–	–
–	–	–	–	3	0,8	2	0,7	–	–	3	1,3	1	0,6
–	–	–	–	1	0,3	1	0,4	1	0,4	1	0,3	–	–
–	–	–	–	4	0,6	3	0,5	1	0,2	4	0,8	1	0,3
–	–	3	1,0	5	1,4	2	0,7	–	–	4	1,7	1	0,6
1	0,4	2	0,7	1	0,3	2	0,7	2	0,7	3	1,0	–	–
1	0,2	5	0,9	6	0,9	4	0,7	2	0,4	7	1,3	1	0,3
–	–	4	1,4	12	3,4	18	6,4	27	10,0	43	18,7	28	18,3
1	0,4	4	1,4	8	2,3	10	3,7	12	4,4	21	7,0	8	3,9
1	0,2	8	1,4	20	2,9	28	5,1	39	7,2	64	12,1	36	10,1
102	40,6	372	128,7	594	166,7	460	163,3	440	162,4	504	219,0	472	309,3
73	30,5	150	53,9	193	56,1	197	72,7	277	101,5	469	157,4	408	199,0
175	35,7	522	92,0	787	112,4	657	118,9	717	131,9	973	184,3	880	246,1

(Fortsetzung)

65–70		70–75		75–80		80–85		85–90		90 und mehr unbekannt	
abs.	rel.	abs.	rel.	abs.	rel.	abs.	rel.	abs.	rel.	abs.	rel.
91	78,9	70	79,7	49	81,3	29	95,0	3	34,3	1	65,6
30	17,2	38	29,1	25	29,0	19	43,1	1	7,3	–	–
121	41,7	108	49,4	74	50,5	48	64,4	4	17,9	1	23,0
2	1,7	–	–	–	–	1	3,3	–	–	–	–
1	0,6	–	–	1	1,2	–	–	–	–	–	–
3	1,0	–	–	1	0,7	1	1,3	–	–	–	–
6	5,2	4	4,6	4	6,6	3	9,8	–	–	–	–
4	2,3	4	3,1	7	8,1	5	11,3	–	–	1	35,5
10	3,4	8	3,7	11	7,5	8	10,7	–	–	1	23,0
8	6,9	4	4,6	4	6,6	4	13,1	–	–	–	–
5	2,9	4	3,1	8	9,3	5	11,3	–	–	1	35,5
13	4,5	8	3,7	12	8,2	9	12,1	–	–	1	23,0
99	85,8	74	84,2	53	87,9	33	108,1	3	34,3	1	65,6
35	20,0	42	32,1	33	38,3	24	54,5	1	7,3	1	35,5
134	46,2	116	53,0	86	58,7	57	76,4	4	17,9	2	46,0
4 670	4 047,5	5 635	6 412,3	6 293	10 436,3	5 302	17 375,6	2 364	27 007,9	625	49 983,6
4 425	2 531,6	5 950	4 549,0	7 465	8 666,7	6 424	14 580,8	3 303	24 245,8	1 094	38 794,3
9 095	3 134,4	11 585	5 297,8	13 758	9 395,4	11 726	15 724,4	5 667	25 326,2	1 719	39 562,7

Tabelle XXXVI. *Allgemeine Sterblichkeit und Sterblichkeit an Tuberkulose in Bayern im Jahre 1960*

Nr. des dtsch. T.U.V. 1950	Todesursachen	G	Insgesamt		0–1		1–5		5–10	
			abs.	rel.	abs.	rel.	abs.	rel.	abs.	rel.
00,01	Tuberkulose der	m	1 238	28,2	–	–	2	0,6	1	0,3
	Atmungsorgane	w	435	8,6	–	–	1	0,3	1	0,3
		zus.	1 673	17,7	–	–	3	0,5	2	0,3
02	Tuberkulose der	m	30	0,7	4	4,7	3	1,0	3	0,9
	Hirnhäute und	w	16	0,3	1	1,2	1	0,3	–	–
	des ZNS	zus.	46	0,5	5	3,0	4	0,7	3	0,4
03	Tuberkulose	m	35	0,8	–	–	–	–	–	–
	anderer Organe	w	36	0,7	–	–	–	–	–	–
		zus.	71	0,8	–	–	–	–	–	–
02+03	Tuberkulose der	m	65	1,5	4	4,7	3	1,0	3	0,9
	Hirnhäute usw. +	w	52	1,0	1	1,2	1	0,3	–	–
	Tbk. anderer Organe	zus.	117	1,2	5	3,0	4	0,7	3	0,4
00–03	Tuberkulose	m	1 303	29,7	4	4,7	5	1,6	4	1,2
	insgesamt	w	487	9,7	1	1,2	2	0,7	1	0,3
		zus.	1 790	19,0	5	3,0	7	1,2	5	0,7
0–9	Allgemeine Todes-	m	56 143	1 279,3	3 557	4 205,9	514	166,2	207	59,8
	ursachen insgesamt	w	53 643	1 064,3	2 664	3 325,6	365	124,3	151	45,8
		zus.	109 786	1 164,3	6 221	3 777,7	879	145,8	358	53,0

Tabelle XXXVI.

Nr. des dtsch. T.U.V. 1950	Todesursachen	G	45–50		50–55		55–60		60–65	
			abs.	rel.	abs.	rel.	abs.	rel.	abs.	rel.
00,01	Tuberkulose der	m	78	27,8	145	48,8	201	70,1	222	100,5
	Atmungsorgane	w	24	6,4	25	6,6	39	11,4	62	20,7
		zus.	102	15,5	170	25,2	240	38,1	284	54,5
02	Tuberkulose der	m	2	0,7	2	0,7	5	1,7	–	–
	Hirnhäute und	w	1	0,3	–	–	1	0,3	1	0,3
	des ZNS	zus.	3	0,5	2	0,3	6	1,0	1	0,2
03	Tuberkulose	m	1	0,4	3	1,0	4	1,4	3	1,4
	anderer Organe	w	3	0,8	2	0,5	3	0,9	2	0,7
		zus.	4	0,6	5	0,7	7	1,1	5	1,0
02+03	Tuberkulose der	m	3	1,1	5	1,7	9	3,1	3	1,4
	Hirnhäute usw. +	w	4	1,1	2	0,5	4	1,2	3	1,0
	Tbk. anderer Organe	zus.	7	1,1	7	1,0	13	2,1	6	1,2
00–03	Tuberkulose	m	81	28,8	150	50,5	210	73,2	225	101,9
	insgesamt	w	28	7,4	27	7,2	43	12,5	65	21,7
		zus.	109	16,5	177	26,2	253	40,1	290	55,7
0–9	Allgemeine Todes-	m	1 582	563,0	2 928	984,9	4 764	1 661,2	6 021	2 725,6
	ursachen insgesamt	w	1 392	368,5	1 942	514,7	2 898	843,7	4 134	1 379,2
		zus.	2 974	451,5	4 870	721,9	7 662	1 215,6	10 155	1 950,5

auf 100 000 Einwohner nach Alter und Geschlecht; absolute und relative Zahlen
(Angaben des Statistischen Landesamtes)

10–15		15–20		20–25		25–30		30–35		35–40		40–45	
abs.	rel.	abs.	rel.	abs.	rel.	abs.	rel.	abs.	rel.	abs.	rel.	abs.	rel.
–	–	10	2,9	5	1,2	17	5,4	38	12,4	41	15,0	36	19,2
1	0,3	2	0,6	11	2,8	17	5,5	18	5,5	20	5,2	13	4,9
1	0,2	12	1,8	16	2,0	34	5,4	56	8,8	61	9,3	49	10,8
2	0,6	4	1,2	–	–	–	–	1	0,3	2	0,7	–	–
2	0,6	–	–	1	0,3	2	0,6	1	0,3	–	–	–	–
4	0,6	4	0,6	1	0,1	2	0,3	2	0,3	2	0,3	–	–
2	0,6	–	–	–	–	–	–	–	–	3	1,1	1	0,5
–	–	2	0,6	1	0,3	–	–	2	0,6	2	0,5	2	0,8
2	0,3	2	0,3	1	0,1	–	–	2	0,3	5	0,8	3	0,7
4	1,2	4	1,2	–	–	–	–	1	0,3	5	1,8	1	0,5
2	0,6	2	0,6	2	0,5	2	0,6	3	0,9	2	0,5	2	0,8
6	0,9	6	0,9	2	0,2	2	0,3	4	0,6	7	1,1	3	0,7
4	1,2	14	4,0	5	1,2	17	5,4	39	12,7	46	16,9	37	19,7
3	1,0	4	1,2	13	3,3	19	6,1	21	6,4	22	5,8	15	5,7
7	1,1	18	2,6	18	2,2	36	5,8	60	9,4	68	10,4	52	11,5
160	49,2	470	135,4	730	180,4	567	180,3	518	169,0	654	240,0	642	341,8
113	36,2	172	51,0	258	64,9	293	94,3	347	105,2	656	171,5	581	219,7
273	42,8	642	93,8	988	123,2	860	137,6	865	135,9	1310	200,0	1223	270,4

(Fortsetzung)

65–70		70–75		75–80		80–85		85–90		90 und mehr unbekannt	
abs.	rel.	abs.	rel.	abs.	rel.	abs.	rel.	abs.	rel.	abs.	rel.
166	106,0	136	117,7	86	112,1	43	105,4	9	72,4	2	90,3
57	23,9	58	33,1	44	39,3	34	59,3	8	45,3	–	–
223	56,5	194	66,7	130	68,9	77	78,5	17	56,5	2	35,5
1	0,6	1	0,9	–	–	–	–	–	–	–	–
2	0,8	2	1,1	1	0,9	–	–	–	–	–	–
3	0,7	3	1,0	1	0,5	–	–	–	–	–	–
3	1,9	6	5,2	4	5,2	3	7,4	2	16,1	–	–
2	0,8	4	2,3	5	4,5	6	10,5	–	–	–	–
5	1,3	10	3,4	9	4,8	9	9,2	2	6,6	–	–
4	2,6	7	6,1	4	5,2	3	7,4	2	16,1	–	–
4	1,7	6	3,4	6	5,4	6	10,5	–	–	–	–
8	2,0	13	4,5	10	5,3	9	9,2	2	6,6	–	–
170	108,6	143	123,7	'90	117,3	46	112,7	11	88,5	2	90,3
61	25,6	64	36,5	50	44,6	40	69,8	8	45,3	–	–
231	58,5	207	71,2	140	74,2	86	87,6	19	63,2	2	35,5
6495	4148,7	7488	6477,7	7946	10357,7	6698	16411,0	3332	26793,2	870	39295,4
5996	2515,8	8176	4668,7	9535	8512,1	8361	14589,3	4276	24236,2	1333	39045,1
12491	3163,2	15664	5388,0	17481	9262,3	15059	15347,1	7608	25293,3	2203	39143,6

Tabelle XXXVII. *Allgemeine Sterblichkeit und Sterblichkeit an Tuberkulose in Berlin-West im Jahre 1960*

Nr. des dtsch. T.U.V. 1950	Todesursachen	G	Insgesamt		0–1		1–5		5–10	
			abs.	rel.	abs.	rel.	abs.	rel.	abs.	rel.
00,01	Tuberkulose der Atmungsorgane	m	393	42,1	1	9,4	–	–	–	–
		w	140	11,0	–	–	–	–	–	–
		zus.	533	24,2	1	4,8	–	–	–	–
02	Tuberkulose der Hirnhäute und des ZNS	m	7	0,7	1	9,4	–	–	–	–
		w	10	0,8	–	–	–	–	–	–
		zus.	17	0,8	1	4,8	–	–	–	–
03	Tuberkulose anderer Organe	m	7	0,7	–	–	–	–	1	2,2
		w	8	0,6	–	–	1	3,0	–	–
		zus.	15	0,7	–	–	1	1,4	1	1,1
02+03	Tuberkulose der Hirnhäute usw. + Tbk. anderer Organe	m	14	1,5	1	9,4	–	–	1	2,2
		w	18	1,4	–	–	1	3,0	–	–
		zus.	32	1,5	1	4,8	1	1,4	1	1,1
00–03	Tuberkulose insgesamt	m	407	43,6	2	18,7	–	–	1	2,2
		w	158	12,4	–	–	1	3,0	–	–
		zus.	565	25,6	2	9,6	1	1,4	1	1,1
0–9	Allgemeine Todesursachen insgesamt	m	16 992	1 819,4	420	3 930,7	51	142,3	27	59,1
		w	19 117	1 505,0	330	3 281,0	45	133,9	13	30,2
		zus.	36 109	1 638,2	750	3 615,7	96	138,3	40	45,1

Tabelle XXXVII.

Nr. des dtsch. T.U.V. 1950	Todesursachen	G	45–50		50–55		55–60		60–65	
			abs.	rel.	abs.	rel.	abs.	rel.	abs.	rel.
00,01	Tuberkulose der Atmungsorgane	m	25	37,5	52	62,2	74	88,8	45	68,2
		w	15	14,0	9	7,2	8	6,9	10	9,2
		zus.	40	23,0	61	29,3	82	41,2	55	31,4
02	Tuberkulose der Hirnhäute und des ZNS	m	–	–	1	1,2	–	–	2	3,0
		w	–	–	–	–	–	–	–	–
		zus.	–	–	1	0,5	–	–	2	1,1
03	Tuberkulose anderer Organe	m	–	–	1	1,2	2	2,4	–	–
		w	–	–	1	0,8	1	0,9	–	–
		zus.	–	–	2	1,0	3	1,5	–	–
02+03	Tuberkulose der Hirnhäute usw. + Tbk. anderer Organe	m	–	–	2	2,4	2	2,4	2	3,0
		w	–	–	1	0,8	1	0,9	–	–
		zus.	–	–	3	1,4	3	1,5	2	1,1
00–03	Tuberkulose insgesamt	m	25	37,5	54	64,6	76	91,2	47	71,3
		w	15	14,0	10	8,0	9	7,8	10	9,2
		zus.	40	23,0	64	30,7	85	42,7	57	32,6
0–9	Allgemeine Todesursachen insgesamt	m	435	653,2	913	1 092,7	1 619	1 942,3	2 053	3 113,1
		w	438	407,8	675	540,6	1 066	921,5	1 595	1 462,7
		zus.	873	501,7	1 588	762,0	2 685	1 349,0	3 648	2 084,7

auf 100 000 Einwohner nach Alter und Geschlecht; absolute und relative Zahlen
(Angaben des Statistischen Landesamtes)

10–15		15–20		20–25		25–30		30–35		35–40		40–45	
abs.	rel.	abs.	rel.	abs.	rel.	abs.	rel.	abs.	rel.	abs.	rel.	abs.	rel.
–	–	1	1,2	1	1,2	5	9,0	9	17,6	14	31,5	6	15,4
–	–	–	–	8	9,6	7	12,1	10	15,9	16	21,3	12	18,3
–	–	1	0,6	9	5,3	12	10,6	19	16,7	30	25,1	18	17,2
1	2,0	–	–	–	–	–	–	–	–	1	2,2	–	–
–	–	1	1,2	–	–	–	–	–	–	–	–	–	–
1	1,0	1	0,6	–	–	–	–	–	–	1	0,8	–	–
–	–	–	–	–	–	–	–	–	–	–	–	–	–
–	–	–	–	–	–	–	–	–	–	–	–	1	1,5
–	–	–	–	–	–	–	–	–	–	–	–	1	1,0
1	2,0	–	–	–	–	–	–	–	–	1	2,2	–	–
–	–	1	1,2	–	–	–	–	–	–	–	–	1	1,5
1	1,0	1	0,6	–	–	–	–	–	–	1	0,8	1	1,0
1	2,0	1	1,2	1	1,2	5	9,0	9	17,6	15	33,7	6	15,4
–	–	1	1,2	8	9,6	7	12,1	10	15,9	16	21,3	13	19,8
1	1,0	2	1,2	9	5,3	12	10,6	19	16,7	31	25,9	19	18,2
26	51,5	72	86,8	89	104,4	94	168,5	102	199,4	128	287,9	162	416,1
11	22,9	45	55,9	71	84,8	67	116,0	101	160,8	152	209,1	197	299,8
37	37,5	117	71,6	160	94,7	161	141,8	203	178,1	280	233,9	359	343,0

(Fortsetzung)

65–70		70–75		75–80		80–85		85–90		90 und mehr unbekannt	
abs.	rel.	abs.	rel.	abs.	rel.	abs.	rel.	abs.	rel.	abs.	rel.
52	102,4	44	109,2	41	160,5	17	136,8	6	165,6	–	–
9	9,3	13	17,3	12	25,8	8	32,7	3	36,9	–	–
61	41,4	57	49,3	53	73,5	25	67,7	9	76,6	–	–
–	–	–	–	1	3,9	–	–	–	–	–	–
1	1,0	4	5,3	4	8,6	–	–	–	–	–	–
1	0,7	4	3,5	5	6,9	–	–	–	–	–	–
1	2,0	–	–	1	3,9	1	8,0	–	–	–	–
1	1,0	–	–	1	2,1	1	4,1	–	–	1	54,2
2	1,4	–	–	2	2,8	2	5,4	–	–	1	41,5
1	2,0	–	–	2	7,8	1	8,0	–	–	–	–
2	2,1	4	5,3	5	10,7	1	4,1	–	–	1	54,2
3	2,0	4	3,5	7	9,7	2	5,4	–	–	1	41,5
53	104,3	44	109,2	43	168,3	18	144,8	6	165,6	–	–
11	11,4	17	22,6	17	36,5	9	36,8	3	36,9	1	54,2
64	43,5	61	52,8	60	83,2	27	73,1	9	76,6	1	41,5
2 290	4 507,4	2 823	7 008,1	2 669	10 448,2	2 005	16 129,0	827	22 826,4	187	33 214,9
2 263	2 347,3	3 240	4 303,2	3 506	7 530,6	3 112	12 708,3	1 608	19 798,1	582	31 544,7
4 553	3 092,8	6 063	5 246,6	6 175	8 564,3	5 117	13 860,1	2 435	20 732,2	769	31 935,2

Tabelle XXXVIII. *Allgemeine Sterblichkeit und Sterblichkeit an Tuberkulose im Bundesgebiet ohne Berlin im Jahre 1960*

Nr. des dtsch. T.U.V. 1950	Todesursachen	G	Insgesamt		0–1		1–5		5–10	
			abs.	rel.	abs.	rel.	abs.	rel.	abs.	rel.
00,01	Tuberkulose der Atmungsorgane	m	6025	23,9	4	0,8	5	0,3	2	0,1
		w	1990	7,0	1	0,2	6	0,4	3	0,2
		zus.	8015	15,0	5	0,5	11	0,3	5	0,1
02	Tuberkulose der Hirnhäute und des ZNS	m	117	0,5	11	2,3	16	0,9	7	0,4
		w	90	0,3	10	2,2	11	0,7	3	0,2
		zus.	207	0,4	21	2,2	27	0,8	10	0,3
03	Tuberkulose anderer Organe	m	217	0,9	–	–	1	0,06	2	0,1
		w	219	0,8	–	–	2	0,1	–	–
		zus.	436	0,8	–	–	3	0,09	2	0,1
02+03	Tuberkulose der Hirnhäute usw. + Tbk. anderer Organe	m	334	1,3	11	2,3	17	1,0	9	0,5
		w	309	1,1	10	2,2	13	0,8	3	0,2
		zus.	643	1,2	21	2,2	30	0,9	12	0,3
00–03	Tuberkulose insgesamt	m	6359	25,2	15	3,1	22	1,3	11	0,6
		w	2299	8,2	11	2,4	19	1,2	6	0,3
		zus.	8658	16,2	26	2,8	41	1,2	17	0,4
0–9	Allgemeine Todesursachen insgesamt	m	315511	1249,8	18341	3771,0	2501	144,6	1267	64,4
		w	291342	1030,2	13633	2966,0	1921	117,2	761	41,0
		zus.	606853	1134,0	31974	3382,0	4422	131,3	2028	53,8

Tabelle XXXVIII.

Nr. des dtsch. T.U.V. 1950	Todesursachen	G	45–50		50–55		55–60		60–65	
			abs.	rel.	abs.	rel.	abs.	rel.	abs.	rel.
00,01	Tuberkulose der Atmungsorgane	m	390	24,3	693	39,6	1025	61,0	1060	84,5
		w	138	6,5	149	6,9	158	8,2	207	12,5
		zus.	528	19,2	842	21,5	1183	32,8	1267	43,6
02	Tuberkulose der Hirnhäute und des ZNS	m	4	0,2	5	0,3	14	0,8	4	0,3
		w	7	0,3	3	0,1	3	0,2	5	0,3
		zus.	11	0,3	8	0,2	17	0,5	9	0,3
03	Tuberkulose anderer Organe	m	22	1,4	18	1,0	31	1,8	21	1,7
		w	11	0,5	15	0,7	15	0,8	19	1,2
		zus.	33	0,9	33	0,8	46	1,3	40	1,4
02+03	Tuberkulose der Hirnhäute usw. + Tbk. anderer Organe	m	26	1,6	23	1,3	45	2,7	25	2,0
		w	18	0,8	18	0,8	18	0,9	24	1,5
		zus.	44	1,2	41	1,0	63	1,7	49	1,6
00–03	Tuberkulose insgesamt	m	416	25,9	716	41,0	1070	63,7	1085	86,5
		w	156	7,4	167	7,7	176	9,1	231	14,0
		zus.	572	15,3	883	22,6	1246	34,5	1316	45,3
0–9	Allgemeine Todesursachen insgesamt	m	8809	548,2	16612	950,3	27371	1628,8	33693	2684,9
		w	7845	369,9	11331	524,8	15961	828,6	23017	1394,7
		zus.	16654	446,7	27943	715,2	43332	1201,4	56710	1951,9

auf 100 000 Einwohner nach Alter und Geschlecht; absolute und relative Zahlen
(Angaben des Statistischen Bundesamtes)

10–15		15–20		20–25		25–30		30–35		35–40		40–45	
abs.	rel.	abs.	rel.	abs.	rel.	abs.	rel.	abs.	rel.	abs.	rel.	abs.	rel.
2	0,1	15	0,8	39	1,6	98	5,3	195	10,7	243	15,4	200	18,5
3	0,2	6	0,3	44	1,9	74	4,2	103	5,5	157	7,4	95	6,5
5	0,1	21	0,5	83	1,8	172	4,7	298	8,1	400	10,8	295	11,6
5	0,3	12	0,6	9	0,4	3	0,2	3	0,2	6	0,4	3	0,3
6	0,4	6	0,3	6	0,3	5	0,3	5	0,3	6	0,3	1	0,07
11	0,3	18	0,5	15	0,3	8	0,2	8	0,2	12	0,3	4	0,2
3	0,2	1	0,1	4	0,2	6	0,3	8	0,2	13	0,8	6	0,6
1	0,1	4	0,2	6	0,3	4	0,2	9	0,5	7	0,3	6	0,4
4	0,1	5	0,1	10	0,2	10	0,3	17	0,5	20	0,5	12	0,5
8	0,4	13	0,7	13	0,5	9	0,5	11	0,6	19	1,2	9	0,8
7	0,4	10	0,5	12	0,5	9	0,5	14	0,7	13	0,6	7	0,5
15	0,4	23	0,6	25	0,5	18	0,5	25	0,7	32	0,9	16	0,6
10	0,6	28	1,4	52	2,2	107	5,8	206	11,3	262	16,6	209	19,4
10	0,6	16	0,8	56	2,5	83	4,7	117	6,2	170	8,0	102	6,9
20	0,6	44	1,1	108	2,3	190	5,2	323	8,7	432	11,7	311	12,2
847	47,5	2531	126,7	4244	179,2	3284	177,1	3261	179,2	3863	244,9	3685	341,8
471	27,6	1002	52,3	1373	60,8	1565	88,3	2136	113,6	3671	173,2	3360	228,9
1318	37,8	3533	90,3	5617	121,5	4849	133,7	5397	146,0	7534	203,8	7045	276,7

(Fortsetzung)

65–70		70–75		75–80		80–85		85–90		90 und mehr unbekannt	
abs.	rel.	abs.	rel.	abs.	rel.	abs.	rel.	abs.	rel.	abs.	rel.
775	88,3	609	91,5	396	89,6	218	92,9	48	65,3	8	60,4
232	17,7	246	25,3	197	31,8	131	40,5	36	35,0	4	17,8
1007	46,0	855	52,2	593	55,8	349	62,5	84	47,6	12	33,6
5	0,6	4	0,6	4	0,9	2	0,9	–	–	–	–
6	0,5	4	0,4	2	0,3	1	0,3	–	–	–	–
11	0,5	8	0,5	6	0,6	3	0,5	–	–	–	–
23	2,6	22	3,3	16	3,6	15	6,4	5	6,8	–	–
31	2,4	29	3,0	30	4,8	24	7,4	3	2,9	3	13,4
54	2,5	51	3,1	46	4,3	39	7,0	8	4,5	3	8,4
28	3,2	26	3,9	20	4,5	17	7,2	5	6,8	–	–
37	2,8	33	3,4	32	5,2	25	7,7	3	2,9	3	13,4
65	3,0	59	3,6	52	4,9	42	7,5	8	4,5	3	8,4
803	91,5	635	95,4	416	94,1	235	100,2	53	72,1	8	60,4
269	20,5	279	28,7	229	36,9	156	48,2	39	37,9	7	31,2
1072	49,0	914	55,8	645	60,7	391	70,1	92	52,1	15	42,0
36204	4123,1	42228	6344,4	44629	10092,6	38083	16230,8	18663	25392,4	5395	40715,5
32355	2469,2	43289	4457,6	50486	8139,3	45308	14011,1	23620	22936,9	8237	36668,6
68559	3132,8	85517	5880,9	95115	8952,3	83391	14944,4	42283	23959,6	13632	38188,7

Tabelle XXXIX. *Tuberkulose in verschiedenen Ländern* *

Land	Neuerkrankungen			auf 100000 E.			Sterblichkeit			auf 100000 E.		
	1958	1959	1960	1958	1959	1960	1958	1959	1960	1958	1959	1960
U.S.A. (a)	63000	56951	55097	36,4	32,3	30,8	12361	11429	10670x	7,1	6,5	5,9
Puerto Rico	2800	2487	2137	120,8	106,2	89,8	685	691	691	29,6	29,5	29,0
Kanada (b)	7502	6444	6145	44,1	37,0	34,5	1027	959	–	6,0	5,5	–
Chile	–	–	–	–	–	–	3776	4073	4032	51,7	54,6	52,9
Ekuador	5463	4692	5223	138,0	115,7	125,9	1454	1306	–	36,7	32,2	–
England und Wales (c)	31173	28271	24557	69,1	62,1	53,7	4480	3854	3426	9,9	8,4	7,4
Schottland	5889	4314	3862	113,9	83,1	74,2	687	576	508	13,3	11,1	9,8
Nord-Irland	1182	976	921	84,3	69,3	64,9	154	143	114	11,0	10,2	8,0
Irland	3899T	–	–	136,7	–	–	584	517	468	20,4	18,2	16,5
Norwegen (d)	1396	1212	–	39,6	34,1	–	278	218	–	7,9	6,1	–
Schweden	4651	4449	–	62,7	59,7	–	511	471	–	6,9	6,3	–
Dänemark (e)	1053	1008	950T	23,3	22,2	20,7	207	180	186T	4,6	4,0	4,1
Finnland	7263	6978	7655	166,0	158,0	171,8	1430	1263	1118	32,7	28,6	25,1
Frankreich (f)	43233	–	–	97,6	–	–	10829	10487	9712	24,4	23,4	21,4
Belgien (e)	7150	4440	3735	78,8	48,6	40,7	1706	1546	–	18,8	16,9	–
Niederlande (g)	7198	6716	5688T	64,3	59,2	49,5	482	414	329T	4,3	3,6	2,9
Schweiz (h)	5503	4969	–	106,1	94,8	–	793	826	662	15,3	15,8	12,3
Bundesrepublik Deutschland	79176	72816	65578	151,7	139,2	123,7	8936	8666	–	17,1	16,6	–
West-Berlin (i)	5568	5110	4689	250,1	230,8	212,7	513	550	565	23,0	24,8	25,6
Spanien	21714	20086	–	73,2	67,2	–	8052	7819	–	27,1	26,2	–
Malta	135	130	146	41,9	40,0	44,4	27	22	22	8,4	6,8	6,7
Irak (resp. TB)	15180	–	–	227,2	–	–	861	–	–	12,9	–	–
Australien	3708	3564	4134T	37,7	35,4	40,2	538	549	489	5,4	5,4	4,8
Neu-Seeland: Europäer	1096	925	939	51,3	42,4	42,3	138	98	84	6,4	4,4	3,8
Maoris	602	481	497	405,7	312,2	311,1	62	39	30	41,8	25,3	18,8
Südafrikanische Union (j)	58365	59406	60237	388,1	385,6	380,3	4233	4204	–	28,1	27,3	–
Japan	498779	499873	–	542,1	537,7	–	36274	32914T	–	39,4	35,4	–
Singapur	3488	5666	5057	225,1	358,2	309,4	624	628	646T	40,3	39,7	39,5
Hongkong	13485	14302	12425	490,7	500,6	416,8	2302	2178	2085	83,8	76,2	69,9

T vorläufig   x 50 Staaten und Bezirke von Kolumbien, geschätzt   (a) aktive und wahrscheinlich aktive Fälle, Festland U.S.A.   (b) ausschließlich der nordwestlichen Gebiete (c) einschließlich Todesfälle   (d) bazilläre Tuberkulose   (e) pulmonale Tbk.   (f) Neuerkrankungen von Tbk.-Fürsorgestellen registriert   (g) Neuerkrankungen und Rückfälle an aktiver Tbk.   (h) Neuerkrankungen von Fürsorgestellen der „Association Suisse contra la Tuberculose" registriert   (i) Neuerkrankungen von Tbk.-Fürsorgestellen registriert   (j) einschließlich Weißer, Farbiger, Asiaten und Bantus. Sterbefälle einschließlich Bantus nur in Stadtbezirken. Relativzahl bezieht sich auf Bevölkerung einschließlich Bantus in der Union.

* Basierend auf Berichten der jeweiligen Länder-Behörden von Anthony M. Lowell, Statistiker, New York Tubercolosis and Health Association.

VII. Anhang

Mitglieder der Arbeitsausschüsse

1. Arbeitsausschuß für Tuberkulosefürsorge
Vorsitzender: Reg. Med. Rat Dr. *Breu*, Ludwigsburg
Mitglieder: *Beeh*, München — *Fried*, Berlin — *Gilsbach*, St. Wendel/Saarland — *Gött-sching*, Freiburg — *Grabener*, Kiel — *Küpper*, Gelsenkirchen — *Liebknecht*, Augsburg — *Lütgerath*, Lauterbach/Hessen — *Schrag*, Ditzingen b. Stuttgart — *Steinhaeuser*, Hamburg.

2. Arbeitsausschuß für stationäre und ambulante Behandlung und Studententuberkulose
Vorsitzender: Chefarzt Dr. *Lorbacher*, Essen
Mitglieder: *Bassermann*, Donaustauf/Regensburg — *Deist*, Ludwigsburg — *Hausser*, Löwenstein/Heilbronn — *Heymer*, Bonn — *Hoppe*, Düsseldorf — *Huzly*, Gerlingen üb. Stuttgart — *Melzer*, St. Blasien — *Rickmann*, Schömberg/Calw — *Schlemm*, Hannover — *Schmidt*, Engelskirchen — *Schneider*, Kassel — *Unholtz*, Berlin — *Wilms*, Aachen.

3. Arbeitsausschuß für Chemotherapie
Vorsitzender: Prof. Dr. *Lydtin*, München
Mitglieder: *Auersbach*, Berlin — *Berg*, Borstel — *Domagk*, Wuppertal — *Heilmeyer*, Freiburg — *Meißner*, Borstel — *Seidel*, Schillerhöhe — *Unholtz*, Berlin — *Walter*, Elberfeld.

4. Arbeitsausschuß für Laboratoriumsmethoden
Vorsitzender: Prof. Dr. Dr. *Freerksen*, Borstel
Mitglieder: *Albrecht*, Trier — *Bartmann*, Berlin-Wannsee — *Bönicke*, Borstel — *Kikuth*, Düsseldorf — *Liebermeister*, München — *Meißner*, Borstel — *Zimmermann*, Homburg-Saar

5. Arbeitsausschuß für Kindertuberkulose
Vorsitzender: Prof. Dr. Reiner W. *Müller*, Köln
Mitglieder: *Brügger*, Wangen — *Genz*, Berlin — *Heesen*, Wittlich — *Jochims*, Lübeck — *Maneke*, Hannover — *Schmid*, Heidelberg — *Schmitz*, Gladbeck — *Simon*, Aprath — *Weber*, München — *Wechselberg*, Köln-Lindenthal (Lindenburg)

6. **Arbeitsausschuß für extrapulmonale Tuberkulose**
Vorsitzender: Chefarzt Dr. *Kastert*, Dürkheim
Mitglieder: *Arold*, Gießen — Maria *Birkenfeld*, Mergentheim — *Blohmke*, Bonn —
Günz, Frankfurt — *Lerch*, Gießen — *Martens*, Mammolshöhe b. Kronberg — *Wurm*,
Höchenschwand

6a. **Unterausschuß für Augentuberkulose**
Vorsitzender: Chefarzt Dr. *Cremer*, Tuttlingen
Mitglieder: *Rohrschneider*, München — *Scholtyssek*, Hannover — *Wegner*, Freiburg

6b. **Unterausschuß für Urotuberkulose einschl. Genitaltuberkulose des Mannes**
Vorsitzender: Prof. Dr. *May*, München
Mitglieder: *Alken*, Homburg — *Boshamer*, Wuppertal — *Boeminghaus*, Düsseldorf—
Büscher, Hannover — *Damm*, Wiesbaden — *Huttinger*, München

7. **Arbeitsausschuß für Hauttuberkulose**
Vorsitzender: Prof. Dr. *Kalkoff*, Freiburg
Mitglieder: *Bode*, Göttingen — *Ehring*, Hornheide — *Funk*, Regensburg — *Hämel*,
Heidelberg — *Kimmig*, Hamburg — *Schneider*, Tübingen — *Spier*, Berlin — *Zeller*,
Gießen

8. **Arbeitsausschuß für Genitaltuberkulose der Frau;**
Tuberkulose und Schwangerschaft
Vorsitzender: Prof. Dr. *Kirchhoff*, Göttingen
Mitglieder: *Bickenbach*, München — *Finke*, Mölln — *Hirsch-Hoffmann*, Bremen —
Jentgens, Köln — *Kräubig*, Göttingen — Lieselotte *Mattern*, Köln — *May*, Kreuth —
Schwalm, Würzburg — *Seegers*, Brilon Wald

9. **Arbeitsausschuß für Röntgenschirmbilduntersuchungen und für Röntgentechnik**
I. Vorsitzender: Prof. Dr. *Frommhold*, Berlin
II. Vorsitzender: Med. Rat Dr. *Zutz*, Bad Nauheim
Mitglieder: *Claassen*, Erlangen — *Determann*, Friedberg — *Dinkloh*, Bonn — *Eller*,
Wiesbaden — *Liebschner*, Düsseldorf — *Lorenz*, Mainz — *Melching*, Freiburg — *Mohr*,
Hamburg — *Mutschler*, Überlingen — *Vietz*, Frankfurt/Main

10. **Arbeitsausschuß für Milch und Tiertuberkulose**
Vorsitzender: Prof. Dr. *Trautwein*, Freiburg
Mitglieder: *Fritzsche*, Koblenz — *Greve*, Osnabrück — *Herrmann*, Essen — *Lauter-
bach*, Winsen — *Nassal*, Freiburg — *Seelemann*, Kiel — *Störiko*, Bonn — *Wagener*,
Hannover

11. **Arbeitsausschuß für BCG-Schutzimpfung**
Vorsitzender: Prof. Dr. *Spieß*, Göttingen
Mitglieder: *Bunnemann*, Hannover — *Courtin*, Karlsruhe — *Dannenbaum*, Braunschweig — *Eckardt*, Karlsruhe — *Genz*, Berlin — *Haas*, Freiburg — *Lutterberg*, Düsseldorf — *Nolte*, Bonn — *Wunderwald*, Augsburg

12. **Arbeitsausschuß für Arbeitsfürsorge und Rehabilitation**
Vorsitzender: Leit. Med. Dir. Dr. Dr. *Schuwirth*, Nürnberg
Mitglieder: *Becker*, Bonn — *Heidelbach*, Montabaur — *Hoefer*, Lenglern — *Hofrichter*,
Nürnberg — *Langer*, Rotenburg/Hann. — Margarete *Martin*, Sandbach-Nord —
Overrath, Wuppertal — *Schwenkenbecher*, Schömberg/Calw — *Sixt*, München — *Stein-
häuser*, Stuttgart — *Tuczek*, Gauting

13. **Arbeitsausschuß für Desinfektion**
Vorsitzender: Prof. Dr. phil. *Hotteicken*, Berlin
Mitglieder: *Brauss*, Heidelberg — *Effenberger*, Warstein — *Eyer*, München — *Grün*,
Düsseldorf — *Lammers*, Dortmund — *Primavesi*, Gelsenkirchen — *Reploh*, Münster —
Schäfer, Nürnberg — *Schmidt*, Berlin — *Wohlrab*, Hannover

14. **Arbeitsausschuß für Gesetzgebung:**
Vorsitzender: Prof. Dr. *Schmitz*, Düsseldorf
Mitglieder: *Adam*, Berlin — *Bosse*, Kiel — *Dierkes*, Bonn — *Hanstein*, Frankfurt —
Schmack, Köln — *Sieben*, Mainz — *Spahn*, Bonn

15. **Arbeitsausschuß für Tuberkulose im Rahmen der Unfallversicherung**
Vorsitzender: Min. Rat Dr. med. habil. *Lederer*, München
Mitglieder: *Clauss*, Hamburg — *Giese*, Münster — *Hein*, Tönsheide — *Jensen*, Bre-
men — *Kampelmann*, Köln-Merheim — *Meyeringh*, Bonn-Ippendorf

16. **Arbeitsausschuß der Landesstellen im Deutschen Zentralkomitee**
Vorsitzender: Direktor *Zappe*, Lübeck
Mitglieder: Vorsitzende der einzelnen Landesstellen zur Bekämpfung der Tuber-
kulose.

17. **Arbeitsausschuß für Tuberkulosestatistik**
Vorsitzender: Dr. *Mikat*
Mitglieder: *Atmer*, Hamburg — *Dinkloh*, Bonn — *Filser*, München — *Goetz*, Bonn —
Keutzer, Augsburg — *Koller*, Mainz — *Muske*, Kiel — Hedwig *Wand*, Wiesbaden

Merkblätter

Noch gültige ältere Merkblätter:

1. Genitaltuberkulose der Frau,
2. Empfehlungen für INH-Anwendung bei Kindern u. Jugendlichen,
3. Richtlinien für eine INH-Prophylaxe zur Verhütung von Generalisierung der
Tuberkulose im frühen Kindesalter,
4. Zweites Merkblatt zur Resistenzbestimmung von Tuberkelbakterien gegenüber
Tuberkulostatika,

5. Gesichtspunkte zur Frage der Inkubations- bzw. Latenzzeit bei der Begutachtung der Lungentuberkulose,
6. Gesichtspunkte zur Nomenklatur bei der Begutachtung der Tuberkulose als Berufskrankheit,
7. Richtlinien für die Beschäftigung von Tuberkulösen an geeigneten Arbeitsplätzen — Teil I — für Gesundheitsämter (Tuberkulose-Fürsorgestellen und Werksärzte) Richtlinien für die Beschäftigung von Tuberkulösen an geeigneten Arbeitsplätzen — Teil II — Für das Arbeitsamt und den Arbeitgeber
8. Merkblatt über Strahlenbelastung bei der Röntgendiagnostik der Tuberkulose im Kindesalter.

1962 wurden nachstehend aufgeführte Merkblätter veröffentlicht:

1. Empfehlungen für die INH-Anwendung bei Tuberkulose von Kindern und Jugendlichen,
2. Empfehlungen für Röntgeneinrichtungen der Tuberkulosefürsorgestellen an Gesundheitsämtern,
3. Gesichtspunkte zur Begutachtung der vom Tier auf den Menschen übertragbaren Tuberkulose,
4. Merkblatt für Tuberkulosekranke,
5. Merkblatt für die Tuberkulose der Harnorgane und die männliche Genitaltuberkulose.

1963 wurden bisher nachstehend aufgeführte Merkblätter veröffentlicht:

1. Merkblatt für Ärzte „Immer noch Kampf gegen die Tuberkulose!"
2. Richtlinien für die Tuberkulose-Schutzimpfung mit BCG (Ausgabe 1962),
3. Merkblatt für Tuberkulosegenesene zwecks Eingliederung in das Erwerbsleben,
4. IV. Verlautbarung über die Anwendung der tuberkulostatischen Mittel für die Behandlung der Lungentuberkulose Erwachsener.
5. Merkblatt zur Früherkennung der Skelett-Tuberkulose,
6. Desinfektionsmaßnahmen bei Tuberkulose,
7. Empfehlungen für die Resistenzbestimmung gegen Isoniazid und Streptomycin,
8. Merkblatt über die Cortison-Anwendung bei der Therapie der Lungentuberkulose.